第 5 版

精神医学

第5版

精神医学
PSYCHIATRY

大月三郎・黒田重利・青木省三 共著

第5版 序文

　近年の精神医学では，遺伝子の関与する分子生物学をはじめとする神経科学や画像技術などの急速な発展，新しい抗精神病薬や抗うつ薬などによる薬物療法の進歩など，生物学的精神医学の著しい発展をみている．精神現象は，個体内部の身体環境や心理社会的環境因子との相互作用のもとで，脳が発する心理的指令である．脳そのものも身体的・心理社会的情報によって修正・加工されながら発達するものであり，脳は物質と心理の接点にある生体の統制器官である．

　心理社会的精神医学の領域では，さまざまな精神療法の創成や治療形態の改善，精神保健行政を含めた社会的対応の仕方など，究極的には生活の質(QOL)の向上を目指して，より適切な方策が工夫されてきている．昨今，社会環境の急激な変化は精神障害の症状の変遷をもたらし，それに伴う精神医学の果たすべき役割は多岐にわたり，かつ重要性を増している．

　このようなことから，本書は第4版までは単著としてきたが，この第5版からそれぞれの専門領域をもつ黒田重利，青木省三との共著として内容の充実を図った．

　すべてにわたって加筆訂正したが，総論では神経科学的知見の簡単な紹介，診断分類では米国の精神疾患の診断・統計マニュアル(DSM)を，DSM-IVの本文改訂版であるDSM-IV-TRに替えた．精神分裂病の名称は，日本精神神経学会の決定に従って統合失調症とした．また，各論の章立ては国際疾病分類ICD-10に従った．

　このうち，「症状性を含む器質精神障害」，「精神作用物質使用による精神および行動の障害」などは黒田によって，「神経症，ストレス関連障害，心身症，人格障害」，「児童期，青年期の精神障害」などは青木によって全面的に書き替えられた．「治療と予防」，「精神保健」などについては，3著者によって改訂されている．精神医学全般の理解に資すれば幸いである．

2003年9月

大　月　三　郎

序　文

　人間の生活にとって，精神の健康は身体の健康と同様に，あるいはそれ以上に望ましいことである．現代の精神医学はこの期待にそう方向で急速に発展しつつあるが，医学界を含めて一般の精神医学に対する認識はなお十分なものとはいえない．

　臨床医学は関連諸科学の理解の上に立って，医療を行うための学問であり，精神医学もまた例外ではない．

　したがって，本書が目標としたところは，広汎な精神医学の領域について整理された知識を提供すること，基礎的な関連諸科学についても記載し理解の助けとなるとともに新しい発展への緒となること，臨床の実際に役立ちうること，などの点である．高度国際化の現状にあわせて，各論の記載は国際疾病分類に準拠した．また，実用上の便宜を考えて巻末に英・独・和ならびに独・英・和対照用語集をのせた．本書が医学部学生をはじめ，広く同学，関連諸分野の諸賢の参考となれば幸いである．

　本書の完成には，岡山大学医学部神経精神医学教室の諸氏，文光堂の浅井照夫氏，その他多数の方の御協力をえた．ここに深く感謝の意を捧げる．

　　1978年8月

　　　　　　　　　　　　　　　　　　　　　　　　　　　　　　　大　月　三　郎

目　次

第1編　総　論

第1章　概　論 ─────2
- Ⅰ．精神医学の特徴と諸分野 ………2
- Ⅱ．精神医学の歴史 ………4
  - A 古代より18世紀まで ………4
  - B 近代精神医学の時代 ………5
- Ⅲ．精神症状の現れ方 ………12
- Ⅳ．精神医学的面接 ………13
  - A 面接における医師の態度 ………13
  - B 精神科受診患者の態度 ………14
  - C 医師と患者および家族との関係 ………16

第2章　診察と診断 ─────17
- Ⅰ．精神医学的診察 ………17
  - A 病歴聴取 ………17
  - B 現　症 ………18
- Ⅱ．身体的検査 ………20
  - A 神経学的補助診断法 ………20
  - B 内科的諸検査 ………36
- Ⅲ．心理・精神機能検査 ………36
  - A 心理学的検査 ………37
  - B 神経心理学的検査 ………40
  - C 症状評価尺度 ………40

第3章　精神症候学 ─────42
- Ⅰ．異常精神現象 ………42
  - A 知覚の障害 ………42
  - B 思考の障害 ………45
  - C 感情の障害 ………51
  - D 意欲，行動の障害 ………53
  - E 表情の障害 ………57
  - F 自我の障害 ………57
  - G 記憶の障害 ………58
  - H 意識の障害 ………61
  - I 見当識の障害 ………64
  - J 知能の障害 ………65
  - K 人格の障害 ………65
  - L 病識欠如 ………69
  - M 疎通性障害 ………69
- Ⅱ．精神状態像 ………69
  - A 不安状態 ………70
  - B 恐怖状態 ………70
  - C 強迫状態 ………70
  - D 心気状態 ………70
  - E 神経衰弱状態 ………71
  - F 解離・転換状態 ………71
  - G 離人状態 ………72
  - H うつ状態 ………72
  - I 躁状態 ………72
  - J 妄想状態，幻覚妄想状態 ………73
  - K 緊張病状態 ………73
  - L 昏迷状態 ………73
  - M 錯乱状態 ………74
  - N 意識障害状態 ………74
  - O 健忘状態 ………74
  - P 認知症状態 ………75
  - Q 人格荒廃状態（欠陥状態） ………75
  - R 器質精神症候群 ………75

第4章　神経心理学 ─────76
- Ⅰ．失語，失行，失認 ………76
  - A 失　語 ………76
  - B 失　行 ………78
  - C 失　認 ………80
  - D 大脳半球優位 ………82
- Ⅱ．巣症状としての精神症状 ………82
  - A 前頭葉症候群 ………82
  - B 側頭葉症候群 ………83
  - C 頭頂葉症候群 ………84
  - D 後頭葉症候群 ………84
  - E 脳梁症候群 ………84
  - F 間脳・中脳・脳幹症候群 ………85

第5章　精神障害の原因，生物学，心理学に関する事項 ─────87
- Ⅰ．原因論 ………87
  - A 内因性 ………87
  - B 外因性 ………88
  - C 心因性 ………88
- Ⅱ．遺伝と精神医学 ………88
  - A 遺伝学概論 ………89

B 遺伝性疾患の大別 …………………89
　　C 臨床的遺伝研究法 …………………92
　　D 精神疾患と遺伝 ……………………94
　Ⅲ．精神現象の生物学的基礎 ………………95
　　A 脳の臓器特異性 ……………………95
　　B 脳の局在機能 ……………………100
　　C 睡眠の生理 ………………………106
　　D 生体リズム ………………………109
　Ⅳ．心理学諸派と行動科学 ………………109
　　A 了解心理学 ………………………109
　　B 精神分析と力動精神医学 ………110
　　C 現存在分析，実存分析 …………115
　　D 学習理論と行動科学 ……………116
　　E 発達心理学 ………………………116
　　F 習性学 ……………………………117
第6章　精神医学における疾病概念と疾病分類
　　　　　　　　　　　　　　　　　118
　Ⅰ．精神医学における疾病概念 …………118
　　A 病変存在概念 ……………………118
　　B 統計・価値概念 …………………118
　　C 健康，精神障害，精神病 ………119
　　D リハビリテーションにおける障害 …121
　Ⅱ．精神障害の分類 ………………………121
　　A 病因的分類 ………………………121
　　B 国際疾病分類（ICD） ……………122
　　C 米国精神医学会の分類（DSM） …122

第2編　各　論

第1章　症状性を含む器質精神障害 ——126
　Ⅰ．認知症性疾患 …………………………130
　　A Alzheimer型認知症 ………………130
　　B （脳）血管性認知症 ………………144
　　C Pick病，前頭側頭型認知症 ……147
　　D Lewy小体型認知症 ………………151
　Ⅱ．炎症性，感染性疾患 …………………152
　　A 梅毒性精神障害 …………………152
　　B 単純ヘルペス脳炎 ………………155
　　C プリオン病 ………………………156
　　D その他の炎症性疾患 ……………158
　Ⅲ．変性疾患 ………………………………159
　　A Huntington病 ……………………159
　　B Parkinson病 ………………………160
　　C 進行性核上性麻痺 ………………163
　　D 皮質基底核変性症 ………………163
　　E 脊髄小脳変性症 …………………164
　　F 運動ニューロン疾患 ……………167
　Ⅳ．脱髄疾患 ………………………………167
　Ⅴ．脳腫瘍 …………………………………168
　Ⅵ．脳外傷 …………………………………169
　　A 急性期・亜急性期の精神症状 …169
　　B 後遺状態 …………………………169
　　C 頭部外傷に伴う精神障害の治療 …171
　Ⅶ．症状精神病（身体的病態に伴う精神障害）
　　　　　　　　　　　　　　　　　171
　　A 内分泌障害に伴うもの …………171
　　B 代謝および栄養の障害に伴うもの …174
　　C 全身感染症に伴うもの …………177
　　D 分娩に伴うもの …………………177
　　E その他の身体的病態に伴う精神障害 …178
　Ⅷ．てんかん ………………………………179
　　A 歴　史 ……………………………179
　　B 出現頻度 …………………………179
　　C 原　因 ……………………………180
　　D 分　類 ……………………………180
　　E てんかんの精神障害 ……………192
　　F 診　断 ……………………………194
　　G 予　後 ……………………………196
　　H 治　療 ……………………………196
　〔付〕非てんかん性発作性疾患 …………199
　　A 失神発作 …………………………199
　　B テタニー …………………………200
　Ⅸ．睡眠障害 ………………………………200
　　A 原発性不眠（神経質性不眠，精神生理
　　　 性不眠）……………………………201
　　B 過　眠 ……………………………202
　　C 睡眠・覚醒スケジュール障害 …203
　　D 睡眠時異常行動 …………………203

第2章　精神作用物質使用による精神および
　　　　　行動の障害 ——————204
　アルコール依存と薬物依存，薬物・毒物
　中毒 ………………………………………204
　　A 精神作用物質の中毒，依存の概説 ……204
　　B アルコールによる精神障害 ……208
　　C 薬物依存 …………………………215
　　D 薬物・毒物中毒 …………………220

第3章　統合失調症，統合失調型障害および
　　　　　妄想性障害 ——————223
　Ⅰ．統合失調症 ……………………………223

- A 歴　　史 ……………………………… 223
- B 発病年齢と頻度 ……………………… 225
- C 原　　因 ……………………………… 226
- D 症　　状 ……………………………… 232
- E 病　　型 ……………………………… 239
- F 発病と経過 …………………………… 242
- G 診　　断 ……………………………… 244
- H 治　　療 ……………………………… 246
- II．統合失調型障害 ……………………… 248
- III．持続性妄想性障害 …………………… 248
  - A 妄想性障害あるいは妄想症（パラノイア）
    ………………………………………… 249
  - B その他の妄想性障害 ………………… 249
- 〔付〕非定型精神病 ……………………… 250
- IV．他の精神病性障害 …………………… 253
  - A 急性一過性精神病性障害 …………… 253
  - B 感応性妄想性障害（感応精神病）…… 255
  - C 統合失調感情障害 …………………… 255

第4章　気分障害（感情障害）———256
- A 歴　　史 ……………………………… 256
- B 発病年齢と頻度 ……………………… 257
- C 原　　因 ……………………………… 258
- D 症　　状 ……………………………… 263
- E 病　　型 ……………………………… 267
- F 発病状況と経過 ……………………… 271
- G 診　　断 ……………………………… 272
- H 治　　療 ……………………………… 274

第5章　神経症，ストレス関連障害，心身症，人格障害———276
- I．神経症 ………………………………… 276
  - A 歴　　史 ……………………………… 276
  - B 症状と類型 …………………………… 277
  - C 原因と学説 …………………………… 287
  - D 診　　断 ……………………………… 287
  - E 治　　療 ……………………………… 288
- II．ストレス関連障害（精神反応性障害）…290
  - A 急性ストレス反応（急性心因反応）……290
  - B 外傷後ストレス障害 ………………… 291
  - C 適応障害 ……………………………… 292
- III．心身症 ………………………………… 294
  - A 歴　　史 ……………………………… 294
  - B 主な心身症 …………………………… 295
  - C 心身症と神経症の区別 ……………… 295
  - D 診　　断 ……………………………… 296
  - E 治　　療 ……………………………… 297
  - F 精神医学的に重要な心身症 ………… 297
- IV．性関連障害 …………………………… 300
  - A 性機能不全 …………………………… 300
  - B 性同一性障害 ………………………… 301
  - C 性嗜好障害 …………………………… 302
- V．病人の心理的危機 …………………… 302
- VI．人格障害 ……………………………… 306
  - A 原　　因 ……………………………… 306
  - B 類　　型 ……………………………… 307
  - C 診　　断 ……………………………… 311
  - D 治　　療 ……………………………… 311
- VII．習慣および衝動の障害 ……………… 312

第6章　児童期，青年期の精神障害———313
- I．子供の発達 …………………………… 313
  - A 乳幼児期 ……………………………… 313
  - B 学童期（小学生年代）………………… 315
  - C 思春期・青年期 ……………………… 315
- II．児童期の精神障害 …………………… 317
  - A 広汎性発達障害 ……………………… 317
  - B 心理的発達の障害 …………………… 320
  - C 小児期および青年期に通常発症する行動および情緒の障害 …………………… 322
- III．青年期の精神障害 …………………… 327
  - A 不登校 ………………………………… 328
  - B 摂食障害 ……………………………… 329
  - C 社会恐怖（対人恐怖）………………… 332
  - D 青年期情緒障害 ……………………… 333

第7章　精神遅滞———334
- A 発現頻度 ……………………………… 334
- B 原　　因 ……………………………… 334
- C 分類と症状 …………………………… 336
- D 診　　断 ……………………………… 337
- E 治　　療 ……………………………… 337
- F 原因的分類 …………………………… 338

第3編　治療と予防，その他

第1章　治療———354
- I．身体的療法 …………………………… 354
  - A 向精神薬療法 ………………………… 354
  - B 電気けいれん療法（電気ショック療法）
    ………………………………………… 374
  - C インスリンショック療法 …………… 375

　　　　Ⅾ　持続睡眠療法 ………………………375
　　　　Ⅴ．わが国の精神医療の概況 ………………397
　　　　Ｅ　発熱療法 ……………………………375
　　第3章　司法精神医学 ――――――――401
　　　　Ｆ　精神外科 ……………………………375
　　　Ⅰ．刑法と精神障害 …………………………401
　　Ⅱ．精神療法 ………………………………376
　　　Ⅱ．民法と精神障害，成年後見制度 ………402
　　　　Ａ　精神療法的配慮と支持的精神療法 ……376
　　第4章　病跡学 ――――――――――404
　　　　Ｂ　体系だった精神療法―個人精神療法 …378
　　　　Ｃ　家族療法 ……………………………383
　精神医学用語集―英・独・和 対照用語集 ……406
　　　　Ｄ　集団精神療法 ………………………384
　　Ⅲ．環境療法 ………………………………384
　付　表
　　　　Ａ　生活療法 ……………………………384
　　付表1　国際疾病分類第10版(ICD-10)第Ⅴ章(F)
　　　　Ｂ　社会復帰 ……………………………385
　　　　　　「精神および行動の障害」……………438
　　　　Ｃ　地域精神医学 ………………………388
　　付表2　DSM-Ⅳ-TR 分類 ………………451
　　　　Ｄ　治療共同社会 ………………………389
　　付表3　心理的社会的ストレスの強さ尺度 …464
　第2章　精神保健 ――――――――――390
　　付表4　機能の全体的評定(GAF)尺度
　　Ⅰ．精神障害の予防 …………………………390
　　　　　　(DSM-Ⅳ-TR) ………………………465
　　Ⅱ．発達段階による精神保健 ………………392
　　Ⅲ．自殺の疫学と予防 ………………………392
　索　引 …………………………………………467
　　Ⅳ．精神保健行政 ……………………………394

第1編
総　論

第1章　概　論

Ⅰ．精神医学の特徴と諸分野

　精神医学は精神障害を取り扱う医学の分科である．精神障害の症状，所見，経過，予後，治療に対する反応性などを総合して，障害の本態の解明と，合理的治療・予防法の発達をめざすものである．

　精神現象は生物的次元である脳機能を基盤として，心理的，社会的，実存的な次元が重層した総合体である（図1-1）．このうち，実存的とは各個人に固有な感じ方と生き方を問題とし，霊性や倫

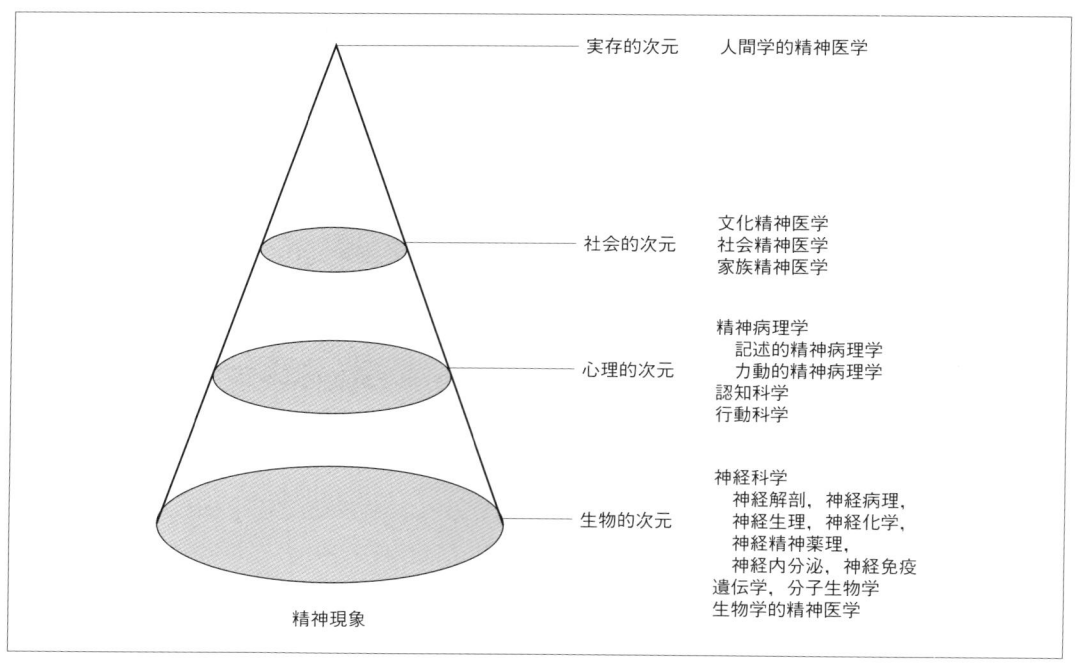

図1-1　精神現象と精神医学の諸分野

理性が関係する次元をいう．各個人において，この総合体である精神現象の病態を明らかにし，治療していくのが**臨床精神医学** clinical psychiatry である．

　精神現象が複雑であるところから，精神医学における研究の方法論もまた多岐にわたる．生物的次元のものは身体医学の学問体系に属する．この基礎科学としては，**神経解剖学，神経病理学，神経生理学，神経化学，神経精神薬理学（神経薬理学，精神薬理学），神経内分泌学，神経免疫学，遺伝学，分子生物学**などがある．神経系に関するものをまとめて神経科学といい，精神医学と神経学との共通した基盤となるものである．精神医学のうち，生物学的研究方法によるものを**生物学的精神医学** biological psychiatry と総称する．

　精神現象を直接の研究対象とするのは心理学である．このうち，異常な精神現象の心理的原因，症状学，心理過程を調べるものを**精神病理学** psychopathology という．精神病理学は，精神症状の正確な把握をめざす**記述的精神病理学**（あるいは現象学）と，精神症状のもつ心理的意味を探究する**力動的精神病理学**（あるいは力動精神医学）に大別される．記述的精神病理学は臨床精神医学の症状学の基礎である．力動的精神病理学は心理的病因論と精神療法の発展に寄与している．

　認知科学，行動科学は動物や人間の生物的・心理的・社会的現れである認知，行動を客観的に研究する科学である．臨床精神医学への応用では認知療法や行動療法がある．後述の地域精神医学は群棲する人間の行動科学（群生態学）の応用であるといえる．また，発達心理学，すなわち，子供の成長に伴う心理的発達の研究は小児精神医学の基礎となっている．

　社会的次元では，精神障害の社会，経済，文化との相互作用，社会的視点からの対策を研究する**社会精神医学**がある．社会の最小単位である家族内の人間関係（家族内力動 family dynamics）について研究するものは**家族精神医学**という．文化と精神障害との関係を調べるのは**文化精神医学**といい，そのうち，異なった文化単位の比較研究を比較文化精神医学 transcultural psychiatry という．

　個人を対象とする臨床精神医学の応用として，宗教，芸術，政治，経済，科学など文化活動によって業績を残した個人について，業績と精神医学的問題との関係を調べるものを**病跡学**（病誌 pathography）という．

　広範な精神医学の領域のなかで，専門分野を形成してきたものは，小児・青年期精神医学，老年精神医学，犯罪精神医学，心身医学などである．また精神遅滞者の治療教育を目的とした治療教育学もある．

　治療形態による区別としては，精神科病院を中心とするものを**病院精神医学**といい，精神障害者を地域内にとどめて治療と世話を進める方式を**地域精神医学**という．

　精神医学では，原因探究，治療開発など狭義の治療医学と並んで重要なことは，**精神医学的リハビリテーション**である．精神障害者の残存機能の向上を図り，環境的増悪因子を除き，有効な世話（ケア）の方策を発展させることである．病院精神医学，地域精神医学の多くの部分がリハビリテーション医学に属する．

　精神障害の疫学的基礎に立って，発生予防，精神的健康の積極的増進を図る領域は**精神保健** mental health である．

精神科医が他科の医療関係者との緊密な連携のもとに，他科にて診療中の患者についての精神保健サービスを行うことを**コンサルテーション・リエゾン精神医学**（相談・連携精神医学）という．

II. 精神医学の歴史

A 古代より18世紀まで

　古代ではいずれの文化圏においても，精神障害は身体とは別の霊界に属するものと信じられた．唯心論である．精神障害は悪霊あるいは神の祟り，憑きもの，呪いであり，その治療は主として呪術的方法によった．霊界との仲立ちをするシャーマン（巫女）が治療者として重要な役割を果たした．シャーマンには呪術的儀式によって容易に精神変調のできる人，すなわち，心因反応の起こりやすい人がなった．このことは，現代の未開社会において引き継がれているし，文明社会においてもその名残りを残している．

　ただ，古代ギリシャでは，合理主義の精神の開花とともに，Hippocratesとその学派のように，精神障害をも他の病気と同様に病気と考えて，臨床的観察と治療の対象とするきざしも起こった．たとえば，聖なる病とされたてんかんを脳の病気とし，また躁うつ病の正確な臨床的観察を記載した．しかし一方では，病因仮説として起こった体液説が，しだいに臨床観察による実証を否定する教条（ドグマ）として奉じられるようになった．この教条主義は，ローマ時代のGalenosを完成者として仰ぎ，ヨーロッパ中世を通じて，医学を支配した．現在，うつ病をメランコリーともよぶが，これは体液説の4つの体液（粘液，血液，胆汁，黒胆汁）のうち黒胆汁の過剰を意味する言葉に由来する．

　しかし，精神障害に対する一般的な考え方は，やはり霊界に属するとするものであり，ヨーロッパでキリスト教が広まるにつれて，精神障害者は悪魔に魂を売ったものとされた．

　中世ヨーロッパでは，キリスト教の教義に基づいて，病者の看護は人間としての義務であるとする考えから，僧院的な精神病者のための施設ができたが，これは一部の限定された富裕な階層の人たちを対象とするにとどまった．また，ベルギーのゲールでは，この地で父王のために殺された王女の遺骨が精神病者に奇蹟的にきくという伝説が広まり，各地から多くの患者が集まった．この地の住民は彼らを民宿させて世話をした．このゲール・コロニーは現在も続いている．

　15世紀から17世紀に至るヨーロッパ・ルネッサンス期では，一方では伝統的なGalenosの教条を棄てて，患者の症状，経過，治療を調べる自然科学としての医学の誕生が起こるとともに，一方では，精神障害者は魔女狩りの犠牲者として組織的な迫害を受けた暗黒時代でもあった．

　17，18世紀は科学的医学の勃興の時代である．この時期を通じてヨーロッパでは多くの精神病

院が開設された．これらは，富者を対象とした僧院的な一部の施設を除いて，大部分は精神障害者のみならず，犯罪者，浮浪者，身体障害者など社会生活からはみだした人たちを十把一からげに監禁収容する巨大な施設であり，その処遇は悲惨なものであった．

Philippe Pinel（1745～1826）がフランス革命のさなかに，Bicêtre 病院，ついで Salpêtrière 病院で精神病者の取り扱いを改革し，科学的，人道的精神医学への一歩を踏み出したことは有名である．Pinel の弟子 Jean-Etienne Dominique Esquirol（1772～1840）は Pinel のすぐれた後継者であった．英国でもクエーカー教徒の実業家 William Tuke（1732～1822）は人道的処置を行う新しい精神病院を開設した．また，John Conolly（1794～1866）は病院環境を改善し非拘束主義を提唱した．

B　近代精神医学の時代

近代の精神医学は，Pinel，Esquirol など精神病院医による精神病を対象とする精神病学の発展と，Jean Martin Charcot（1825～1893）など精神病院医でない医師による神経症学や神経学の発展との2つの大きな流れからなっている．

1. 精神病院医の時代

19世紀になって精神医学は科学的医学の一分野となる新時代を迎えた．それは，これまでにでき上がっていた巨大な収容施設としての精神病院の勤務医のなかから，精神病の症状と経過を観察し，精神病の記述と分類をする，専門家としての精神科医が育ってきたことによる．

近代精神医学はまずフランスから始まり，Pinel，Esquirol のほかに，Benédict-Augustin Morel（1809～1873）は精神病の主要原因を遺伝的変質に求める変質説を唱え，また発病後急速に認知症化する病型を démence précoce とし，後の Kraepelin の疾患分類に影響を及ぼした．Jean-Pierre Falret（1794～1870）は躁とうつを周期的に発来する病気を周期性精神病とし，現在の躁うつ病の基礎をひらいた．Antoine Bayle（1799～1858）は進行麻痺が脳障害に基づく特定の疾患であることを認めた．

フランス精神医学が具体的臨床例の直接的経験から出発して，疾患分類をめざしたのに対して，ドイツ精神医学では，その初期から抽象的概念による体系化をめざした．ドイツ最初の精神科教授となった Johann Christian August Heinroth（1773～1843）は，精神障害は罪の結果であるとし，精神障害に心理的原因を求める**心理論者** Psychiker を代表した．一方，精神病の原因を身体に求める**身体論者** Somatiker（Karl Wigand Maximilian Jacobi，1775～1858など）があり，両者が対立論争した．Wilhelm Griesinger（1817～1868）はドイツ最初の教科書"Pathologie und Therapie der psychischen Krankheiten"を著し，「精神病は脳病である Die Geisteskrankheiten sind die Gehirnkrankheiten」としたことは有名である．

精神病のなかに，脳の器質的変化の明瞭な進行麻痺という疾患が存在するという事実から，あらゆる精神病について，原因，症状，経過，予後を共通する疾患単位を確立しようとする努力を促し

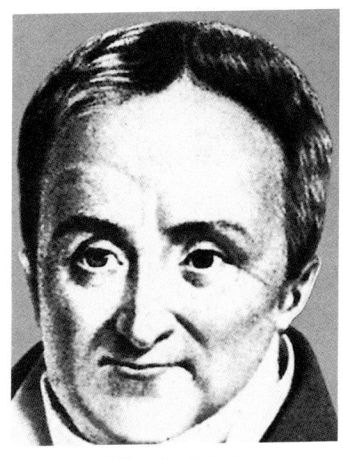 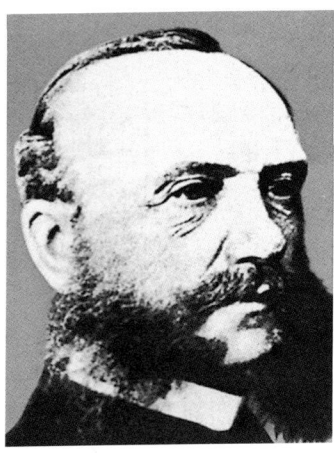 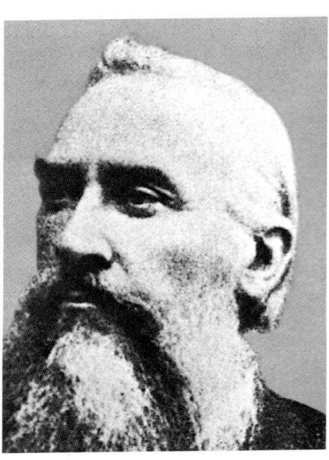

図1-2　Pinel　　　　図1-3　Griesinger　　　　図1-4　Kahlbaum

た．Karl Ludwig Kahlbaum（1828～1899）は，門下のEdwald Heckerとともに1871年に破瓜病Hebephrenieを，1874年に緊張病Katatonieを新しい疾患単位として規定した．一方，Heinrich Neumann（1814～1884）は精神病の各疾患単位というものを否定し，さまざまな精神病像は同じ基盤の上にあって，時期によって現れ方が違うにすぎないとする単一精神病説を唱えた．

英国ではHenry Maudsley（1835～1918）は"Physiology and Pathology of the Mind"を著し，精神障害の生理的研究方向を示した．

2．大学精神医学の時代

19世紀後半から20世紀初頭にかけて，とくにドイツ語圏において，精神医学の中心は精神病院から大学精神科へと移行し，研究，教育，治療の3方向が進み，精神医学の体系化が起こった．前述のGriesingerはドイツの大学精神医学の創始者とされている．オーストリアではTheodor Meynert（1833～1892）が脳の解剖学によって大きな影響を与えた．

精神病を病因別に，外因性と内因性に2大別することは，Paul Julius Moebius（1853～1907）に始まったとされている．外因性とは個体の外から加わった障害による精神病であり，身体的外因（身体因）と心理的外因（心因）に区別される．内因性とは，個体のもつ素質的なものに由来する精神病である．

現代精神医学の臨床分類の体系の基礎を築いたのはEmil Kraepelin（1856～1926）である．内因精神病を，早発痴呆dementia praecoxと躁うつ病manisch-depressives Irreseinに2大別し，それぞれが症状，経過，予後，病理所見を共通する医学的意味での疾患単位であるとしたものである．共通の病理所見については今後の研究課題であるとした．Kraepelinの病因論的，臨床記述的な疾患体系はその後のドイツ精神医学の主流をなし，また全世界の精神医学に影響を与えて現在に至っている．

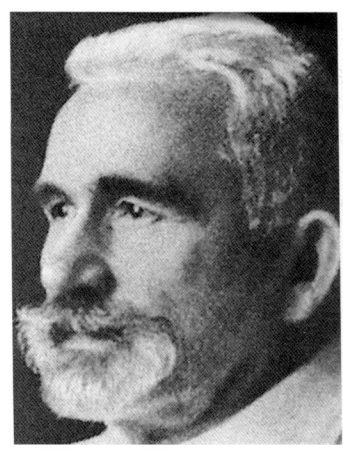
図1-5　Kraepelin

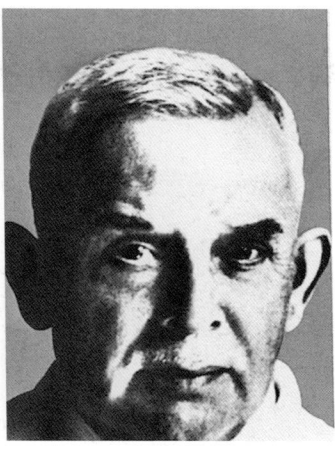
図1-6　Bonhoeffer

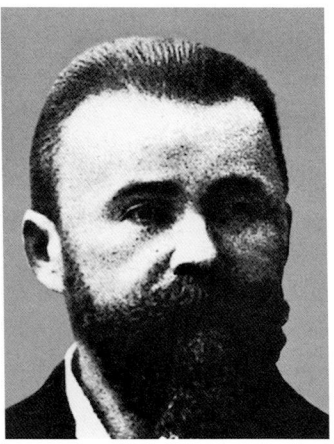
図1-7　Wernicke

　Kraepelinの疾患単位説に対して，Alfred Erich Hoche(1865〜1943)は，臨床で把握しうる精神症状は症候群以上のものではないとする，症候群説を唱えた．Karl Bonhoeffer(1868〜1948)も身体疾患に伴った精神病において，原因は異なってもある一定範囲の定まった症状を起こすことから疾患単位説に反対した．疾患単位説と症候群説，これに単一精神病説も加わって，今日の精神医学においても引き続いた論点となっている．

　一方，Carl Wernicke(1848〜1905)はMeynertの考えを引き継ぎ，脳の局在機能とその連合機能から，精神障害のすべてを説明しようとした．この流れはKleist, Leonhardに引き継がれ，内因精神病の細分類へと進んだ．

　スイスのEugen Bleuler(1857〜1939)は精神症状のうちで，疾患に普遍的に認められる症状を基本症状，症例や経過で出没するような症状を副症状とし，Kraepelinの早発痴呆にかわる疾患名として，基本症状の特徴からSchizophrenie〔統合失調症(精神分裂病)〕を提唱した．この疾患名が現在，世界各国で用いられている．Alois Alzheimerは初老期の認知症(痴呆)と脳の組織病理所見から疾患単位としてのAlzheimer病を確定した(1906)．

3．神経症学の発展

　古くドイツのFranz Anton Mesmer(1734〜1815)は動物磁気の説を立て，一種の催眠療法として盛名をはせたことがあった．フランスではJean Martin Charcot(1825〜1893)が神経学と神経症学(とくに催眠とヒステリー研究において)の開祖となった．Charcotの影響のもとに，Pierre Janet(1859〜1947)は心的緊張tension psychologiqueの概念を提唱し，これが失われたとき精神障害をきたすとした．

　英国の神経科医John Hughlings Jackson(1835〜1911)は神経系の機能の発達は上位レベルへの統合であり，その障害は下位レベルへの解体と退化であるとして，中枢神経系機能の階層化を理論づ

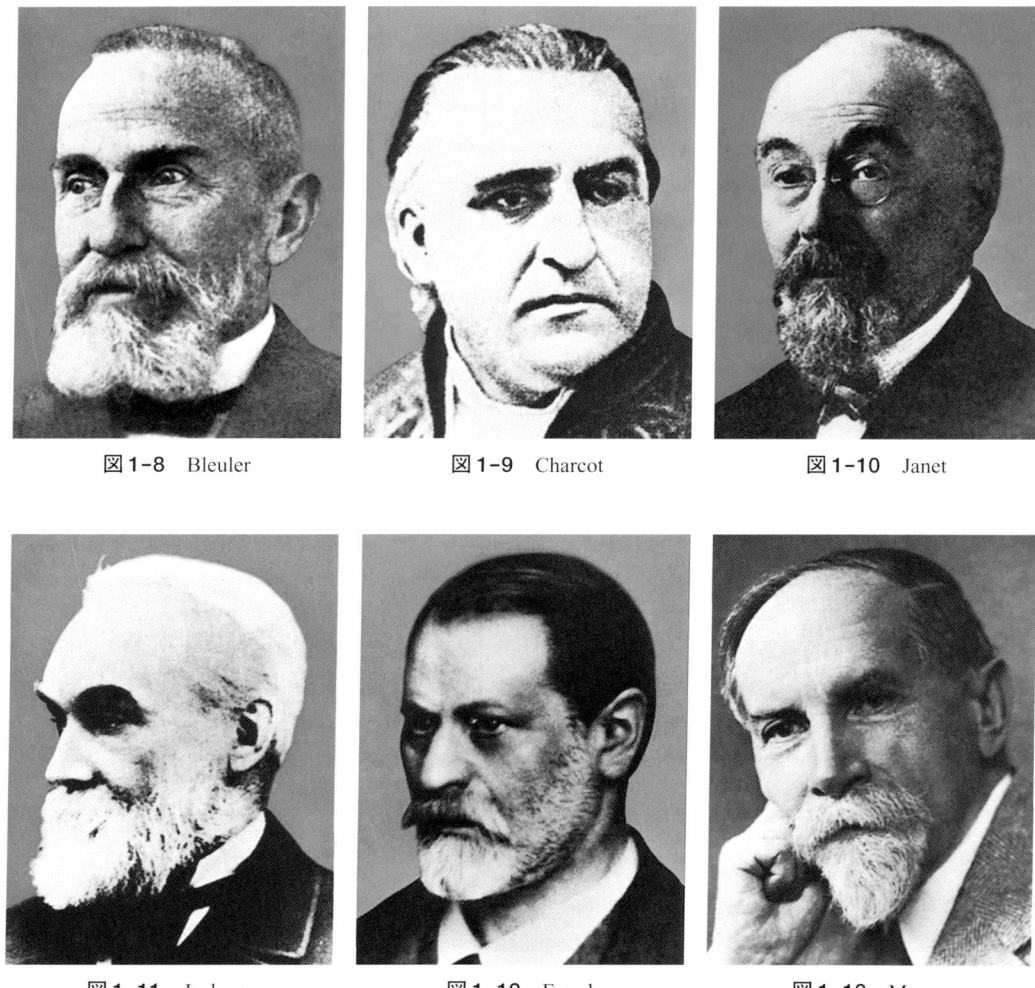

図1-8 Bleuler　　図1-9 Charcot　　図1-10 Janet

図1-11 Jackson　　図1-12 Freud　　図1-13 Meyer

けたが，これとJanetの理論とは現代フランスのHenri Eyに影響し，器質力動説organodynamismeを生んだ．

　Sigmund Freud(1856〜1939)はヒステリーの催眠療法から出発して，人間行動の奥底に秘められた意味を理解しようとする精神分析psychoanalysisを創始した．精神分析はドイツ正統派精神医学には受け入れられなかったが，力動精神医学の基礎となった．また，社会学，文化人類学，芸術，教育など多方面な文化活動に強い影響を与えて今日に至っている．Freud門下のうちで，Freudから離れて独自の説を唱えたものにはAlfred Adler(1870〜1937)の個人心理学，Carl Gustav Jung(1875〜1961)の集合的無意識がある．

　Adolf Meyer(1866〜1950)はスイスでBleuler, E.の同僚であったがアメリカに移り，精神生物学的アプローチpsychobiological approachを提唱し，アメリカ精神医学の祖となった．精神障害は生

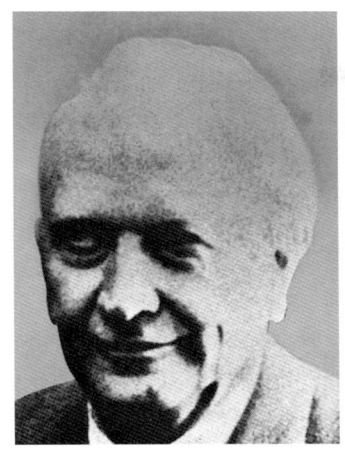
図 1-14　Jaspers

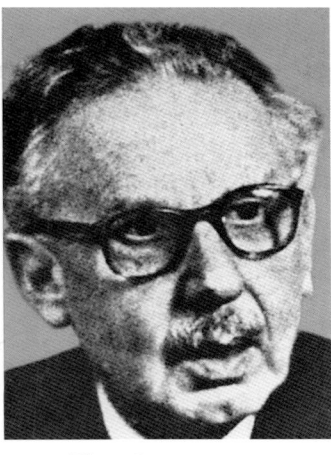
図 1-15　Binswanger

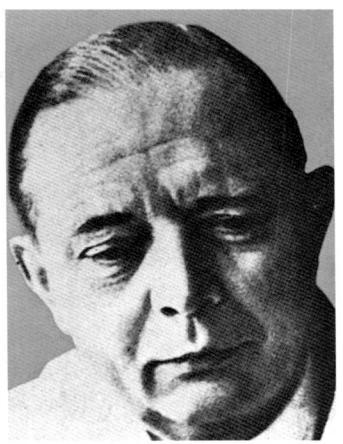
図 1-16　Kretschmer

物的，心理的，社会的因子が生まれてこの方の人生行路に全体として影響して生じたものと考えるものである．このうち，心理的，社会的因子の探究に精神分析が積極的に採用されるもととなったものである．

4．精神医学の広汎化と分科の時代

　1920年ごろから現在に至る間は，精神医学の範囲が広がるとともに，各分野の専門化が起こった．

a．精神病理学

　精神病理学に記述的立場と力動的立場があることは前述したが，記述的精神病理学はKarl Jaspers（1883〜1969）によって厳密な方法論が規定された．これは，精神現象を先入見と仮説を排して正確に把握する方法論であり，**現象学** phenomenology とよばれる．これは，患者の述べる自覚的体験を，先入見と仮説を排して，われわれの心のなかに再現させることによって，精神症状を把握する方法である．このようにして再現した精神症状が，了解可能なものか，了解不能なものかを区別する．了解を静的了解と発生的了解に分ける．**静的了解**とは，われわれが心のなかに再現した精神現象が，そのまま追体験できる現象であることである．**発生的了解**とは，精神症状が他の精神現象から派生したことが誰にでもわかる，すなわち，意味のつながりがあることをいう．了解不能な精神現象は身体的病的過程によって生じるとした．たとえば，統合失調症には静的ならびに発生的に了解不能な症状があるので，病的過程が存在するが，神経症ではその症状は了解可能であり，病的過程を想定する必要がないと考えた．この考えは，Gruhle, H., Schneider, K.によって引き継がれ発展した．

　力動精神医学はFreudの精神分析から始まり，自我の発達と防衛機制を重視する自我心理学，対人関係や文化的要因を重視する新フロイト派（Sullivan, H. S., Horney, K., Fromm, E.など）などがある．

精神分析がとくに幼児期の精神発達段階における障害に重きを置くのに対して，Erikson, E.は人間の全生涯における適応を年代別に整理した．

力動精神医学の影響のもとに発達したものには，心身の相関を調べる心身医学（Alexander, F. など），家族内力動を調べる家族精神医学がある．

現象学と力動精神医学の両方の影響のもとに，Husserl, Heideggerらの実存哲学に準拠して，各個人個人の独自な人間存在のあり方とその変容から，精神現象の本質を明らかにする**新現象学派**が発達した．Ludwig Binswanger（1881〜1966）の現存在分析はその始まりである．近年，ドイツ精神病理学の一派となっており，人間学派ともよばれる．

Ernst Kretschmer（1888〜1964）は，精神現象は性格，外的要因，体験要素など多次元のものの複合であることから，多次元的診断 mehrdimensionale Diagnostik を提唱した．また，心理的な現れである性格と，身体的な現れである体格との間の親和性を認めた．

b．心理学

臨床心理学では，精神現象の数量化が始まった．フランスのBinet, A.とSimon, T.による学童の知能検査法（1905）以来，多くの知能検査法がつくられた．また，人格の特性を調べる人格検査法，適性検査法，作業能力検査法，記憶力検査法など各種の検査法が考案され，標準化されている．臨床心理士は，診断，心理療法，精神衛生相談，社会復帰指導などに携わり，精神科医と協力関係にある．また，精神医学的なケース・ワーカー，保健師などが育ってきている．

向精神薬による治療の発展とともに，精神症状の推移を数量的に評価しようとする症状評価尺度 symptom rating scale がつくられてきている．

c．治療法の発展

20世紀に入るまでは，精神障害に対する治療法にはみるべきものがなかったが，この数十年の間に多種多様な治療法が開発されてきた．

身体的療法では進行麻痺に対するマラリア療法（von Wagner-Jauregg, J., 1917）がその始まりである．ついで内因精神病に対する各種のショック療法が1930年代に開発され，ショック療法の時代を迎えた．1952年，フランスのJean Delay（1907〜1987），Pierre Deniker（1917〜1998）らによってchlorpromazineの抗精神病効果が認められた．これに引き続き諸種の精神症状に奏効する向精神薬の発見が相つぎ，現在は向精神薬の時代ということができる．向精神薬の発見は精神障害の治療形態に革命的な変化をもたらした．

精神療法においても，精神分析療法以来，多種多様なものが発達している．

d．現代の動向

精神障害では，従来，学派や国によって診断分類が異なる傾向があった．これを是正し，共通的な診断分類を定める目的で，世界保健機関（WHO）による精神障害の分類ICD（現行はICD-10，1992），米国ではDSM（現行はDSM-IV，1994と，これの本文改訂版DSM-IV-TR，2000）が作成され，臨床的，研究的に広く使用されている．

脳の画像検査や脳波検査，その他，脳の形態と機能を調べる技術の進歩に伴って，精神機能を担

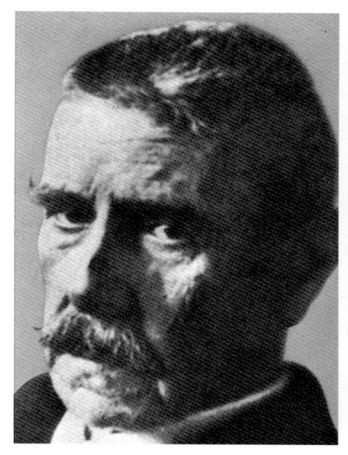
図1-17 Wagner-Jauregg

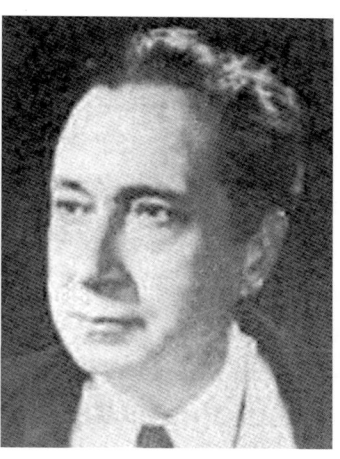
図1-18 Delay

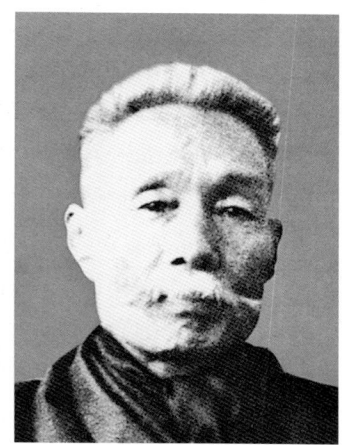
図1-19 森田正馬

う脳の仕組みの研究や，そのもととなる遺伝子や分子生物学的研究が進展している．

薬物療法によって得られた精神症状の改善は，精神障害者の治療と処遇の形態を変化させている．人権思想の高まりとともに，入院中心医療から地域医療中心の治療体系へと変換され，一般社会のなかで障害者がともに生活できるリハビリテーションと福祉の方策が，生活の質（QOL）の重視とともに多彩に繰り広げられている．

5．わが国の精神医学の歴史

明治以前の精神障害に対する考え方は，ヨーロッパの場合と同様に，憑きものとするとともに，病気であるとも考えられた．精神病者に対する処遇では，ヨーロッパにみられたような宗教的理由からの組織的迫害の歴史はなかった．また，大規模な隔離・収容施設も発達せず，多くは放置されるか，自宅監禁された．

京都岩倉の大雲寺の霊泉により，後三条天皇（在位1068～1072）の皇女の精神障害が治癒したとの伝説から，その地に精神障害者が集まり，明治維新ごろには何軒かの保養所と民家で精神障害者をあずかっていた．これを母体として，1884年岩倉癲狂院ができ，後に岩倉病院となったが，第二次大戦中に軍に接収されたまま消滅した．

1886年，榊 俶（さかきはじめ）が現在の東京大学の初代精神科教授となった．ついで呉秀三がKraepelinの精神医学体系を導入した（1901）．それ以来，わが国の精神医学はドイツ学派が主流をなした．京都大学の今村新吉はフランス学派を導入した（1902）．第二次大戦後はアメリカの力動精神医学が導入された．

わが国独自の精神療法としては森田正馬（1874～1938）の森田療法がある．

わが国の精神医療の形態は，明治から第二次大戦後に至る期間，一貫して私宅監置が主体を占めた．その間，精神病院の病床数は年とともに緩やかに上昇したが，公立精神病院は少なく，私立精

神病院が多かった．

　1950年5月1日，精神衛生法が公布され，従来の精神病者監護法と精神病院法が廃止された．これ以来，精神病床数は急激な上昇をたどり，精神障害者は家庭から精神病院へと移された．その後，1954年向精神薬療法が導入され，治療形態の革新が起こったことは諸外国と同様である．1965年6月1日，精神衛生法が一部改正され，法的にも外来治療や地域精神医療が多少やりやすくなり，従来の入院治療中心主義から，状態に応じて入院，外来，地域医療を選択できるようになった．

　1988年より，精神衛生法が一部改正され，精神保健法となって実施された．精神障害者の治療における人権の配慮と，適切な精神医療の確保および社会復帰の促進をめざしている．さらに1995年には精神保健福祉法（精神保健及び精神障害者福祉に関する法律）に改正された．

Ⅲ．精神症状の現れ方

　精神医学の一般的臨床で対象となる人は，本人が精神的な悩みをもつか，家族あるいは周囲の人から異常に気づかれる人が大多数を占める．そのほかに，自分では身体的症状のみを自覚しているが身体的検査で異常が認められず，そのうえにまた自覚症状の訴え方などから精神的な問題が感知される人が他科から紹介される．

　以上のことはそのまま精神症状の現れ方を示している．すなわち，精神障害が生じたときの現れ方は次のようにまとめることができる．
　　① 生活態度，行動，表情の変化
　　② 主観的体験の異常
　　③ 精神症状が身体症状として現れる

　人間は家庭や社会など集団の一員として生活しているので，生活態度，行動，表情などに変化が起きたときには，周囲の人はこれに気づいてさまざまな対応をする．このような異常は客観的に観察できる異常である．医師は異常の性質と程度を評価することで精神医学的所見とする．

　たとえば，減動か多動か，言葉数が多いか少ないか，奇妙な言動があるか，着衣，食事，睡眠・覚醒リズム，排尿排便など日常の基本的行動はどうか，状況に応じた表情，態度をとるかどうか，その他さまざまである．

　動物心理学ではこのような客観的に観察しうる現象のみが対象となるが，人間の精神現象の異常を扱う精神医学では，表出された行動とともに，本人が主観的にどのように考えたり感じたりしているかということが重要である．主観的体験の異常があれば，表出された行動にも乱れが起こるのが普通であるが，ときには主観的体験の異常のみで，行動面には異常が現れないこともありうる．

　主観的体験は本人が話してくれなければ他人にはわからない．医師はこの話の内容を聞くことから，普遍性のある精神所見をとっていく．主観的体験内容を精神医学的所見に変える操作で重要な

ことは，まず，先入見，独断などがあってはならないことである．次に患者の気持ちをくみとりながら（共感，共鳴），医師が自分の心のなかに患者の体験をはっきりと描き出し追体験しようとしなければ，他人の主観的体験内容を把握することはむずかしい．

このようにして，精神所見である妄想，強迫観念，作為体験，離人感，抑うつ感，不安，幻覚，錯覚，病識などを把握する．

精神症状と身体症状が密接不離の形で現れるのは情動障害に多い．不安，緊張，抑うつ，怒りなどの情動は，頭重，肩こり，頻脈，息切れ，腹痛，下痢，便秘，頻尿，震え，発汗，不眠などさまざまな自律神経症状を伴う．また，突然の驚愕，恐怖などに際して，叫ぼうにも声が出ず（失声），逃げようにも腰が抜けて足が立たないといった情動性麻痺なども起こる．情動と関連した身体症状を呈する際，自覚的に精神症状を感ずる程度は各人によって一定しない．身体症状のみを自覚する患者もある．心身症はその典型であるが，神経症，うつ病などでもさほどまれではない．すなわち，精神症状が身体症状として現れているわけである．

Ⅳ．精神医学的面接

精神医学の診断と治療に精神医学的面接の占める役割はきわめて大きい．面接は精神症状の観察の場であるとともに，医師と患者とが人間として互いに反応し合う場である．医師と患者とのかかわりあいを**医師-患者関係**という．医師の態度，問いかけ，聴き方は患者に強い影響を与える．また，患者の応対の仕方は医師にさまざまな影響を与える．医師は医師-患者関係の当事者として関与するが，それと同時に互いの関係の冷静な観察者としての立場をとることが必要である．これを**関与しながらの観察** participant observation（Sullivan, H. S.）という．関与に没頭しすぎると観察がおろそかになりがちであり，観察に没頭すると関与がおろそかになるという矛盾をもっているが，両者が両立するように心がける．

これによって，患者を全人格的に理解し，症状を正確に把握するとともに，医師-患者関係を治療的に有力な手段とすることが可能になる．

A　面接における医師の態度

面接においては，患者が感じたり気づいたりしていることを，患者自身の言葉でありのままに話せるような雰囲気が大切である．医師は患者の話に耳を傾ける聞き上手であるのがよく，「はい」「いいえ」という返事だけを期待する尋問的なものであってはならない．

面接において医師のとるべき基本的態度には次のものがある．

① 患者に対して真剣な関心をもつこと

② 共感的理解
③ 支持的態度
④ 場合によっては治療の主導権をもつ

患者との面接では，先入見や偏見なしに，無条件で真剣な関心をもっていることが患者に伝わるように心がける．これを**無条件な肯定的関心** unconditional positive regard ともいう．患者に対して無関心，冷淡，あるいは攻撃的であってはならない．人の常として，患者によって好感を覚える人とか，緊張感，嫌悪感を起こす相手などさまざまであるが，医師の抱く感情は相手に敏感に伝わるものであるので，嫌悪，恐怖などの陰性感情を抱いたときには，この感情の起こるのはなぜかと内省し，これを克服する努力が必要である．

> 力動精神医学では，医師が患者に抱く感情の多くが**逆転移** counter-transference によって生ずると説明している．これは医師自身の育ち方，欲求，心的葛藤などに基づいて起こる患者への情動反応であるとする．

共感 empathy とは，自分自身を患者の立場において，患者の感情，願望，思考，行動を自らのものとして心のなかにはっきりと描き出すことであり，共感的理解とはこのような方法で患者の体験を理解しようとすることである．精神現象の把握に欠くことができない方法である．別の言葉では**感入**することによって**追体験**するということである．

支持的態度 supportive attitude とは患者の精神の健康部分に働きかけて，それを励まし，助長し，悩みや苦痛についてはこれを理解し，受けとめる（**受容** accept）ものである．患者にとって重要なことは，誰かが自分を理解し受け入れてくれているという気持ちである．

医師が患者に対して真剣な関心をもち，その気持ちを理解していこうとする態度を一貫して示すとき，患者と医師との間には建設的治療関係を発達させるような気持ちの通じ合いが自然に生じてくる．この気持ちの通じ合いを**感情疎通性**（疎通性，ラポール）rapport とよぶ．ラポールはまた信頼感を伴った状態である．信頼感には医師の秘密保持が当然関係する．医師は他人に知られたくないことを打ち明けられたときにはその秘密を守らなければならない（**医師の守秘義務**）．

以上が面接における医師の態度の基本であるが，患者によっては医師が積極的に治療へ導入する必要がある場合がしばしばある．ほとんどは病識のない患者の場合である．このときには医師は自信ある態度で治療の主導権を握って進む必要がある．

B　精神科受診患者の態度

精神科受診患者の診療に対する態度は，他の身体疾患の場合と多少異なっていることがあることを心得ておく必要がある．

1．病　識

病識とは自分の異常体験，異常行動が病的であると判断できることをいう．精神病では病識が全

くなかったり（**病識欠如**），不確実であることが多い．神経症では，解離性障害などの例外を除いては一般に病識は保たれている．

このために，精神病者では自ら進んで受診しようとしない人が多い．異常に気づいた家族や周囲の人に付き添われて受診するのが一般的である．

神経症では自分が病気であることを自覚し，進んで治療を受けようとすることが多いが，症状の成立機制がわかっている人は少ない．たとえば，不安障害で心悸亢進と息苦しさを訴えて受診するとき，自分の症状を不安の現れと知っていることはまれであり，多くは心臓などの身体的病気のためと思っている．神経症において，症状の起こり方や症状のもつ意味がわかることを**洞察** insight とよぶ．すなわち，病識とは精神現象の客観的記述の立場で用いられる言葉であり，洞察とは心理的機制を力動的に説明する立場で用いられる言葉である．しかし，英語圏では病識と洞察を区別せず，どちらも insight という．あるいは病識欠如と同様な内容を contact of reality の障害という．

病感とは，自分は病気らしいという漠然とした不安感をいう．神経症ではこれが強いが，精神病でもしばしば感じるものである．

2．異常体験，異常行動を自分の悩みとするかどうか

病識がある場合には，異常体験，異常行動を自らの悩みとして医療を求めるので，他科の診療形態と変わらない．

病識がない場合でも，本人が異常と感ずるかどうかは別として，悩み，訴えが全くないということは少ない．たいていの場合，主訴がある．たとえば，「町を歩けば皆がじろじろと自分を監視し，自宅にとじこもっても，自分のすること，考えることすべてが皆に筒抜けに知られてしまう．周囲からの圧迫感で心の休まるときもない」と訴える．面接の際，医師が主訴に関した適切な質問をすることが，会話の緒となる．したがって，面接はまず主訴を患者の言葉で具体的に話をさせるように導くことから始めるのがよい．

本人の訴えは何もないが，家族や周囲の人から異常に気づかれる場合がある．たとえば，昼間からぼんやりして口数も少なく，やりかけた仕事も中途で投げ出してしまい長続きしない．ときに急に当たり散らしたり，家出したりする．しかし本人に聞いても「別に何ともない」としか答えない．このような主訴のない，いわばとりつくしまのない患者には，まず身体的な診察などをしながら，さりげなく，その患者が考えたり感じたりしていそうな事柄について質問する．質問が患者の関心事に触れたときには，後の面接は比較的なめらかになる．

3．患者の治療に対する態度

患者によって，治療に対する態度はさまざまである．

① 治療に対して協力的で，医師の指導を受け入れて，自分でも治そうと努力しようとする．すなわち，治療が医師と患者との共同作業であるという自覚があるのが最もよい．最初からこのような態度の患者はむしろ少ないが，治療の進展とともに，この方向に導いていく．

② 医学に全能的なものを期待して，自分は何の努力をしなくても病気は医師が治してくれるものであるという態度をとる患者がある．このような患者は治療導入は容易であるが，症状の改善がはかばかしくない場合には，医師の治療法への攻撃，批判に転じやすい．治療は医師と患者との共同作業であるという方向へ，ゆっくり時間をかけてもっていく必要がある．

③ 治療に対して拒否的・否定的態度をとる患者がある．とくに主訴がなく，家人に無理矢理に連れてこられた場合，患者は不機嫌，反抗的であることが多い．医師はその態度と言葉によって，患者の不信感や警戒心を除いていくように努力する．

患者の医師に対してとる態度は，病気自体の症状の表現であるとともに，その人のもともとの人格に基づいた反応の現れでもある．精神障害では，人格と病気との関係は複雑である．ある人格特性と病気との間に共通した原因を想定する立場と，人格と病気とは別個のものであるとする立場がある．前者では人格特性と病気とを連続的に考え，病気はその程度の強いものであるとする．後者では，病気が発病したとき，症状の色あいを修飾して各人に特有な症状とするのが人格特性であるとする．この2つの意見のいずれが正しいか決定できないが，多分両者とも関係しているであろう．

> 人格の環境的育成に重点を置く力動精神医学では，患者の医師に対する反応の仕方は，患者が両親とかその他，彼の生活史のうえで重要であった人々に対してとってきた態度の繰り返しであることを強調する．この現象を**転移** transference という．両親の言動を模範として積極的に受け入れてきたか，逆にこれを拒否したり反発してきたか，あるいはどっちつかずの曖昧な態度をとってきたかによって，医師に対する反応の仕方がさまざまになる．そして，医師との間に生じる転移こそが，神経症などの原因になっている無意識的な構え（抵抗）を溶かしていく焔であるという．

C　医師と患者および家族との関係

医師は診察をしたときには，本人または保護者に対して，診断の内容，治療法の種類，それによる患者の利益・不利益，治療を受けなかった場合の予後などについて適切な説明を行い，患者または保護者が治療を受けることについての同意を求めることが原則である．これを**説明と同意**（インフォームドコンセント）**informed consent** という．この場合，診断名の告知については，医療を進めていくうえで有益であるという見地に立って弾力的に決める．

治療を進める過程で，患者と家族が障害の性質と対処法を理解し，治療は医師と患者と家族の共同作業であるという方向に，啓蒙と教育を行う心理教育 psychoeducation が必要であることが多い．

第2章　診察と診断

Ⅰ．精神医学的診察

　精神医学的診察で重要なものに病歴聴取と現症の把握がある．
　病歴聴取では，精神障害が幼いころから持続したものか（精神遅滞や人格障害がこれに属する），発症の形をとったものかを区別する．現症では，意識障害や認知症に属するものかどうかということと，症状と人格特性との関係に注意する必要がある．意識障害や認知症が認められる場合には，身体的検査がとくに重要となる．
　診察に際しての医師と患者との関係については前述したが，精神科を受診する患者あるいは家族は複雑なためらいのすえ来院する場合が多いので，この気持ちをくみとって温かく迎えることが必要である．また，初診時に必要な情報のすべてを集めることは不可能であるので，治療の進行につれて，たえず情報を補充していくことを心がける．

A　病歴聴取

　病歴はまず患者本人から聞くのが原則である．患者が話さないときには家族や付き添いから病歴を聞くが，この際にも，患者がそれに対してどう考えているかを聞きただしておく．病歴の陳述者と患者との関係を必ず確かめて記載しておく．
　主訴：問診はまず主訴を聞くことから始まる．患者に受診の理由を聞き，ついで付き添ってきた人から聞く．この際，自分の意思で受診したか，すすめられて納得してきたか，強制的に連れてこられたかについても明らかにする．
　現病歴：主訴の始まった時期，そのころの状況，発病の契機と考えられる出来事，その後の経過（挿間性か，周期性か，波状経過か，慢性進行性かなど）について聞く．治療歴についても確かめる．
　既往歴：胎生期・周産期の異常の有無，乳児期・小児期の心身の発達の過程，小児期の夜尿，夜

なき，かんしゃく，偏食，けいれん，その他行動異常の有無を聞く．身体疾患，飲酒，喫煙，薬物などの摂取歴，性病の有無，月経，妊娠，分娩なども聞く．精神障害は再発することが多いので，既往の精神障害や，適応障害の有無は重要である．

病前性格：病前性格はしばしば診断の手がかりとなる．神経質，ひっこみ思案，孤立的，勤勉，几帳面，怠惰，なげやり，強情，短気など．

生活史：幼児期からの家庭的背景，両親との関係，就学歴，とくに就学時や思春期のころの態度，職歴，とくに頻回の転職の有無や欠勤，結婚歴，現在の家族構成と家庭内対人関係など．

家族歴：家系内の遺伝関係，遺伝負因があるときは，その治療歴，経過，予後も聞く．

B 現　症

視診：表情，着衣，身だしなみ，立ち居振る舞い，行動と，これらの総合としての一般的印象を視診によってとらえることがきわめて重要である．

　精神障害を，精神病と，神経症や人格障害などの非精神病性精神障害に大別すると，精神病では視診によって何らの異常も認めないことは例外に属する．逆に，非精神病性精神障害では一般的に視診では異常所見がない．意識障害の有無も視診でかなりの判別がつく．すなわち，ぼんやりした表情や状況にそぐわない立ち居振る舞いがある．統合失調症患者に相対したときの特有な印象はプレコクス感 Praecoxgefühl（Rümke, H. C.）とよばれる（**233頁**参照）．統合失調症やうつ病で，会話をかわしているときは表情が比較的自然な場合でも，会話がとぎれた何げないときに，表情の異常が認められることが多い．統合失調症では硬さ，冷たさ，ひそめ眉などが，うつ病では沈うつな表情がある．解離性障害では症状の誇張性が多いが，入室時，問診時で態度，症状が著しく変化することがある．

問診：問診では，器質精神症候群（意識障害や認知症）の有無と，体験内容の詳細な聴取，睡眠，摂食，排尿排便などの状況を知る．

　器質精神症候群のある場合には，見当識，記憶，知的機能（理解，計算，知識，学習，判断）などに障害が起こり，感情の易変性や浅薄化を伴う．

　体験内容，すなわち患者の主観的症状では，幻覚，妄想，強迫観念，思考過程の異常，自我意識障害（離人症や作為体験など），気分（感情）障害などを調べる．外来時や入院時の精神症状の評価は**表1-1**のようなチェックリストに従って行う．そして各疾患，各症例ごとに個別に詳しく診察を行っていく．

家人に対する問診：患者の日常生活の具体的な様子を家人から聞くことは精神障害の診断に重要である．家庭や社会生活における人間の行動は，表情や態度とともに精神内容の客観的表現である．異常な言動が持続性か，突発性か，状況や1日のうちの昼間とか夜間とかで変化しやすいかどうかなどを確かめる．

表1-1　精神科現在症チェックリスト

```
                                              200  年  月  日
氏名：                                         男，女，    歳

 1. 外　見            正常       だらしない　不潔　派手
 2. 表　情            正常       抑うつ　悲哀　苦悶　爽快　硬い　無表情　ひそめ眉　敵意
                                苦悩的　誘惑的　ぼんやり　認知症様
 3. 態度，振る舞い    正常       緊張　怒り　攻撃的　拒否的　刺激的　衝動　演技的　敵意
                                依存的　回避的　受動的　無神経な　尊大　状況にそぐわない
 4. 話し方            正常       無口　多弁　ゆっくり　速い　小声　大声　多訴　執拗　迂遠
                                滅裂
 5. 意識・認知系
    A) 意　識         正常       注意集中困難　意識混濁　せん妄(夜のみ，昼夜)
    B) 見当識         正常       障害　時間　場所　人物
    C) 記　憶         正常       障害　健忘(近時　遠隔)作話
    D) 知　能         正常       境界域　遅滞　認知症
 6. 知　覚            正常       錯覚
                                幻覚(幻聴　幻視　その他　　　　　　)
 7. 思　考            正常
       思考過程の障害
             思考制止　観念奔逸　連合弛緩　滅裂思考　思考途絶　迂遠　保続
       思考内容の障害
             強迫観念　恐怖　心気　自殺念慮　猜疑　思考貧困　宗教過信
             妄想(関係　被害　嫉妬　誇大　恋愛　微小　心気　罪業　貧困　その他　　　　　)
 8. 気分・感情        正常       不安　うつ　躁　感情易変　刺激性　多幸　情動失禁
                                感情鈍麻　両価性
 9. 意欲・行動        正常       精神運動興奮　多動　制止　無動　途絶　昏迷　緊張病症状
                                強迫　衝動　奇妙　自殺企図
                                個々の欲動の異常：食欲(無食欲　過食)　性欲(低下　亢進)
10. 自　我            正常       離人　作為体験　つきもの妄想　二(多)重人格
11. 洞察，判断        正常       病識欠如　不十分　衝動抑制なし　責任転嫁
12. 疎通性            良好，不十分，不良
13. 身体所見：
    食欲：良好，低下    睡眠：良好，不眠，眠剤(あり，なし)
14. コメント，まとめ




15. 診　断
       F0 症状・認知症   F1 中毒・依存   F2 統合失調症   F3 気分障害   F4 神経症
       F5 摂食，睡眠     F6 人格・行動障害   F7 精神遅滞   F8 発達障害   F9 行為・情緒(青少年)
```

(岡山大学医学部附属病院精神科神経科)

II. 身体的検査

　精神障害が脳あるいは身体の疾患に随伴する器質精神症候群 organic mental syndrome に属するものかどうかを診断することは，精神科臨床の重要な第一歩となる．患者の訴える症状が，神経系あるいは身体の器質的障害に基づくものか，心因性のものかを鑑別する必要性はしばしばある．現在では身体所見の認められない内因精神病や神経症，人格障害などから，身体的検査所見を探すことも必要である．

　すなわち，精神医学における身体的検査の目的には
　　① 器質性障害の有無と病巣部位の診断
　　② 心因性か器質性かの鑑別
　　③ 身体所見の不明な精神障害における身体所見の発見的努力
などがある．

　精神科医による身体的検査は，一般内科的検査に加えて，とくに神経学的検査が重要である．神経学的診断は，病因診断 etiological diagnosis と病巣部位診断 focal diagnosis に分けられ，前者は病歴，とくに発病と経過の様式が重要な手がかりとなり，後者はベッドサイドでの神経学的検査の所見を正確にとることが重要である．すなわち，病歴の聴取とベッドサイドでの神経学的検査の両者が，神経学的診断の主検査である．これらについては，神経学的検査法についての専門書を参照されたい．検査が不十分になったり，重要な所見を見逃すことを防ぐために，一定の記録用紙に従うのもよい（図1-20）．

　このうち，全身所見でとくに注意することは，全身の栄養状態，肥満あるいはやせ，奇形，皮膚の発疹や色素沈着，心血管系異常などである．器質精神症候群が代謝・栄養障害，膠原病，内分泌障害，循環障害などに伴いやすいためである．

A　神経学的補助診断法

1. 電気生理学的検査

a. 脳波 electroencephalogram（EEG）

　脳組織の活動によって起こる電位変動を，頭皮上の電極から誘導記録したものが脳波である．脳の器質性ならびに機能障害を診断するうえで，有力な補助手段である．

　脳波検査を必須とするのは，てんかん，その他の発作性疾患，意識障害，脳腫瘍，頭部外傷，その他脳機能低下の疑われる状態である．睡眠段階の診断にも不可欠である．

神経学的所見　（　年　月　日）

姓　名　　性　別　　年　齢　　職　業

主　訴　　診察医

日時 症状	

全身所見　良　血　圧　／　mmHg

心
肺
肝

意　識　　見当識
記　銘　　知　能
性格変化

失　語（　）失　行（　）失　認（　）
（運・感）　利　手（　）

脳神経	右	左
I 嗅　覚		
II 視　力 視　野 眼　底	正常　動脈硬化　うっ血乳頭	高血圧　視神経萎縮
III 瞳　孔 対光反射 IV 輻輳反射 VI 眼球運動 眼　振	右　左：形・大きさ（　） 直接（　）間接（　） 追跡：正・異	直接（　）間接（　） 衝動：正・異
V 咬　筋 顔面知覚 角膜反射		

	右	左
VII 前額筋 眼輪筋 口輪筋 味　覚		
VIII 聴　力 Weber Rinne	骨導　気導	骨導　気導
IX 軟口蓋 X 嚥　下 XII 舌 構　音 咽頭反射		
XI 胸鎖乳突筋 僧帽筋		
頚　部 運動制限 運動痛 Spurling 固　縮 Lehrmitte	後／右／左／前	

総括印象

臨床診断

図1-20　神経学的検査法記録用紙（岡山大学医学部附属病院）

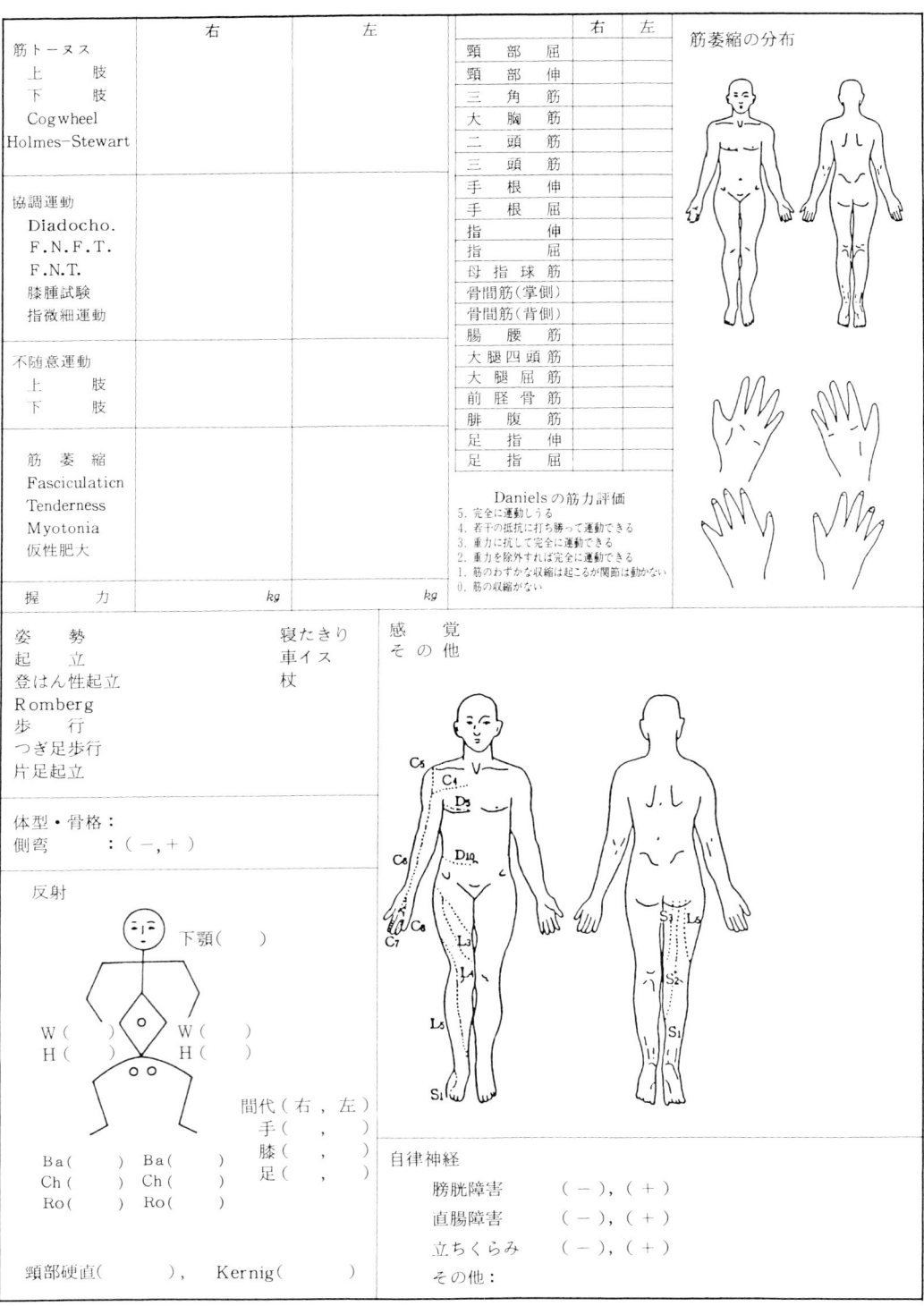

図1-20 続き

1）記録法

　脳波記録装置は脳組織から発生するマイクロボルト（μV）単位の微小な電位変動を10万～100万倍に増幅し，これをペン書きの記録器で記録する．通常8～12素子（チャンネル）のものが市販されている．記録の紙送り速度は毎秒3 cmを使用するのが標準であるが，必要に応じて，別の紙送り速度も選ぶことができる．頭蓋上の電極の配置は10-20法 ten-twenty electrode system に従うのが国際的に認められた方法である．これは，鼻根部 Nasion（N）と外後頭結節 Inion（I）と外耳孔を目印にして電極を配置する方法である（**図1-21**）．

　導出法には，**単極誘導** monopolar recording と**双極誘導** bipolar recording がある．単極誘導は頭皮上に置かれた活性電極 active electrode と耳朶に置かれた基準電極（不関電極）reference electrode との間の電位差を記録する．双極誘導は2つの活性電極の間の電位差を記録するもので，限局性の電位変動や異常波の位相の逆転などがあれば，浅在性の病巣を推定できる．単極誘導と双極誘導を併用するのが普通である．通常，感度の設定は記録紙上で，100 μV を1 cmのふれとする．これを標準の感度 standard gain とよぶ．

　脳波記録の条件は，覚醒時の安静・閉眼状態が標準であり，これに諸種の賦活法を加える．

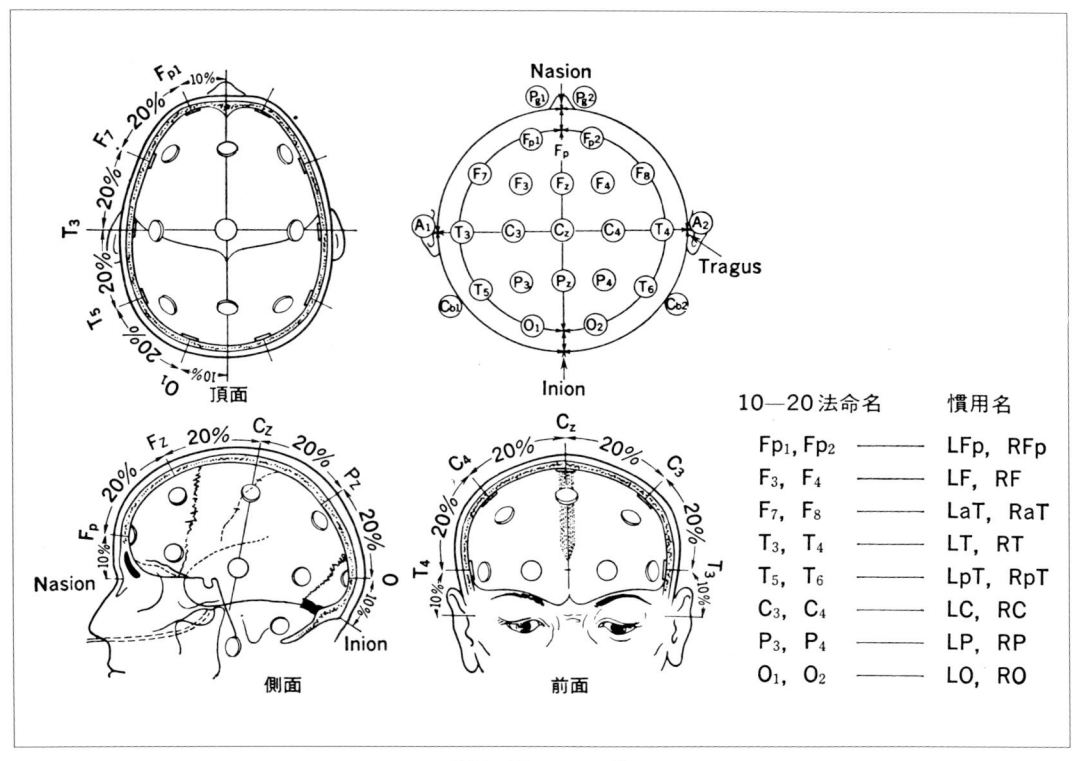

図1-21 10-20法
（島薗安雄ほか編：脳波アトラス1巻．p.17，文光堂，1977より）

2）脳波の賦活法

過呼吸 hyperventilation：深呼吸を3分間続けさせる．正常人でも脳波はやや徐波化し，振幅もやや増大する．この現象をbuild-upという．子供では成人よりも著明なbuild-upを示す．過呼吸で最も容易に賦活されるのは3 Hzの棘・徐波複合であり，定型欠神発作をもつてんかんである．

睡眠賦活 sleep activation：睡眠の浅い段階で異常波が起こりやすい．自然睡眠，あるいはγ-ヒドロキシ酪酸（GHB）やその他の短時間持続する睡眠薬が用いられる．てんかん性放電，とくに側頭葉てんかんにおける限局性棘波などの記録に有用である．

閃光刺激 intermittent photic stimulation：光刺激装置を用いて，種々の頻度の閃光刺激を与える．ミオクロニー発作などの検出に適している．閃光刺激によって臨床的にもミオクロニーやけいれんが誘発されることがあり，これを光けいれん反応 photo-convulsive response という．

ベメグライド賦活法 bemegride activation：ベメグライド（megimide, antibarbi）を一定の速度で静注し，脳波上に棘・徐波複合，棘波，高振幅の徐波バーストが現れたときの注射量を体重で割って閾値を求める．現在はあまり行われない．

3）正常脳波

正常成人の覚醒時，安静・閉眼状態の脳波は，周波数8〜13 Hz（もしくはサイクル），平均10 Hzであり，これをα波という．平均振幅は10〜50μVである．α波が連続して規則正しく現れるのをαリズムという．αリズムは頭頂-後頭部位によく現れ，前頭部になるほど乏しくなる（**図1-22**）．開眼，緊張，知覚刺激などでαリズムは抑制される（α-blockingまたはattenuation）．振幅は大きくなったり小さくなったりする．これを漸増漸減 waxing and waning 現象という．

β波は周波数14〜30 Hzの低振幅の波である．不安，緊張が強いとα波が少なく，β波が多くなる．バルビツール酸系やベンゾジアゼピン系薬剤は，前頭-中心部にかけて律動的なβ波を出現させる．

θ波は周波数4〜7 Hzで，成人には少なく，子供によく現れ，成長とともにθ波は消失する．眠気によって出現しやすい．

δ波は1〜3 Hzの徐波である．正常成人では睡眠中以外にδ波が出現することはない．覚醒時にδ波が出現すれば異常である（**表1-2**）．

θ波，δ波を合わせて徐波 slow wave という．

表1-2　脳波の周波数帯による分類

名　称	周波数
δ波	1〜3 Hz
θ波	4〜7 Hz
α波	8〜13 Hz
β波	14〜30 Hz

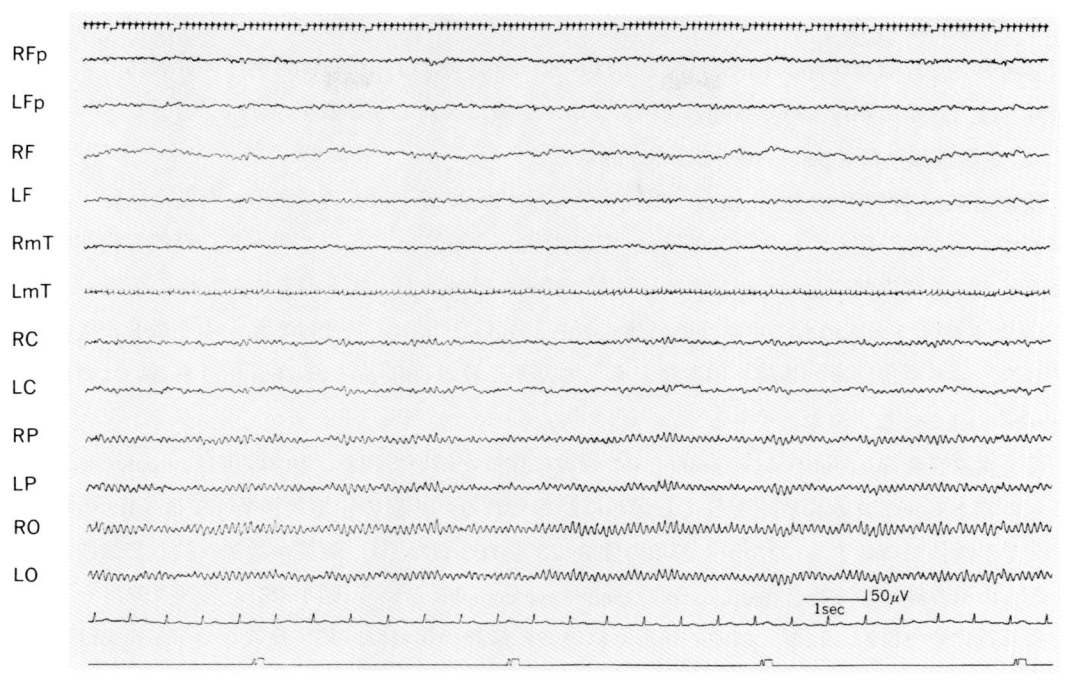

図 1-22　正常脳波(22歳，男性，正常者)
10 Hz の α リズムが頭頂-後頭部によく現れている．

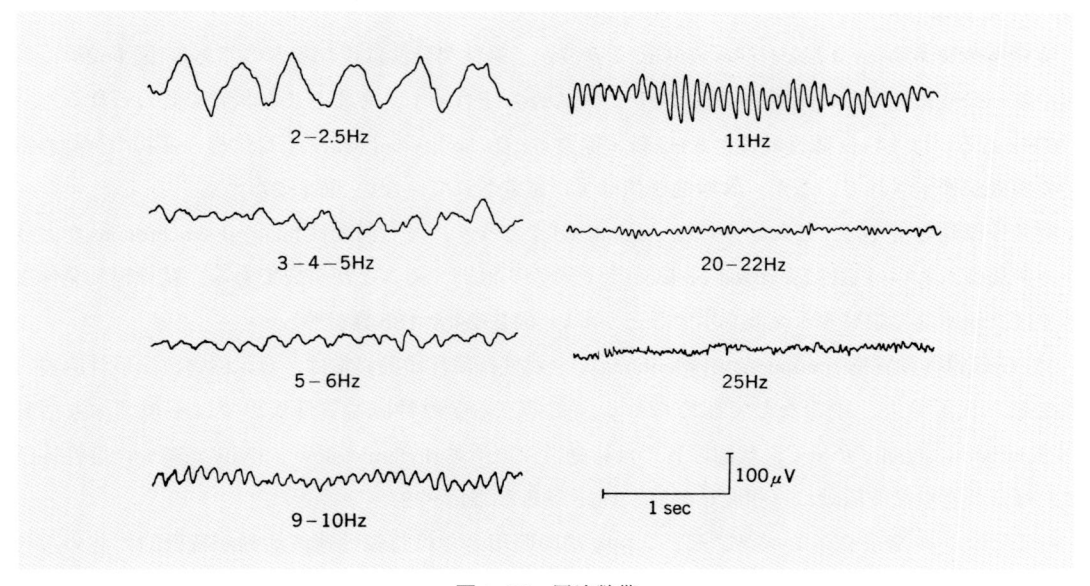

図 1-23　周波数帯

4）異常脳波

脳波の異常は律動異常 dysrhythmia とよばれる．律動異常は，持続性と突発性に大別できる．突発波とは，基礎波から波形や振幅の違いによって明瞭に区別できる波をいう．

a）突発性律動異常 paroxysmal dysrhythmia

棘波 spike：持続が 20～80 msec，振幅が多くは 100 μV 以上のものである．棘波と同様で，持続がややゆっくりしたもの（80～200 msec）を鋭波 sharp wave という．このうち，棘波と鋭波の境界にあるものを緩徐棘波 slow-spike ということがある．棘波が上向きのものを陰性の棘波 negative spike とよび，下向きのものを陽性の棘波 positive spike とよぶ．棘波はてんかんと最も密接な関係がある．棘波や次に述べる棘・徐波複合を，てんかん放電 epileptic discharge，あるいは発作放電 seizure discharge とよぶことがある．

棘・徐波複合 spike-and-wave complex：棘波に徐波が続いて現れ，1つの複合 complex を形成するものである．てんかん放電としてしばしば認められる．小児の定型欠神発作では3 Hz の棘・徐波複合が数秒間持続する（てんかんの項の図2-23；183頁参照）．棘波が数個連続して徐波が複合するものを多棘・徐波複合 multiple spike-and-wave complex という（図1-25）．ミオクロニー発作や強直・間代発作にみられる．棘波の代わりに鋭波と徐波の複合は，鋭・徐波複合 sharp-and-slow-wave complex である．

hypsarrhythmia（ヒプスアリスミア）：振幅の高い徐波に鋭波や棘波が不規則に混じり，棘波や鋭波の局在が次々に変化するものである．生後1～3年の幼児の脳症（West 症候群）にみられる（図2-25；190頁参照）．

突発性徐波活動 paroxysmal slow activity：θ波が一過性突発性に現れるものである（図1-26）．棘波や棘・徐波複合ほどの診断的価値はない．てんかんを含めて，さまざまな状態で認められる．

6 Hz あるいは 14 Hz 陽性棘波と 6 Hz 棘・徐波 six Hz spike-and-wave：自律神経症状や行動異常との関係が推定されているが，診断的価値はまだ確定されていない（図1-27）．

突発性律動異常では，これが全般性 generalized かどうか，左右同期性 bilateral synchronous かどうか，限局性あるいは巣性 localized or focal かどうかを区別することが重要である．精神運動発作などでは，側頭部に限局する棘波を示すことが多い（図2-24；185頁参照）．

b）持続性律動異常 continuous dysrhythmia

全般性持続性律動異常は，意識障害，全般性脳器質性疾患，代謝障害，中毒などで認められる．このうち全般性脳器質性疾患では不規則徐波活動 irregular slow activity が多く，代謝障害では律動性徐波活動 rhythmic slow activity が多い．肝性昏睡における特有な徐波活動に三相波 triphasic wave がある（図1-28）．

バルビツール酸系やベンゾジアゼピン系薬剤の服用者では持続性速波活動が特徴的に認められる．

軽い脳機能低下状態で，8～9 Hz のやや遅い α 活動が前頭部を含めて全般性に認められることがある．広汎性 α パターン diffuse α pattern という（図1-29）．

限局性徐波活動（δ波やθ波）は，脳腫瘍などの限局性脳病変の際に認められる（図1-30）．硬膜

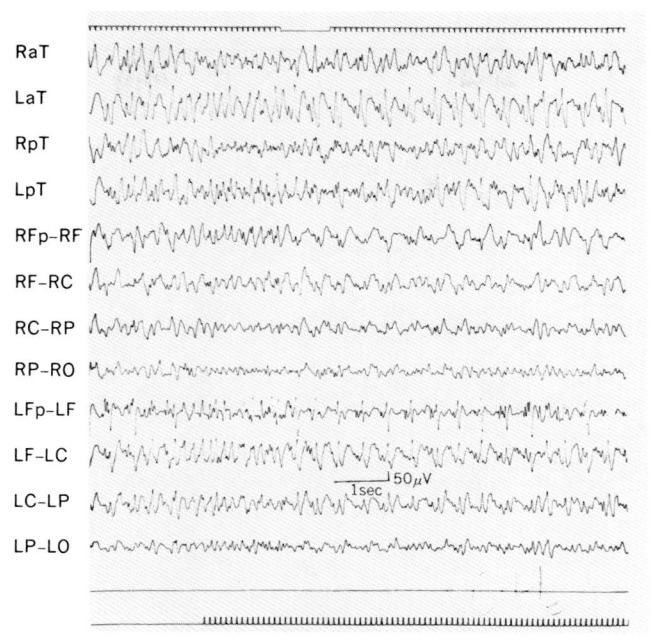

図1-24　左前頭部に強く展開する焦点性棘・徐波
　　　　この間，10 Hzの光刺激を与えても不変．

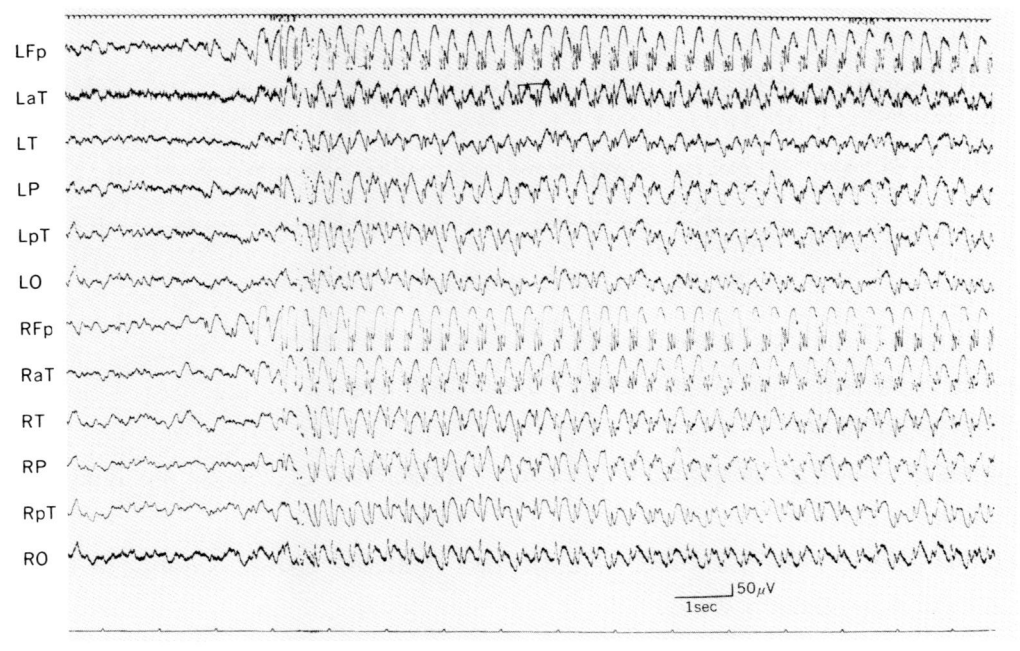

図1-25　右半球にやや強い全般性多棘・徐波複合
　　　　臨床発作型は全般性強直間代発作（大発作）．

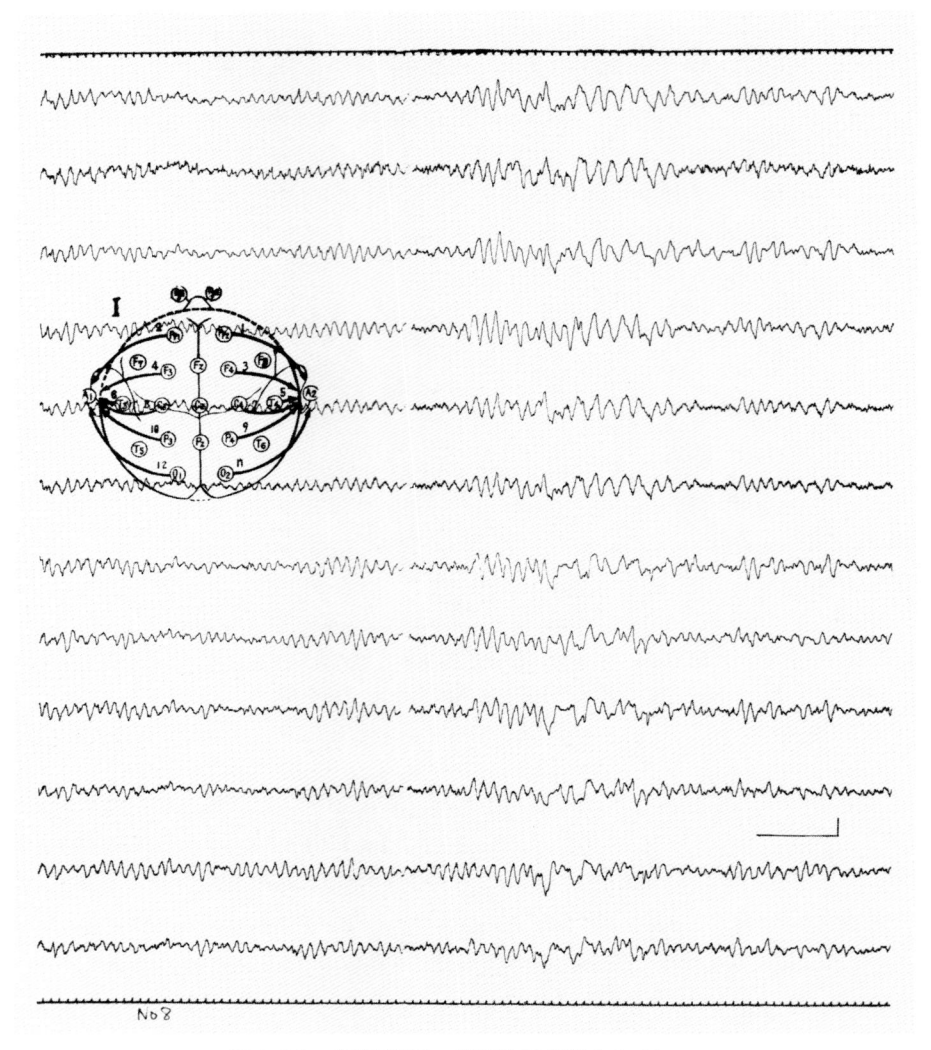

図 1-26　前頭部優位，両側性に出現する θ burst

下血腫などでは，血腫の部位で脳波の振幅低下あるいは消失が起こる．

5）精神疾患の脳波

統合失調症：特異的な脳波異常はない．正常人よりも脳波に不安定性があるとか，速波の出現を強調する人がある．

躁うつ病：特異的な脳波異常はない．非定型うつ病の状態を示すものに，てんかん性不機嫌状態によるものがありうるので注意する．

器質精神病：さまざまな脳波異常が認められ，脳波の異常が広汎性か局所性かが診断上参考になる．脳波の継時的な記録によって病変の進行あるいは回復過程を知ることができる．しだいに脳波の振幅が低下して平坦化するようであれば予後が悪い．老年認知症や初老期認知症では，認知症が

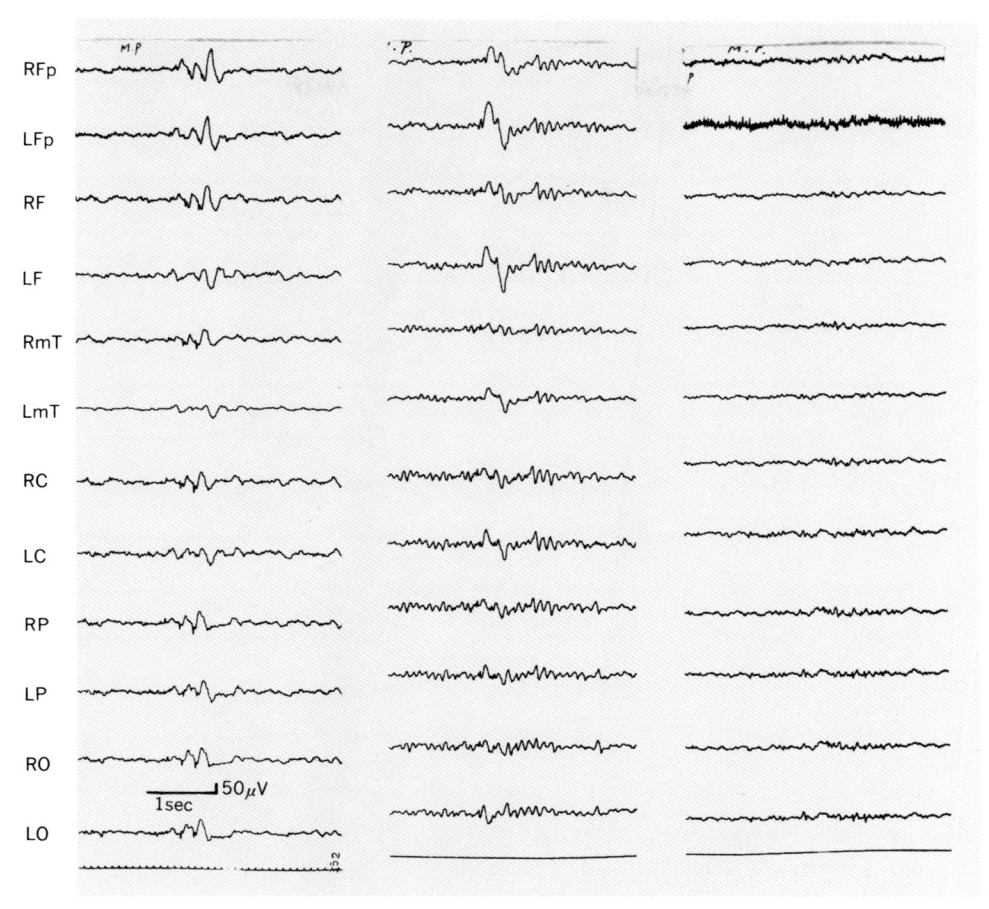

図1-27　6 Hz 棘・徐波の各型

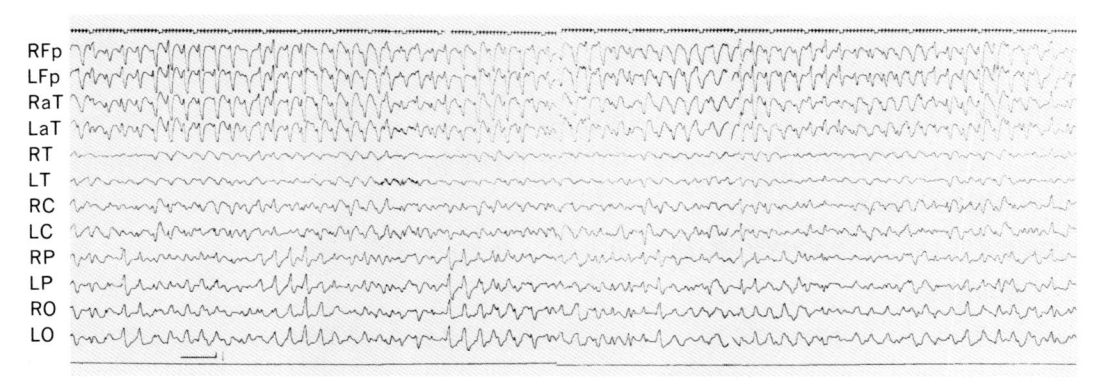

図1-28　肝脳疾患に認められた典型的三相波（59歳，女性）
側頭部に認められる波型は律動性徐波活動である．

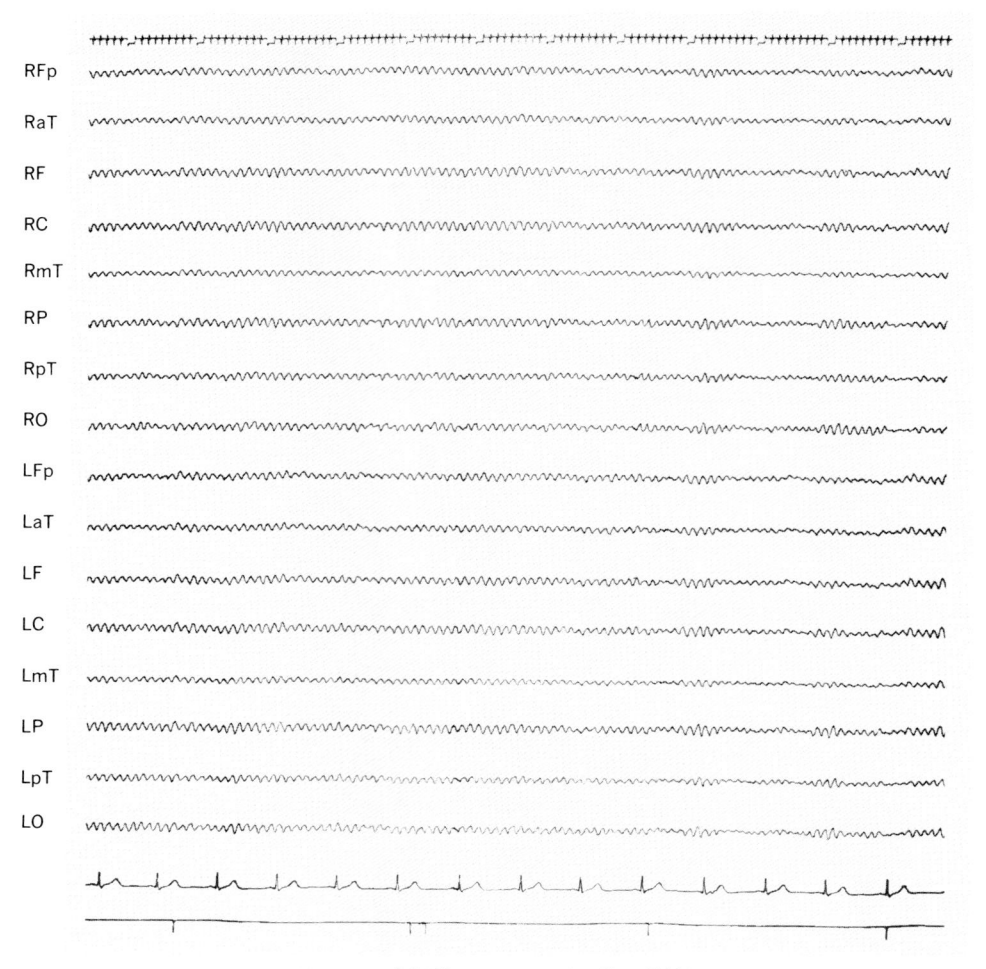

図 1-29 広汎性 α パターン（40 歳，男性）

進むにつれて徐波が増加する．

行動異常，人格障害：年齢相応よりも未成熟な脳波を示すことが多い．小児では θ 波が多く，成人では α 活動となるのが正常脳波の発達であるが，行動異常，人格障害では著明な両側同期性，律動性 θ 活動がみられたりする．

神経症：異常脳波の出現率は一般人口よりも高い．θ 波などが多い．

6) 睡眠脳波

睡眠の深さによって脳波は変化し，入眠から深睡眠に至る睡眠の各段階に応じて，特徴的な脳波が出現する（睡眠の生理の項；106 頁参照）．

b．ポリグラフィ polygraphy

多種類の生理学的測定装置を用いて複数の生理現象を同時に，連続的に記録する方法をポリグラフィという．上記の睡眠脳波の研究では脳波，筋電図，眼球運動測定装置などを組み合わせる睡眠

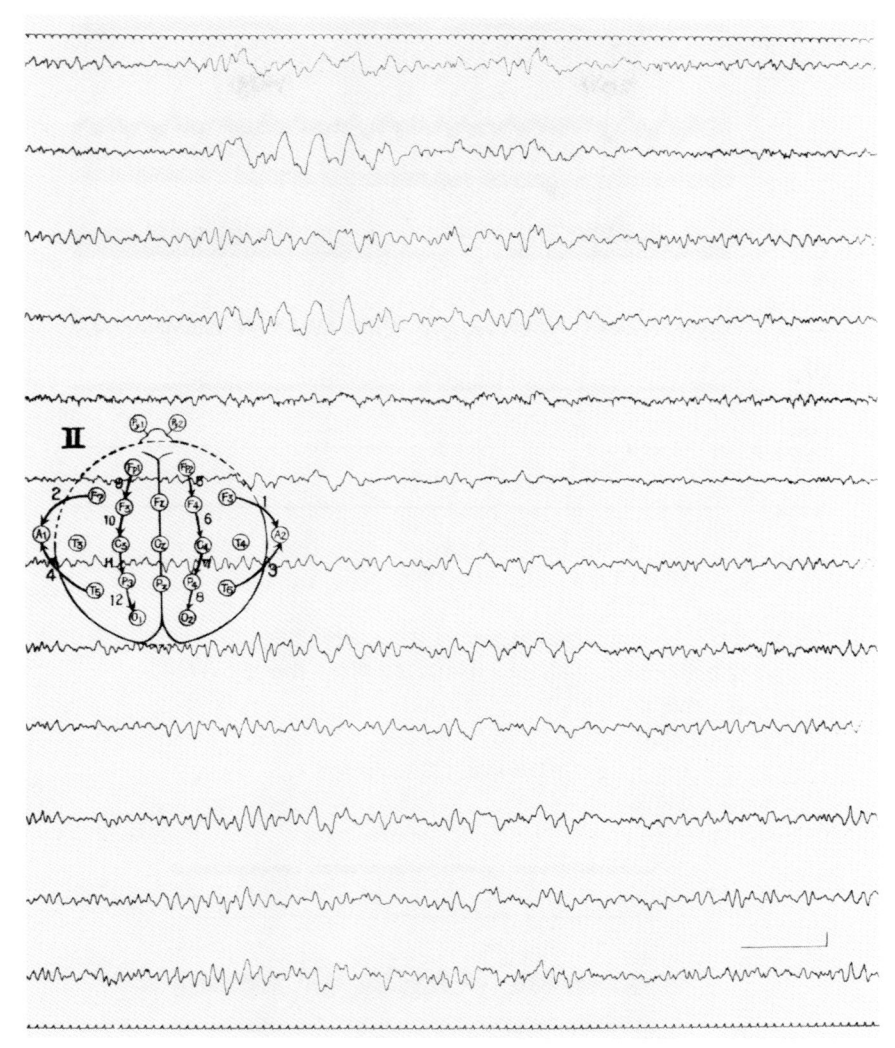

図1-30 左半球性徐波
開頭により左脳底の髄膜腫であることがわかった.

ポリグラフィが不可欠である．ポリグラフィの要素としてよく用いられるのは，脳波，心電図，脈波，筋電図，呼吸図，皮膚電気反射（GSR）などの組み合わせである．ポリグラフィはまた不安，緊張などの情動の動きをとらえるのに便利である．また治療的にbiofeedbackとして使用する（図1-31）．

c．大脳誘発電位

感覚刺激によって中枢神経から発生する電位である．1回刺激による電位変化は小さいので多数回刺激による誘発電位を加算して測定する．正中神経電気刺激などによる体性感覚誘発電位somatosensory evoked potential（SEP），視覚刺激による視覚誘発電位visual evoked potential（VEP），

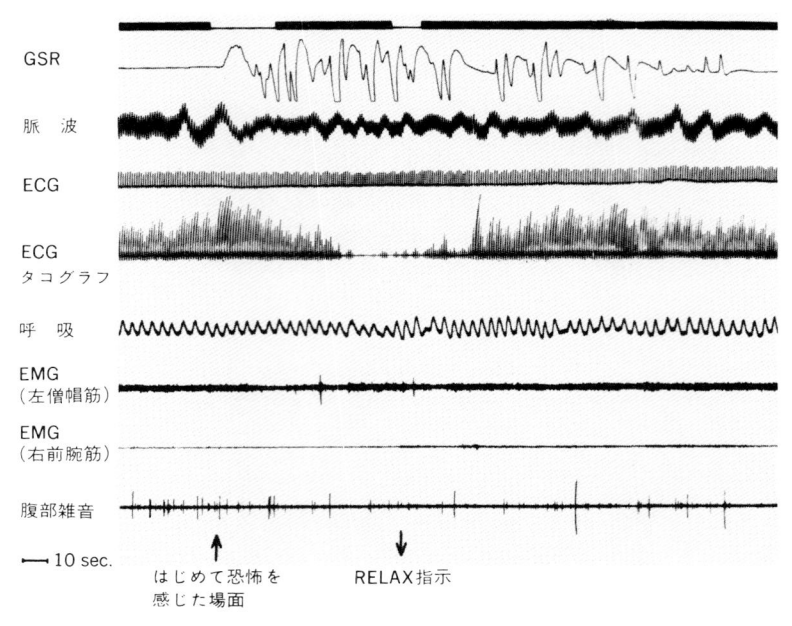

図1-31a ポリグラムの例
不安場面の想起によりGSRと心拍数に著明な変化が認められる．
GSR：皮膚電気反射
ECG：心電図
ECGタコグラフ：心拍数の増加で振幅が減少する
EMG：筋電図

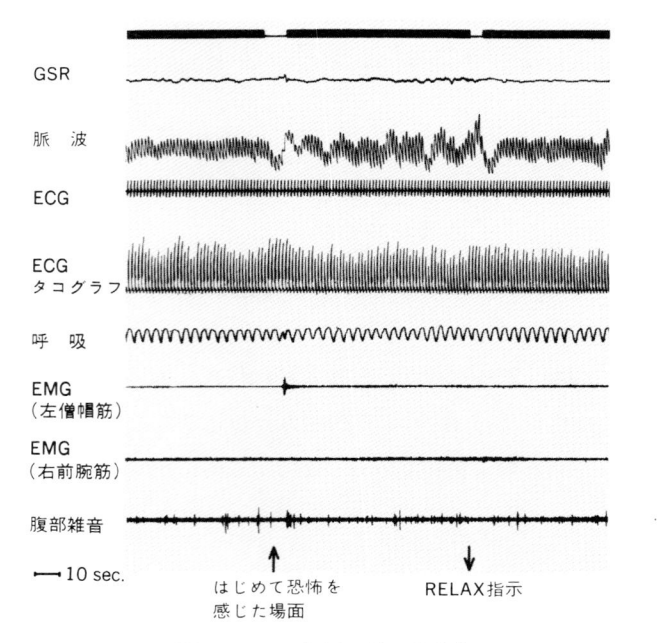

図1-31b aと同一例の治療後
不安場面の想起によって以前に認められた変化が認められなくなっている．

聴覚刺激による聴覚誘発電位 auditory evoked potential（AEP）などがある．それぞれの感覚系における障害の診断に用いられる．AEPの一種には聴性脳幹反応 auditory brainstem response（ABR）があり，脳幹障害の診断に利用されている．誘発電位の陽性の成分をP，陰性の成分をNとし，ピークの潜時（msec）をつけて表現する．たとえばN100，P300などである．

事象関連電位：誘発電位の各ピーク成分は，潜時が遅いものほど注意や認知などの心理的過程を反映し，また，単なる刺激だけでは出現せず，注意や認知などの精神活動が働いて初めて出現する電位変化もある．これらを事象関連電位といい，精神生理学的研究に用いられている．例として次のようなものがある．

① **P300**：ランダムに与えられた2種類以上の刺激のうちで，課題とされた目標刺激を認知したときに生じる陽性電位．認知機能を反映し，統合失調症で振幅が小さいことが知られている．

② **随伴陰性変動** contingent negative variation（CNV）：警告刺激のあと命令刺激が出されるまでの間に出現する陰性の電位変動．たとえば，第1刺激（警告刺激）の1〜2秒後に第2刺激（命令刺激）があるとボタン押しをするという課題を与える．期待，企図，注意，動機づけなどに関係する．

2．頭部画像検査

a．頭部単純X線撮影 craniography

頭部の形態，指圧痕，石灰化像，トルコ鞍の変形などを調べる．

b．頭部X線CT（コンピュータX線断層法 computed tomography）

X線を多方向から走査し，X線検出器によって得られたX線吸収度を電算機処理することによって，所定の断面の頭蓋内病変を画像化する（図1-32）．脳血管障害，脳腫瘍，炎症性病変，脳萎縮などの診断に用いられる．脳出血では高密度域が，脳梗塞では低密度域が認められる．造影剤の静注により病変部に造影効果 contrast enhancement があるのは血管の豊富な腫瘍，炎症，動静脈奇形，動脈瘤などである．

c．磁気共鳴画像 magnetic resonance imaging（MRI）

核磁気共鳴現象を利用し画像を構成する．骨によるアーチファクトがなく，前額断や矢状断など断層面を自由に選択できるので，とくに脳幹部，脊髄病変では有用である．心臓ペースメーカーや手術で金属クリップを使用している例を除き検査可能である．一般にT_1強調画像，T_2強調画像，プロトン密度像をとる．虚血病変や脳浮腫ではT_1強調画像で低信号，T_2強調画像で高信号として表される．新鮮な脳内血腫はT_1では正常またはやや高信号，T_2では低信号となる．脱髄疾患では脱髄巣がT_1で低信号，T_2で高信号となる（表1-3）．

MRIの造影剤 gadolinium diethyltriamine pentaacetic acid（Gd-DTPA）の静注により，T_1で血液脳関門の破壊部位が強調され，腫瘍，膿瘍，梗塞などが造影される．撮像法の進歩が著しい．MRA（MR-angiography）は血管のみを画像化したものである．機能的MRI（functional MRI）は，脳の活動が亢進すると酸化ヘモグロビンが上昇するが，それを利用して画像撮影するもので，運動機能，視覚などの認知機能と脳部位との関連を追及する．

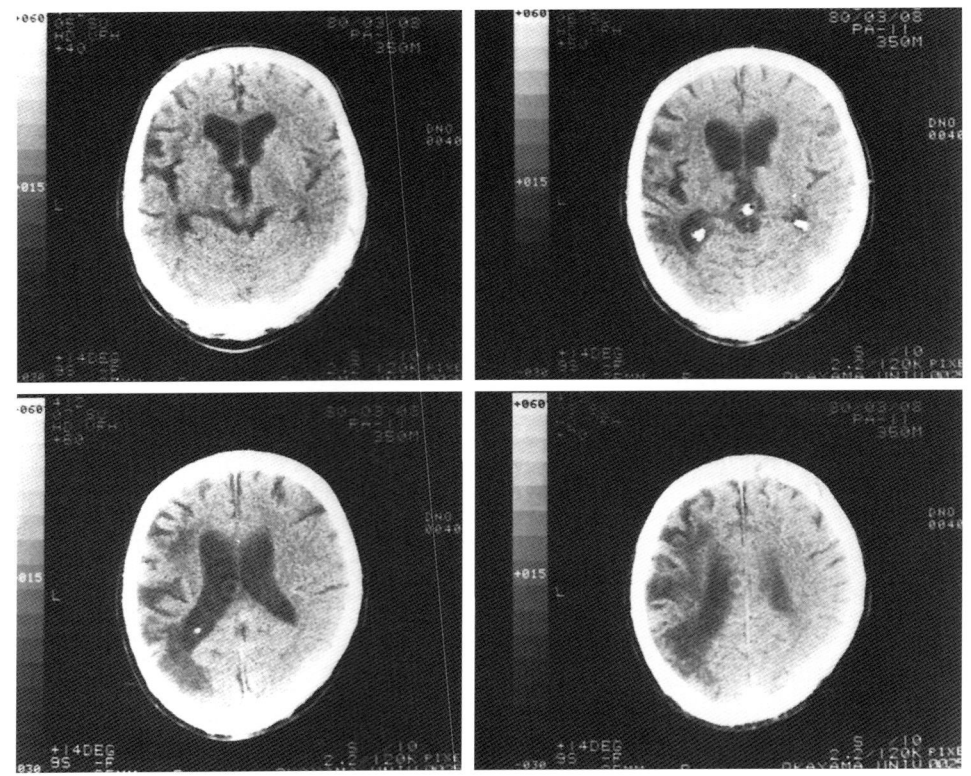

図 1-32　X 線 CT 像
左内頸動脈閉塞：左半球の広範な低吸収病巣．

d．ポジトロンエミッション断層法 positron emission tomography (PET)

　陽電子放出体で標識された放射性薬剤を投与して，体内分布を画像化する．陽電子を出す核種として，^{11}C，^{15}O，^{13}N，^{18}F がある．血流，酸素とグルコース代謝，神経伝達物質やその受容体の生体での検査が可能である．

e．single photon emission CT (SPECT)

　核種として，^{123}I-IMP，^{99m}Tc-HMPAO，^{99m}Tc-ECD が用いられる．認知症疾患の鑑別に有用で，Alzheimer 病では側頭葉と頭頂葉の，脳血管性認知症では前頭葉の，そして前頭側頭型認知症では前頭と側頭葉の低血流をみる．てんかんでは発作間歇期に焦点部位に一致した低血流をみる．最近は統計学的画像解析が臨床応用されてきている．解析法には，statistical parametric mapping (SPM) と，3-dimensional stereotactic surface projections (3D-SSP) がある．

3．髄液検査

　脳器質性疾患の診断に不可欠の検査である．脳腫瘍など脳圧亢進の著明な際には，髄液採取による髄液圧の低下で脳陥入のおそれがあるため注意が必要である．とくに後頭蓋窩腫瘍が疑われると

表1-3 主な正常組織，病変と信号強度

正常組織，病変	T₁強調画像	T₂強調画像
白　質	△	◐
灰白質	◐	○
脳脊髄液	●	△
血　流	●	●
脂　肪	○	◐
石灰化，骨	●	●
脳腫瘍		
星細胞腫	●～◐	○
神経腫	●～◐	△
髄膜腫	●～◐	△
下垂体腺腫	●～◐	○
脳血管障害		
脳出血	（中央／周囲／辺縁／浮腫）	（中央／周囲／辺縁／浮腫）
急性期（数日）	◐／◐／◐／◐	●／◐／◐／△
亜急性期（7日～1カ月）	◐／▲～△／◐／◐	▲／◐～△／●／△
慢性期（1カ月以上）	△／◐／◐／◐	△／△／●／◐
脳梗塞		
急性期（数日）	●	○
慢性期（1カ月以上）	●	○
脱髄性疾患	●	○
浮　腫	●～◐	○
造影剤投与後	△～○	△

信号強度（低信号→高信号）：●→▲→◐→△→○

（高橋睦正編：中枢神経疾患の画像診断．南江堂，1989より一部改変）

きには禁忌である．

方法：主として腰椎穿刺（第4-第5腰椎間）で行われる．側臥位で穿刺する．

圧：初圧は60～150 mmH₂Oである．髄液採取後，終圧を測定する．両側頸静脈を圧迫すると髄液圧が上昇するが，髄腔に狭窄または閉塞があれば髄液圧が上昇しない．これを Queckenstedt 現象陽性という．

外観：正常では水様透明である．血性（外傷，脳底出血，くも膜下出血など），キサントクロミー xanthochromia（黄色髄液で，古い出血や脳腫瘍），混濁の有無（化膿性髄膜炎）を調べる．微細浮遊物 Sonnenstäubchen（ground-glass appearance）や線維素析出 Fibringerinnsel（formation of a clot on standing）は結核性髄膜炎に特有である．髄液蛋白が増量し，自然凝固するのを Nonne-Froin 徴候という．

細胞数：Fuchs-Rosenthal 計算盤を用いる．全区画内の細胞数（n）を数え，$n/3.2$ が 1 mm³ 中の細胞数である．細胞を染色する場合は，白血球用メランジュールの目盛1まで Pappenheim 液をとり，目盛11まで髄液をとって混和後，計算盤に移して細胞数を数える．この場合は $n/3$ が 1 mm³ 中の

細胞数である．細胞増多 pleocytosis は 15／3 以上である．リンパ球増多は中枢神経系梅毒や結核など慢性炎症に，多核球増多は急性，亜急性髄膜炎にみられる．

蛋白反応

① Nonne-Apelt 第1相反応：飽和硫酸アンモニウム 0.5〜1 ml を小試験管にとり，これに同量の髄液を重層する．境界面の白濁の程度によって，－〜卌 を判定する．グロブリン増加を示す．

② Pandy 反応：飽和石灰酸溶液を時計皿に 1〜2 ml とり，これに髄液を1滴たらす．生ずる白濁を －〜卌 で判定する．グロブリンとともにアルブミン増加を示す．

髄液総蛋白量：正常では 20〜40 mg／dl である．髄膜炎，脳炎，脱髄，腫瘍などで増加する．Guillain-Barré 症候群では蛋白増加，細胞数正常と蛋白細胞解離をみる．

糖：髄液のグルコース量は正常値 50〜80 mg／dl である．化膿性髄膜炎，結核性髄膜炎で減少し，ウイルス性脳炎などでは正常あるいは増加する．

アミン代謝物質：脳内アミン代謝を調べる研究的目的で，ドーパミン代謝物質であるホモバニリン酸（HVA），ノルアドレナリン代謝物質である 3-methoxy-4-hydroxyphenylglycol（MHPG），セロトニンの代謝物質である 5-ヒドロキシインドール酢酸（5-HIAA）などが測定されている．

梅毒反応（緒方法，凝集法，TPHA）：中枢神経系梅毒の診断に不可欠である．進行麻痺では 100％陽性である．

病原体の検索：感染が疑われるときには，髄液からの病原体の検索，培養，ウイルス抗体価検査などが行われる．ポリメラーゼ連鎖反応（PCR）を用いた DNA 診断が普及してきている．

B 内科的諸検査

精神医学においても，血液・尿一般検査，心電図，肝機能検査，腎機能検査，内分泌機能検査，免疫学的検査などの重要性はますます増加している．

とくに精神医学的に注目されている生化学的検査には，血小板のモノアミン酸化酵素（MAO）活性，血清クレアチンキナーゼ（CK）活性，神経内分泌機能，とくに視床下部・下垂体・副腎皮質系機能に関係する血中コルチゾール測定と，これのデキサメタゾン抑制試験（DST），下垂体・甲状腺機能に関係する甲状腺刺激ホルモン放出ホルモン（TRH）テスト，視床下部ドーパミン系と関連する血中プロラクチンや成長ホルモンなどがある．

III．心理・精神機能検査

精神障害の診断は，病歴，面接，観察に身体的検査を加えて行うのが主であるが，臨床観察による主観的判断をできるだけ排除して，客観性をもたせ，また見落としを少なくし，普遍化，数量化

しようとするのが心理・精神機能検査である．これには心理学的検査と神経心理学的検査がある．臨床的に最も有用なのは知能検査であるが，知能検査も含めてこれらの検査はすべて補助的なものであるという限界をわきまえておく必要がある．

A　心理学的検査

1．知能検査

　知能が注意，想像，推理，判断などの能力によるものとして，知能測定法を最初に考案したのはフランスのBinet, A.(1857～1911)である．BinetはSimon, T.(1873～1961)の協力を得て，児童の年齢段階に相応する問題を定め，どの程度の段階の問題まで解きうるかによって知能を測定するようにした．

　すなわち，知能検査によって得られた知能年齢mental ageを生活年齢calender ageで割ったものが知能指数intelligence quotient(IQ)である．

$$IQ = \frac{知能年齢}{生活年齢} \times 100 \quad (ただし，生活年齢はだいたい15～16歳までとする)$$

　Binet-Simon法を日本人用にしたものに，**鈴木・ビネー式**と**田中・ビネー式知能検査**がある．現在は一般に田中・ビネー式が用いられる(2歳～成人用)．集団検査用のものとして，田中A式知能検査，田中B式知能検査がある．

　Wechsler Adult Intelligence Scale-Revised(WAIS-R)：Wechslerによって考案された．16歳以上の成人に適用される検査法であり，日本語改訂版が広く用いられている(**図1-33**)．言語性テストverbal testと動作性テストperformance testからなる．言語性テストは知識，数唱，単語，算数，理解と類似からなり，動作性テストは絵画完成，絵画配列，積木模様，組み合わせと符号問題からなっている．総得点から換算された点数によってIQが算定されるとともに，各サブテストのグラフ(プロフィール)が臨床診断の補助となる．

　Wechsler Intelligence Scale for Children(WISC)：6～16歳に適用される児童用知能検査である．就学前の児童用としてWechsler Preschool and Primary Scale of Intelligence(WPPSI)がある(3～7歳用)．

　記銘力検査：知的能力のなかの記銘力を，数字，文字や言葉，図形などを用いて調べる．**三宅式対語記銘力検査**(有関係対語と無関係対語の記銘)，Benton視覚記銘検査(線図形の記銘)，Wechsler Memory Scale(WMS)-Rなどがある．

　老人用知能検査：改訂長谷川式簡易知能評価スケールは9項目の質問で構成され，簡単に実施でき，認知症のスクリーニング用である．わが国で最も繁用されている．そのほか，Mini-Mental State Examination(MMSE)や，N式精神機能検査(大阪大学・西村によるもの)などがある．

　器質的脳障害検査テスト：Bender-Gestalt test(ベンダー・ゲシュタルト・テスト)は幾何図形の模

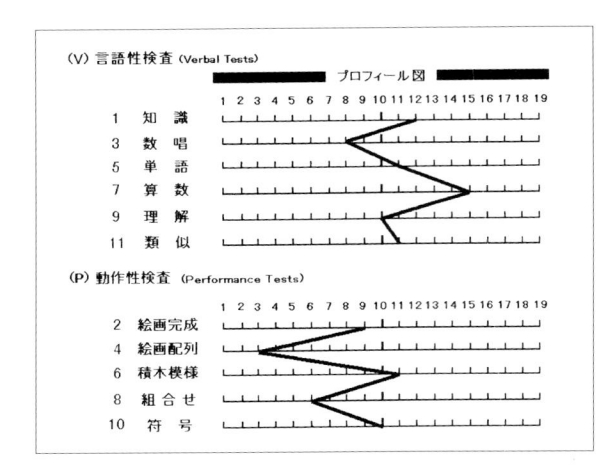

図1-33　WAIS-R 知能診断検査
36歳，男性，統合失調症．言語性IQ 108，動作性IQ 84，全IQ 97．言語性IQと動作性IQの差が大きく，下位検査間にばらつきがみられている．

写を行わせる．Kohs立方体組み合わせテストは色分けされた積木の構成．

2．人格検査

人格傾向，人格特性の検査法には，質問紙法と投影法がある．

a．質問紙法

一定の質問に対して，「はい」「いいえ」「どちらでもない」の答えを選択させる．その結果の妥当性（ある性格傾向を表すのにふさわしいかどうか）と信頼性（同じ人に2回以上繰り返しても人格の変化がない限り再現性があるかどうか）について統計的に処理されてきている．

MMPI（ミネソタ多面人格テスト Minnesota Multiphasic Personality Inventory）：550問からなる．テスト結果を次の尺度で判定し，プロフィールで診断する（**図1-34**）．虚偽や曖昧な答えをする傾向もはかり，テスト結果の信頼度の参考にできる．①Hs：心気傾向，②D：抑うつ傾向，③Hy：ヒステリー傾向，④Pd：精神病質（人格障害）傾向，⑤Mf：性度（男性性・女性性），⑥Pa：パラノイア傾向，⑦Pt：精神衰弱傾向，⑧Sc：精神分裂（統合失調）傾向，⑨Ma：軽躁傾向，⑩Si：社会的向性（内向性・外向性）．

矢田部・ギルフォード性格検査（Y-G検査）：120問からなる．13の因子別に得点化され，全体のプロフィールによって評価する．因子は，①S：社会的内向，②T：思考的内向，③D：抑うつ性，④C：感情の循環性，⑤R：のんきさ，⑥G：一般的活動性，⑦A：支配性，⑧M：男性性，⑨I：劣等感，⑩N：神経質，⑪O：客観性の欠如，⑫Ag：愛想の悪さ，⑬Co：協調性の欠如．

プロフィールによる人格特性は，①平均型（A），②右寄り型（B）：情緒不安定，社会的不適応，外向的，③左寄り型（C）：情緒安定，社会的適応，内向的，消極的，④右下がり型（D）：情緒安定，外向的，支配的，⑤左下がり型（E）：情緒不安定，不適応，内向的．

CMI（Cornell Medical Index）：わが国では深町によるものが行われている．身体的・精神的自覚症状を多項目の質問によって調べるものである．深町による成績の判別図があり，Ⅰ：正常域，Ⅱ：

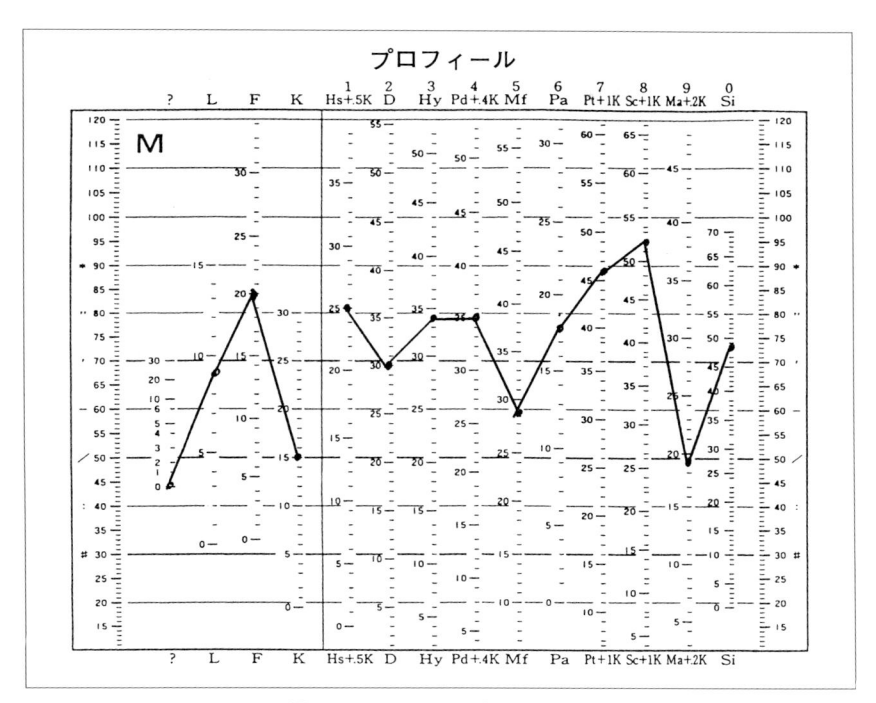

図1-34 MMPIのプロフィール
プロフィール所見：統合失調症．schizophrenia scale と psychopathic deviate scale が著しく高い．

準正常域，Ⅲ：準神経症域，Ⅳ：神経症域に分ける．神経症・心身症傾向を知るうえで参考になる．

b．投影法

　直接的な質問によらず，人格像の内面を何かに投影させて判定する方法である．どうにでも答えられるような曖昧な問いに対する答えを判定するので，かなり高度の技術を要する．

　ロールシャッハ・テスト Rorschach test：Rorschach, H.（1884～1922）が1921年に創案したものである．10枚のインクのしみによる模様のカードを順番に見せて，カードで何を見たか，それの決定因子，反応の内容などについて解釈をして，判定する（**図1-35**）．

　TAT（**絵画統覚検査** Thematic Apperception Test）：種々の場面を描いた絵画を見せて，画面の人物に関しての空想的な物語をさせる．被検者は画面の人物と同一化したり，自分の願望，おそれ，葛藤などを伝えたりするので，これから精神分析的に不安の防衛機制などを知ろうとするものである．

　その他の投影法：未完成な文章を完成させる**文章完成テスト** Sentence Completion Test（SCT）や，Rosenzweigにより考案された欲求不満の場面を描いたものに対する反応を調べる**絵画-欲求不満テスト** picture-frustration study（P-F study），Kochの発案による**バウムテスト** Baum test がある．バウムテストは画用紙に鉛筆，消しゴムを用意して「実のなる樹木を一本描いて下さい」と求める．樹木の形態，配置，位置関係などから人格特徴，精神発達を推察する．

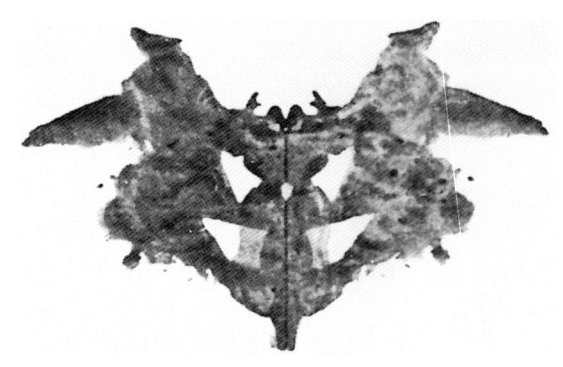

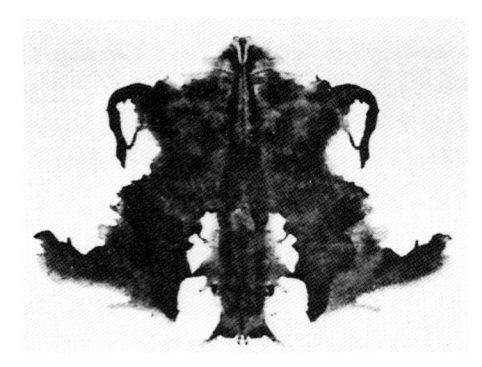

図1-35 ロールシャッハ・テスト図版の一部

c. 精神作業能力検査

内田・クレペリンテスト：Kraepelin, E.によって始められた作業テストを内田が発展させたものである．1桁の数字が横に並んだ用紙を用い，連続加算を行わせ，作業量，誤謬率，初頭努力，休憩効果，曲線の動揺などから，作業能力や人格の一部を知る．

B　神経心理学的検査

失語症検査：言語障害の有無および程度を調べるものに標準失語症検査 Standard Language Test for Aphasia(SLTA)，失語症簡易検査がある．SLTAは最もよく使用されている失語症検査法である．検査項目は，①聴く，②話す，③読む，④書く，⑤計算するの5項目があり，それぞれに下位項目がある．

失認検査，失行検査：身体像と身体図式障害，空間知覚障害，構成失行，その他失認，失行のためのさまざまな検査法がある．

前頭葉機能検査

① **Wisconsin Card-Sorting Test**(WCST，KWCST)：抽象的思考，概念，その転換などにかかわる前頭葉機能検査の1つである．慶應版(KWCST)がよく用いられる．色，形，数の属性に従って分類することが求められる．

② **Fluency test**：一定時間内に出る語の数で評価する．「あ」「か」などで始まる言葉，動物などを一定時間内(1分以内)に言わせる．

C　症状評価尺度 symptom rating scale

精神科治療学，とくに薬物療法が盛んになるにつれて，治療効果の客観的判定の必要性が増加してきた．精神疾患における改善度の判定は物理・化学的検査所見によることができないので，精神症状の各項目にわたって，信頼性 reliability(同じ症状に対する評価点の一致率がよいこと)と，妥

当性 validity（正常と疾患との識別や，症状の軽重の識別がよくできるように項目を選ぶこと）の高い評価尺度が必要である．これには，患者が自己評価するものと，医師，看護師などが評価するものがある．

a．**自己評価尺度** self-rating scale

前述したMMPIも一種の自己評価尺度である．うつ病に対するBeckのDepression Inventory, ZungのSelf-Rating Depression Scaleがよく用いられている．MMPIから不安に関係した50項目を抜き出した顕在性不安尺度Manifest Anxiety Scale（MAS）（Taylor）がある．

b．**面接その他の観察による評価尺度**

Brief Psychiatric Rating Scale（BPRS）：OverallとGorham（1962）によって，LorrのInpatient Multidimensional Psychiatric Scale（IMPS）を簡略化したもので，主として統合失調症や躁うつ病などを対象とする．国際的によく用いられている．

Positive and Negative Syndrome Scale（PANSS；陽性・陰性症状評価尺度）：Key, S.R.ら（1991）による統合失調症の症状を陽性症状，陰性症状，その他の全般的症状にわたって多軸評価するものである．最近よく用いられている．

Hamilton Rating Scale for Depression：Hamilton（1960）が作成した最も有名なうつ病評価尺度である．21項目について5段階評価（0，1，2，3，4），あるいは項目によって3段階評価を行う．項目は，① 抑うつ気分，② 罪責感，③ 自殺，④ 入眠障害，⑤ 熟眠障害，⑥ 早朝覚醒，⑦ 仕事と活動，⑧ 精神運動抑制，⑨ 激越，⑩ 精神的不安，⑪ 身体的不安，⑫ 身体症状（消化器系），⑬ 身体症状（一般），⑭ 生殖器症状，⑮ 心気症状，⑯ 体重減少，⑰ 病識，⑱ 日内変動，⑲ 離人症，⑳ 妄想症状，㉑ 強迫症状である．

Hamilton Anxiety Scale：不安症状の評価である．

わが国で考案されたものには，統合失調症評価尺度として，三大学法（東京大学，東京医科歯科大学，東京医科大学の共同研究），慶大式，九大式などがある．

うつ病と躁病評価尺度では臨床精神薬理研究会（CPRG）のものがある．

第3章　精神症候学

　精神現象のさまざまな異常を精神医学的に定義された用語で記述することは，精神医学における症候学の基本となる．

　精神現象を把握するには，見ることと聞くことに加えて，感じとるという操作がどうしても必要であるが，この際，先入見や偏見を排し，また，学説や仮説に則ることなしに，人間が共有している能力を用いるわけである．

I．異常精神現象

A　知覚の障害

　知覚 perception, Wahrnehmung とは，外界に実在するものを見る，聞く，嗅ぐ，味わう，触れることによって，その存在を知ることである．知覚を生ずるには**感覚**が必要である．感覚は，視，聴，味，嗅，触，温度，運動(筋や腱の緊張と関節の感覚)，平衡，痛，有機(器官，一般)感覚に分けられる．視，聴，味，嗅覚以外の感覚をまとめて**体感** body sensation, Körperempfindung, cenesthesia という．

　知覚と感覚の区別としては，たとえば，細長い先のとがったものを見ることは感覚であり，これが万年筆と見てわかることは知覚である．知覚には意味をもった実体を認識するということを含んでいる．すなわち，知覚は感覚と認識の総合である．感覚が保たれていて認識が障害された状態を**失認**という．これは脳の局在機能と関係しており，別項(**80頁**)で説明する．

　認知 cognition：最近では認知という言葉が使われることが多い．これは知的活動の心理過程を総称するものであり，その定義として，「感覚性入力が変形され，還元され，貯蔵され，再び取り出され，そして使用される過程のすべて」をいう．したがって，感覚，知覚，注意，言語機能，思考(推理，判断，問題解決)とその実行までのすべてを含んで認知心理学という．

表象 representation, image, Vorstellung：知覚とは感覚的鮮明さをもって外界に実在する感じのあるものであるが，表象とは頭のなかに浮かんだイメージ（心像）であって，感覚的鮮明さはなく，外界に実在する感じはないものである．しかし，病的現象には知覚の障害か表象像かを区別しにくいものが多い．知覚のようにありありとした感覚的鮮明さをもちながら，外界に実在する感じはなく内部の像として感じられるものを**偽幻覚（仮性幻覚）** pseudohallucination という．
　　実物的意識性 leibhaftige Bewußtheit：自分の見えない背後にありありと人のいるのを感ずるとか，暗闇で机などの障害物があるのを感ずるなど，感覚的材料がないのに意味と実物性を感ずることをいう．正常体験としても存在するが，統合失調症とか中毒などに認められることがある．

1．知覚の異常

　色や音や臭いなどの強さが異常に強く，あるいは弱く，あるいは変わって感じられるなどである．たとえば，普通の光がギラギラと輝いて見えるとか，大きな音がかすかにしか聞こえなかったり，臭いがとくに強烈に感じられたりする．あらゆるものが小さく見える（微視 micropsia），あるいは逆にひどく大きく見える（巨視 macropsia）．本の白いページが急に赤く見えたり，部屋も家具も歪んで見える（変形視 metamorphopsia）．
　既視感 déjà vu と**未視感** jamais vu：既視感とはある場面がすべて，前に見たことと細部まで全く同じだと感じられること，未視感とは見慣れた場面が全く初めて見るように感じられるものである．微視，巨視，変形視，既視感，未視感などは，てんかんとか中毒の際に認められる．
　時間感覚の異常：一定の時間が飛ぶように過ぎ去るとか，逆に長々と時間が進まないと感じる．
　知覚の疎隔 alienation, Entfremdung：知覚されるものが奇妙で，不思議で，まるでヴェールを通して見るように現実感，実在感に乏しく感じられる．これは自我意識の項で述べる離人体験と同様なものである．現実感に乏しいものは現実感喪失 derealization, Derealisation という．
　体感：頭重，頭痛，項部や背部のこりや痛み，めまい感，動揺感，全身の倦怠感，違和感，脱力感などは正常でもときによって感ずるが，神経症，うつ病などで頻発する．
　身体感覚の異常のうちで，限局性あるいは汎発性に奇妙な，強い，形容しがたい異常感覚を訴えるものを**体感異常**という．えぐるような，捻るような，針で刺すような，などさまざまな形容で訴えられる．この状態を唯一の病態とするのをセネストパチー cenesthopathy（体感異常症）という．体感異常を随伴症状として示すものには統合失調症，うつ病，神経症などがある．脳器質性症状では視床症候群があり，これでは障害の反側の感覚異常，痛覚過敏 thalamic hyperpathia が起こる．

2．錯覚と幻覚

　錯覚と幻覚を合わせて**妄覚**という．

a．**錯覚** illusion, Illusion

　実際に存在するものが異なったものとして知覚されることである．着物がかけてあるのを幽霊と見るなどである．不注意，うす暗がり，眠気，意識混濁など，知覚の明晰度が低下したときに起こる錯覚を不注意錯覚という．恐れ，やましさなどの情動に伴って錯覚が起こるのを情動錯覚という．

心にやましさをもつ人が風の音にも逮捕者の足音を聞くというようなものである．

パレイドリア pareidolia：壁のしみ，雲の形などが壁のしみ，雲の形とわかっていながら，ありありと人の顔とか怪物に見え，注意をこらしても消えない現象をいう．

b．**幻覚** hallucination, Halluzination

実際には存在しないものを知覚することである．幻覚は知覚のもつ性質，すなわち実物的で外部の客観的空間に現れるものである．これに対して非常にありありと聞こえ，あるいは見えるが，表象像としての性質をもっているものを**偽幻覚**という．表象像の性質とは頭のなかに思い浮かべたイメージということである．

機能性幻覚 functional hallucination, funktionelle Halluzination：ある知覚と並行して幻覚が起こることをいう．たとえば，水道の蛇口から水が落ちる音を聞くとき人の声が聞こえる．水の音がやむとともに人声もやむ．錯覚と違うところは，錯覚では水の音が人の声に聞こえるのに対して，機能性幻覚では水の音も聞き，人の声も聞くという点である．

要素幻覚と複合幻覚：要素幻覚とは幻覚がそれぞれ1つの感覚要素からなるもので，たとえば光，色，爆音などを知覚する．複合幻覚は比較的複雑な形のものが知覚されるもので，たとえば人の話し声を聞くとか，姿が見えるなどである．

入眠幻覚 hypnagogic hallucination：寝入りばなに幻覚が起こるものである．ナルコレプシーにとくに多い．

出眠幻覚 hypnopompic hallucination：覚めぎわに幻覚が起こるものである．

幻肢 phantom limb, Phantomglied：肢体を切断された人がなくなった肢体をありありと感じることである．同様な現象に，眼球を除去された人の幻視，聴力を失った人の幻聴がある．

1）感覚の種類による幻覚の分類

幻視，幻聴，幻嗅，幻味，体感幻覚がある．このうち最も多いのは幻聴と体感幻覚であり，意識清明な状態で自分に対する悪口や批評，命令などの人声が聞こえたり，奇妙な体感幻覚があったりするのは統合失調症に最も多い．幻視は脳器質性症状であることが多い．

幻視 visual hallucination, Gesichtshalluzination：意識障害に伴って出現することが最も多い．せん妄である．アルコール中毒による振戦せん妄では小動物の群を見るとか，こびと幻覚 lilliputian hallucination（小さい人や動物が見える）がある．要素性幻視はてんかん発作として起こる．色彩のある芝居のような情景が見える（情景幻覚）のは，てんかんや解離性障害のもうろう状態に多い．視野の外，たとえば後方に幻視されるような幻覚を**域外幻覚** extracampine hallucination という．自分自身を幻視するのは**自己像幻視** héautoscopie, autoscopy である．

幻聴 auditory hallucination, Gehörshalluzination：要素性幻聴はまれで，多くは意味のある言葉が聞こえる．**幻声**である．多くは自分に対する噂，批評，悪口，命令である．頭のなかに直接ひびく，耳から聞こえる，お腹から聞こえるなどいろいろである．特別の形として，自分の考えがそのまま聞こえるのを**思考化声** thought echoing, audible thought, Gedankenlautwerden という．これは統合失調症に特有である．自分の考えと問答する声が聞こえたり，自分の行為に注意や批判を与える声が

聞こえたりするのも統合失調症に多い．統合失調症の幻聴では，しばしば幻声は自分の考えそのまま，あるいは自分に直接話しかけてくる声といったように第1人称，第2人称の形をとりやすいが，第三者同士が互いに会話しているのが聞こえる場合もある．いずれにおいても知覚の異常か表象の異常か区別しにくいことが多い．これに対して脳器質性症状である**幻覚症** hallucinosis, Halluzinoseでは，第三者同士が自分を殺す相談をしているのがありありと聞こえるなど，感覚要素の明瞭な知覚の異常の形をとりやすい．

　幻嗅 olfactory hallucination, Geruchshalluzination：自分の体臭（口の臭い，陰部の臭い，放屁の臭い）を強く感ずる．自分が臭いを発散するために他人が鼻をつまんだり，くさいといったり，自分を避けるなどの関係妄想が加わることが多い．死体の臭い，腐った臭いなど，気味の悪い臭いがするということもある．

　幻味 hallucination of taste, Geschmackshalluzination：異常な味がする．これから毒をもられたに違いないなど被害妄想に発展することがある．

　体感幻覚 somatic hallucination, cenesthetic hallucination, Körperhalluzination：体の感じの幻覚である．皮膚を虫が這う，針で刺す，電気がかかるなどは幻触である．皮膚を虫が這う感じがして，これは寄生虫がいるためだと言いはるのを皮膚寄生虫妄想 Dermatozoenwahn という．体感幻覚では，脳の後半分がなくなった，内臓がえぐられる，捻じれる，身体のなかを針金が動く，性的ないたずらをされるなど，奇妙な感じがありありと体験されるものである．

2）幻覚の鑑別診断

　幻覚があるとき意識障害の有無に注意する．意識清明で幻覚があるのは統合失調症に最も多い．意識混濁があれば中毒性，器質性原因によるものが多く，発作性幻覚ではてんかんを考える．意識清明で幻覚をほとんど唯一の症状とするものを**幻覚症**といい，器質性のものが多い．

　統合失調症──幻聴，体感幻覚が多い．幻覚と妄想が密接に結びつくのが常である．
　せん妄──幻視が多い．アルコール中毒の振戦せん妄では幻視とともに幻触もあることがある．
　幻覚症──アルコール中毒によるものは幻聴，LSDなど幻覚剤によるものは幻視が多い．
　側頭葉てんかん──発作的な幻視，幻嗅，幻味など．

B　思考の障害

　知覚したものをあとで思い浮かべるのを表象 representation, image, Vorstellung という．頭のなかのイメージである．これは普通，細部までありありとしていないが，人によっては表象像が知覚のような鮮明さをもつ．直観像素質者 Eidetiker（Jaensch, W.）という．

　形や音を思い浮かべるのでなく，意味だけを思い浮かべるのを**観念** idea, Idee あるいは**思考** thought, Denken という．思考の発達は言語があって初めて可能である．言語がないと，判断，類推，概念化などはできない．思考には具体的思考の段階から抽象的思考の段階まである．脳器質障害では抽象的思考が障害されやすい．

　過去の経験，知識を組み換えて思考することを想像という．想像のうちで現実性に乏しいものを空想

phantasy, Phantasie という．夢はしばしば空想的である．覚醒した状態で空想にふけることを**白日夢** day-dream, Tagtraum という．過去にあった事柄を思い浮かべるのは**追想** recollection, Erinnerung である．

● 思考の異常

思考の異常には次の3つの形がある．

① 思路(思考過程)の異常
② 思考体験の異常
③ 思考内容の異常

a．思路の異常 train of thought，Gedankengang（思考形式の異常 formal thougt disorder）

思考の進み方，すなわち思考形式が障害されたものである．

1) 保続 perseveration, Perseveration

一度に起こった考えが繰り返し現れ，新しい観念に転換できない．脳器質性症状である．

たとえば，年はいくつですか……56歳（正答）
　　　　　長男は何歳ですか……56歳
　　　　　今日は何日ですか……56

保続と違うものに**常同** stereotypy, Stereotypie がある．常同では無意味に同じ言葉を反復するだけである．

2) 迂遠 circumstantiality, Umständlichkeit

細部に拘泥して，重要なことを要領よく話すことができない．てんかん，精神遅滞によく起こる．軽い程度は正常者にもみられる．

たとえば，頭痛を訴えて来院した患者に，頭痛がいつごろから起こって，持続性か突発性かを確かめようと質問すると，どこどこの医院を訪れ，どんな検査を受け，検査のときに痛かったとか，医師の感じがどうだったとかと細々と話し，簡潔に要領よく答えられない．しかし，主題からそれてしまうことはない．

冗長 Weitschweifigkeit：話がまわりくどく，主題からそれていく．軽度の観念奔逸である．迂遠との区別が困難なこともある．

3) 思考制止 thought retardation, Denkhemmung

考えが進みにくく，考えがあまり浮かばない．思考の速度がのろく滞りがちで，ぽつぽつと単調な返事がかえる．うつ状態にみられる．

4) 思考途絶（思考阻害）thought blocking, Denksperrung

話が急にとだえて，しばらくしてまた話し始める．なかなか話さないが，急に話し出して，また急に黙る．主観的には急に頭のなかがからになったとか，考えが奪いとられると体験される．考えが奪いとられると感じられれば**思考奪取** thought withdrawal, Gedankenentzug である．統合失調症に多い．

5）観念奔逸 flight of ideas, Ideenflucht

観念が次から次へと盛んに湧き起こり，思考の進行は速いが，目的観念（思考の題目）からそれてしまう．1つ1つの観念の間には意味のつながりのある連想や音連合があり，また外からの影響を受けて転導されやすい．軽い程度の観念奔逸では主観的に考えが次から次へ湧き起こるが，まとまりが悪いと自覚される．程度が強いと，何を言っているのか理解しにくくなる．これを**観念奔逸性錯乱**という．躁状態，酩酊で起こる．

6）思考滅裂 incoherence, Zerfahrenheit

思路の各節の論理的関連がなくなり，全体としても思考のまとまりがない．何を言おうとしているのかわからない．意識清明な状態で起これば**思考滅裂** Zerfahrenheit といい，統合失調症に多い．意識混濁に伴うときは**思考散乱** Inkohärenz という．極端な程度になると単語の無意味な羅列となり，これを**言葉のサラダ** word salad, Wortsalat という．軽い滅裂は**連合弛緩** loosening of association, Assoziationslockerung と理解される．

概念のはっきりした境界が失われて他の概念との融合が行われたり，全く外面的な類似性から，異なったことが同じであるとされることがある．**概念崩壊** chaotic concept, Begriffszerfall である．たとえば，「私はいま4番の状態です．人間7番でないといけません」という．4番は死に通じ，7番は幸福に通じると考えて話しているようだが，そのような説明はしない．他人に通じない言葉をつくり出したり，言葉を違った概念を表すのに用いたりすることを**言語新作** neologism, Wortneubildung という．

b．思考体験の異常

1）思考の被影響-作為体験 experience of being influenced, delusion of control, Gedankenbeeinflussung, gemachtes Denken

自分が考えるのではなく，外部からあやつられて考えるというのが思考の被影響体験である．自分の考えでない考えが外から吹き込まれるのは**思考吹入** thought insertion, Gedankeneingebung である．テレパシーで考えが吹き込まれると言ったりする．考えたくもない考えを起こすように外部がするというのが**作為思考** gemachtes Denken である．

自分の考えが何者かに奪われて消されるというのは**思考奪取** thought withdrawal, Gedankenentzug である．**思考伝播** thought broadcasting, Gedankenausbreitung とは考えたことが他人にすべてわかってしまう体験である．

これらの体験は，元来自分のものである思考が自己の統制力を離れて独り歩きしたり，外から与えられたり，無理強いされたりするもので，自我障害とよばれる．統合失調症に特有な体験である．

2）思考の離人体験 depersonalization, Depersonalisation

思考の自己所属感が失われ，自分が考えているという実感がないことである．通常の思考では，自分が考えているとかいないとかの自覚を伴わないが，離人では自分が考えているという感じが失われたことを切実に自覚して悩む．これも自我障害に属するが，神経症，うつ病，統合失調症，中

毒などさまざまな疾患で起こる．

　3）**強迫観念** obsessive idea, Zwangsvorstellung

　ある考えが自己の意志に反して湧き起こり，それが無意味あるいは不合理とわかっているが，払いのけようにも払いのけられず，払いのける努力によって不安が増強するものである．強迫観念は自己の意志に反して起こるが，この考えが自分のものであるという自己所属感がある．この考えが不当なものであるという自覚があることが妄想とは異なる．

　強迫観念にはいろいろなものがある．自分の行為に落ち度がなかったかどうか疑惑を起こすのは**疑惑癖** doubting mania, Zweifelsucht であり，ガス栓をしめたかどうか，鍵をかけたかどうか，計算違いをしなかったかどうか不安となり，何回も確認しなおさなければならない．強迫から起こった行動は**強迫行為** compulsive act, Zwangshandlung という．ものの原因とか理由に疑問が起こるのは**せんさく癖** mental rumination, Grübelsucht であり，空はなぜソラと言うのか，空とはなぜ漢字でこう書くのかと，せんさくせずにはいられない．目に触れるものの数を数えないと気がすまないのは**計算癖** arithmomania, Rechnungssucht である．

　強迫欲動 compulsion, Zwangstrieb としては，高い所へ上ると飛び下りたい，子供を見ると殺すかもしれない，厳粛な席で「馬鹿」と声を出したい，いつも右足から踏み出さなければならない，などいろいろある．自分がよいと思う回数だけ反復しなおさなければならないのを**反復強迫** compulsive repetition，一定のおまじない的行動をしないと不安なのを**強迫儀式** compulsive ritual という．

　強迫は性格的に自信欠乏の強迫者 anankastic personality, Anankast にみられることが多い．強迫を主症状とするのは強迫性障害である．このほか，統合失調症，うつ病にも起こることがある．

　4）**恐怖** phobia, Phobie

　恐怖とは恐れが強迫的に起こることをいう．対象の明らかな不安であり，不安を起こす対象を避けようとする．恐怖の対象によって，社会恐怖，広場恐怖（空間恐怖），単一恐怖に大別される．

　社会恐怖 social phobia：対人恐怖と同義であり，対人場面で人々の注目を受けたり，失敗することに対する恐怖である．人前で緊張し身体がこわばるとか，震えるので人と会うのを避けたり，顔が赤くなる赤面恐怖などがこれに属する．

　広場恐怖 agoraphobia：その場から逃れることが困難であったり，不安が起きたときに助けが得られないような場所や状況に対する恐怖である．混雑した公共の場所にいること，一人で家にいること，単独の外出，単独でバスや列車で旅行することなどが恐怖の対象となる．

　単一恐怖 simple phobia：上記以外の特定の対象に対する恐怖である．飛行機のような特定の乗物がこわい**乗物恐怖** amaxophobia，先のとがったものが眼に刺さりはしないかという**先端恐怖** aichmophobia，物に触れたら病気が移りはしないかという**不潔恐怖** mysophobia，自分の身体が臭いはしないかという**自己臭恐怖** bromidrosiphobia，高い所へ上がると落ちはしないかという**高所恐怖** acrophobia，ヘビなど特定の動物に対する恐怖，その他さまざまなものがある．

　恐怖症では恐怖の対象から遠ざかっていれば不安は起こらない．たとえば，乗物恐怖の人が乗物へ乗らなければ不安は起こらない．しかし，乗物へ乗らなければならなくなったら，と考えること

で不安が起こる．これを**予期不安** anticipatory anxiety, Erwartungsangst という．

不潔恐怖からしょっちゅう手を洗うとか，疾病恐怖から医師を遍歴するなどの強迫行為を起こす．

恐怖を主症状とするのは恐怖症性不安障害である．統合失調症，うつ病などにもみられることがある．

5) **支配観念** overvalued (overdetermined) idea, überwertige Idee

強い感情状態のもとで，ある考えにとりつかれて強い信念となり，その人の生活を支配する．たとえば，菜食主義者の信念と行動のようなものである．支配観念は強迫的には体験されないし，妄想でもない．妄想的発展をきたすことはある．

c．思考内容の異常

誤った考えには知識の不足や誤り，論理の誤りから起こったものや，集団全体の誤りである迷信などがあるが，これらは臨床的な意味はない．重要なのは妄想である．

1) **妄想** delusion, Wahn

妄想とは，① 内容が誤っている，② 確信が異常に強い，③ 訂正不可能である，という3つの特徴をもったその人個人にだけ限定された誤った意味づけである．

a) 妄想の発生の仕方による分類

(1) **一次妄想（真正妄想）** primary delusion, primärer Wahn, echter Wahn：心理的な動機がなくて発生した妄想をいう．なぜこういう妄想が起きたのか，本人にも他人にも心理的に了解できないものである．これには次の3種類がある．

妄想気分 delusional mood, Wahnstimmung：何かただならぬことが起こっているという不気味な気分である．その意味ははっきりわからず，怪しげで不安-緊迫感におそわれ，どうしたらよいかわからない困惑感を覚える．そのうちに次の妄想知覚，あるいは妄想着想へと移行する．

妄想知覚 delusional perception, Wahnwahrnehmung：ふと知覚された事実に特別の誤った意味が加わり，それが確信されるものである．たとえば，「電車に乗って黒縁の眼鏡の男を見た．その途端に自分が秘密組織にねらわれているのだということがわかった」など．

妄想着想 delusional sudden idea, Wahneinfall：突然ある誤った考えがひらめき，それが確信される．「私は神の子であると急にわかった」など．過去の記憶が突然思いがけない意味をもって思い出されるものを**妄想追想** Wahnerinnerung という．「中学3年のとき，担任の女教師が僕に笑いかけたのを急に思い出した．あれ以来，先生はずっと僕に恋愛している」など．

(2) **二次妄想** secondary delusion, sekundärer Wahn：感情の状態や幻覚などから心理的に了解できる発生の仕方をした妄想である．妄想様観念 delusional idea, wahnhafte Idee ともいう．抑うつ気分の人が身体がだめになった，財産もなくなったと考える．体感幻覚があって身体に電気がかかると感じる人が，何か新しい器械が発明されて遠隔操作で自分をいじめると考える．盗みをした人は他人が自分の罪を知ってじろじろ見ると思う．感情状態から発生した妄想であると了解できるものを**感情誘因性妄想** katathymer Wahn という．ある妄想がもとになって，多くの妄想的解釈が加わっ

て大きな妄想のまとまりができあがったときには**妄想体系** delusional system, Wahnsystem あるいは**妄想構築** Wahngebäude という．

　b）**妄想の内容**：対人関係に関するもの，自己の評価に関するもの，その他がある．確信度の低いものは**念慮** idea, Idee という，次に述べるような内容に従って関係念慮，被害念慮，心気念慮のごとくである．

　（1）**対人関係に関する妄想**

　関係妄想 delusion of reference, Beziehungswahn：周囲の人の素振りや言動がすべて自分に関係があると感ずる．多くは悪口，当てつけ，批判など被害的内容をもつ．まれには皆から好意をもたれすぎるといった誇大的なものもある．特定の異性，あるいは異性が皆自分に恋愛するというのは**恋愛妄想** erotomania, Liebeswahn である．

　注察妄想 delusion of observation, Beachtungswahn：道を歩いても，乗物でも，どこでも皆から注目され監視されている．

　迫害妄想 delusion of persecution, Verfolgungswahn：何者かに迫害されている（一般にVerfolgungswahn を追跡妄想と訳すが，迫害のほうが正しく，次の被害妄想と本質的な区別はない）．

　被害妄想 delusion of persecution, Beeinträchtigungswahn：被害的内容の妄想を総称する．統合失調症に最も多い．何か特殊な器械で自分をいじめるというのは物理的被害妄想である．体感幻覚と結びつくことが多い．

　被毒妄想 delusion of poisoning, Vergiftungswahn：食物や薬に毒を入れられている．幻嗅，幻味と結びつくことが多い．

　（2）**自己の評価に関する妄想**

　微小妄想 delusion of belittlement, Kleinheitswahn：自分の能力，地位，財産などを過小に評価する．

　罪業妄想 delusion of guilt, Versündigungswahn：罪を犯している．過去のわずかな罪や失敗を重大で取り返しのつかない大罪と考えることが多い．

　貧困妄想 delusion of poverty, Verarmungswahn：財産がなくなって日常生活にもことかく．

　虚無妄想 nihilistic delusion, nihilistischer Wahn：自分が存在しない，生きていない，体の部分がない，世界も存在しない，死ぬこともできない．**Cotard（コタール）症候群**とは，微小妄想，虚無妄想とともに不死妄想，すなわち永久に死ぬことができず苦しい生を続けなければならないと確信する状態であり，退行期うつ病などにまれにみられる．

　心気妄想 hypochondriacal delusion, hypochondrischer Wahn：体の病気だ，回復の見込みがない，内臓が腐ったなど．

　以上はうつ状態に多いが，奇妙な内容の心気妄想などは統合失調症に多い．

　誇大妄想 grandiose delusion, Größenwahn：自己の能力，体力，地位，財産などを過大に評価する．高貴な血統に属するとする血統妄想，予言者である神であるとする宗教妄想，大発明をしたと

する発明妄想，前述の恋愛妄想などがある．躁状態にみられる．その他，統合失調症，進行麻痺でもみられる．統合失調症の場合には妄想体系をつくりやすい．進行麻痺ではしばしば内容が荒唐無稽である．

（3）その他

つきもの妄想 delusion of possession, Besessenheitswahn：神，霊，狐，犬などが自分に乗り移っている．自分はその化身である．

赦免妄想 delusion of amnesty, Begnadigungswahn：終身刑で拘禁されている囚人が近く赦免されると信じる．

嫉妬妄想 delusion of jealousy, Eifersuchtswahn：配偶者の不貞を確信する．

好訴妄想 litigious paranoia, Querulantenwahn：他から権利侵害を受けていると妄想し執拗に訴える．多くは些細な権利侵害から起こる．

嫉妬妄想，好訴妄想では人格が保たれていて，妄想を唯一の症状とするものがあり，場合によっては妄想か否かの判断に苦しむことがある．

2）その他

作話や虚言であって話の内容と真実とが異なる（記憶の障害の項，**60頁**参照）．

C　感情の障害

感情は大別すると身体的感情と精神的感情に分けられる．

身体的感情には感覚刺激（光や色，音，嗅，味，温度，触，痛）に伴う快・不快がある．強い光や痛みが不快であるようなものである．このほかに身体的感情には感覚刺激の不明瞭な**生気感情** vital feeling, Vitalgefühl がある．これは身体にみなぎった爽快感，活気，脱力感，疲労感，無力感，不安感などである．

普通の感覚刺激が強い不快感を引き起こすのは神経衰弱状態に多い．生気感情の高揚は躁病に，抑制はうつ病に特有である．身体の感情は自律神経機能の変動を常に伴う．

精神的感情とは精神的動機に対する反応的な感情である．喜び，悲しみ，恐れ，怒りなどである．愛，憎しみ，尊敬，嫌悪，恥，自信など，人間にとくに発達した感情もある．

感情を記述する用語には専門用語は少なく，日常用語をそのまま用いればよい．

① 感情 feeling, Gefühl, affect, Affekt：感情一般に用いられる．このうち affect, Affekt は，次の情動のうち，感情の動きが軽いものに用いることもある．

② 情動 emotion, Emotion：比較的急性に起こる感情の動きをいう．喜び，不安，苦悶，悲歎，驚愕，怒りなどである．湧き起こった感情であり，これは比較的短期間に鎮まるのが普通である．

③ 気分 mood, Stimmung：持続的で比較的穏やかな感情の状態をいう．楽しい，淋しい，悲しい，不安な，いらいらした気分などである．

④ 情操 sentiment, höheres Gefühl：愛情，同情，羞恥心，倫理観，審美感などである．高等感情ともいう．

● 感情の異常

a．**不安** anxiety, Angst

　正常な不安は人間誰しも時に応じて感ずるものである．個人の保持・生存がおびやかされたとき，地位の保持・向上があやぶまれたとき，未知の事柄・状況に直面したとき不安が起こる．

　病的不安 morbid anxiety とは，はっきりした対象のない，あるいはごくわずかな事柄で引き起こされるものであり，その程度が強くて持続的なものをいう．正常な不安が危険を避け，向上的努力の原動力となる効用があるのに対して，病的不安ではその効用はなく，不安そのものにふりまわされる．臨床的に不安とは病的不安のことである．

　不安はじっとして落ち着いていられないような苦しみの感情であるが，同時に，胸内苦悶，動悸，息苦しさ，喉のつまる感じ，口内乾燥感，頻尿，発汗，瞳孔散大，振戦，筋緊張亢進あるいは脱力感など自律神経症状を伴う．不安発作の形で強い不安が起こるのを**恐慌** panic という．死の恐怖や自制を失ってしまうのではないかという恐れが起きる．

　特定の対象に向けられて起こる不安を**恐怖** phobia, Phobie という．恐怖では不安を起こす対象を避けていれば不安は起こらないが，しばしば避けられない状況を想定して不安が起こる．これを予期不安と呼ぶ．

　不安は神経症，とくに不安障害の主症状であり，持続的不安や発作的不安が起こり，人によっては自律神経症状のような不安の身体的表現のみを強く感じる場合もある．そのほか，不安はうつ病，統合失調症などにもしばしば起こる．

b．**抑うつ気分** depressive mood, depressive Stimmung

　気分の沈滞，悲哀，落胆，絶望である．正常者が愛の対象（人，物，地位など）を失ったときの悲歎反応は精神的感情に属する情動である．適応障害や抑うつ神経症における抑うつ感情は正常者の悲歎反応と同様なものである．

　これに対して，うつ病における抑うつ気分は生気感情の沈滞であり，活気のない気分が持続する．悲哀感の強いものと，悲哀感よりも生き生きした情動の湧かないことを自覚するものとある．頭重，身体違和感，食欲減退，性欲減退など，抑うつの身体的表出が著明である．

　抑うつ気分に不安，焦燥，不機嫌を伴うことはしばしばある．また意欲減退，思考制止，心気念慮，自責感，罪業感，あるいは逆に他責的になったりすることもしばしばある．

c．**気分高揚** elation, Überschwenglichkeit

　生気感情の高揚である．活力と自信に満ちた感じである．動きまわっても疲労感がなく，短時間の睡眠で十分と感じる．しばしば意欲亢進，観念奔逸，誇大観念を伴う．易刺激性を示すことも多い．躁病の基本症状である．

d．**上機嫌（多幸）** euphoria, Heiterkeit

　にこにこして物事を苦にしない愉快な状態である．さまざまな躁状態でみられる．器質精神症候群にもみられる．

e．**刺激性** irritability, Reizbarkeit

　些細なことで激怒しやすい状態である．疲労時，神経衰弱状態でもみられるが，著明なのは躁状態，統合失調症，てんかんなどでみられる．

f．**情動易変性** emotional lability, emotionelle Labilität

　感情不安定で安易に怒り，悲しみ，恐れ，また朗らかになる．統合失調症，あるいはループス精神病などの症状精神病にみられる．刺激に対して起こる情動を抑制できないで，些細なことですぐ泣いたり，笑ったり，怒ったりするのを**情動失禁** affect incontinence, Affektinkontinenz という．脳動脈硬化症によくみられる．

g．**感情鈍麻** blunted affect, Gefühlsabstumpfung

　無関心で共感性（感情疎通性）に乏しく，感情の表現が乏しい状態である．強度の感情鈍麻では肉親の死に際しても情動がみられず，また，暑さ，寒さ，不潔さなどにも無関心となる（**無感情** Apathie）．統合失調症に特有な症状である．統合失調症の初期では表面的には感情鈍麻のようにみえるが，内面的には非常に敏感なことがあるし，逆に，表面的にはさほど目立たないが，感情鈍麻を自覚する場合もある．末期の著明な感情鈍麻を**感情荒廃**ともいう．この際には意欲減退（無為）を伴いやすく，感情鈍麻，無為の状態を人格荒廃という．

　感情鈍麻は器質精神症候群にもみられる．

h．**感情不適合** affective incongruity, Parathymie

　悲しい出来事があったり，悲しいことを考えたりすれば抑うつ的な情動が起こるのが自然である．これが，他人に迫害されると感じながら愉快であるというように，体験内容と情動とがそぐわないことを感情不適合という．統合失調症に特有である．

i．**両価性** ambivalence, Ambivalenz

　人とか物などの同一対象に対して，相反する全く逆の感情が同時に存在することをいう．ある人に対して，愛と憎しみを同時にもつとか，ある物が欲しいと同時に欲しくないなどである．軽いものは正常者にも認められるが，著明なものは統合失調症に多い．

j．**離人感** depersonalization, Depersonalisation

　自分の感情，思考，あるいは外界が自分から離れ（**疎隔** alienation, Entfremdung），自分のものでない，実感がないと感ずることである．

k．**恍惚** ecstasy, Ekstase

　うっとりして我を忘れ，宗教的超自然的な世界に移ったという感じである．

D　意欲，行動の障害

　意欲 volition, Willensakt：欲求と意志をまとめて意欲という．

　欲求 need, Bedürfnis：行動にかりたてる力であり，快，不快の感情と密接な関係がある．欲求は欲動と欲望に分けられる．

欲動 drive, Trieb：食欲, 性欲, 避害欲, 集団欲など, 自己の保存と種の保存のための基本的欲求をいう. 生理的欲求ともいう. これは本能が環境の影響を受けて発達したものである.

欲望 wish, Wunsch：文化的・社会的に発達した欲求をいう. 安全, 地位, 財産, 名誉などを欲することであり, 社会的欲求ともいう.

意志 will, Wille：欲求を行動として現すか, 抑えるかを決定するものである.

行動 behavior, Verhalten：意欲の現れである. 行動は動物にも人間にも用いられるが, 人間的行動を**行為** act, Handlung という.

発動性 initiative, Initiativ：精神的活動や運動を起こすもととなる力である.

欲求が意志による抑制を受けないでそのまま行動に現れるものを**衝動行為** impulsive act, impulsive Handlung という. **衝動** impulse, Antrieb とは行動にかりたてる強い欲求である.

葛藤 conflict, Konflikt：欲求と欲求の間, あるいは欲求と意志の間の解決されない争いである. たとえば, 攻撃欲求と逃避欲求がともに起こり, どちらかに決められない状態などである.

● 意欲, 行動の異常

a. 精神運動興奮 psychomotor excitation, psychomotorische Erregung

欲求の全般的亢進であり多動でじっとしていられない. 多弁を伴うことが多い. 多動でじっとしていられないのを**激越** agitation という. 精神運動とは, 外面的に観察され, かつ精神状態を反映した運動行動をいう.

1) 躁病性興奮 manic excitement, manische Erregung

多動, 多弁であるが, 周囲と接触を保ち, 積極的に周囲に働きかけ, 干渉的であり, また周囲の影響を受けて注意が転導される. 何かせずにはいられない欲求を**心迫** urge, Drang というが, 躁病性興奮では比較的まとまった**行為心迫** hyperbulia, Tatendrang が起こる. 手記を書きなぐり, やたらと人を訪問したり, 濫買, 過量飲酒, 色情行動などである. 発動性亢進であり, 脱抑制と考えられる.

2) 緊張病性興奮 catatonic excitement, katatone Erregung

多動, 多弁であるが, 周囲との接触性が不十分であり, 急に走りまわったり, 手足をふり動かしたり, 大声をあげたりするが, その行動は不自然で, 後で述べるような常同症, 衒奇や衝動行為を伴うものである. 行動にまとまった目的, 連絡がないので**運動心迫** motor impulse, Bewegungsdrang とよばれる.

b. 多動行動（落ち着きなさ）hyperkinetic behavior, restlessness, Unruhe

発動性亢進の状態であるが, 興奮状態とはいえないものである. 持続的に行為心迫が起こる. 静かにしているべきときにお喋りをし, 歩きまわり, 椅子に腰かけても手足を動かしたり, 頭をかいたり, 鼻をほじったりじっとしていられない. 小児の多動性障害とか精神遅滞などでみられる.

静坐不能症（アカシジア） akathisia：類似の多動で, 無目的に徘徊し, 椅子に腰かけても足をガタガタさせてじっとしていられない状態をいう. 抗精神病薬の副作用として起こることが多い. 錐体

外路症状である．

チック tic：ぴくっと動くことである．顔面に多く，ときに肩にくる．子供のころから発病し，全身にきて，汚言（クソとかバカとか）を伴いやすいのは Gilles de la Tourette 症候群，または Tourette 症候群という．錐体外路症状である．

c．精神運動抑制（制止）psychomotor retardation, psychomotorische Hemmung

意欲が湧かず，行動が遅く，少なく，口数も少ない．おっくうで仕事ができない．しなければいけないと思うがなかなかできず，無理にしても大変な努力がいり，長続きできない状態である．うつ病に多い．

d．精神運動途絶 blocking of psychomotor activity, Sperrung

行動が急に停止し，しばらくしてまた起こり，また急に停止するという状態である．話しかけても無関心なように黙っているが，そのうち急に答え，また急に黙ってしまう．統合失調症に多い．

e．昏迷 stupor, Stupor

意欲の発現の認められない状態である．自発的な言語，行動もなく，刺激に応じた行動も起こらない．意識清明でこの状態を示すのは**緊張病性昏迷** catatonic stupor, katatoner Stupor が多いが，ときに精神運動抑制の強度になった**抑うつ性昏迷** depressive stupor, depressiver Stupor がある．昏迷は心因性にも起こることがある（解離性昏迷）．ドイツ学派では昏迷は意識清明なものに限定するが，英米学派では意識混濁があっても発動性のないものは昏迷という（**器質性昏迷** organic stupor）．

f．発動性減退

うつ病，統合失調症，器質精神症候群などで起こる．うつ病によるものは上述の制止である．統合失調症では**自発性欠如** loss of initiative, Initiativelosigkeit あるいは発動性減退（欠乏）aspontaneity, Antriebsmangel という．強度なものは**無為** abulia, Abulie である．発動性減退の高度な器質精神症候群としては前頭葉症状があるが，その他，特徴的なものとして無動無言症や失外套症候群がある．

無動無言症 akinetic mutism（Cairns, H.）：高度の無動，無言であり，対象を注視し，目で追うことだけが可能である．意識は嗜眠を呈することが多い．間脳，脳幹損傷による大脳皮質機能の低下した状態である．

失外套症候群 apallisches Syndrom（Kretschmer, E.）：無動無言症に似ているが，眼球運動はより不規則であり，睡眠・覚醒リズムは保たれ，意識混濁を欠く．筋緊張亢進，姿勢異常，原始反射をしばしば伴う．大脳外套部（大脳皮質と白質を合わせていう）の広範な障害による．脳外傷，脳腫瘍，脳血管障害，一酸化炭素中毒などが原因となる．

〔付〕**閉じこめ症候群** locked-in syndrome（Plum, F. & Posner, J. B.）：発動性の障害ではなく，錐体路障害による随意運動不能状態である．意識の保たれた四肢麻痺と無言の状態であり，随意的な開閉眼と眼球の垂直運動のみが可能であり，これによって意志疎通をする．橋腹側部損傷で起こる．

g．緊張病症候群 catatonic syndrome, catatones Syndrom

緊張型統合失調症あるいはその他の緊張病様状態にみられる特異な症状である．これらの症状を

示して興奮しているか昏迷であるかによって，**緊張病性興奮** catatonic excitement あるいは**緊張病性昏迷** catatonic stupor という．

カタレプシー（強硬症） catalepsy，Katalepsie：他動的にとらせた姿勢をいつまでも保つことをいう．上肢を挙げたり首を曲げたりさせるとそのままの姿勢でいる．蠟細工のように四肢を屈伸できる状態を蠟屈症 flexibilitas cerea という．

反響動作 echopraxia と**反響言語** echolalia：相手の動作，言語を反響的に模倣する．患者の前で手を挙げれば手を挙げ，「どうですか」と尋ねれば「どうですか」と言う．

常同症 stereotypy，Stereotypie：同じ行動，同じ姿勢，同じ言葉などをいつまでも繰り返す．常同行為，常同姿勢，常同言語などという．意味もなく室内を規則正しく往復するのを繰り返すとか，壁に向かって起立したままで長時間じっとしているなどである．次の衒奇と結びつくことも多い．

衒奇（わざとらしさ） mannerism，Manieriertheit：奇妙なわざとらしい動作．タバコを口にくわえるにも手が大きく弧を描いて口にするなど．**ひねくれ症** eccentric，verschroben，**奇異** bizarr などもある．

硬い表情でしかめ顔 grimace，Grimasse，**ひそめ眉** Gesichtsschneiden，**とがり口** snout formation，Schnauzkrampf もしばしばある．

拒絶症 negativism，Negativismus：周囲からの働きかけを受け入れず拒否的行動をする．脈をみようとすると手を引っこめ，近づくと逃げる．話しかけても全く言葉を発しない**無言症** mutism，Mutismus，食事をとることを拒否する**拒食** food refusal，Nahrungsverweigerung などを伴いやすい．

h．**強迫行為** compulsive act，Zwangshandlung

ある行為が無意味であると知り，それを行うまいと努めるにもかかわらず，自己の意志に反して行わないではいられない行為をいう．多くは強迫観念の結果として起こる（強迫観念の項，**48頁**参照）．しかしこれに類似した，**強制泣き** forced crying，**強制笑い** forced laughing などは意志とは無関係に発作的に起こるもので，器質精神症候群に属する．チックにおける汚言もこれに属する．

i．**衝動行為** impulsive act，impulsive Handlung

意志の統制が不十分なために，欲求が無反省に直接行動化されて現れる行為をいう．客観的には動機が不明のことが多い．放火，徘徊，窃盗，殺人，自殺などが突然に行われる．

j．**個々の欲動の障害**

食欲不振（無食欲 anorexia）：視床下部の器質的障害で起こるものもあるが，器質的障害のない**神経性無食欲症** anorexia nervosa がある．食欲不振はうつ病に頻発する．

食欲がありながら摂食を拒否するのは拒食である．

その他，**大食** bulimia，**頻食**，**異食症** pica（砂，土，大小便などを食べる）などがある．

性欲の障害：異常亢進，減退，不能，倒錯．

避害欲の障害：**自傷** self-mutilation，Selbstbeschädigung とは自己の顔面，手指，性器などを傷つけること，**抜毛癖** trichotillomania は毛髪を抜くもの．抜毛癖は思春期の女性にみられることがある．

自殺 suicide, Selbstmord：さまざまな動機によって起こる．精神病で自殺の多いのは，うつ病（とくに激越うつ病）と統合失調症である．ときに動機不明の衝動行為としての自殺がある．自殺を考えることを**自殺念慮** suicidal ideation, Selbstmordidee，自殺を企てることを**自殺企図** suicidal attempt, Selbstmordversuch という．

E　表情の障害

感情の表出を**表情** facial expression, Gesichtsausdruck という．表情は感情の状態を如実に示すのみならず，意欲，幻覚などの内的体験，知能水準なども示すきわめて重要な徴候である．

表情の記述は認めたままを簡潔に記載すればよいが，主なものには次のようなものがある．

自然な表情：話題に応じて表情が自然に移り変わる．多くの神経症や妄想状態で感情，意欲の障害のないもの（パラノイアなど）では表情の異常は認められない．

抑うつ的表情：表情の動きが少なく，沈うつ，悲しげ．

爽快 elated, heiter：活発，自信に満ち，楽しげ，血色もよい．

多幸 euphoric, euphorisch：上機嫌でにこにこしている．

苦悶 anxious, ängstlich：目を見開き，口を嚙みしめ，つらそう．

硬い表情 rigid, steif：動きが少なく，こわばった表情．強度なものは**仮面様顔貌** mask-like face, Maskengesicht．眉をしかめる**しかめ顔**，**とがり口**，おびえ，神秘的など，さまざまな色彩をおびることがある．統合失調症に多い．

無関心 indifferent，**冷たさ**：これも統合失調症に多い．情動の感じられないうすら笑いを**空笑**という．

認知症様顔貌 dement：しまりのないのんきな表情であるが，表情の動きは豊富．

表情錯誤 paramimia：感情と一致しない表情とか，眼で泣き口で笑うような奇妙な表情．統合失調症に認められる．

表出は表情のみでなく，身なりや態度にも現れる．過度に派手であるとか，奇妙な服装，だらしなさ，傲然など．

F　自我の障害

自我意識 self-consciousness, Ichbewußtsein：自己自身をどのように意識しているかということである．Jaspers, K. は次の4つの標識をあげている．

① 自分が考え，感じ，行動しているという感じ（活動の感じ——能動性の意識）
② 自分という一個の存在であるという感じ（単一性の意識）
③ 自分は以前からの自分と同一人であるという感じ（同一性の意識）
④ 外界と他人に対する自我の意識

以上のように，自我意識とは，自分が偉いとかつまらないとかいうような自己評価ではなく，自我の存在の仕方についての感じである．自我障害で重要なものは離人体験と作為体験である．

1．離人体験（離人症）depersonalization, Depersonalisation

自己ないし外界について，現実的な生き生きとした実感がなくなった感じである．普通の状態ではこのような実感をもたずに生活しているが，いったんこれが失われたときには，現実感が失われたことをひしひしと感ずるものである．自分が言ったりしたりすることに実感がない．自分の身体の自己所属感が失われ，自分の頭が自分のものかどうかわからない感じとか，生きているという感じがない．外界のものを見ても聞いてもぴったりしないで自分からかけ離れたようであるという**知覚の疎隔**，見えるけれども現実に存在しているもののように感じられないという**現実感喪失** derealization, Derealisation なども離人体験である．離人体験はさまざまな病気にくるので，これのみでは診断的価値はないが，離人体験のみをもつものは離人神経症である．

2．作為体験 delusion of control, gemachtes Erlebnis

自分の考え，感じ，行動が他の何ものかによって左右され，影響され，強いられると感ずる体験である．影響されると感ずるものは**被影響体験** delusion of being influenced, Beeinflussungserlebnis であり，自己の意志に反して操られると感ずるものが作為体験 delusion of control, gemachtes Erlebnis である．作為体験は統合失調症に特有である．

3．その他

自己の単一性の障害では，自己が2人となってそれがみえる**二重身** second self, Doppelgänger がある．**二重人格** dual personality とか**交代意識** alternating personality とよばれるものは，異なった2つの人格が交互に現れる現象である．一方の人格のことは本来の人格にかえったときには追想できない．したがって，自分では二重性の意識は感じない．解離性障害にみられることがある．

自己の体が変化し，体が小さくなったり，あるいは体の一部がなくなったと感じるのは**身体像** body image の障害である．

G　記憶の障害

記憶 memory, Gedächtnis は次の要素からなっている．
記銘 registration, Merken：新しいことを覚えこむこと．
保持 retention, Behalten：記銘したことを保存していること（記憶の痕跡 engram）．
再生 recall, Ekphorierung：保持されたものを再び取り出して意識すること．
再認 recognition, Wiedererkennung：再生されたものが記銘されたものと同一であると認める作用．再生と再認を合わせて**追想** recall, Erinnerung という．

記憶は臨床的に，**即時記憶** immediate memory，**近時記憶** recent memory（短期記憶 short-term memory），**遠隔記憶** remote memory（長期記憶 long-term memory）に分けられる．即時記憶は秒単位で測定される記憶，近時記憶は分単位（3～5分）から数日，遠隔記憶は数日から数年を単位とする記憶とされるが，必ずしも一致した見解ではない．

即時記憶は提示したものを干渉を入れずに直ちに復唱できることである．

心理学分野では記憶を，即時記憶を含む短期記憶と，長期記憶に2大別することがある．短期記憶は，情報を入力されたままの状態で一時的に保持するシステムにあたり，そこからより安定した永続する可能性のある長期記憶へと移行される．

臨床的には器質性脳障害による記憶障害で，新しい記憶（近時記憶）ほど失われやすく，反復され固定された古い記憶（遠隔記憶）は保存されるのが一般的であるので，近時記憶と遠隔記憶を分けて調べる必要がある（記銘障害の項参照）．

最近では記憶を，陳述記憶と手続き記憶に分け（Squire, L. R.），陳述記憶はエピソード記憶と意味記憶に分ける（Tulving, E.）ことがある．それぞれが分離して障害されることがあるからである．

陳述記憶 declarative memory：イメージあるいは言語として意識のうえにのぼり，表現し，陳述できる記憶．

① **エピソード記憶** episodic memory：個人の過去における特定な出来事の記憶であり，いつ起きたかという時間的要素をもつ記憶．

② **意味記憶** semantic memory：普遍的知識（事実，概念，語彙など）に関係した記憶．

手続き記憶 procedural memory：運動的熟練や技術修得のような記憶．

作業記憶 working memory：即時記憶の性質をもち，情報を操作する機能をもつ．会話，暗算，判断，推論など，さまざまな認知課題の遂行にあたって，外界からの情報や長期記憶から取り出した必要な情報を一時的に保持，加工，消去していく機構である．

1．記銘障害 disturbance of immediate and recent memory, Merkschwäche

記銘力の検査として，即時記憶では6桁あるいは4，5桁の数字を記憶するように命じて直ちに復唱させる．近時記憶では復唱させ1～3分間後にこれを聞く．この際，この1～3分間はありふれた会話をする（有干渉），あるいは会話をしない（無干渉）．また，近い過去の記憶について，たとえば病院を訪れるのに利用した乗物とか，最近話題の出来事などについて尋ねる．

記銘障害は器質精神症候群，すなわち意識障害，知能障害の存在を示す重要な徴候である．意識混濁があれば記銘されない．認知症や精神遅滞があれば記銘や保持が不十分である．正常人でも興味を感じなかったり，ぼんやりしていると記銘されないが，注意障害で記銘減弱が起こる．意識や知能や注意の障害された状態では即時記憶の障害を伴う記銘障害を認めるが，純粋な記憶障害，すなわち健忘症候群では即時記憶の障害がないのが特徴である．

2. 健忘 amnesia

　記憶の障害された状態を健忘という．完全な記憶の欠損を全健忘 total amnesia，部分的に記憶の島が残るのを部分健忘 partial amnesia という．

　発症以後の記憶が障害されるのを**前向健忘** anterograde amnesia，発症以前にさかのぼって一定期間のことを追想できないのを**逆向健忘** retrograde amnesia という．

　Korsakov*症候群：近時記憶，遠隔記憶の障害が顕著で，即時記憶は保たれている．前向健忘，逆向健忘，失見当識がある．これに作話，病態に対する病識欠如を伴うことが多い．記憶障害はエピソード記憶が侵され，意味記憶は正常に保たれる．慢性アルコール中毒，頭部外傷その他の器質性脳障害により，障害部位としては間脳（乳頭体や視床背内側核の両側性障害）とされている．

　作話や病識欠如を伴わない**健忘症候群** amnestic syndrome を Korsakov 症候群に含める人と含めない人がある．健忘は側頭葉内側面，とくに海馬の損傷によることが多いとされている．

　一過性全健忘 transient global amnesia：突然に始まって終わる軽い行動異常であり，その前後にわたる期間のことを全く追想できないことである．

> たとえば，妻とともに自動車で買物に出たが，自宅の出がけに塀へ車をぶつけた．これは大したことはなかったので，そのまま買物をすませて，妻の実家へ向かったが，家の前で停まろうとしなかった．妻が不審に思って尋ねたところ「今どこを走っているかわからない」と言った．しかし，妻の注意で引き返し，実家での挨拶も普通に行い，再び自分で運転して帰宅し，食事をとり就寝した．後で追想できることは，車に乗って出かけたことだけであり，車をぶつけたことから寝るまでのことを全く覚えていない．その翌朝からの追想は正確である．

　この病因は明らかではないが，一過性脳虚血によって海馬機能が侵されると推測されている．

　心因性健忘 psychogenic amnesia：不快な，都合の悪い経験を忘れる．強い感動体験，たとえば自殺企図で海へ飛び込んで助けられた若い女性が，自分の名前，年齢，住所，職業などすべての履歴を追想できないというようなことがある．これを**全生活史健忘**という．心因性のものである．

3. 追想の質的異常

　記憶違い，すなわち以前の経験が形を変えて追想されることは正常でも一般的にみられることである．記憶錯誤 paramnesia である．

　作話 confabulation，Konfabulation：空想的な虚構の話をすることである．**虚言**はだます目的で真実でないとわかっていることを話すが，作話ではだます目的はなく真実と思って話す．Korsakov症候群に典型的なものがみられるが，記銘力低下による記憶の欠陥を埋める性質の作話と考えられている．より積極的な作話とする異論もある．

　空想が活発で自分に都合のよいように嘘をつくことを常習とする人を**空想虚言者** pseudologia phantastica というが，これには自分でも空想を信じる空想作話も混じっていることがある．

---

* Korsakoff あるいは Korsakow とも綴る．

記憶(追想)の幻覚 hallucination of memory, Erinnerungshalluzination：全く経験しなかったことをありありと想起することである．統合失調症にみられる．たとえば，ある女性が子供のころに人気俳優に処女を奪われて性器出血したことをはっきり覚えているというなど．

既視感(デジャ・ビュー) déjà vu：初めての体験であるにもかかわらず，いま見ているものがそのままの形ですでに見たことがあると感じられることである．

未視感(ジャメ・ビュー) jamais vu：平生見慣れているものが初めて見ると体験される．

既視，未視体験はさまざまな状態で起こるが，側頭葉てんかんの発作症状としてもみられる．

Capgras症候群：よく知っている人を本物そっくりの偽物と思うことである．

H　意識の障害

意識 consciousness, Bewußtsein とは外界や自己の状態を認知し，これらの情報を総合して効果的に用いる能力に関係する精神機能である．意識障害では，知覚，認識，思考，注意，見当識，記憶が障害され，意識障害の期間についての健忘を残す．また，正常な睡眠・覚醒リズムが崩れる．

正常状態でも意識には浮動がある．これは覚醒度 arousal, Vigilanz に関係し，注意し警戒した状態 alertness から，安静でくつろいだ状態，眠気，睡眠まで移行する．

1．意識障害の諸型

a．意識混濁(単純な意識障害) clouding of consciousness, Bewußtseinstrübung

意識水準(明るさ)の低下である．この程度によって，軽度，中等度，高度に分ける．完全な意識消失の状態は昏睡であるが，軽度，中等度の意識混濁は各国によっていろいろに名づけられている．

```
軽度意識混濁      明識困難状態 clouding of consciousness, Unbesinnlichkeit
中等度意識混濁    昏蒙 clouding of consciousness, Benommenheit
                  傾眠 somnolence, Somnolenz
                  嗜眠 lethargy, Lethargie
高度意識混濁      昏眠あるいは亜昏睡 Sopor, subcoma
                  昏睡 coma, Koma
```

明識困難状態では，注意集中困難，注意の持続の短縮，思路のまとまりの悪さ，繊細な感情の動きの鈍さなどを示す．昏蒙ではこれらの程度が強くなる．傾眠では刺激によって容易に睡眠から覚醒できるが，嗜眠では覚醒させるのに強い刺激を反復する必要がある．昏眠あるいは亜昏睡では，はっきりと覚醒させることはできないが，刺激への反応は多少ある状態．昏睡ではいかなる刺激にも反応せず，ただ植物的な循環機能と呼吸機能が保持されているのみである．瞳孔は縮小し，対光反応，まばたき反応は消失し，喘鳴がある．

脳外科領域で急性意識障害の段階づけに用いられるⅢ-3-9度方式が実用的によく用いられる(表

表1-4　Ⅲ-3-9度方式による意識障害の分類

Ⅰ．刺激しなくても覚醒している状態（1桁で表現）
　　（delirium, confusion, senselessness）
　1．だいたい意識清明だが，いまひとつはっきりしない．
　2．見当識障害がある（時，場所，人）．
　3．自分の名前，生年月日が言えない．
Ⅱ．刺激をすると覚醒する―刺激をやめると眠り込む―（2桁で表現）
　　（stupor, lethargy, hypersomnia, somnolence, drowsiness）
　10．普通の呼びかけで容易に開眼する．
　　　「合目的な運動（たとえば，右手を握れ，離せ）をするし，言葉も出るが間違いが多い」
　20．大きな声または体をゆさぶることにより開眼する．
　　　「簡単な命令に応ずる．たとえば手を握れ，離せ」
　30．痛み刺激を加えつつ呼びかけを繰り返すとかろうじて開眼する．
Ⅲ．刺激をしても覚醒しない状態（3桁で表現）
　　（deep coma, coma, semicoma）
　100．痛み刺激に対し，はらいのけるような動作をする．
　200．痛み刺激で少し手足を動かしたり，顔をしかめる．
　300．痛み刺激に反応しない．

注）R：restlessness，I：incontinence，A：akinetic mutism, apallic state
例：100-I，20-RI

（太田富雄による）

1-4）．

　　昏迷 stupor, Stupor：刺激に対する反応も自発的活動もない状態をいう．ドイツ語では意識混濁のない無活動状態（たとえば緊張病性昏迷 catatonic stupor, 抑うつ性昏迷 depressive stupor など）に限定するが，英語では意識混濁の有無に関係なく，無活動の状態をすべて昏迷という．意識混濁を伴う昏迷（器質性昏迷 organic stupor）は器質精神症候群に属する．

　　脳死：脳は大脳，小脳，脳幹から成り立っているが，脳幹を含めたすべての脳の機能が不可逆的に喪失した状態である．すなわち，深昏睡，自発呼吸の消失，瞳孔固定（4 mm以上），脳幹反射（対光反射，角膜反射，毛様脊髄反射，眼球頭反射，前庭反射，咽頭反射，咳反射）の消失，平坦脳波の持続する状態である．人工呼吸器装着のもとで，ある期間心臓の拍動を維持できる．

　　植物状態：精神活動，運動・感覚機能など大脳，小脳の機能は喪失しているが，脳幹機能が残存し，脳幹反射や自発呼吸の能力が維持された状態である．比較的長期生存が可能である．

b．意識狭窄

　　もうろう状態 twilight state, Dämmerzustand：意識混濁よりも意識野の狭窄が強いものである．すなわち，目前のことは認知できるが，全体としてまとまった判断ができないために，無鉄砲，無反省な行動が起こる．突然この状態となり，終わりもまたはっきりしている．もとにもどるとその間の健忘がある．

　　もうろう状態の間の行動がよくまとまっていて一見正常のようにみえるものを**分別もうろう状態** cryptoconfusional state, besonnener Dämmerzustandという．この状態のもとで遠くまで旅行し，その

間の追想が全くできない例がある.

もうろう状態は,てんかん性もうろう状態,心因性(解離性)もうろう状態が多い.睡眠中に起こるもうろう状態を夢遊症 somnambulism という.

夢幻状態 dreamy state, oneiroider Zustand:もうろう状態と本質的差異はない.ただし,精神内界は現実と空想がいりまじり,夢みるような状態であり,視覚的表象が活発に現れる.記憶の欠損は軽度である.

c. 意識変容

錯乱 confusion, Verwirrtheit:思考散乱し incoherent,動作はまとまりなく,自覚的にも困惑感 perplexity, Ratlosigkeit がある.時,場所,人に対する失見当識がある.ドイツ語圏では**アメンチア** Amentia ともいう.英語の amentia は精神遅滞の同義語であり,ドイツ語と英語では用法が異なる.

せん妄 delirium, Delirium:意識水準が低下し,注意の持続ができず,活発な錯覚,幻覚や誤解があり,思考散乱し,理解が悪く,即時記憶,短期記憶ができない.時,場所,人に対する失見当識があり,動作にまとまりがない.不安,恐れや精神運動興奮,あるいは制止などを起こしやすい.睡眠・覚醒リズムは乱れ,不眠,あるいは夜間増悪する(夜間せん妄 night delirium, Nachtdelirium).急性に発症し,症状は変動しやすい.せん妄の際に日常の仕事に従事しているような動作をするものを作業せん妄 occupational delirium, Beschäftigungsdelirium という.上記の錯乱もせん妄に含めることがある.

中毒,熱性疾患,その他の器質精神症候群としてしばしば認められる.

d. **通過症候群** transit syndrome, Durchgangs-Syndrom

器質精神症候群のうち,意識障害がないかほとんど目立たず,記憶,感情障害,幻覚妄想のような精神症状を呈し,一過性に経過する状態を通過症候群という(**126頁参照**).

e. **催眠状態** hypnotic state

催眠術によって人工的につくられる一種の意識狭窄状態である.術者の指示,暗示のみが意識を占有し,そのとおりに行動する.

f. **感覚遮断** sensory deprivation

意識清明な状態を保つためには,脳への上行性感覚刺激を必要とする.感覚刺激である温度,光,音,皮膚への刺激などを全く遮断するか,あるいはきわめて単調なものにすると,意識水準が低下し,夢幻状態や幻覚を生じる.

2. 意識障害の脳波

意識障害が疑われるときは脳波記録を必ず繰り返し行わなければならない.

脳波は意識混濁の程度に平行して,全般的な基礎律動の徐波化と不規則化を起こす.そのうえに高振幅 θ, δ 波が間歇的に群発することもある(**図1-36**).昏睡の段階になると持続性 δ 活動となり低振幅化する.

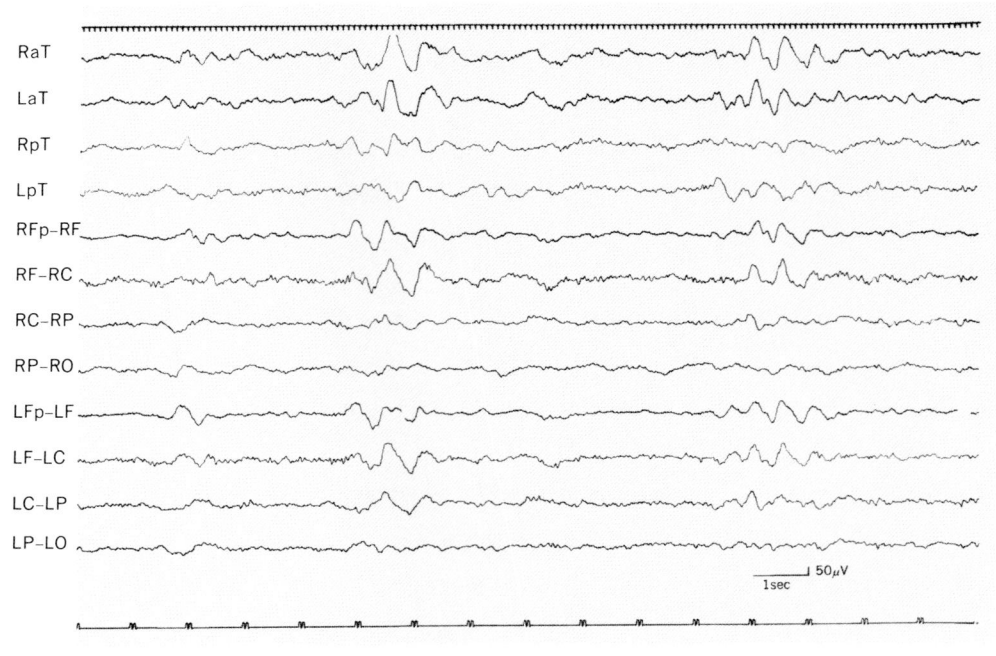

図 1-36 急性薬物中毒による意識障害(64歳，男性)
cycloserine による．

　肝性昏睡など代謝性脳機能障害では律動性大徐波の持続，三相波などが特徴的である．
　昏睡にもかかわらず徐波が認められないでむしろ低振幅速波を示すときは，橋や延髄など下部脳幹の病変による．

I　見当識の障害

　現在の時，場所，人，状況について正しく認知，把握できていることを見当識 orientation, Orientierung が正常であるという．このためには知覚，認知，理解，記憶，注意などがうまく機能している必要がある．

● 失見当識 disorientation, Desorientiertheit

　見当識の失われた状態であり，意識障害と認知症の重要な標識となる．時，場所，人，状況についてそれぞれ確かめる．
　時：今日は何年何月何日か．いまの時間は何時ごろか．
　場所：ここはどこか．
　人：自分が誰であるか．付き添いが誰であるか．
　状況：診察を受けているかどうかがわかるかどうか．

J　知能の障害

知能 intelligence, Intelligenz とは理論的あるいは実際的に，課題解決に効果的なように思考できる能力をいう．事物の因果関係を知り，妥当な推測にたって計画し，批判し，本質的に重要なものを知り，具体的なものから抽象できる能力である．

知能は知識と同じものではない．知識は過去の経験の蓄積であるが，知能は過去の経験の利用であり，発展である．しかし，知能を有効に発揮するには知識を必要とする．

1．知能障害

知能障害は精神遅滞と認知症に大別される．

精神遅滞(精神薄弱) mental retardation, Schwachsinn：精神の発達障害である．先天性あるいは早期後天性のさまざまな原因による．

認知症 dementia, Dimenz：器質性脳損傷によって，いったん発達した知能が後天的，持続的に低下する状態をいう．

知能障害の有無は認知症様顔貌，動作の拙劣さなど視診による観察と，知識，判断，理解，記憶，計算，概念，定義などに関する簡単な問診によって調べることができる．一定の様式で知能程度を測定するには知能テストがある．

2．偽認知症，仮性認知症 Pseudodemenz, pseudodementia

ごく単純な知識さえないような返答をしたり，ごく簡単な行為も知らないような態度をとる．たとえば，1＋2＝4であるとか，馬の脚は5本であるなど，問いに対して直ちに的はずれな応答をする．これを**的はずれ応答** paralogia, Vorbeireden という．また，着物を脱ぐこともできなかったり，ペンの持ち方も知らないような動作をする．拘禁状態で起こる解離性反応である **Ganser 症候群**にみられることが多いが，器質精神症候群であることもある．

うつ状態で思考制止，意欲制止によって認知症と似た状態を呈することがある．これを**うつ病性仮性認知症**（depressive pseudodementia）という．

K　人格の障害

人格 personality, Persönlichkeit とは人となりのことである．感情，意欲，知能が総合されて個人としての特性を形成したものである．このうち，感情と意欲の面における特性を**性格** character, Charakter という．しかし，人格と性格とは全く同義語として用いられることのほうが多く，本書でも同義語として用いる．すなわち，人格とは個人が感情と意欲において，どのような反応型をとりやすいか，また，どのような持続的な傾向を示すかということである．感情素質を**気質** temperament, Temperament というが，性格と気質とを厳格に区別しないことが多い．

人格は遺伝素質が環境要因によって修正されて発達したものである．人格特性のなかには環境によって影響を受けにくいものと受けやすいものとがある（306頁参照）．

人格は各個人によって千差万別であるが，特徴的なものをとらえて類型化することができる．類型には体質や生物学的特性によるもの（Kretschmer, E.やSheldon, W.H.）と，心理学的特性によるもの（Jung, C.G.など）がある．

1．人格変化と人格の発展

人格は固定してしまったものではない．臨床的に重要なことは，器質精神障害によって**人格変化** personality change, Persönlichkeitsveränderung が起こることである．脳障害が軽度な場合には，その人の持ち前の人格特徴が露骨に現れる．節約家が吝嗇家になり，短気な人が爆発的な癇癪もちになるようなものである．これを**人格の尖鋭化** Zuspitzung der Persönlichkeit という．脳障害が強いときには人格が全く変わってしまう．**人格崩壊** personality deterioration, Persönlichkeitsabbau という．幼少時からの脳障害，たとえばてんかん，精神遅滞，微細脳機能障害による人格変化はしばしば認められ，これが生来性の人格障害と区別しにくいことがある．

統合失調症などの精神病が人格変化を一時的あるいは持続的に引き起こすことはよく知られている．

人格が環境からの心理的影響によって変化していくことを**人格の発展** personality development, Persönlichkeitsentwicklung という．

2．人格の類型

a．体質・生物学的特性による類型

1）Kretschmer の類型

Kretschmer, E.の類型は臨床精神医学から出発し，統合失調症と躁うつ病のそれぞれに親和性のある性格と体型があることを認めたものである．統合失調気質 schizothymia, schizothymes Temperament と循環気質 cyclothymia, cyclothymes Temperament である．これらの気質傾向には，正常から病気までの連続性があり，両方の極に統合失調症と躁うつ病があり，正常範囲よりも程度の強いものを統合失調質 schizoid, Schizoid, 循環病質 cycloid, Zykloid とした（図1-37）．

体型は**細長型** leptosomer Typus, **肥満型** pyknischer Typus, **闘士型** athletischer Typus, **形成異常型** dysplastischer Typus に分けた（表1-5）．細長型（無力型 asthenischer Typus）はやせ型で顔も細く，胸も薄く，手足が長い．肥満型は顔はまるく，首が短く，よく肥って，手足が短い．闘士型は筋骨たくましく，顔は角張って，手足が大きい．形成異常型は小児様体格で発育不良のものである．

気質と体型の関係では，統合失調気質と細長型，循環気質と肥満型の親和性を認めた．また，闘士型では几帳面で実直，鈍重であるが，融通性に乏しく，ときに爆発的に怒る傾向があるとして，**粘着気質** visköses Temperament と名づけ，てんかんとの関連を予測した．統合失調気質と細長型，

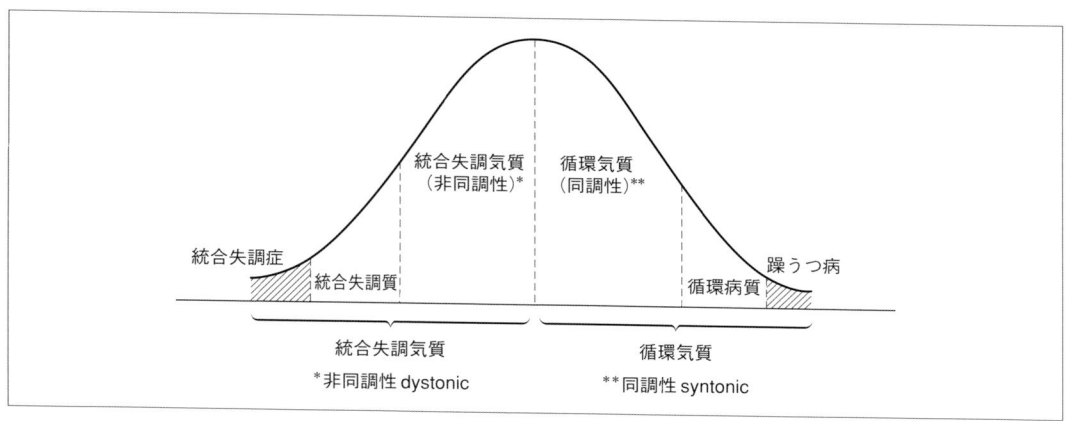

図1-37 人格特性と病気の連続性

表1-5 Kretschmerによる体型分類 ― "体格と性格"より

頭囲	肥満型 ＞ 闘士型 ＞ 細長型
肩幅	肥満型 ＞ 闘士型 ＞ 細長型
胸囲	肥満型 ＜ 闘士型 ＞ 細長型
腹囲	肥満型 ＞ 闘士型 ＞ 細長型

表1-6 Sheldonの類型

身体類型		気質類型	
内胚葉型	endomorphic	内臓緊張型	viscerotonic
中胚葉型	mesomorphic	身体緊張型	somatotonic
外胚葉型	ectomorphic	頭脳緊張型	cerebrotonic

循環気質と肥満型の関連を感じる例もあるが，統計的に実証されない説とする反論がある．闘士型―粘着気質―てんかんの関連については否定されている．

統合失調気質：次の3群の特徴がある．
　① 非社交的，静か，内気，きまじめ，変わりもの
　② 臆病，はにかみ，繊細，敏感，神経質，興奮しやすい，自然や書物の友
　③ 従順，善良，行儀よい，無頓着，鈍感，遅鈍

①は統合失調気質の一般的特徴であり，②は過敏性に関係し，③は鈍感さに関係する．統合失調気質では，周囲の人との感情的接触が滑らかでなく，感情が周囲と共振せず（非同調性dystonic），内省的，孤立的傾向がある．感情の起伏はぎくしゃくしており，敏感，繊細，傷つきやすさと，鈍感，無関心の両極にゆれ動きやすい．この型の人には空想家，理想主義者，狂信者，冷笑的傍観者などがある．

循環気質：次の3群の特徴がある．
　① 社交的，善良，親切，情味深い
　② 明朗，ユーモアがある，活発，激しやすい
　③ 寡黙，平静，気重，柔和

①は循環気質全般にみられる基本的特徴である．②は躁性の，③は抑うつ性の傾向である．循環気質では，周囲と感情的に共振しやすいのが特徴である（同調性syntonic）．感情の起伏は滑らかであり，現実的，妥協的である．この型の人には実務家，現実主義者，行動家，享楽者などがある．

2) Sheldonの類型

　Kretschmerの類型と共通点をもっている．Kretschmerが精神病者を基礎として類型を発展させたのに対して，Sheldonは正常者について，体格の判定による身体類型と，気質の特性を整理し，身体類型と気質類型に関連があることを実証したものである（**表1-6**）．

　内胚葉型は消化器系統の発達のよい，やわらかでまるい肥満型である．中胚葉型は骨や筋肉の発達がよい．外胚葉型は神経系，感覚器官，皮膚組織がよく発達し，細長く貧弱な体型であり，Kretschmerの肥満型，闘士型，細長型にそれぞれ該当する．

　内臓緊張型はくつろぎ，安楽を好み，食べることを楽しみ，社交的で人の愛情を求める．身体緊張型は運動，冒険を求め，精力的に活動し，自己を主張し，支配することを好む．頭脳緊張型は控え目で過敏，人の注意をひくことを避ける．安眠できず疲労感をもつ．

3) 人格構造仮説

　Cloninger, C.R. は人格を構成する次元として，遺伝生物学的に規定される気質と，心理社会的に育成される性格からなると想定した．このうち，気質は新奇性追求，損害回避，報酬依存，固執（持続性）の4次元からなり，性格は自己志向性，協調性，自己超越性の3次元からなるとした．これら7次元を質問紙法，気質・性格テスト **Temperament and Character Inventory**（**TCI**）により調べた．このうち損害回避は不安・抑うつ傾向と関連し，セロトニントランスポーター遺伝子の亜型と，新奇性追求はドーパミン受容体の亜型と関連するという報告があり，報酬依存はノルアドレナリンとの関連を想定したが，いずれも確定的な段階ではない．

b. 心理的特性による類型

1) 外向型と内向型（Jung, C. G.）

　Jungは精神分析の立場から，精神的エネルギーが主として外部に向かい，外部の刺激に影響されやすい傾向をもつ外向型と，精神的エネルギーが内面に向かい，自己に関心が集中する傾向をもつ内向型に区別した．外向型では関心が自分以外のものに向けられ，行動的，積極的，社交的，現実主義的である．内向型では関心が自分に向けられ，反省的，消極的，孤独的，理想主義的である．

2) Sprangerの類型

　人がどのようなことに価値を見出し，人生の目標にしているかによって，6つの類型を考えた．経済型，理論型，審美型，宗教型，権力型，社会型である．

　Jung, Sprangerなどの類型は臨床的にはさほどの意味をもたない．

c. 臨床精神医学的類型

　臨床的に重要なことは，顕著な不適応状態を持続する人格障害と，精神病の病前性格としてどのような特徴があるかということである．これらはある体系のもとにすべての人間を類型分類しようとするものではない．非体系的に顕著な特徴を抽出するものである．

　人格障害の分類で有名なものには Schneider, K. によるものがある．**ICDの分類**はこれとKretschmerの分類を折衷したようなものである．この詳細は人格障害の項（**306頁**）で述べる．

　病前性格として重要なものは，統合失調症における統合失調気質，躁うつ病における循環気質や

執着性格，あるいはメランコリー型であり，これらについては統合失調症，躁うつ病の項で記載する．

神経症性性格として重要な森田神経質については，神経症の項(**286頁**)で記載する．

L 病識欠如

病識とは，自分の病気について，あるいは幻覚とか妄想のような異常体験や行動について，その異常性を自覚していることである．精神病状態ではしばしば病識が欠如する．病状がよくなれば病識が現れてくるので，病識の有無は改善度の指標となる．また，病識の有無は治療導入とその継続・指導のうえで重要な要素となる．

はっきりした病識はないが，漠然とした不調感，異常感があるのを病感という．病識はなくても病感はあることが多い．

M 疎通性障害

疎通(疏通)性とは治療者と患者との間の感情や意志の通じ具合をいう．接触性 contact あるいはラポール rapport もほぼ同義である．表面的な接触性は保たれていても，打てば響くような感情的共鳴，共感に欠けることも多い．統合失調症ではしばしば疎通性が障害される．

II．精神状態像

精神現象の個々の異常，たとえば感情の異常とか意欲の異常とか思考の異常などは，その1つだけが異常で，その他の点では正常であるといったものではない．感情の異常が最も目立つが，それとともに意欲，思考にも異常があるというように，精神現象全体としてあるまとまった形をとるものである．このひとまとめにした精神状態を，**状態像** Zustandbild あるいは単に**状態** state, Zustand という．

精神医学的診断は状態像を把握するところから始まる．状態像の起こり方と経過に身体的所見の有無を勘案して診断を方向づける．この際，常に念頭におくべきことは，

 ① 意識障害
 ② 知能障害
 ③ 人格変化

があるかどうかである．これらの障害があれば，まず器質精神症候群を考える．器質精神症候群が疑われたときは積極的に身体的検索が必要となる．これが除外されたものについて，内因精神病，

神経症，あるいは人格障害などを鑑別していくわけである．

A　不安状態 anxiety state，Angstzustand

対象のはっきりしない漠然とした恐れの感じである．程度が強いと苦悶状態という．発作性あるいは持続性である．強い発作性不安を**恐慌** panic という．不安は自律神経系の症状を伴い，頻発する症状には動悸，息切れ，喉の閉塞感，振戦，項部痛，めまい感，頭痛などがある．発作性不安の身体症状によって重篤な生命の危機感を起こし救急外来に運ばれるほどになることはまれでない．

［診断指針］
① 不安障害（発作性と全般性）．発作性はパニック（恐慌性）障害ともいう．
② その他神経症一般
③ うつ病，統合失調症

B　恐怖状態 phobic state，phobischer Zustand

対象のはっきりした恐れである．恐れを起こす対象から遠ざかっていれば不安は起こらない．さまざまな対象が不安を起こす（**48頁参照**）．自律神経症状を起こすことは不安状態と同様である．

［診断指針］
① 恐怖症性不安障害
② 統合失調症

C　強迫状態 obsessive-compulsive state，Zwangszustand

強迫観念が中心となる状態である．強迫行為を伴うことが多い．

［診断指針］
① 強迫性障害
② うつ病
③ 統合失調症
④ 強迫性人格障害

D　心気状態 hypochondriacal state，hypochondrischer Zustand

実際には病気でないのに病気であると考えたり，あるいは病気ではないかと心配する状態であり，心気症という．身体のある臓器（たとえば心臓とか胃腸）の病気を心配するとその部に不快感が起こるとともに，自律神経の反応も加わって，疾病感は増大する．

［診断指針］
① 心気障害
② うつ病
③ 統合失調症

E　神経衰弱状態 neurasthenic state, neurasthenischer Zustand

　精神的あるいは身体的な努力ですぐ疲れやすい状態である．主観的に心身のさまざまな故障を訴えるが，客観的にはさほどの障害が認められない．

　訴えは頭痛，頭重，全身倦怠，疲れやすさ，不眠(とくに就眠障害，熟眠障害)，項部や肩のこり，心臓や消化器など自律神経によって支配される器官の機能障害，性欲減退などの身体的なものと，記憶力減退感，注意集中困難，作業能力減退，音や光などの感覚過敏，感情不安定など精神的なものなどさまざまである．

［診断指針］
① 神経衰弱
② 器質精神症候群(脳動脈硬化症，脳外傷，その他)．この際みられるものを過敏情動性衰弱状態ともいう．
③ うつ病，統合失調症(他の精神病症状あり)
④ 依存性人格障害

F　解離・転換状態 dissociative／conversion state, Dissoziations-／Konversionszustand

　心理的に引き起こされた状態であり，意識や人格など精神面の変容を示す解離症状 dissociative symptom(もうろう状態，人格変容状態など)と，身体症状を著明に現す転換症状 conversion symptom(運動麻痺，知覚鈍麻，疼痛，けいれん発作など)がある．国際疾病分類(ICD-10)では，解離と転換は共存しやすいため，両者を区別しないで解離としている．

　なお，人の注意を引くような，大げさでわざとらしい表情，態度，振る舞いが目立つ人柄を**演技性人格** histrionic personality という．従来ヒステリーとされてきたものでは，解離・転換症状と演技性特徴がともに含まれていた．現在ではヒステリーの用語は用いられない傾向にある．

　Ganser 症候群とは解離状態の一種で，偽認知症，小児症，当意即答を示す．すなわち，ごく簡単なこともわからないようで，態度は子供っぽく，問いに対して直ちに出まかせな答えをする状態である．拘禁状態でみられる．

　態度の誇張性，演技性 histrionic を持続するのは演技性人格障害にみられる*．

［診断指針］
① 解離性(転換性)障害(ヒステリー)

② 器質精神症候群
　　　③ ＊演技性人格障害

| **G** | 離人状態 depersonalization state，Depersonalisationszustand |

自己の精神活動，あるいは外界に対する実感が喪失する状態である．

［診断指針］
　　　① 離人・現実感喪失症候群
　　　② 統合失調症，うつ病，中毒など，さまざまなものに起こる．
　　　③ 解離性障害

| **H** | うつ状態 depressive state，depressiver Zustand |

　感情の抑うつ・悲哀感，意欲制止，思考制止を三主徴とする状態である．意欲制止，思考制止の強い型を**抑制型** retarded type といい，動作緩慢で発語も少なく内容も乏しい．これに対して，不安，苦悶が強く運動興奮を示すものを**激越型** agitated type という．運動興奮がやや少なければ**焦燥型** anxious type である．うつ状態では自殺念慮がよくあるが，自殺企図は激越型にとくに頻発する．行動抑制がないためである．

　思考内容は悲観的，自責的，心気的である．ときには他罰的であることもある．罪業妄想，貧困妄想，心気妄想を起こすこともある．

　うつ状態では睡眠障害（とくに早朝覚醒と熟眠障害），食欲減退，性欲減退などの身体症状を伴うことが多い．

［診断指針］
　　　① うつ病（気分障害）
　　　② 気分変調症
　　　③ 統合失調症の副症状，統合失調感情障害
　　　④ 器質性気分障害

| **I** | 躁状態 manic state，manischer Zustand |

　感情爽快，精神運動興奮（意欲の脱抑制），観念奔逸が三主徴である．睡眠障害は必発するが，短時間の睡眠で十分だとして自覚的訴えとはならない．程度の軽いものを軽躁状態 hypomanic state という．

［診断指針］
　　　① 躁病，双極性感情障害

②　器質性気分障害（進行麻痺，急性アルコール酩酊など）
③　統合失調症の副症状，統合失調感情障害
④　気分循環症

J　妄想状態 delusional（paranoid）state，paranoider Zustand，幻覚妄想状態 hallucinatory paranoid state，halluzinatorisch-paranoider Zustand

妄想状態は意識清明で妄想の起こる状態である．paranoidとは自己と他者との間の関係について，病的な歪みを確信し，そのような態度をとることを意味する．妄想は被害的内容が最も多いが，誇大的内容の場合もある．幻覚を伴うときは**幻覚妄想状態**であり，幻覚には幻聴が最も多い．幻覚妄想に対する病識はなく，現実に起こっている現象と考える．幻覚だけを示し他の精神症状が少なく，幻覚であるという自覚が残っている状態を**幻覚症** hallucinosis という．

幻覚を伴わない妄想状態もあり，この典型はパラノイアにみられる．

［診断指針］
①　統合失調症
②　妄想性障害 delusional disorder（パラノイア）
③　中毒精神病，器質精神症候群

K　緊張病状態 catatonic state，katatoner Zustand

緊張病性興奮と緊張病性昏迷がある．カタレプシー，常同症，拒絶症，衒奇症などを著明に示す．

［診断指針］
①　緊張型統合失調症
②　器質精神症候群
③　気分障害，緊張病性の特徴を伴うもの

L　昏迷状態 stupor，Stupor

意欲の発動がみられず，刺激にも反応しない状態である．

［診断指針］
①　緊張型統合失調症
②　うつ病
③　器質精神症候群（意識混濁を伴う）

M 錯乱状態 confusional state，Verwirrtheitszustand

　思考がまとまらず散乱し，行動が何を目的としているかわからない状態である．意識混濁のある錯乱状態をアメンチア Amentia という．一般に錯乱状態とは意識混濁のある場合に用いられる．英語圏ではとくにそうである．ドイツ語圏では意識混濁のない状態にも用い，観念奔逸性錯乱とか支離滅裂性錯乱などという*．

　　アメンチアの用法は英語圏とドイツ語圏で異なる．英語圏では精神薄弱を意味し，ドイツ語圏では意識混濁と困惑感を伴った錯乱状態をいう．

［診断指針］
　① 器質精神症候群
　② 解離性障害
　③ *統合失調症，躁病

N 意識障害状態 disturbance of consciousness，Bewußtseinsstörung

　単純な意識混濁で昏睡に至る群と，錯乱，せん妄，もうろう状態などがある．

［診断指針］
　① 急性器質精神症候群
　② 慢性器質精神症候群の経過中
　③ 解離性障害

O 健忘状態 amnestic state，amnestischer Zustand

　記憶の障害された状態である．意識喪失中のことが思い出せないのは**同次健忘** congrade amnesia，発症以前に経験したことを思い出せなくなることを**逆向健忘** retrograde amnesia，発症以後の記憶が障害されるのを**前向健忘** anterograde amnesia という．

　Korsakov 症候群：健忘，失見当識，作話を三主徴とする．

　一過性全健忘 transient global amnesia：一過性の強い健忘状態が起こり，この期間に比較的複雑な行動が可能であって，客観的には行動にややまとまりを欠く程度のことが多い．

［診断指針］
　① 器質精神症候群
　② 解離性障害

P 認知症状態 dementia, Demenz

いったん発達した知能の持続的低下を示す状態であり，日常生活機能，社会行動の障害がある．人格変化を伴う．

［診断指針］

　　慢性器質精神症候群

Q 人格荒廃状態（欠陥状態）deterioration, Verblödung（deficit state, Defektzustand）

感情，意欲の高度の鈍化をいう．感情鈍麻 apathy，無為 abulia で，寒さ暑さ，不潔さ，対人接触などすべてに無関心であり，動きも少なくぼんやりしている．あるいは，無目的な徘徊があったり，空虚で子供じみた態度，行動を示す児戯性 fatuous，läppisch もある．

［診断指針］

　　① 統合失調症
　　② 器質精神症候群

R 器質精神症候群 organic mental syndrome（organic brain syndrome；OBS）

脳機能の障害によって起こる精神症候群を総称する．見当識，記憶，知能，判断の障害と感情の易変性と浅薄化などさまざまな症状を示す．原因には変性，炎症，中毒，代謝障害，外傷，血管障害，新生物などがあり，脳の一次的病変によるもののみでなく，脳以外の身体疾患や中毒によるものも含める．

急性群は意識障害の系列に属し，慢性群は認知症と人格崩壊の系列に属すことが多い．

［診断指針］

　　① 器質精神病
　　② 症状精神病
　　③ 中毒精神病

第4章 神経心理学

　脳の局在機能の脱落によって起こる神経精神症状を調べるのを神経心理学 neuropsychology，あるいは大脳病理学 Gehirnpathologie という．精神医学と神経学との境界領域である．失語，失行，失認はその代表的なものである．これに，前頭葉症候群，側頭葉症候群などの重要な症候群を加えて説明する．

　神経心理学はまず失語の研究から始まり，Broca, P.(1861)が左第3前頭回脚部(弁蓋部 pars opercularis)の損傷と運動失語の関係を認めた．ついで Wernicke, C.(1874)が左第1側頭回の後1/3の損傷による感覚失語を認めた．これらは局在機能を重視する局在論である．その後，脳の全体的な障害の現れ方と考える全体論(Goldstein, K. ら)や，知覚，認識，表出などの諸機能の関係と統合，大脳半球優位の問題など，複雑な学問に発展している．最近では頭部画像検査の進歩により，脳の形態，循環・代謝の変化と脳局所症状との関係の理解が進んでいる．

　巣症状の原因は，脳出血，脳梗塞，脳腫瘍，脳外傷が主であり，さらに Pick 病(前頭側頭型認知症)，Alzheimer 病などの脳萎縮性疾患にもみられる．

I．失語，失行，失認

A　失語 aphasia

　言語機能のうち，4つの要素(聞く，話す，読む，書く)のいずれか，あるいはいくつかが障害されている(表1-7)．言語中枢およびその周辺の障害で言語や文字の理解，表現がうまくできない．分類は二分法が基本で，運動/感覚，表出性/受容性，非流暢性/流暢性と分類される．

　失語症をみていく際の項目については次のものがある．

　① **自発言語**：「どういうことで病院へ来られました？」「職業は？」と質問を始めながら，患者の話し方，量，プロソディー(言葉の強弱，高低，速度など)をみていく．まず，発語が流暢か，否

表1-7　失語の症状

	自発言語	命名呼称	話し言葉理解	書き言葉理解	復唱	読字	自発書字	書き取り
Broca失語	× 非流暢	×	○	△	×	×	×	×
Wernicke失語	× 流暢, 錯語	×	×	×	×	×	× 錯書	×
伝導失語	× 流暢	×, △	○	○	×	× 錯読	× 錯書	△
全失語	× 非流暢	×	×	×	×	×	×	×
超皮質運動失語	× 非流暢	△	○	○	○	△	×	×
超皮質感覚失語	× 流暢	×	×	×	○	×	×	×
健忘失語	△	×	○	○	○	○	○	○

○：障害なし，△：軽度障害，×：重度障害．

（非流暢）かをみる．誤り言葉である錯語には字性錯語literal paraphasiaと語性錯語verbal paraphasiaがある．前者は音韻性錯語phonemic paraphasiaともいわれ，言葉の中のある音が他の音に変わる．たとえば，コップ→コック，ヤカン→タカンのごとくである．後者は意味性錯語ともいわれ，エンピツ→ケシゴムのごとくである．

② **物品呼称（喚語）**：日常によく使う時計，はさみ，糊などを見せて，その名前を言わせる．その物品名が思い出せないのを語健忘word amnesiaという．

③ **復唱**：検者の言った言葉を患者に復唱させる．言語野に病変があるときは復唱は障害される．言語野周辺に病変があるときは復唱は障害されない．

④ **言語理解**：自発言語でだいたい患者の了解の程度はわかる．検査では「目を閉じて下さい」「手をあげて下さい」などと言って，テストする．

⑤ **書字・読字**：書字には自発書字，書き取り，写字がある．読字は音読と読解力をみる．

1．運動失語 motor aphasia（Broca）（**表現性失語** expressive aphasia）

言語理解は比較的よいが，自発言語が著しく困難，あるいはできない．非流暢型失語である．努力性でいかにも話しにくそうに，詰まりながら話す．復唱，音読もできない．構語障害，プロソディーの障害を伴いやすい．プロソディーprosodyとは言葉の速さ，リズム，抑揚，強弱をいう．障害部位はBroca領域とされていたが，最近はそれに加えてその周辺のより広範な損傷が関与するとする説が強い．助詞，前置詞が抜けて，「私東京行く」「今日晴れ」などと言い，失文法agrammatismという．書字も高度に障害される．

2. 感覚失語 sensory aphasia（Wernicke）（**受容性失語** receptive aphasia）

　言語理解の障害で，言語は聞こえているが，意味がわからない．言葉に関する表象が喚起されないので，理解されない．話し方は流暢で，自発語は正常，場合によっては増加している（流暢型失語）．錯語，錯文法，保続が多い．錯語では字性錯語と語性錯語がある．程度が強くて，何を言っているのかわからないのを jargon 失語という．書字理解も話し言葉と同じく障害されている．神経学的には右同名半盲を伴いやすい．麻痺は少ないか，ない．病巣は Wernicke 中枢ばかりでなく周囲を含んだ広範な傷害で，中大脳動脈の皮質枝の閉塞によることが多い．急性発症したときは急に多弁となり錯語が多く，様子がおかしいため，精神疾患とよく誤診される．

3. 健忘失語 amnestic aphasia

　物品の名称をいう喚語（語想起）障害で，必要としている言葉が出ない．自発言語は流暢であるが，話したい言葉が出ず，遠回しに言う迂回操作が起こる．話し言葉の理解，復唱，読字，書字はよい．病巣は不明というか，びまん性障害とされる．

4. 全失語 global aphasia

　言語の表出ならびに理解が著しく悪い．したがって，言語は非流暢で，かつ理解も悪い．言語機能に関して他の機能もすべて障害される．病巣は優位半球の中大脳動脈の広範な障害で，梗塞が多い．麻痺，感覚障害を伴うことが多い．

5. 伝導失語 conduction aphasia

　言語の理解，表出はよいが，言語復唱が著明に悪い．喚語では音韻性（字性）錯語がしばしばある．

6. 超皮質失語 transcortical aphasia

　言語野は障害されていないが，その周辺が障害されている．動脈では境界域にあたり，境界域失語ともいわれる．言語の復唱が保たれるのが特徴である．

　超皮質運動失語と超皮質感覚失語とに分類される．

　古典的失語理論としては Wernicke-Lichtheim の図式が有名である．この理論は今日では必ずしも容認されていないが，症状の理解の助けになる（**図 1-38**）．

B　失行 apraxia

　運動障害（麻痺，失調など）がないのに，行為，動作が行えない．Liepmann（1900）によって提唱された．

```
                    概念中枢
                      B
  超皮質運動失語  ╱   ╲  超皮質感覚失語
                 ╱＋ ＋╲
  皮質運動失語  ╱        ╲  皮質感覚失語（Wernicke 失語）
  （Broca 失語）╱          ╲
     運動言語中枢 M ──×── A 感覚言語中枢（Wernicke 中枢）
     （Broca 中枢）    伝導失語
              │              │
  皮質下運動失語×              ×皮質下感覚失語
  （純粋語啞）                  （純粋語聾）
              │              │
  大脳皮質言語運動領域 m      a 大脳皮質言語感覚領域
              │              │

        a－A－B：言語理解
        B－M－m または B－A－M－m：言語表現
        a－A－M－m：模倣言語（復唱）
```

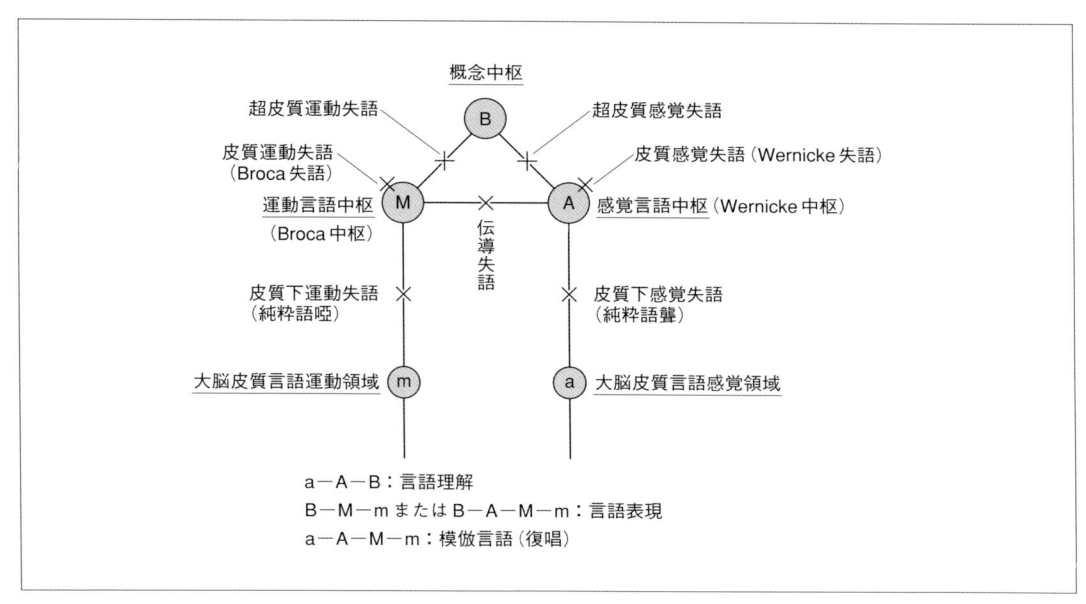

図 1-38　Wernicke-Lichtheim の図式

1. 肢節運動失行 limb-kinetic apraxia

熟練した動作の障害である．手指の動作（ボタンをはめる，手袋をはめる，物をつまむ，ポケットに手を入れる）が高度に不器用で，ぎこちない．左右の中心領域の障害で起こる（肢節運動失行は失行の項でまず初めに記載されるが，自動運動と随意運動との乖離がないので真の失行とはみなさない立場がある）．

2. 観念運動失行 ideomotor apraxia

簡単な動作が自動的にはできているが，命令されたとき，あるいは模倣ができない．日常生活では異常に気づいていない．物を使わない単純な動作と，物を使う単純な動作でテストする．前者には敬礼，さよならと手を振る，ジャンケンのチョキなどがあり，後者には櫛で髪をすく，歯ブラシで歯を磨くなどがある．口頭命令のとき症状は一番目立つ．ついで模倣である．病巣は左頭頂葉の下部（縁上回）である．

3. 観念失行（企図失行）ideational apraxia

系統的，合目的的な行為の障害である．個々の行為は可能であるが，それらを一連の目的に沿った行為としたときに，動作の順番が間違ったり，その一部を省略して，うまく行えない．日常生活でもその異常に気づかれている．タバコにマッチで火をつける，便箋を折り，封筒に入れ，糊で封をするなどができない．優位半球の頭頂葉下部の広範な障害である．

	自発運動	口頭命令	模倣
肢節運動失行	×	×	×
観念運動失行	○	×	△
観念失行	×	×	△

4. 構成失行 constructive apraxia

空間形態を作ることができない．具体的には，紙に三角や円を書く，マッチ棒や積木でいろいろの形を作るなどができない．病巣は優位あるいは劣位半球の頭頂-後頭葉である．

5. 着衣失行 apraxia for dressing, Kleidungsapraxie

衣服の着脱ができない．病巣は劣位半球の頭頂-後頭葉である．

[失行のみかた] 顔面では目を閉じる，口を開ける，舌を出す．上肢ではさよならをする，万歳をする，敬礼をする，櫛で髪をすく，箸を使う，釘を打つ．下肢では足で円を描く，歩くなどを命ずる．これらをまず口頭命令，模倣で評価する．そして日常生活で物品使用がうまくできるかどうかを尋ねる．

C 失認 agnosia

感覚障害がなく，認知症や意識障害もないのに，対象の認知ができない．

1. 視覚失認 visual agnosia

視覚対象の失認と視空間失認に2大別する．

a. 視覚対象の失認

物体失認：物を見ても何であるかわからない．しかし，触る，音を聴くなどしてわかる．両側後頭葉の障害である．

相貌失認：人の顔の認知ができない．身近な人がわからない．

同時失認：個々の認知はできるが，全体の認知ができない．

色彩失認（色名呼称障害）：色の名前がわからない．色覚は正常であるが，色の呼称，命令による指さしができない．

純粋失読：後頭葉性失読ともいい，文字，語の形態把握ができない．失書はない．病巣は優位半球の後頭葉と脳梁膨大部である．失書を伴う失読は頭頂葉性失読という．

b. 視空間失認

目の前に見ている空間（視空間）に関しての知覚と操作の障害である．Alzheimer型認知症，血管障害，また腫瘍でみる．

半側空間失認(半側空間無視) unilateral spatial neglect(USN)：半側というが，大多数が左側空間無視である．患者はしばしば視線を病(右)側に向ける．同名半盲を伴うことが多い．試験をすると明らかとなる．直線の二等分，線分抹消テスト，図形模写，時計描写を行う．病巣は右脳で，頭頂葉など後部の損傷が多い．

地誌的障害：よく知っているところ(たとえば自室から便所など)へうまく行けない，帰れないことを**地誌的失見当**(道順障害)という．また，地図上の位置関係，時計の読みが障害されることを**地誌的記憶障害**という．

Bálint 症候群：Bálint(1909)が初めて記載した眼球運動障害と密接した空間認知障害である．次の3症候からなる．病巣は両側の頭頂・後頭領域にある．

① 精神性注視麻痺：眼筋麻痺がないのに目的のある眼球運動ができず，視線が定まらない．偶然に視線が定まると，その標的に固着し，視線を他に移すことができない．

② 視覚性運動失調：視覚の調整による目的運動ができない．眼前のものをとらえようとしても誤った方向に偏る．

③ 視覚性注意障害：視線が向けられている対象以外には視覚刺激に対して注意を向けない．

2. 聴覚失認 auditory agnosia

音を聞いても判別できない．

3. 身体失認 asomatognosia

自分の身体についての空間像(身体図式)の認識ができない．

Gerstmann 症候群：手指失認，左右障害，失書，失計算の4症候からなる症候群である．患者は自分の指，検者の指を問わず命令に応じて提示すること，呼称することができない．手指失認は両側に現れる．また身体の左右の認識ができず，文字が書けず計算ができない．優位半球(左)の頭頂-後頭移行部(角回)の病巣による．

半側身体失認 unilateral asomatognosia：劣位半球(右)の下頭頂小葉に病巣があるとき，左側半身に関する身体失認である．麻痺の有無にかかわらず，患側が無視され，その側を使用しない．着衣の際も半側を忘れる．

病態失認 anosognosia：片麻痺があってもこれを否認する．劣位半球(右)の下頭頂小葉に病巣があるとき，半側身体失認とともに左側半身にくる．

皮質性の視覚喪失(皮質盲)を自覚しないで否認するのを **Anton 症状** という．両側の後頭葉の広範な損傷による．

4. 触覚失認 tactile agnosia

物の素材，形態がわからない．

D 大脳半球優位

　人間において，利き手と言語の発達に伴って，左右の大脳半球の機能分化を生じた．右利きでは原則的に左半球が優位半球である．左利きではすべてがこの逆の関係にあるのではなく，左半球優位のものや，半球優位が不規則なものもある．

　優位半球は言語機能，ならびに言語に結びついた高次機能である象徴的，概念的，論理的な認知，思考，行為などに関係しているようである．したがって，その障害では失語をはじめとして，観念運動失行や観念失行，失認では手指失認，左右障害，色彩失認（色名の想起や色彩分類ができない）などの巣症状を呈する．

　劣位半球は言語と関係のない直接的な外界空間や身体空間の認知，自己所属性の感覚などに関係するようである．したがって，その障害では，相貌失認，自己の身体の左側を無視する半側身体失認（身体図式の障害），着衣失行などがある．また，これらの障害に関して，自己の誤りに気づかない病態失認がある．

　劣位半球の機能の研究は，右半球に病変をもつ患者の観察のほかに，1960年代以来のSperry, R.W.らの分離脳 split-brain の研究（難治性てんかんの治療の目的で脳梁，前交連などの大脳交連線維の切断手術を受けた患者についての研究）に負うところが大であるが，まだ知見は不十分な段階である．

　分離脳では左右大脳半球の離断症候群 disconnexion syndrome（Geschwind, N.）を示す．左右半球の機能を分けて検査する方法には，tachistoscopic presentation（左右の視野に別々に瞬間的な視覚刺激を与える方法）や，dichotic listening（左右の耳へ別々に聴覚刺激を与える方法）などがある．

II. 巣症状としての精神症状

A 前頭葉症候群 frontal lobe syndrome, Stirnhirnsyndrom

　前頭葉の器質的障害によって起こる精神症状は，**発動性減退，脱抑制と情動浅薄化**を特徴とする人格変化をきたす．自発性，創造性がなく，周囲に無関心，注意障害があり，感情の動きがない．無為，感情鈍麻の状態である．理解や記憶も軽度に障害される．発動性減退が強度なものは**前頭葉性無動症** frontal akinesia という．しばしば尿失禁を伴う．

　一方，抑制を欠き，道徳的責任感が低下して反社会的行為をしたり，感情が多幸的，無頓着で冗談，軽口をとばし深みがない**病的諧謔症（モリア moria）**もある．

原因は脳腫瘍，脳外傷，前頭側頭型認知症（Pick病）などによる広範な前頭葉障害による．Kleist, K.によれば前額脳（前頭葉凸面）の損傷で発動性減退が起こり，前頭葉下面（眼窩脳）の損傷で脱抑制，情動浅薄化，抑うつなどの人格変化が起こりやすいという．広範な損傷で把握反射や吸飲反射などの原始反射がみられることもある．また，患者の身体を動かそうとすると反射的に抵抗する（抵抗症 Gegenhalten）．病巣の反対側に軽い運動失調を認めることもある（前頭葉性運動失調）．

> ヒトで発達の著しい前頭葉の機能として working memory がある．これは，必要に応じて大脳皮質に保存されている長期記憶（知識）をすぐに使える状態にして処理する機能であり，これによって理論的に物事を考え，計画的に行動することができるとされている．前頭葉から線条体や側坐核などの大脳基底核へ投射する回路は，習慣や技能に関係する手続き記憶に関与する．また，前頭葉下面は辺縁系・視床下部の情動機能における高位中枢である．

B 側頭葉症候群 temporal lobe syndrome

側頭葉の障害では人格変化，記憶障害，精神運動発作，感覚失語などを起こす．人格変化，記憶障害の高度なものは両側の側頭葉の障害で起こるもので，片側の側頭葉障害では軽い記憶障害にとどまる．

人格変化としては，鈍重，粘着性，不機嫌で関係念慮を起こしやすい．強いものは無為，無関心となる．

● Klüver-Bucy 症候群

KlüverとBucyが1939年，サルの両側側頭葉切除によって認めたものである．① 精神盲 psychic blindness：物を見て食物と非食物の区別など，その物のもつ価値や意味がわからない．② 口唇傾向 oral tendencies：手あたりしだい何でも口に入れて，舐めたり噛んだりしてみる．③ hypermetamorphosis：視覚的な刺激に強く反応する．④ 情動反応の低下：攻撃的行動や恐怖心がなくなり，人なつこく温和になる．⑤ 性行動の亢進．⑥ 異食・多食的な食欲亢進を示す．

ヒトの両側側頭葉を海馬，扁桃体を含めて切除したときには，Klüver-Bucy症候群が術後数週間続いて消退し，① 健忘症候群，ことに記銘障害，② 人格変化（無為，無欲，無関心），③ 抽象的，概念的知能の低下を示すという．

精神運動発作に含まれる幻覚（幻視とくに情景性幻視，幻聴，幻嗅，幻味），既視，未視体験，夢幻様状態が側頭葉病巣で起こる．

辺縁系：側頭葉内側部は辺縁系の主要部位を構成している．辺縁系は，海馬，扁桃体，梨状葉，帯状回，側坐核，中隔野，嗅結節など側脳室をとりまく大脳部位である．この部は，情動，記憶，摂食，性行動，自律神経系を調整している．情動に関する古典的学説として，**Papezの回路**（海馬→^{脳弓}乳頭体→視床前核群→帯状回→海馬傍回→海馬からなる回路）が有名である（図1-39）．この回路はまた記憶に深く関与しているとされ，側頭葉内側部，とくに海馬の損傷によって記憶障害（健忘）を生ずる．左側の病巣により言語性記憶が，右側の病巣により非言語性記憶が障害され，両側

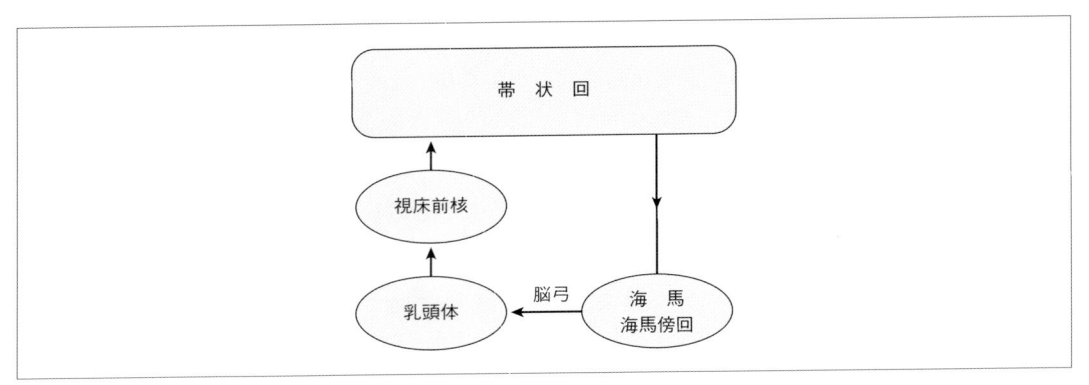

図1-39 Papezの回路

海馬の破壊により強い健忘を生ずる．扁桃体は海馬と密接な関係にあるが，情動発現や情動的な価値評価や意味づけに深く関与し，上記のKlüver-Bucy症候群の主体は扁桃体機能の脱落によるとされている．

　側頭葉と辺縁系の障害の原因には，てんかん，腫瘍，前頭側頭型認知症，その他の変性疾患がある．海馬は虚血性病変の好発部位である．統合失調症，躁うつ病，神経症，人格障害などでもこれらの部位の障害が推測され注目されている．

C 頭頂葉症候群 parietal lobe syndrome

　頭頂葉障害では知覚障害と失行，失認などが起こる．縁上回と角回からなる下頭頂小葉は，側頭葉の聴覚連合野，後頭葉の視覚連合野，頭頂葉の体性感覚連合野に囲まれており，連合野の機能を連合する部位である．失行，失認など高次神経機能の障害が出現しやすい重要な部位である．

D 後頭葉症候群 occipital lobe syndrome

　後頭葉障害では視覚領域の症状が現れる．視覚失認や視空間失認などがあり，刺激症状として要素性幻視がある．

E 脳梁症候群

　脳梁は左右大脳半球を連絡する交連線維からなる．Liepmann, H.(1907)は脳梁損傷による左側の失行を報告した．これは右利きの場合，言語命令で与えた動作を右手ではできるが，左手ではできない症状である．左半球からの言語命令が脳梁を通って左手の運動支配領域のある右半球へ伝達されないためと考えられ，1つの離断症候群である．まれには，左手が患者の意志に逆らって動く場

合もある(拮抗失行diagonistic apraxia)．たとえば，着衣に際し右手はボタンをはめているのに，左手はこれをはずしてしまうなどである．

脳梁前部領域の病巣では，発動性減退，無関心などが起こりやすく，脳梁後部領域の病巣では記憶や認知の障害が起こりやすい．しかし，これらは脳梁自体の症状というよりは，隣接した脳部位の障害，すなわち，前部では前頭葉正中領域や帯状回前部，後部では海馬や頭頂-後頭領域の障害による可能性がある．

一般に脳梁症候群は患者の日常行動や自覚症状としては認められなかったり，脳梁損傷の当初には認められても，そのうち代償機能によって症状が消退することも多い．脳梁無発育においても，特有な症状は示さない．

● Marchiafava-Bignami 病

主としてイタリアの慢性アルコール中毒にみられる．脳梁中心部に限局した変性を認める．躁，うつ，妄想状態，認知症などの精神症状と，片麻痺，失語，失行，てんかん発作などの神経症状がある．これらの症状もすべてが脳梁症状とはいえない．

F 間脳・中脳・脳幹症候群

間脳・中脳ないし脳幹部の器質的病変による精神症状の中核は意識障害であり，情動障害や人格変化，記憶障害，幻覚症などもしばしば認められる．

意識障害：意識の中枢が大脳皮質にはなく，間脳・中脳・脳幹部にあることについて，古くMauthner(1890)は睡眠と覚醒の調節に第三脳室周辺の灰白質を推定し，Economoも嗜眠性脳炎の剖検所見から，視床下部後方の第三脳室周辺部と嗜眠との関係を指摘した．動物実験ではRanson，Bremer，Hessらの研究，なかでもMagounらの網様体賦活系の研究が有名である．

橋・延髄など下部脳幹の病巣では深い昏睡をきたし，呼吸，脈拍，血圧，筋緊張の変化を伴う．間脳・中脳など上部脳幹(中脳，松果体，第三脳室，視床下部，視床など)の病巣では，種々の型の意識障害を現す．Cairnsは，①除脳硬直を伴う昏睡，②嗜眠，③無動無言症，④高熱を伴う昏睡をあげている．**無動無言症**は高度の発動性欠乏を示す意識混濁の状態である．また，もうろう状態やせん妄状態など精神病的な意識障害がしばしば認められる．

情動障害と人格変化：無関心，鈍感で動きの鈍い抑うつ状態，多幸性，あるいは錯乱性の躁状態などがある．人格変化としては，前頭葉性の発動障害に近い欲動・情動の減退(なげやり，不精，無動性)や，逆に興奮性，衝動性，反社会的行為などが起こる．

記憶障害：間脳性記憶障害である．健忘と失見当識，作話を伴うKorsakov症候群が乳頭体を中心とする間脳・下垂体領域の病巣で起こることは，Gudden(1896)が慢性アルコール中毒によるKorsakov病の剖検で最初に認めた．その後，Gamperらによって確認されている．その後，視床背内側核の損傷の重要性が指摘された．作話を伴わない健忘症候群も多い．視床の両側性腫瘍など間脳領域の病巣によって認知症様症状が起こることも認められている(視床性認知症)．

視床症候群とは，①病巣の反対側の半側感覚障害，②激しい自発痛（視床痛 thalamic hyperpathia），③軽度半身不全麻痺，④軽度の半側失調，⑤不随意運動である．

幻覚症：脳脚幻覚症 hallucinose pédonculaire（Lhermitt，van Bogaert）がある．きわめて強い感覚性をもった幻視であり，人物や動物が色彩をもってありありとみえる．患者は幻覚であることがわかっていることが多い．多くは夕暮に現れる．その他，意識障害を伴う幻視，幻聴はしばしば起こる．

間脳・中脳病巣をきたす主なものは，脳腫瘍とくに craniopharyngioma，脳炎，神経 Behçet 症候群，アルコール中毒，脳梗塞，外傷などである．内分泌障害，自律神経障害を伴うことが多い．

慢性限局性脳障害における精神症状には，障害の部位や種類による差異の少ない比較的共通した症状が認められる場合がある．Bleuler, M. はこれをまとめて脳局所性精神症候群 hirnlokales Psychosyndrom とよんだ．これは感情，意欲，個々の欲動（睡眠，運動欲，食欲，性欲，攻撃性など）の高・低への変動が中心となり，認知症のような知的機能の障害は認められない精神症候群である．

第5章　精神障害の原因，生物学，心理学に関する事項

Ⅰ．原因論

　精神障害の原因を**内因**，**外因**，**心因**に分けることが古くから行われている．外因と心因を合わせて広義の外因とすることもあるが，一般の慣用は両者に分ける．精神障害が純粋に内因のみ，あるいは純粋に外因のみに基づくことはまれであり，多くの精神障害は内因，外因，心因の複合した結果である．しかし，主要原因あるいは**主因**が何によるかによって，精神障害を内因精神障害，外因精神障害，心因精神障害に大別できる．

A　**内因性** endogenous

　内因とは外部環境の影響なしに内部からひとりでに起こるということである．個体の素質に基づいて病的過程が起こるものを内因精神病 endogenous psychosis という．素質は遺伝因子と環境因子の相互作用によって生ずる．内因という概念には遺伝的要素を重視するという意味とともに，脳に粗大な器質的変化がないという意味が含まれる．たとえば，Huntington 病は純粋に遺伝要因に基づく疾患であるが，脳に明らかな器質的病変があるので，その精神障害を内因性とはよばない．英米圏では内因精神病のことを**機能精神病** functional psychosis とよぶことが多い．機能性とは，粗大な脳病変がなく，症状の消長，可逆性があることを示すが，微細な脳病変の可能性を否定するものではない．すなわち，内因性という概念には遺伝規定性という意味が強いのに対して，機能性という概念にはこれが含まれないところに差異がある．

　内因精神病の代表は統合失調症と躁うつ病であり，これらは精神医学のうちで最も重要な疾患である．

　内因精神病の発病を促進する因子となるものを**誘因** precipitating factor という．内因性疾患においても誘因はしばしば認められる．

B 外因性 exogenous

　内因に対立する概念は外因である．身体的・心理的な原因をすべて含むが，一般には身体的外因（身体因）を外因という．精神障害が身体的病変と関連して説明されるものである．感染，中毒，変性，外傷，その他多数の原因に分けられる．このうち，脳が一次的に傷害されるものを**器質精神障害**，一般身体疾患から二次的に脳機能が傷害されるものを**症状精神障害**に分けるのが，わが国の慣用である．しかし，英米圏では両者をまとめて**器質精神症候群** organic mental syndrome とする．

C 心因性 psychogenic

　外因のうちで，心理・社会的環境要因が精神障害の原因となるものを心因という．心因には，精神的原因から反応的に，意味のつながりのある精神症状が起こることが了解できるという意味が含まれている．すなわち，精神的原因と症状との間に文脈をたどることができる．これに属するのは，反応性精神病や神経症である．

　近年，広くは心因に含まれるが，心因から区別するものとして，**状況因** situatogen ということがいわれてきた．これは心因としての自覚を欠き，精神的原因と精神症状との間に意味のある文脈もないが，精神症状を引き起こす土壌となったと考えられる状況をいう．たとえば，転勤とか軽い身体疾患にかかった後にうつ病を発症した場合，状況の変化が病因的に働いたとする．状況の定義は「患者がそこに生きており，患者自身に体験されないで常にその人格の形成に加わっているような世界である」とされる．

　精神障害の原因を，内因，外因，心因に3大別するのは簡潔で便利な方法であるが，近年，うつ病の状況因の研究，あるいは広く精神障害の分子遺伝学的研究などから，内因と環境因（心因や外因からなる）とが相対立したものではなく，両者はともに働くものであるという認識が深まっている．

II．遺伝と精神医学

　一般に疾患や異常は，①遺伝要因，②環境要因，③遺伝および環境要因の相互作用によるものに分けられる．この関係は**図1-40**のように示される．①に属する単因子遺伝病（先天性代謝異常や遺伝性変性疾患）と，②に属する非遺伝病（外傷，中毒，感染症など）を除くと，多くの疾患は③に属し，多因子病である．精神障害においても，内因性とされてきた統合失調症，気分障害などは③に属する病気であり，神経症，心身症，あるいは正常範囲の知能や人格も同様に③に属するものである．

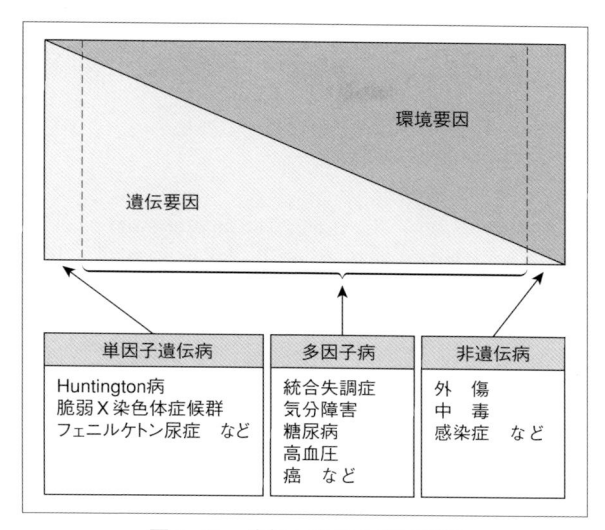

図 1-40 遺伝と環境の相互関係
(榊　佳之：ヒトゲノム．岩波書店，2001 より一部改変)

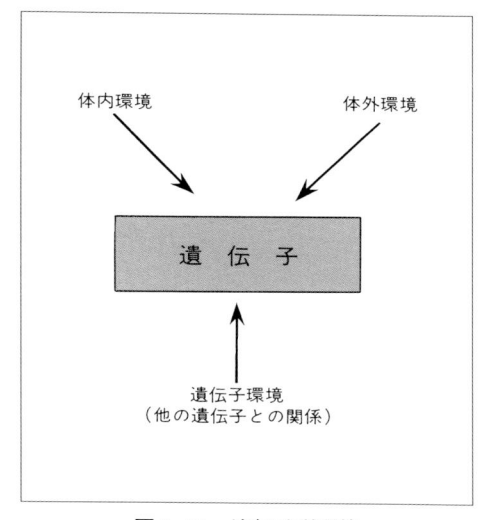

図 1-41 遺伝子-型環境
(稲永和豊：精神医学．p.17，金原出版，1976 より改変)

A　遺伝学概論

　遺伝の基本的単位は遺伝子である．遺伝子はデオキシリボ核酸（DNA）からなり，蛋白質のアミノ酸配列を決定する構造遺伝子と，この発現にかかわる部位を含んでいる．2003 年ヒトゲノム解読が完了し，その総数は 28 億 6,000 万塩基対であり，そのうち遺伝子の数は約 32,000 とされている．われわれが生体で観察しうるのは表現型 phenotype であり，そのもととなるのが遺伝子型 genotype である．

　遺伝子は遺伝子-型環境の影響を受けて表現型となる（図 1-41）．遺伝子のこれらの環境に対する支配力を浸透度 penetrance という．同じ表現型を示すもののなかに，遺伝子-型の関係しない環境要因によるもの（表型模写 phenocopy）や，異なった遺伝子型によるもの（遺伝的異種性）があることが知られている．

B　遺伝性疾患の大別

1．単因子遺伝病

　病因性をもつ単一遺伝子による疾患である．先天代謝異常はこれの代表である．遺伝形式はメンデルの法則に従う．優性遺伝ではヘテロ接合体 heterozygote（父系と母系の両方の遺伝子座に異なった対立遺伝子 allele をもつ個体）でも異常を現す．劣性遺伝ではホモ接合体 homozygote（父系と母系

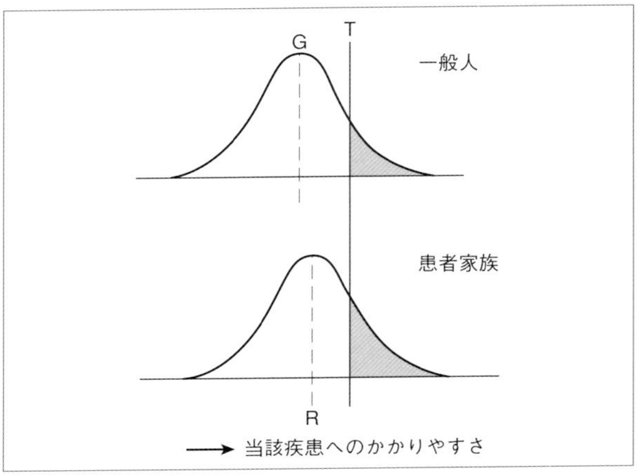

図1-42 多因子性遺伝のモデル
G：当該疾患に関係する遺伝子の一般人における平均
R：当該疾患に関係する遺伝子の患者家族における平均
T：閾値
(Reich, T., et al.: The multifactorial model of disease transmission. Br. J. Psychiatry 127：1-10, 1975 より改変)

の両方の遺伝子座に同一の対立遺伝子をもつ個体)のみが異常を現す．この場合，ヘテロ接合体は保因者となる．保因者は完全に正常な場合と，軽微な異常を示す場合とがある．優性か劣性かを決める要因に浸透度が関係する．

病的な遺伝子座が常染色体にあるものは，常染色体優性あるいは劣性である．病的な遺伝子座が性染色体にあるものは，伴性遺伝である．伴性劣性遺伝では異常のほとんどは男性である（例：赤緑色盲）．伴性優性遺伝では男女比は約1：2となる．

2．多因子性遺伝（多因子病）

病因性に乏しい数個あるいは多数の独立した遺伝子の組み合わせによって生ずるものである．一般人で正規分布をとるもの，たとえば身長，体重，体型，知能，血圧などは多因子性遺伝で説明される．この際，多数の変異した遺伝子と環境因子の総和が閾値以上にあるものが異常を現すと考えられる（閾値説）（**図1-42**）．

多因子性遺伝による疾患は上述したが（**図1-40**），遺伝形式はメンデルの法則に従わない．遺伝歴の認められない散発例と，遺伝歴の認められる家族例がある．一般に散発例は軽症であり，家族例は重症である．

3．ミトコンドリアDNA異常

細胞内の小器官であるミトコンドリアに含まれるDNAの異常に基づく病気であり，ミトコンドリア脳筋症（**346頁**）などがある．母系遺伝が特徴であり，罹患者の卵子のミトコンドリアを経由して遺伝する．したがって，罹患した母親の子供はすべて罹病危険性があるが，罹患した男性の子供にはその危険性はない．

4．染色体異常

ヒトの染色体数は46であり，22対の常染色体と，1対の性染色体からなる．男性の性染色体の

核型 karyotype は 46, XY, 女性では 46, XX である.

常染色体は形態的な大きさと特徴から，A（1～3番），B（4, 5番），C（6～12番），D（13～15番），E（16～18番），F（19, 20番），G（21, 22番）の7群に分けられる.

一般に染色体異常が認められる個体は，① 身体的障害，② 知能発育障害，③ 種々の程度の奇形を示す.

染色体異常にはトリソミー，モザイク，転座などがある.

トリソミー trisomy：染色体数が 46 のかわりに 47 あり，ある特定の染色体が3個ある．一般に精子あるいは卵子の形成時の減数分裂の際に不分離 nondisjunction が起こったためである．代表的疾患は Down 症候群であり，G 群（21番）染色体のトリソミーを示す．Down 症候群女子の核型は 47, XX, 21+ である.

モザイク mosaicism：分離 disjunction の際，過剰な染色体が失われたもの（染色体数 46）と，失われないもの（染色体数 47）の混在がある．Down 症候群にみられる（46／47，21-trisomy）.

転座 translocation：2個の染色体の間で，部分的切断と癒合が行われるものである．Down 症候群でみられる D／G 転座がある．染色体数は 46 である．転座型ではときに父か母に保因者がある.

欠失 deletion：1つの染色体に部分的欠損があるものである．5番染色体の短腕欠損は猫鳴き症候群 cri-du-chat syndrome.

● 性染色体異常

Klinefelter 症候群：過剰な X 染色体をもつ．XXY が普通であるが，XXXY，XXXXY，XXXYY などもある．男性で睾丸の発育不全があり，X が増えるほど知能が低くなる傾向がある.

Turner 症候群：XO 型で染色体数は 45．女性で，性腺発育不全，低身長，翼状頸などがある.

トリプロ X 症候群：XXX 型であり，精神遅滞を示す．さらに X の多い型もある.

XYY 症候群：過剰な Y 染色体をもつ．長身の男性であり，攻撃性や犯罪との関連が疑われている.

一般に性染色体異常では知能障害のほかに，性格偏倚，社会的問題行動などが指摘されており，性染色体によって規定されるものが，異常性格の生物学的基盤として考えうるかどうかが問題とされている.

> 近年，染色体の分染法の発達によって，染色体の数や著明な形態的異常のみならず，微細な異常，すなわち染色体異型 chromosomal heteromorphism と病態との関係が研究されている．また，最近の分子遺伝学の進歩はめざましく，染色体の遺伝子座の位置が次々に明らかとなっていて，ヒトの全ゲノムの解読が完了したが，その機能の解明は今後の課題である.

5. 遺伝マーカー

原因遺伝子を解明するために遺伝マーカーが重要である．一般に，個体差のもととなる遺伝的多型性を示す物質として，血液型や蛋白質，酵素のような遺伝子産物（表現型）があるが，多くの精神疾患のように，異常な遺伝子産物が不明な場合には，DNA 多型を遺伝マーカーとして用いる．こ

れはヒトのDNAには表現型としては必ずしも現れないが,小さな塩基配列の変異が高頻度にあり,これをDNAマーカーとして利用するものである.

DNAマーカーには,制限酵素断片長多型 restriction fragment length polymorphism(RFLP),塩基の反復配列の繰り返し数による多型 variable number of tandem repeat(VNTR)や,一塩基多型 single nucleotide polymorphism(SNP)などがある.

RFLP:制限エンドヌクレアーゼ(制限酵素)でDNAを切断したとき,個人によって切れる部位が異なり,DNA断片の長さに多型性があることをいう.この多型を示すDNA断片が原因遺伝子と同一染色体上で近い位置を占めていれば,両者は常に分離することなく挙動して,親子の世代間でも組み換わることがない.すなわち,このDNA断片を原因遺伝子のマーカーとして,原因遺伝子の検索を進めることが可能となる.この方法によって,Duchenne型筋ジストロフィーやHuntington病の遺伝子DNAの塩基配列が決定された.

VNTR:個人識別マーカーとして用いられる.なお,Huntington病や脊髄小脳変性症などは,3塩基繰り返し伸長を示す triplet repeat 病である(**159頁参照**).

SNP:対立遺伝子 allele の塩基1個が変異している多型である.ヒトのSNPは150万〜300万個あるとされるが,これを手掛かりとして,ヒトの個体差や病気,薬物反応性などとの関係を調べようとするものである.

生体から得られた微量のDNA試料の塩基配列を分析するには,ポリメラーゼ連鎖反応 polymerase chain reaction(**PCR**)技術によって,DNAの量を増幅させた試料について測定される.

6.遺伝マーカーの連鎖と相関

遺伝子の連鎖解析では,家系内に多くの罹患者のある大家系について調べ,罹患者に共通する遺伝マーカーを求め,そこから感受性遺伝子へと進むものである.この変法として罹患同胞対解析があり,これでは複数(2人)の罹患同胞と両親の4人からなる組みを多数集めて,原因遺伝子を求める方法である.

遺伝マーカーの相関解析では,血縁関係を認めない多数の患者群と健康対照群について調べ,患者群に偏った分布を示す遺伝マーカーを見つけることから,原因遺伝子の解明へと進むものである.

C 臨床的遺伝研究法

臨床的遺伝研究法に次のようなものがある.

1.家系調査法 pedigree method

個々の家系,同胞,双生児などの調査であり,遺伝的症例研究である.

2. 一斉調査法 census method

特定の地域内住民をすべて調べる．住民の協力が必要であり，地域の特殊性から，結果を一般化できないことがある．ヒトゲノムが解読された現在，DNA標本の広範なゲノム変異の探索 genome-wide scan や，脳組織に発現しているメッセンジャーRNA（mRNA）の相補DNA（cDNA）の変異を広範囲に探索する cDNA microarray 技術による研究が始まっている．

3. 家族罹患率調査 family risk studies

遺伝研究の対象となる患者（発端者 proband, propositus）を多数集めて，その血族における同一疾患の出現率を調べる．対照としては一般住民を代表すると考えられるような発端者を選んで同様に調査して，統計的に比較する．統計的・家系発端者法とよんでもよい．この方法はドイツのRüdin学派によって研究され，経験的遺伝予後 empirische Erbprognose とよばれた．精神疾患では発病危険年齢があるので，この危険年齢（たとえば統合失調症では16〜40歳，躁うつ病では21〜50歳，てんかんでは0〜20歳）で補正した罹病危険率 morbid risk を出すことが多い．すなわち，危険年齢に達しない人員は除外し，危険年齢域内の人数の1/2と年齢域を超えたものの全部との和に対する患者数の比に換算する（Weinberg簡便法）．

4. 双生児法 twin studies

一卵性双生児 monozygotic twins（MZ）と二卵性双生児 dizygotic twins（DZ）の比較研究である．MZは1つの受精卵が2人の個体となったもので遺伝子型が等しく，DZは同胞と同じ関係にある．遺伝性疾患では必ずMZにおける一致率はDMにおけるより高い．しかし，多くの疾患でMZの一致率は100％ではなく，遺伝と環境との相互作用の存在を示す．不一致例の研究は発症に及ぼす環境要因を知るために重要である．

5. 養子研究 adoption studies

幼児のころから真の両親から分離されて義父母に育てられた人を調べることは，生物学的なものと養育環境の影響を分離して調べるのに有用である．

6. 縦断的研究 longitudinal studies

遺伝に基づく表現型の推移を個人の生育に沿って長期間にわたって調べる方法である．遡行法 retrospective study と前向き法 prospective study がある．遡行法では過去の状態の追想や記録に頼るので，誤りを避けられない．前向き法のうち，高危険法とは罹病危険率の高い個体（たとえば病者の子供）を幼児期から長期間にわたって観察する方法である．

遺伝子の証明に役立つ現象には次のようなものがある．

　　① 同一疾患の血族における頻度が一般集団よりも高い．

表1-8　家族の罹病危険率*(％)

	統合失調症	躁うつ病
一般平均	0.85	0.4～0.5
両親	5～10（6.3 ± 0.3）**	10～15
子	9～16（13.7 ± 1.0）	10～15
同胞	8～14（10.4 ± 0.3）	10～15
両親とも病者である場合の子	40～68	
異父（母）同胞	1～7（3.5 ± 1.7）	
一卵性双生児	20～70（56.0）	70
二卵性双生児	10～16（15.0）	20

*補正百分率，**括弧内は各種報告の平均値．

(Huber, G.編，保崎秀夫ほか訳：総合失調症と躁うつ病．医学書院，1974より）

② 一卵性双生児の一致率が二卵性双生児よりも高い．
③ 同じ部位あるいは同じ機能系の障害が血族に高い頻度で現れる．
④ 劣性遺伝が仮定されるときには，両親の近親婚率が高い．
⑤ 発病に好発する年齢域がある．

D　精神疾患と遺伝

　精神疾患の遺伝研究はRüdin, E.（1874～1952）以来，Luxenburger, H., Kallmann, F. J.，わが国の満田久敏，井上英二などによって，家系研究や双生児研究が多数行われてきた．これら従来の診断に基づく統合失調症，躁うつ病の家族の罹病危険率を表示した（表1-8）．

　しかし精神疾患の遺伝研究では，最近の進歩した分子遺伝学的方法によっても，強い病因性をもつ共通した遺伝子，あるいは遺伝マーカーは見つかっていない．このことには，現行の範疇的診断分類は異種性を含む一群であるということが関係している．したがって，範疇的分類と並行して，病態生理的過程や治療反応性に基づいた次元的因子について，得られた結果を分析することも必要である．次元別としては，主要な精神症状別の次元と，エピソード性，慢性などの経過別次元がある．一方では，遺伝子構造に変異はなくて遺伝子機能が変化すること，すなわちepigenesisの関与もありうるという考えもある．

　精神遅滞の分野では，さまざまな先天代謝異常や染色体異常が見出された．先天代謝異常では早期発見・早期治療によって脳障害の発来を防ぎ，精神遅滞やけいれんを予防できるものがある．

III. 精神現象の生物学的基礎

　精神現象は脳の機能を基盤とする．脳と精神現象との間に最も密接した関係があるのは器質精神症候群であり，生理的状態では睡眠と覚醒がある．ついで，統合失調症や躁うつ病などの内因精神病は，脳の機能の一時的あるいは持続的な障害を無視しては，その病態を理解することはできない．向精神薬の作用に関する知識の増大とともに，このことは以前よりも明瞭になってきた．神経症や人格障害についても，これらが心理的病態であって脳機能とは無関係であると断言することはできない．微細な脳機能障害の存在の可能性がある．この関係を図示した（図1-43）．

　脳機能の研究は，脳全体の臓器としての特異性と，脳の各局所機能を，形態的，生理的，生化学的，薬理的に調べることである．詳細は各専門書に譲り，ここでは臨床精神医学に関係の深い事項に限って説明する．

A　脳の臓器特異性

　脳は特異な形態をもつ臓器である．多種類の神経細胞と膠細胞（グリア）からなっている．自発的な電気的活動性があり，これを脳波によって記録できる．

　脳の活動は活発なエネルギー代謝によって維持される．脳の重量は体重の2～3％を占めるにすぎないが，酸素消費量は全身の約20％を占める．消費される酸素のほとんどは血液から供給されるグルコースの酸化に利用される．グルコースの酸化で得られるエネルギーは他の臓器と同様にアデノシン三リン酸（ATP）として貯えられる．これが神経細胞（大脳だけでも約140億ある）のインパルスの伝達，物質の移動，物質の合成などのエネルギーを必要とするものに使われる．脳のエネルギー代謝が低下すると意識障害，昏睡となる．これには脳血管障害，低血糖，一酸化炭素中毒，その他体内毒素によるもの（肝性昏睡，糖尿病性昏睡，尿毒症など）がある．

1．脳の組織学的特異性

　中枢神経系は神経細胞，グリア（星形グリア，丸形グリア，ミクログリア），神経線維（軸索と髄鞘）よりなる．グリアの機能は神経系の支柱（星形グリア），物質代謝と清掃作用（ミクログリア），修復（星形グリア），髄鞘形成（丸形グリア）などである．

　病的過程における変化のうち特徴的なものをあげると次のとおりである．

a．循環障害

　血管の急速な完全閉塞では神経細胞とグリアが完全に崩壊して空洞を生じる．または軟化する（完全壊死）．血管が徐々に部分的に閉塞された場合，酸素欠乏に敏感な神経細胞が消失するが，星形グリアは保たれ増殖して病巣を瘢痕化する（不完全壊死）．

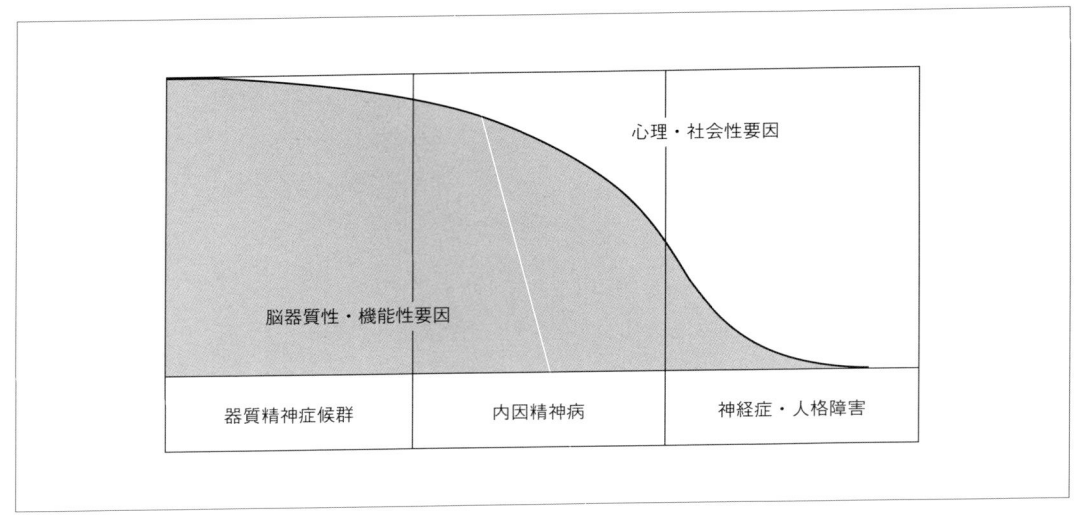

図1-43　各種精神障害と脳器質性・機能性要因

b. 炎　症

多核白血球やリンパ球の血管周囲浸潤，ミクログリアの増殖(桿状細胞)が起こる．脱髄疾患では炎症所見に加え，新旧の脱髄(髄鞘が破壊され，軸索は保存)が白質に生ずる．

c. 変　性

神経細胞，神経線維がきわめて徐々に減少し，末期にはその部は萎縮する．星形グリアは増殖し萎縮部を器質化する．ある程度，特定の神経系統を選択的に侵す．

特徴ある神経細胞の変性像として，神経原線維変化(Alzheimer病)，Pick 嗜銀球(Pick病)，ミオクローヌス小体(ミオクローヌスてんかん)，Lewy 小体(パーキンソニズム)などがある．グリアの病変では Alzheimer 異型グリア(肝脳変性症)がある．

d. 代謝疾患

脂質代謝障害では酵素の欠損のため代謝がブロックされ，代謝前駆物質が神経細胞やグリア内に蓄積する．

2. 脳の構成成分の特異性

脳は脂質含量が高い．ミエリンが多いことによる．各種の脂質蓄積病は脳障害，とくに精神遅滞を起こす〔Tay-Sachs 病，その他のガングリオシドーシス，Gaucher 病，Niemann-Pick 病，globoid cell leukodystrophy(Krabbe 病)，異染性白質ジストロフィー metachromatic leukodystrophy など〕．

アミノ酸ではグルタミン酸，グルタミン，アスパラギン酸，γ-アミノ酪酸(GABA)，グリシン，タウリンが多い．サルやヒトではシスタチオニンが多い．アミン〔カテコールアミンとしてノルアドレナリン(NA)とドーパミン(DA)，インドールアミンとしてセロトニン(5-HT)〕，アセチルコリン(ACh)などの含量が高い．NA，DA，5-HT，ACh，グルタミン酸，GABA，グリシンなどは神経

伝達物質である．このうち，脳の基本的な興奮性神経伝達物質はグルタミン酸であり，抑制性物質は脳ではGABA，延髄や脊髄ではグリシンである．NA，DA，5-HT，AChなどはこれらアミノ酸による興奮・抑制を調節する役割をもつ．

各種のアミノ酸代謝異常が脳障害，とくに精神遅滞を起こす（フェニルケトン尿症，メープルシロップ尿症，ホモシスチン尿症，その他）．

3．血液脳関門

脳の代謝環境を一定にするために，脳は物質の輸送を制限している．これを血液脳関門という．一般に脂溶性物質は血液から脳に移行しやすい．類似の現象が脳と髄液との間にもある．この現象のために，薬物を脳へ作用させたいときに工夫がいるとともに，体液の検査によって脳代謝を推定することを困難にし，病態生化学の隘路となっている．

4．神経伝達

神経細胞体の興奮によるインパルスは軸索を伝わって神経終末に至る．インパルスの漏れを防ぐのが髄鞘である．インパルスによってシナプス小胞から神経伝達物質が遊離し，シナプス間隙に出て受容体（レセプター）に達し刺激を伝達する．神経伝達物質と推定されているものは上述したが，このほか多数のペプチド（P物質，エンドルフィン類，その他）やガス体である一酸化窒素（NO）などが最近注目されている．

神経細胞の興奮はNa^+，K^+，Cl^-，Ca^{2+}などの無機イオンの膜内外輸送を伴った電気的現象である．Na^+が細胞外から細胞内へ移動すると脱分極を起こす．K^+は膜の外側に出る．細胞内のNa^+はNa^+，K^+-ATPaseを活性化し，ATPが分解され，そのエネルギーを用いてNa^+を細胞外へくみ出し，細胞はもとの休止状態に戻る．

神経伝達物質の受容体は，速い神経伝達を行うイオンチャネル複合体型と，ゆっくりした伝達を行うG蛋白質共役型に2大別される．前者では神経伝達物質が受容体に結合すると，イオンチャネルが開閉し，直接的にシナプス後膜の脱分極あるいは過分極を引き起こす（ionotropic transmission）．Na^+チャネルが開くと興奮性に（例：ニコチン性アセチルコリン受容体），Cl^-チャネルが開くと抑制性に作用する（例：$GABA_A$受容体）．抗不安薬ベンゾジアゼピンの受容体は$GABA_A$受容体-Cl^-チャネル複合体をなしている．グルタミン酸などの興奮性アミノ酸受容体にも両型があるが，イオンチャネル型のN-メチル-D-アスパラギン酸（NMDA）受容体では，活性化によりNa^+，K^+，Ca^{2+}，とくにCaイオンの透過性が亢進する．なお，シナプス前膜でCa^{2+}チャネルが開くと神経伝達物質の放出を引き起こす．興奮性アミノ酸機能とCa^{2+}透過性の過剰亢進はニューロン死の原因となる．

図1-44に示すように，G蛋白質共役型受容体では，受容体に神経伝達物質が結合することによって活性化するG蛋白質が，促進性（G_s），抑制性（G_i），その他（G_q）かによって，細胞内シグナル伝達にさまざまな変化が起こる（metabotropic transmission）．すなわち，G_sではアデニル酸シクラーゼ（AC）と共役し，cAMPを生成してcAMP依存性プロテインキナーゼA（PKA）を活性化し，cAMP反

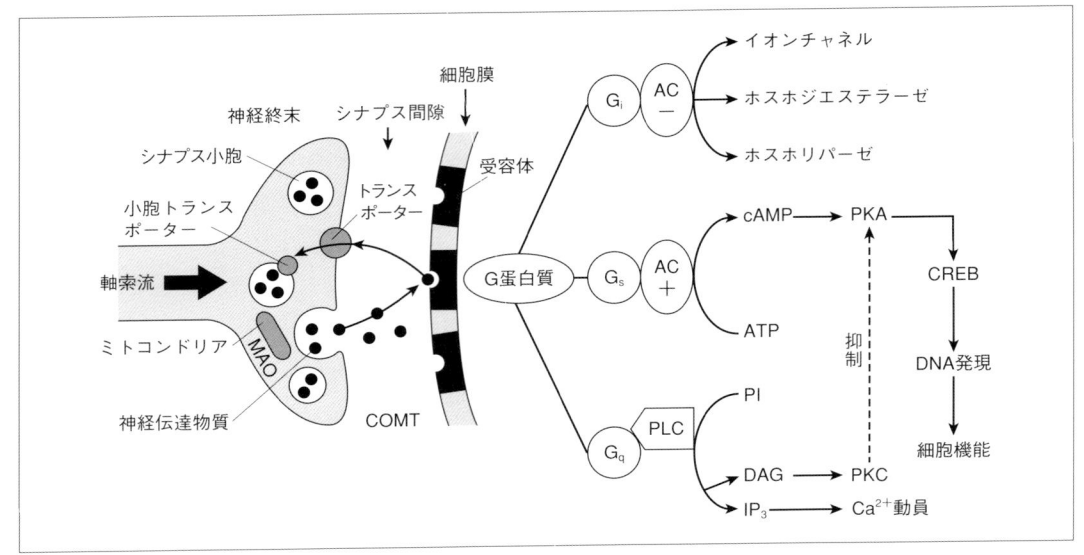

図1-44 アミン作動性シナプス

➡：神経伝達物質を合成・分解する酵素が軸索流によって運ばれる．軸索を伝わってきたインパルスによってシナプス小胞はシナプス間隙に開口し，遊離した神経伝達物質は受容体と結合し刺激を伝達する．神経伝達物質はトランスポーター蛋白質によって神経終末に再取り込みされ，ついで小胞トランスポーターによりシナプス小胞に貯えられ再利用に備える．一部はミトコンドリアにあるMAO(モノアミン酸化酵素)により，カテコールアミンでは一部はシナプス間隙内でCOMT(カテコール-O-メチルトランスフェラーゼ)により分解される．

受容体以降の細胞内シグナル伝達については本文参照．AC＋：AC促進，AC－：AC抑制．

応性要素結合蛋白質(CREB)など転写因子により遺伝子発現を活性化して，細胞機能を発揮する．G_iではこの過程が抑制され，イオンチャネル，ホスホジエステラーゼ，ホスホリパーゼなどが働く．G_qではホスホリパーゼC(PLC)と共役し，ホスファチジルイノシトール(PI)からイノシトール1,4,5-トリスリン酸(IP_3)とジアシルグリセロール(DAG)を生成する．IP_3は細胞内Ca^{2+}を動員させる．DAGはプロテインキナーゼC(PKC)を活性化する．PKCはPKAを抑制する機能をもち，遺伝子発現を調節する．cAMP，IP_3，DAG，Ca^{2+}などは，神経伝達物質が一次メッセンジャーであるのに対して二次メッセンジャーであり，細胞内シグナル伝達を担っている．

共役するG蛋白質は神経伝達物質とその亜型によって異なっている．ドーパミン受容体では，D_1群(D_1, D_5)はG_s，D_2群(D_2, D_3, D_4)はG_iである．これらドーパミン受容体はドーパミン性機能を複雑に調節しているが，抗精神病薬の効果は主としてD_2遮断作用と平行する．アドレナリン受容体ではα_1はG_qで，α_2はG_i，β_1はG_sである．セロトニン受容体では5-HT_1群はG_iであり，その部分作動薬と抗不安・抑うつ作用との関係が，5-HT_2群はG_qであり，その遮断薬と抗うつ作用との関係が推定されている．その他，5-$HT_{4,5,6,7}$はG_sと共役する．5-HT_3のみはイオンチャネル型である(図1-44)．

アデニル酸シクラーゼ系では生成されたcAMPはホスホジエステラーゼによって速やかに分解さ

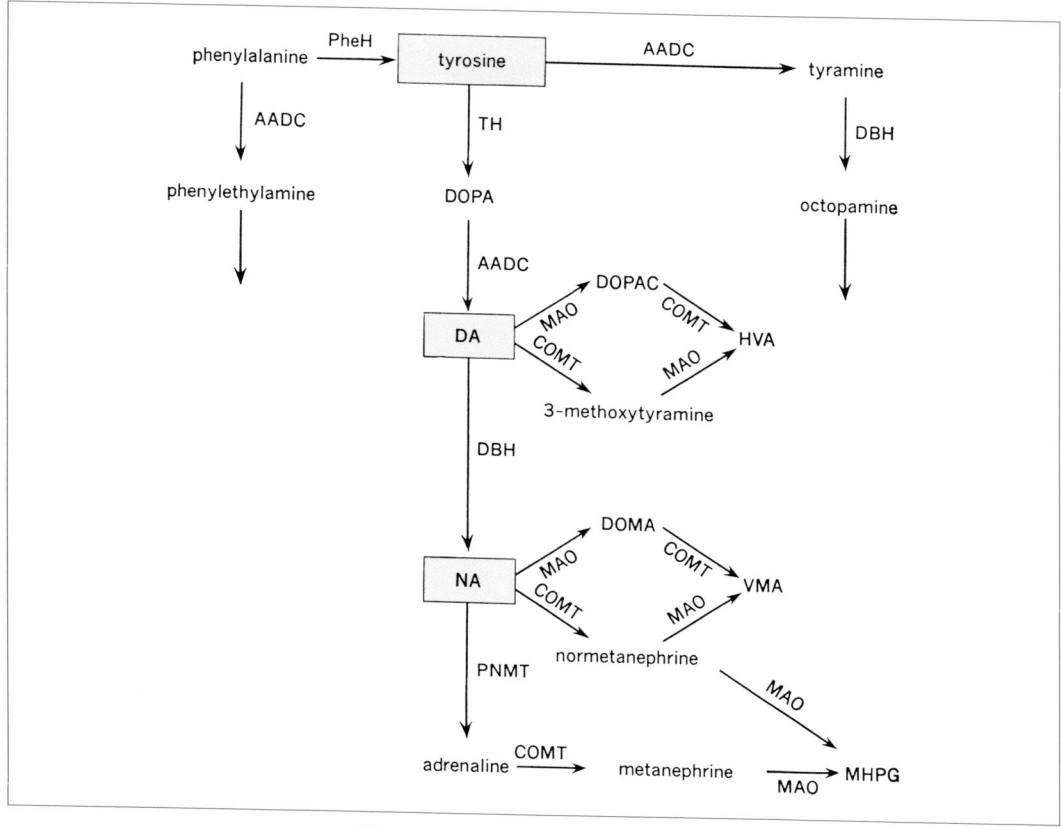

図 1-45 カテコールアミン代謝経路

DOPA ： 3, 4-dihydroxyphenylalanine
DA ： dopamine
NA ： noradrenaline (norepinephrine)
DOPAC ： 3, 4-dihydroxyphenylacetic acid
DOMA ： 3, 4-dihydroxymandelic acid
HVA ： homovanillic acid
VMA ： vanillylmandelic acid
MHPG ： 3-methoxy-4-hydroxyphenylglycol

［酵素］
PheH ： phenylalanine hydroxylase
TH ： tyrosine hydroxylase
AADC ： aromatic amino acid decarboxylase
DBH ： dopamine-β-hydroxylase
MAO ： monoamine oxidase
COMT ： catechol-O-methyltransferase
PNMT ： phenylethanolamine-N-methyltransferase

れる．

$$ATP \xrightarrow{\text{アデニル酸シクラーゼ}} cAMP \xrightarrow{\text{ホスホジエステラーゼ}} AMP$$

アセチルコリンはコリンアセチルトランスフェラーゼ(CAT)で合成され，アセチルコリンエステラーゼ(AChE)で分解する．

choline + acetyl-CoA $\xrightarrow{\text{CAT}}$ ACh + CoA
$\downarrow$ AChE
choline + acetate

ACh ： アセチルコリン
CAT ： コリンアセチルトランスフェラーゼ
AChE ： アセチルコリンエステラーゼ

```
                    tryptophan
                    pyrrolase         ┌──────────┐    AADC
    formylkynurenine  ←──────────────│tryptophan│──────────→ tryptamine
                                     └──────────┘
                                           │                    │ MAO
                                           │ TrpH               ↓
    kynurenine ──→ kynurenic acid          ↓              indoleacetic acid
                                         5HTP
                                           │
    3-hydroxykynurenine                    │ AADC
         │                                 ↓
         ↓                              ┌─────┐    serotonin acetylase
    quinolinic acid                     │ 5HT │────────────→ N-acetylserotonin
         │                              └─────┘                    │ N-acetylserotonin
         ↓                                 │                       │ methyltransferase
        NAD                                │ MAO                   ↓
                                           ↓                  ┌──────────┐
                              5-hydroxyindoleacetaldehyde     │ melatonin │
                                           │                  └──────────┘
                                           ├──→ 5-hydroxytryptophol
                                           ↓
                                         5HIAA
```

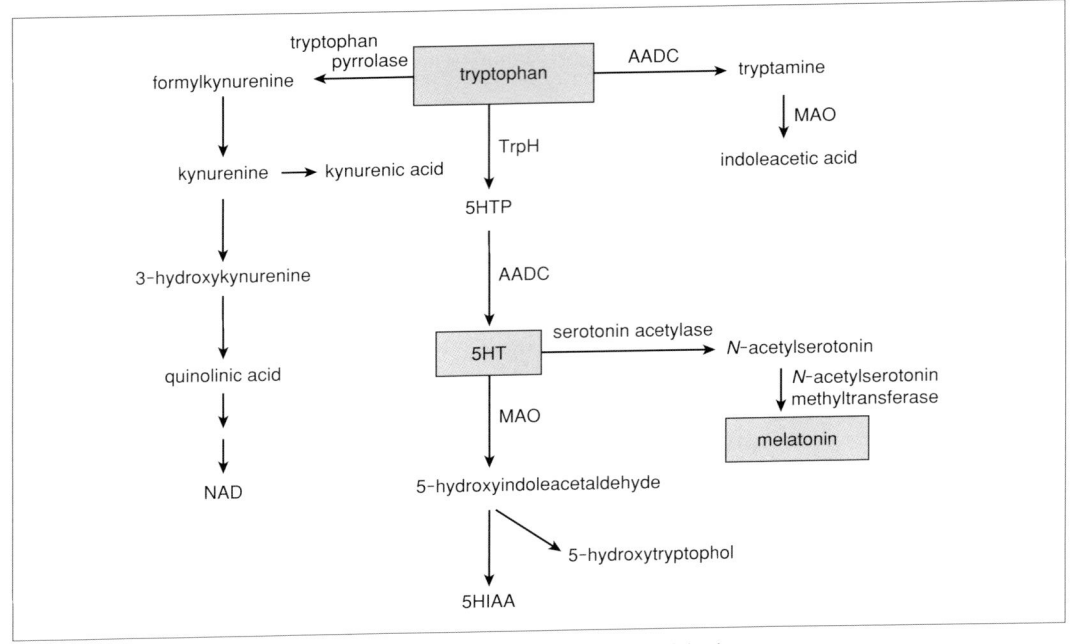

図 1-46　インドールアミンの代謝経路

5HTP ： 5-hydroxytryptophan
5HT ： 5-hydroxytryptamine (serotonin)
5HIAA ： 5-hydroxyindoleacetic acid
NAD ： nicotinamide adenine dinucleotide

［酵素］
TrpH ： tryptophan 5-hydroxylase
AADC ： aromatic amino acid decarboxylase
MAO ： monoamine oxidase

　コリン作動性ニューロンの受容体はムスカリン性受容体とニコチン性受容体に大別され，中枢では主としてムスカリン性受容体である．ニコチン性受容体は主として神経筋接合部にあるが，脳にも存在し，認知機能と関係する．ムスカリン性受容体の刺激によりM_1受容体はG_sと共役，M_2受容体はG_iと共役する．

　主要なアミンであるカテコールアミン（ドーパミンとノルアドレナリン），インドールアミン（セロトニンと松果体のメラトニン）の代謝経路を図 1-45, 46 に示す．

B　脳の局在機能

　脳幹網様体から上行し，広く大脳皮質に投射する刺激が意識を覚醒状態に保つ作用をもつことを，Magoun, H. W. らが認めた．上行性網様体賦活系である．時実は Magoun らの上行性網様体賦活系と Gellhorn らの視床下部賦活系を統合して，中脳網様体は主として新皮質系に対する賦活系であり，視床下部は旧古皮質系（大脳辺縁系）に対する賦活系であると考えた．

　情動や注意，自律神経機能などは発生学的に古い脳である視床下部，辺縁系に関係する（図 1-47）．記憶もまた辺縁系に属する海馬，乳頭体と関係する．視床下部は内分泌機能を調節する．

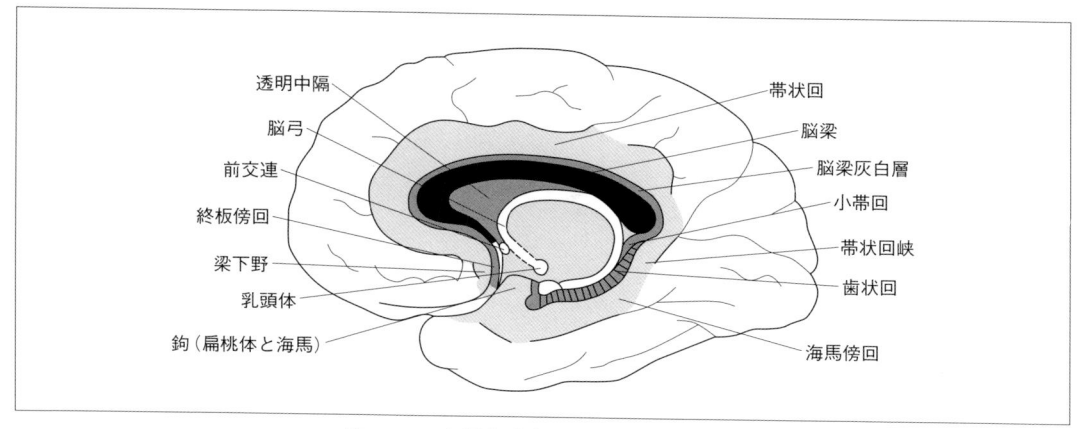

図1-47 大脳半球内側面における辺縁系
濃い灰色は主として古皮質と原始皮質に属する領域を，薄い灰色は主に辺縁回（大部分中間皮質）を示す．歯状回などはよく見えるように多少誇張して画いてある．
（新見嘉兵衛：神経解剖学．朝倉書店，1976 より一部改変）

以上の意識，情動，記憶，自律神経，内分泌機能に関係する発生学的に古い脳では，神経伝達物質としてアミンが重要な役割をもっている．

近年，画像技術の進歩とともに，大脳部位の形態と機能がヒトで調べられるようになってきた．この場合，大脳皮質の部位的構造の差異による皮質分野（Brodmann's area）が用いられる（**図1-48**）．このうち精神機能ととくに関係が深いのは，前頭前皮質や側頭葉の内側ならびに Sylvius 裂周辺の分野である．

1．カテコールアミン作動系（図1-49）

a．ノルアドレナリン系

ノルアドレナリン（NA）細胞は主として延髄と橋にあり，一部中脳尾側部に及ぶ．下行路（bulbo-spinal pathway）と上行路と小脳へ行く線維がある．上行路には次の2つがある．

① ventral NA pathway：延髄，橋から網様体を上行し，中脳網様体で網様の神経叢を形成する．間脳では主に視床下部に分布する．

② dorsal NA pathway：**青斑核** locus coeruleus を起始核として，大脳皮質，辺縁系へ広く分布する．覚醒度との関係が強いものと考えられている．また，報酬行動との関係も推定されている．

b．ドーパミン系

これは脳内でノルアドレナリン系やセロトニン系よりもはっきりした局在を示す．

黒質線条体系 nigrostriatal dopaminergic system：黒質の細胞から内側前脳束（MFB）を通って新線条体（尾状核と被殻）に達する．この部に全脳の80％のドーパミンが存在する．錐体外路系に属し，Parkinson 病ではこの系のドーパミン欠乏がある．

中脳辺縁系 mesolimbic dopaminergic system：中脳の腹側被蓋野から辺縁系に属する側坐核 nucle-

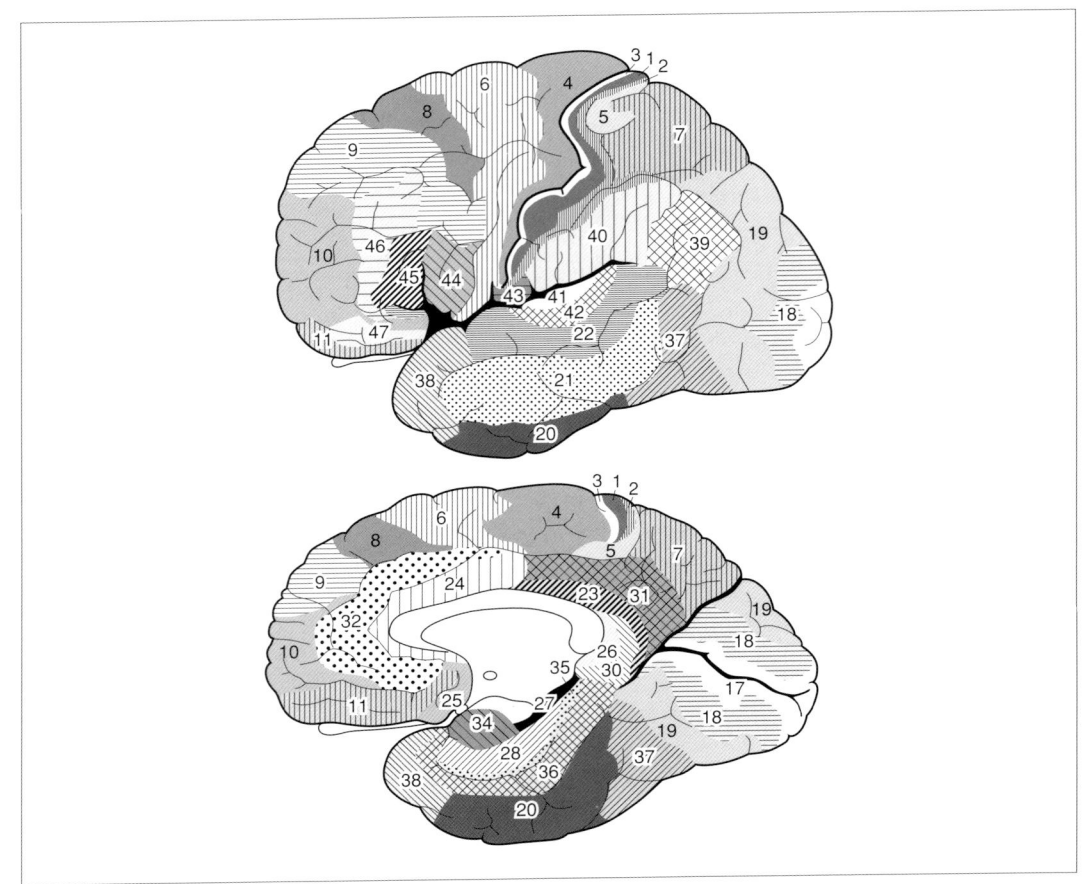

図 1-48　大脳皮質の細胞構築的分野
上は大脳半球の上外側面，下はその内側面（Brodmannによる）．
（新見嘉兵衛：神経解剖学．朝倉書店，1976 より一部改変）

us accumbens，分界条間質核 nucleus interstitialis striae terminalis，嗅結節 tuberculum olfactorium に達する．辺縁系機能に関係する．

中脳皮質系 mesocortical dopaminergic system：中脳の腹側被蓋野から前頭葉，前帯状回，内嗅領皮質に達する．中脳辺縁系と中脳皮質系は統合失調症との関係が推測されるドーパミン系である．

隆起漏斗系 tubero-infundibular dopaminergic system：視床下部の灰白隆起付近から短い線維を下垂体漏斗に送る系で，神経内分泌に関係する．ドーパミンは下垂体成長ホルモン（GH）の放出因子 releasing factor を通じて刺激的に働く．プロラクチンの放出因子には抑制的に働く．

2. セロトニン作動系（図1-49）

セロトニン細胞は中脳以下の脳幹部の**縫線核** nuclei raphes にある．上行路は新皮質，辺縁系，視床，視床下部，線条体などに広く分布する．下行路は延髄の縫線核から脊髄へ行く．セロトニン系

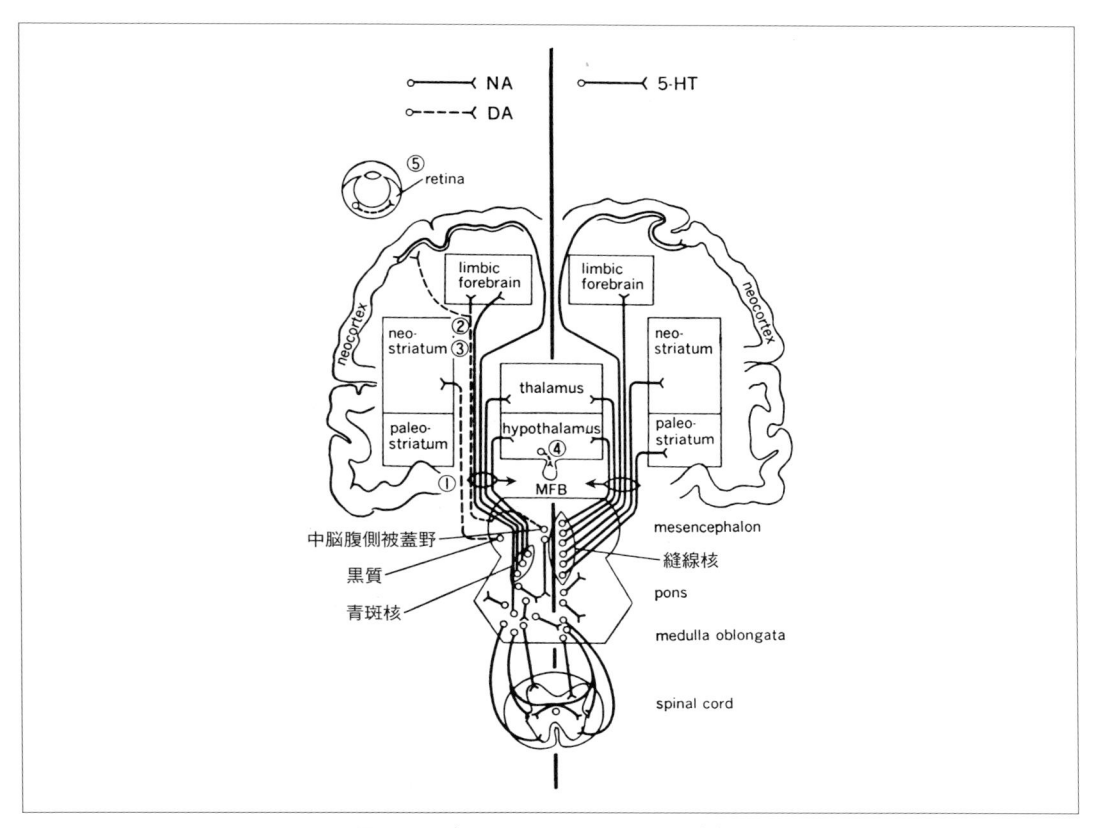

図1-49　各アミン・ニューロンの模式図
NA：ノルアドレナリン——上行性ニューロンは主として青斑核より発する．
DA：ドーパミン——①黒質線条体系，②③中脳辺縁系と中脳皮質系，④隆起漏斗系，⑤網膜．MFB：内側前脳束．
5-HT：セロトニン——主として縫線核より発する．
（Andén, N.-E., et al. : Ascending monoamine neurons to the telencephalon and diencephalon. Acta Physiol. Scand. 67 : 313-326, 1966 より改変）

の機能は十分にはわかっていないが，セロトニン増量は覚醒度の低下と徐波睡眠に，減量は過覚醒と情動不安定に関係するという推測がある．

　幻覚，妄想や統合失調症状を抑える抗精神病薬はドーパミン受容体を遮断する作用が共通しており，統合失調症とドーパミン系との関連が推定されている．統合失調症と酷似な状態を起こすamphetamine や methamphetamine（ヒロポン）はドーパミン増強作用をもつ物質であることも，この推定を支持する．

　うつ病に奏効する抗うつ薬はセロトニンあるいはノルアドレナリンの細胞内への再摂取を阻害することによって，シナプス間隙にあるアミン濃度を増加させるとともに，それぞれの受容体（5-HT_2，β_1）数を減少させる．セロトニン系やノルアドレナリン系が感情や意欲と関係するものと推定されている．

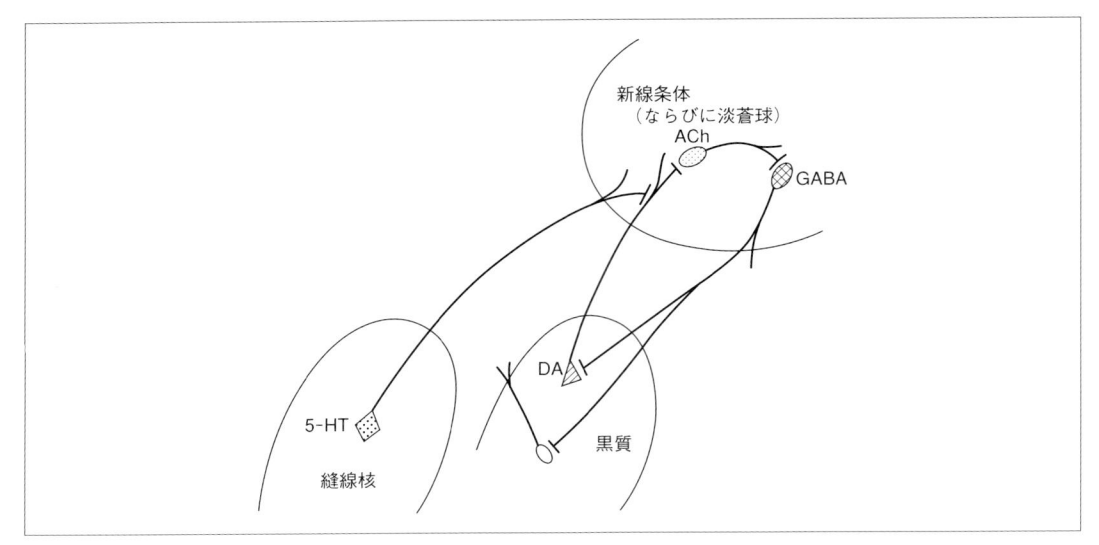

図1-50 黒質線条体系ドーパミン経路を調節するアセチルコリン（ACh）介在ニューロン，GABAニューロン，セロトニン（5-HT）ニューロン．

3．アセチルコリン系とGABA系

　一般に脳のアミン作動系の部位には，アセチルコリンやGABAの含量，ならびにそれらの合成酵素であるコリンアセチルトランスフェラーゼ，グルタミン酸脱炭酸酵素（GAD）の活性が選択的に高い．アミン，アセチルコリン，GABAは相互に平衡をとりながら機能している．生理的には線条体のアセチルコリン作用を黒質線条体のドーパミン系が抑制している．Parkinson病ではドーパミン欠乏によってアセチルコリン作用が病的に亢進する．したがって，その治療薬はドーパミン補充療法や抗コリン薬である．L-DOPA療法の副作用として舞踏病様のジスキネジアdyskinesiaがある．一方，Huntington病など錐体外路性運動過剰症の治療薬は，reserpineなどアミン欠乏を起こす薬物とか，ドーパミン作用を遮断するhaloperidolなどの抗精神病薬である．また，Huntington病では黒質と線条体のGABA低値が認められた．線条体に起始核をもつGABA細胞が淡蒼球と黒質に線維を送り，これが黒質のドーパミン細胞を抑制的に調節している．縫線核からのセロトニンニューロンも線条体機能調節に関与している（図1-50）．

　近年，大脳皮質や海馬へ広く投射するコリン作動性ニューロンの細胞体は無名質の大細胞群であるMeynert基底核 nucleus basalis（Meynert），あるいはこれに加えてBroca対角帯 diagonal band（Broca）にあることが認められた．Alzheimer病でこれら細胞の変性が認められる．

4．脳の認知・行動制御の仮説（皮質-線条体-視床-皮質回路と精神機能）

　身体および外界から脳への感覚入力は，脳幹網様体・視床を経て広く大脳皮質に至り，処理されたのち，行動を指令する信号出力となる．思考，感情，意欲などの精神機能は前頭皮質や辺縁系皮

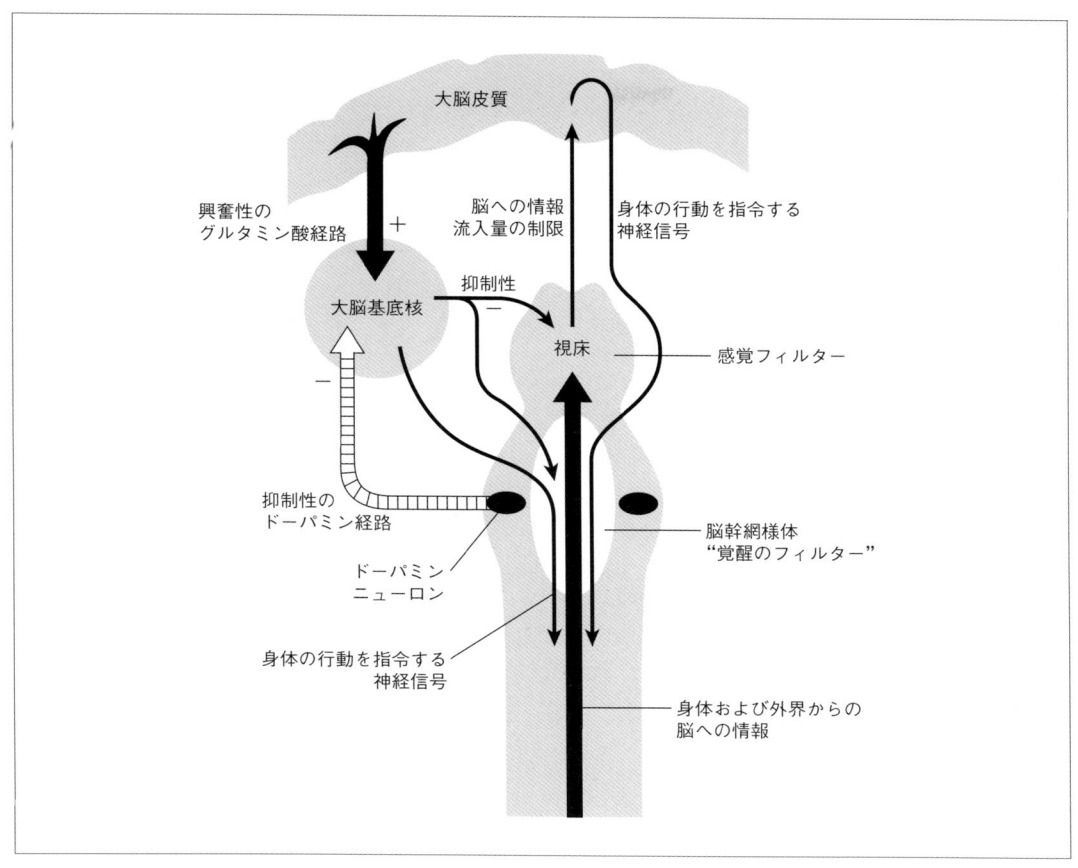

図1-51　脳の認知・行動制御の仮説図
(Carlsson, A. ほか著，楢林博太郎，飯塚禮二訳：脳のメッセンジャー．
医学書院，1993 より一部改変)

質から起始し，大脳基底核，視床で中継されて大脳皮質に戻る回路(皮質-線条体-視床-皮質回路)が関係する(**図1-51**)．このうち，視床は身体から脳への感覚入力の主要な中継核であり，感覚フィルターとして機能している．この機能はsensory gating，あるいは**sensorimotor gating**ともいう．大脳基底核はこの機能を調節している．大脳基底核は線条体(尾状核，被殻，側坐核)と淡蒼球などからなるが，皮質からのグルタミン酸(Glu)ニューロンは興奮性，すなわちフィルターの強化に，黒質や腹側被蓋野からのドーパミン(DA)ニューロンは抑制性，すなわちフィルターの緩和に機能すると想定されている．そのため，ドーパミン作動薬のamphetamineあるいはグルタミン酸阻害薬のphencyclidineの作用下ではフィルター機能が低下し，過剰な感覚信号が皮質に流入して精神機能の混乱を惹起する．逆にドーパミン遮断薬は認知・行動機能を低下させる．統合失調症の病態仮説としてドーパミン過活動・グルタミン酸機能低下説，あるいはドーパミン機能調節不全説などがある(Carlsson, A., その他)．

5. ペプチド

最近,生物学的活性をもつペプチドが次々と脳から抽出され,アミノ酸配列も決定されてきている.

P物質 substance P:黒質,視床下部,脊髄,延髄に高濃度に含まれる.視床下部ホルモンの調節や,脊髄における知覚神経一次ニューロンの化学伝達物質である.

エンケファリン enkephalin, **エンドルフィン** endorphin:鎮痛薬であるmorphineに対する脳内の受容体(オピオイド受容体opioid receptor)があり,これと結合し,しかもモルヒネ様作用をもつ物質が脳から単離された(Hughes, J.ら,1975).これがエンケファリンであり,メチオニンエンケファリンとロイシンエンケファリンの2種がある.5つのアミノ酸からなるペプチドである.線条体,辺縁系など痛覚の感情的要因に関係した脳部位に多く含まれる.エンケファリンを含むより大きなペプチドをエンドルフィンという.内在性モルフィンendogenous morphineの意味で名づけられた.生理的作用が強いのはβ-エンドルフィンである.エンドルフィンはβ-リポトロピンから生成される.精神機能と関係のある神経伝達を調節している可能性のある物質である.

このほか,甲状腺刺激ホルモン放出ホルモン(TRH),アンギオテンシンⅡ,オキシトシン,バソプレッシン,黄体形成ホルモン放出ホルモン(LHRH),ニューロテンシン,ソマトスタチン,vasoactive intestinal polypeptide(VIP),コレシストキニン(CCK),ガストリン,ブラジキニン,神経ペプチドY(NPY)など多くのペプチドが脳内に存在し,神経伝達に関係しているものと推定されている.これらペプチドには脳と消化管にともに存在するものが多く,これらを脳・腸管ペプチドとよぶ.

C 睡眠の生理

睡眠の生理は,脳波とともに,眼球運動,筋電図などを同時記録するポリソムノグラフィの発達と(図1-52),アミン代謝を変動させる薬理学的研究から近年知見が増大している.睡眠はポリグラムから5つの段階に分ける.NREM(non-REM)に属する第1~第4段階と,REM段階である.

NREM睡眠:入眠後,だんだんと睡眠深度が深まるのに並行して脳波が徐波化する段階である.

第1段階 stage 1(入眠期):α波が消失し低振幅の不規則な速波,徐波が出現する.

第2段階 stage 2(軽眠期):主に頭頂部に高振幅の鋭波 vertex sharp transient(瘤波hump)が出現し,ついで頭頂部を中心として14 Hz前後の紡錘波spindleが出現する.この時期に聴覚刺激を与えると,高振幅徐波に引き続いた紡錘波が誘発される.これをK-complexという.

第3段階 stage 3(中等度睡眠期):紡錘波と高振幅δ波を特徴とする時期である.

第4段階 stage 4(深睡眠期):高振幅のδ波が優勢となる時期である.

REM段階:①睡眠第1段階に類似した低振幅脳波の出現,②急速眼球運動rapid eye movementの出現,③身体の姿勢を保つ抗重力筋の筋緊張低下が特徴であり,これが三主徴とされる.REM

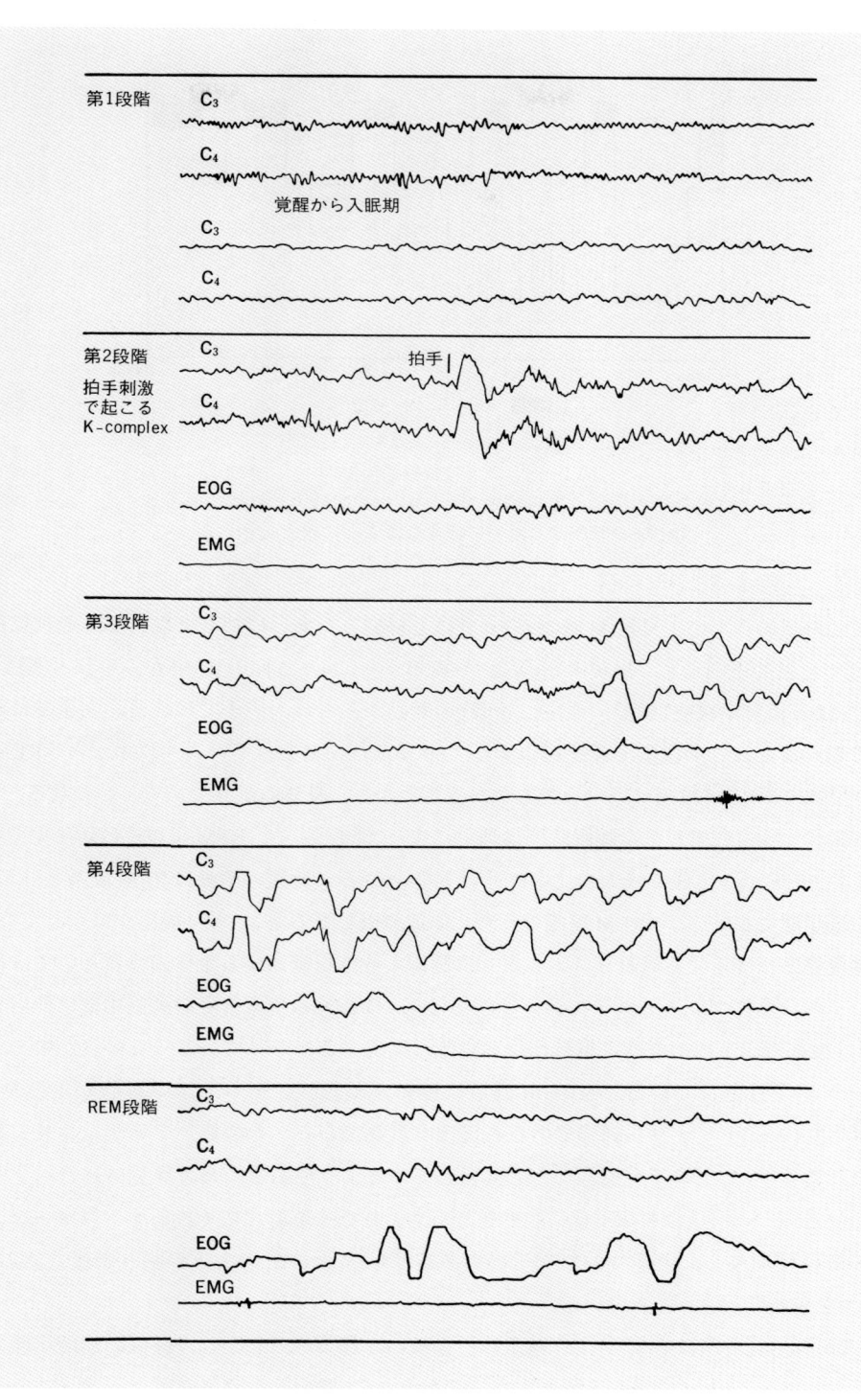

図 1-52　正常睡眠脳波
EOG：眼球運動，EMG：筋電図．REMで急速眼球運動が起こり，筋電図は平坦化する．
（大熊輝雄：睡眠の臨床．医学書院，1977より）

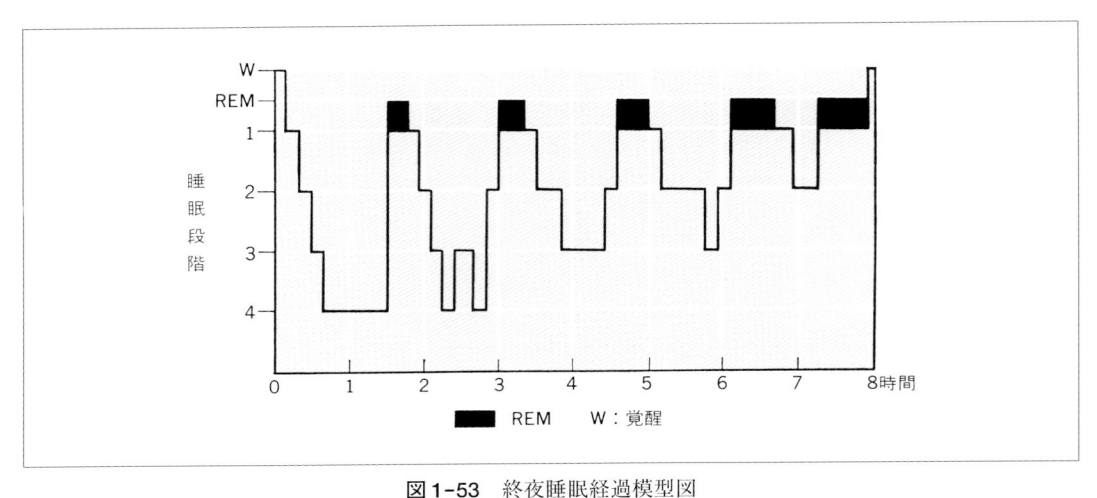

図1-53 終夜睡眠経過模型図
REMが約1時間半の周期で出現すること，REMが明け方に近づくにつれて長くなること，NREMの深度はしだいに浅くなること，などを示した．

段階は一夜の経過のうちで，NREM睡眠が90分ほど経過したあとに初めて現れる．それ以後，約90分の周期で比較的規則正しく出現するので，一夜のうちに4〜5回のREMがみられる（**図1-53**）．REM段階では各種自律機能（脈拍，血圧，呼吸）の変動がみられ，男子では陰茎，女子では陰核の勃起が起こる．また，この段階で呼び起こすと，80％前後に夢をみている．以上からNREM睡眠は脳の眠りであり，REM段階は完全な脱力があることから，身体の眠りであるといわれる．

睡眠の加齢による変化では，全睡眠時間は加齢によって短縮する．REM出現率は新生児で50％，生後6カ月で30％，3〜5歳で成人の比率に近い20％となる．胎児の胎動はREM段階といわれる．成年期から老年期にかけて，NREM睡眠のうち，徐波睡眠である第3，第4段階が減少していく．

睡眠の神経機序は後述する概日リズムに属し，睡眠・覚醒を調節する生体内物質として，後述するメラトニンのほかにプロスタグランジン（PG）があり，PGD_2は視索前野の睡眠中枢に作用し睡眠に，PGE_2は後部視床下部の覚醒中枢に作用し覚醒に関係するとされている．このほかアミン作動性ニューロンが注目されている．NREM睡眠は脳幹の縫線核のセロトニン細胞が主役を演じ，REM睡眠にはノルアドレナリン細胞である青斑核が重要である．その他，アセチルコリン系とか低級脂肪酸であるγ-ヒドロキシ酪酸なども関係しているようである．最近発見されたペプチドのhypocretin（orexinともいう）は視床下部に起始核をもち，前頭や脳幹に広く投射するニューロンである．覚醒の維持に関与し，ナルコレプシーの大多数はhypocretinの欠乏が脳と髄液で認められ，hypocretin欠乏症候群とされてきている．

生理的には，REM段階は必ずNREM睡眠に引き続いて起こる．しかし，睡眠の病的状態であるナルコレプシーでは，REM段階が入眠まもなく起きたり（入眠幻覚や睡眠麻痺），覚醒時にREMの部分現象である脱力（カタプレキシー）が起きたりする．うつ病におけるREM潜時の短縮の報告もある．

D 生体リズム

生体機能は睡眠・覚醒，月経周期など周期的現象を示す．これを生体リズムといい，周期の長さによって区分される．周期が約1日（24±4時間）であるものを概日リズム（日周リズム）circadian rhythm，1日より短い周期をultradian，1日を超える周期をinfradian rhythmという．

睡眠・覚醒リズムは最も著明な生体の概日リズムである．睡眠・覚醒リズムを司る限局した脳部位として，ラットでは視交叉上核の破壊がこのリズムを消失させる．ヒトでもこの部位に体内時計がある．

生体機能の概日リズムには，内在性の体内時計が1日の明暗の周期によって修正されている．明暗の周期による修正が明瞭なものに，松果体におけるセロトニンからメラトニンの生成リズムがある．この修正は視交叉上核のメラトニン受容体を介して行われている．睡眠相後退型（睡眠・覚醒周期を含む概日リズムが社会の通例よりも遅い方向にずれている状態）のなかには，メラトニン受容体の遺伝子多型が関連しているものがある．

生体の酵素活性の多くは概日リズムをもつが，この調節には副腎皮質ホルモン（血中コルチコイド）の日内変動が最も重要な因子となっている．血中コルチコイドは早朝覚醒の前後に最高値を示し，数時間周期の分泌のエピソードを頻回に繰り返しながら，昼間に漸減しつつ夕刻から深夜にかけて最低に達したのち，早朝に急激な上昇をきたす．コルチコイドの分泌は下垂体からの副腎皮質刺激ホルモン（ACTH）によって支配され，ACTHの分泌はさらに上位の間脳・視床下部からのコルチコトロピン放出ホルモン（CRH）の分泌に基づいて行われる．CRHの分泌の調節はさらに上位の大脳辺縁系からのインパルスによると考えられている．

下垂体前葉ホルモンの多くはepisodicな分泌を繰り返している．なかでも成長ホルモン（GH）は入眠直後に分泌のピークがある．プロラクチンも睡眠中に分泌が上昇する．

IV．心理学諸派と行動科学

A 了解心理学 verstehende Psychologie

人の行動，感じ方，考え方などの精神現象は，その現れ（表出）を通じて，その人が喜んでいるか，悲しんでいるか，何を考えているかを，われわれは知ることができる．これは，その人の体験をわれわれの心のなかに再現してみて，それが追体験できるかどうかを調べることで成り立っている．Jaspers, K. は追体験できるということは，了解Verstehenという心理学的な根本原則があるためであ

るとした．精神現象をありのままに厳格に記述するのを現象学 Phänomenologie，あるいは記述的精神病理学 descriptive psychopathology という．

了解には現在示されている精神現象が追体験できるかどうか（静的了解 statisches Verstehen）と，精神現象と心的体験との因果関係が追体験できるかどうか（発生的了解 genetisches Verstehen）とが区別される．たとえば，静的了解では，われわれが普通に感じたり考えたりしていることは了解可能であるが，幻覚とか妄想などは了解不能である．発生的了解では，楽しい体験で喜び，つらい体験で悲しむことは了解可能であるが，平穏無事な日常生活のなかで皆から迫害されると考えつくことなどは了解不能である．この際，了解とは何らの先入見もなく，学説や仮説の助けもなくて，万人に理解できる範囲に限定する．

了解不能な精神現象は，了解心理学的にはこれ以上追求できないものであり，これがなぜ起こるのかは脳の病的過程を想定する必要があるとする．たとえば，統合失調症の症状には静的にも発生的にも了解不能なものがあるので，これらは病的過程の産物であろうと考える．

心因反応の症状では，直接的体験から心理的文脈を追うことができるものである．神経症では直接的な心理的因果関係がはっきりしないことが多いが，人生行路におけるさまざまな経験の複合した機構 Mechanismus を想定することで了解可能なこともある．人格がさまざまな経験を経ることで変わっていくことを人格の発展といい，神経症ではその発生を考えるのに人格の発展を考慮する必要がある．

了解不能な精神現象を脳の機能異常としてとらえていこうとするのは，自然科学的解釈である．また，何らかの心理学的な学説や仮説によって心理機制を理解しようとするのは，心理学的解釈であるとする．

B　精神分析と力動精神医学 psychoanalysis and dynamic psychiatry

心理学的解釈に属する学問である．これには Freud によって始められた精神分析と，これから発展した諸流派がある．これらを総称して力動精神医学 dynamic psychiatry という．

力動精神医学の共通した特徴は次のとおりである．
① 無意識の存在を認める
② 精神現象の因果的決定論
③ 過去の心理的生活史の重視

意識される次元で起こる精神現象（思考，感情，行動など）にはすべて意味がある．意味はそのままでは理解できないが，無意識の存在を仮定し，無意識のうちに働くさまざまな心理機制を設定することによって，精神現象のもつ意味がわかってくる．精神現象は偶然に起きたものではなく，一定の原因の結果として決定されたものであるとする．

力動精神医学の流派によって，原因を幼児期までさかのぼった遠い過去の心理的生活史に求めるものと，比較的近い過去に重点を置くものとがあるが，いずれにしても，過去の心理的生活史が重

視される．

1．人格の発達

　人間は同じ経験をしても，行動や感じ方，考え方は各個人で異なったところがある．たとえば，ある女性が大事にしていた高価な宝石が見つからなかったとき，ある人は他人をも自分をも責めず比較的早く悲しみが去る．ある人は自分の落ち度を強く責める．ある人は自分よりも他人のせいにし，捨てたとか盗んだとか言って騒ぎたてる．ある人は自分をも他人をも責めないが，不機嫌な気分が長続きするなどである．このような反応形式は各個人で比較的恒常的な特性となっており，これを人格という．

　成人の人格は遺伝と環境の相互作用で形成されるが，人格の発達に対する心理的影響について，前述の了解心理学では了解可能な因果関係をもつものに限定し，これの積み重ねによる人格の形成を人格の発展というが，Freud は生物学的な成熟度と社会適応の程度によって人格の発達が規定されるとし，これを次の各段階の精神性欲期に分けた．性本能の衝動が向けられる場所によって命名されている．

a．口唇期 oral phase

　だいたい生後1年半の間である．乳児は唇の粘膜を通じて外界との関係をもっている．乳児の母親に対する完全な依存関係を通じて，成人の依存欲求のもととなる．

　Erikson, E. は依存関係を通じて，自分の欲求の充足可能性を信ずる態度，すなわち，基本的信頼感を生ずるとした．満たされないとき不信感を生ずる．〈信頼 対 不信〉．

b．肛門期 anal phase

　口唇期に続く2～3歳は，肛門や泌尿生殖器から生ずる刺激とか，筋肉の調節などに注意が向けられる．子供は親から認めてもらうために排便のような基本的欲求を調節することを学ぶようになる．従順と反抗，敵意と罪悪感に関係する．Erikson は自己の自律性を信ずることが可能になるとし，この時期に親から過度な期待や訓練を受けると自己の能力に対する不信，恥，疑惑を生じるとする．〈自律 対 恥，疑惑〉．

c．男根期 phallic phase

　3～6，7歳．生殖器に関心と好奇心をもち，男性と女性との解剖学的相違に気づく．この時期の後半はエディプス期 oedipal stage ともよばれる．異性の親に対する性愛的な空想や願望を生ずる．Erikson は自分の願望と禁止条項の区別がつき，自発性が育つ時期とする．〈自発性 対 罪責〉．

d．潜伏期 latency periode

　6～11歳．性的欲求の鎮まった時期である．学ぶこと，実行することなど自分の能力を発揮できると感じてくる．同年輩のグループとの対人関係が増す．Erikson は〈勤勉 対 劣等感〉の時期とした．

e．性器期（思春期）genital phase（adolescence）

　11～18歳．急速な身体的および内分泌的変化が生じ，性的成熟に至る．性的葛藤はより複雑に

なる．Eriksonは自我同一性identityの発達する時期とした．自分が親の期待するような人間になるか，あるいは別の人間になるかに迷う．迷いと混乱から集団に帰属する傾向がある．子供時代に学んだ道徳性から脱却したが，成人としての倫理性はまだ発達していないどっちつかずの時期であるとする．自らの進むべき道を決定するのを一時延期している時期を猶予期間moratoriumとよぶ．〈自我同一性 対 役割混乱〉．

f．若年成人期
配偶者あるいは友人との緊密な愛情関係を結びうるかどうか，逆に，自己にのみ関心を向けるか．〈親密 対 孤立〉．

g．成人期
家庭の外へ関心が向き，次の世代のため，社会のために貢献しようとする創造性と，自分自身の個人的な嗜好を追求し安泰を求める停留の時期である．〈創造性 対 停留〉．

h．円熟期
自分の寿命を考えるような年代になると，過去の充実した生活を振り返って自分を価値あるものと感じる自我統合性と，これがないとき死の怖れ，絶望，嫌悪などが生じる．〈自我統合性 対 絶望〉．

以上の各発達段階において，欲求が適切に満足されながら成長した人間は，心理的困難を処理する能力に富んだ成熟した人格を有する．ある特定の精神性欲期において，本能的衝動の満足が得られなかったときには，次の発達段階へ進むことが妨げられ，あるいは発達が不十分となる．このような本能的衝動の満足を阻害する体験を精神的外傷体験という．このような人が心理的困難な状態に陥ったときには，本能衝動が充足されていた発達段階へ**退行** regressionし固定するとする．

2．人格の層構造

Freudは人格の構造をイド（エス）と自我と超自我に分類した．

a．イド id（エス Es）
イドとは人間の根底にある本能的快感を求めるものである．イドから発する精神的エネルギーをリビドー libidoとした．Freudはリビドーを性欲とした．イドは「快感原則」に従う．すなわち，快を求め不快を避ける．

b．自我（エゴ ego）
イドから起こる内的衝動と，自分を取り巻く環境や超自我を統合して，現実を把握し，外界の対象のうちでイドを満足できるものを分別する機能をもつ．自我はイドと外界との間の橋わたしをするもので，イドを保護する役目をもち，「現実原則」に従う．

c．超自我（super-ego）
自己のうちにある良心，理想的自我である．両親のしつけ，禁止などから発達する．社会-文化的に規定されるものである．

以上の人格構造の理論的設定のもとで，精神現象の心理的機制を解釈する．

3. 自我の防衛機制

自我の防衛機制とは，葛藤を解消し，不安から解放するために精神内界で起こる無意識的な作用をいう．**葛藤** conflict とは相互に相反し，あるいは両立しがたい欲求が同時にあることであり，そのために内的緊張感を起こした状態が不安である．**不安**は本能的衝動の高まり（内的興奮）とか外的危険を自我が処理しにくくなったときに起こる現象である．不安という危険信号によって，自我は現実適応において破綻しないように，さまざまな防衛機制を働かす．

a．抑圧 repression

イドの願望，衝動を意識にのぼらせないようにする無意識的な作用である．いやなこと，忘れたいことを無意識の世界に追いやって忘れることである．すべての人が用いる自我の防衛機制であり，神経症症状の形成でも中心的な役割を果たす．自我の防衛機制の基本である．

b．抑制 suppression

不快な出来事を意識的に，故意に忘れることである．意識的である点で自我の防衛機制とはいえない面がある．

c．退行 regression

葛藤状況やストレス下において，上述のような幼児期の適応段階まで逆もどりすることである．有能な人が身体の病気になったとき，ひどく依存的になったりするのもそうである．

d．置き換え displacement

情動の対象を，より脅威の少ない代用品に置き換えることである．

e．反動形成 reaction formation

許容しがたい衝動を逆向きの方向で現す．憎しみの感情が溺愛として表現される．あるいは敵意が馬鹿丁寧として現れる．

f．分離（隔離）isolation

強い情動をもった観念や衝動から，感情が分離され切り離されて，実感の伴わない観念，行動となること．強迫性障害の中心的機制とされる．

g．取り消し（打ち消し）undoing

現実的，あるいは空想的な悪行を埋め合わせ，償い，打ち消すためにする行為である．強迫性障害の儀式的行為などがこの例である．

h．合理化 rationalization

実際には無意識的な動機からきた信念や思考や行動を，あたかも合理的にみえるような理由づけをすること．とくに自分の信念や行動が他人あるいは自分から挑戦されたときに起こる．

i．否認 denial

受け入れたくない体験や現実が実際になかった，あるいはないように振る舞う．白日夢にふけるなどである．

j．投影 projection

自分自身の願望や衝動を，他人のうちに見出し，それを非難することによって自分の罪業感などを防衛する．たとえば，自分が相手に憎しみを抱いたとき，相手が自分を憎むと感ずる．自我の未成熟な子供や，妄想状態に多い．

k．取り入れ introjection

他人の思考，態度，行動を自分に取り入れること．自我の発達の初期段階で重要な役割を果たす．

l．同一化 identification

自我の理想とする他人と態度，行動を同じにしようとすること．自我の発達に重要な役割を果たす．

m．昇華 sublimation

リビドーが社会的に容認される方向へ向けられ，その衝動をいくぶんでも満足させる．性的衝動が芸術として，攻撃衝動がスポーツとして発揮されるなど．

n．象徴化 symbolization

そのままで直面すると脅かされるような観念とか対象を，他の観念とか対象によって置き換えて利用する．

精神分析療法を行っているうちに知られた重要な心理機制には次のようなものがある．

o．抵抗 resistance

患者と医師との間に緊密な心理的関係が生じてきて，患者の無意識のなかにあるものが少しずつ意識化され始めたとき，意識化を防ぐ機制を抵抗という．内心の葛藤が明るみに出ることは自我にとって危険なことであり，自我はこれに抵抗する．

p．転移 transference

患者が医師に対して，自分の生い立ちのなかで両親あるいはその他の重要な役割をもった人に対したと同じような感情を抱き行動することである．

> Freud自身の言葉によると次のようである．「患者を自由にさせてただ時の経つのを待ち，彼に対して真剣な関心をもっていることを示し，彼の心を傷つけるようなことは決してせぬように気をつけていると，きまって患者の心には，自然と分析者に対する深い愛着の念が湧いてくるものであり，しかもそれはかつて彼にいつも愛情を示してくれた人たちに対して彼が抱いたと同じものなのである」．

転移は抵抗を溶かす治療的武器であるという．

q．行動化 acting out

無意識の葛藤が本人には気づかれずにそのまま行動化されたり，満足が求められたりすることである．衝動的・破壊的行動に及ぶことがある．精神療法施行中にしばしば認められる．

精神分析においてFreudが葛藤の源泉として生物学的衝動，とくに性欲を重視しすぎたことはそ

の後の反発を生んだ．Adler, A.は権力への意志を重視して個人心理学を説え，Jung, C.G.は集団的無意識など文化的要因を考えた．その後の新フロイト派の人々（Horney, K., Sullivan, H., Fromm, E.など）も，対人関係の歪みと文化的影響を強く受ける要因，たとえば地位の保全欲求などを重視した．Klein, M.らの対象関係理論では，自我と対象との間の関係を重視し，生後早期からの自我発達段階を，大きく次の3段階に分ける．

① 自己愛的対象関係：自己と対象との区別ができない．
② 部分的対象関係：たとえば，母親の身体の一部分である乳房を対象として認識するが，全体的な母親の認識には至らない．あるいは，自己の欲求を満足させてくれる良い母と，欲求を満足させてくれない悪い母とを別個の対象として認め，両者を統合した一存在と認めない．
③ 全体的対象関係：統合された全体的な存在としての対象を認める．

対象には，外界に実在する外的対象と，自己の精神内界に形成される内的対象があるが，内的対象関係が重視される．神経症における防衛機制は第3の段階にあるが，精神病では第1，第2の段階に属する原始的な防衛機制が働いているとする．とくに境界性人格障害において，第2段階に属する分裂とか，投影性同一視などの防衛機制が強調されている．

r．分裂 splitting

対象および自己について，良い面と悪い面とに分割して，それぞれを個別の存在として認識する機制である．

s．投影性同一視 projective identification

自己の部分を分裂し，それを他人に投影する．たとえば自己の攻撃的な側面を治療者に投影し，治療者が患者を攻撃・批判していると感じる．

これらの諸学派はいずれも人間行動の意味を探究するものであり，自我の防衛の心理機制について共通した考え方をとり，力動精神医学と一括される．

力動精神医学が人間心理の綾の理解に貢献したことは否めないが，普遍的妥当性をもつ理論ではなく，納得できる症例もあるといった程度のものである．

C 現存在分析，実存分析 Daseinsanalyse, Existenzanalyse

人間の根本的な存在の意味を現象の歪みのない観察を通じて露わにしていこうとする現象学であり，人間学派ともよばれる．Husserl, E.やHeidegger, M.の哲学的現象学と精神分析との影響のもとで起こったもので，Binswanger, L., Boss, M.などの現存在分析，Frankl, V. E.の実存分析がある．

人間の存在の本質は，① 他の人間とともに存在するもの（共人間的存在）であり，② 死への道を一方的に進むもの（時間的存在）であり，③ 何かを企てる選択の自由をもつ存在である．人間を選択の自由性をもつものとする点において，精神分析における精神現象の決定論と対立する．神経症や精神病は幼児からの生活史と現実の状況から，①，②，③であげたような人生の真の意義を見失った世界のなかで，その個人に特有なやり方でまがりなりにもやりくりをつけている状態であると

理解するものである．

D　学習理論と行動科学 learning theory and behavioral science

学習や行動の実験から普遍的な理論を構成しようとするものである．Thorndyke, E. L., Hull, C. L. の学習理論，Pavlov, I. P. の条件反射理論，Skinner, B. F. のオペラント条件づけなどから発展した．これらの基本には，学習あるいは行動は刺激 stimulus（S）に対する反応 response（R）であるとする S-R 説がある．反応の強化の過程，習慣の形成，これに及ぼす脳に内在する動因 drive の役割などが調べられている．

古典的条件反射では，反応を起こす無条件刺激と同時に存在する刺激が条件刺激となることから，刺激の汎化の機制を説明した．オペラント条件づけでは，自発的に起こった行動が報酬によって強化される過程を説明した．また，学習性無力（絶望）learned helplessness という現象がある（Seligman, M. E.）．これは，回避することができない条件下で不快な刺激を繰り返し受けると，やがて動物やヒトは自分が helplessness であることを学習して能動的な行動をしなくなると考えるものである．これは，同様な心因によっても抑うつ症状を形成したりしなかったりする事実の説明に役立つ理論であり，この区別に予測可能性と対処可能性が重要な役割をもつ．また，自己効力感 self-efficacy がよい学習を強化するという．

精神医学における行動科学の応用では，神経症を学習によって習得された誤った反応の習慣であるとして，Eysenck, H. J., Wolpe, J. らによる行動（修正）療法 behavior（modifying）therapy がある．

最近では認知療法 cognitive therapy が行われている．認知とは知覚し，判断し，評価するなど，頭のなかに浮かぶ言語的思考，形態，色彩，時間感覚やイメージのような心理機能の総称である．認知の歪みは感情や行動に大きな影響を及ぼす．Beck, A. T. はうつ病における否定的・悲観的認知の歪みを指摘し，これを修正することによる治療を始めた．認知療法はその後単独に，あるいは行動療法と併用して認知行動療法として，うつ病以外に各種の神経症，疼痛，その他の心身症，行動異常などにも用いられている．

E　発達心理学 developmental psychology

フランスの心理学者 Piaget は子供の精神発達を詳細に観察し，認知，思考，行動などの発達は連続的な能力の追加による発展ではなく，発達の前段階で準備された能力の止揚による総合的・飛躍的発展であることを認めた．Piaget は次の発達段階を分けた．

① 知覚・運動期（生後1歳まで）：対象の知覚と自発的運動の時期であるが，対象と直面しないときにも対象のイメージが残るようになり，これが演繹的思考の原型となる．

② 前操作期（2〜6歳）：言語習得による象徴化が発達する．アニミズム animism（自然物すべてに霊が宿っている）と具体性 concretism（事物の名称などのように取り決めによるものを本質的なも

のと信ずる)の時期であるが，言葉や名称を象徴とみる抽象的思考の準備がなされている．

③ 抽象的操作期(学童期)：抽象的思考が可能となる．指を使わずに暗算ができたり，事物の関係がわかってくる．

F　習性学 ethology

動物は種によって特有な習性をもっている．習性は生来性行動と学習された行動の結合であるが，これが個体の発育途上でいかに発達し，固定するかを調べる．Lorenz, K.は代表的な習性学者である．

習性学の知識のうち精神医学と関係するものには次のようなものがある．

① 行動の刻印 imprinting には限界期 critical period がある．動物の習性行動が固定するには，生後まもない限られた時期の間の経験が必要であり，その時期をのがすと習性行動が発達しにくい．

② 活動特殊性エネルギー action-specific energy：ある習性行動が繰り返されると，それを引き起こすためのエネルギーが使いつくされて行動が起こらなくなる．エネルギーの補充を待って再びその行動が起こるようになる．

> たとえば，ノドジロは襲われると，侵害者を巣に近づかせないように巣から離れた所で傷ついたふりをして羽をばたばたさせて侵害者をおびきよせ，捕まる寸前に飛び立って巣に戻る．しかし，脅かしを何回も繰り返しているとこの行動が起こらなくなる．2〜3日間隔を置いて再び脅かすと，この行動が起こってくる．

③ 置換行動 displacement activity：2つの相反する習性行動を同時に引き起こすような状況では，状況にそぐわない第3の習性行動が起こる．

> たとえば，雄のトゲウオは巣のまわりの一定の広さを支配領域として確保する習性がある．他の雄のトゲウオが近づくと威嚇する．威嚇しても逃げないときは攻撃に出るが，自分の領域の端までくると，領域外に出たときの逃走衝動が起こってくる．攻撃と逃走の2つの衝動が高まったとき，トゲウオは急に穴を掘るというこの状況にふさわしくない第3の習性行動を起こす．

第6章 精神医学における疾病概念と疾病分類

I．精神医学における疾病概念

　精神医学において，一般医学と異なった疾病概念があるわけではない．むしろ，疾病概念とは精神障害をも含めたすべての病態に共通したものであるべきである．一般に医学における疾病概念には，①病変存在概念，②統計・価値概念がある．

A　病変存在概念

　生体に何らかの病変が存在する状態を疾病（病気）illness，あるいは疾患 disease とする．病変とは病理組織的な形態的変化のみならず，生理・生化学的な機能的変化であってもよい．精神医学では，原因，症状，経過，形態的・機能的病変を共通することが明らかなもの，すなわち疾患単位 disease entity を形成するものを精神疾患 mental disease といい，この点が不明瞭なものは精神的疾病（病気）mental illness という．

B　統計・価値概念

　これは，①平均概念と，②価値概念の複合である．平均概念では，統計的に多数を占めるものが正常であり，平均からの偏りの大きいものが異常である．異常については，価値概念を適用して，平均よりも優れた偏倚は異常とせず，平均よりも劣った偏倚を異常とする（図1-54）．

　価値基準には多様なものがある．医学的価値判断の基準として適当なものは，生物学的不利 biological disadvantage があるかどうかが重要である．生物学的不利をもつ異常を疾病といってよい．生物学的不利のうち最も基本的なのは個体の生命維持と種族保存が損なわれる状態である．身体疾患が生物学的不利を招くことは当然であるが，精神障害もまた，個体の健康維持に無関心あるいは意欲を失って寿命の短縮を招くとか，対人接触を絶つために配偶者が得られず，種族保存が不可能

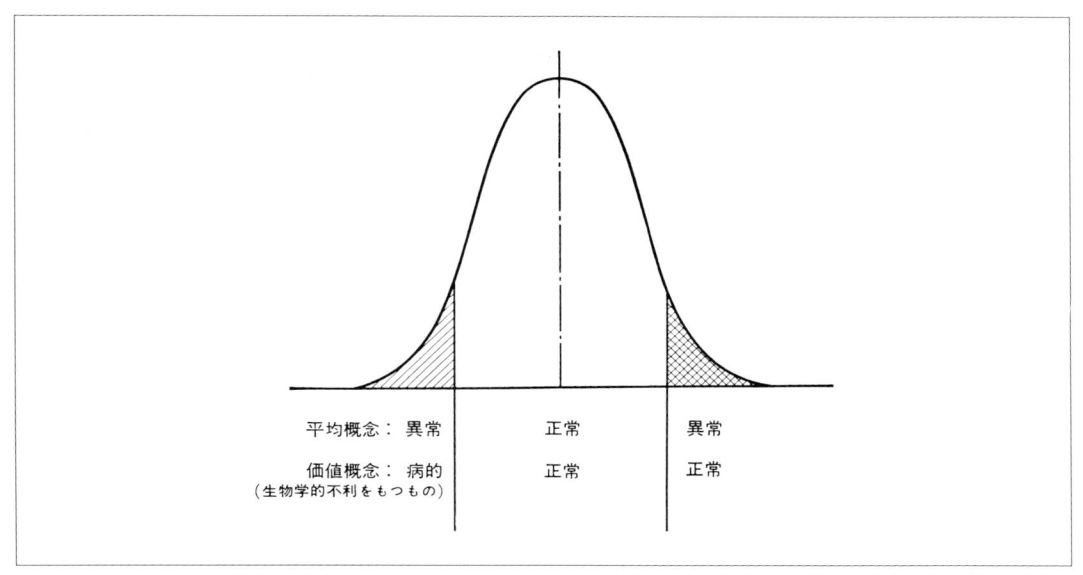

図1-54 統計・価値概念

になるなど，生物学的不利を招くことに変わりない．

C 健康，精神障害，精神病

健康：世界保健機関（WHO）の定義によると，病気でないというだけでなく，身体的，心理的，社会的に良好な状態well-beingを意味する．健康でないものが疾病である．しかし精神医学では，健康概念からはずれ，平均概念からも異常であるが，疾病とはいいにくいものがある．たとえば知的，行動的な偏倚のようなものである．また，前述した疾病と疾患との区別は必ずしも明らかではない．

精神障害：精神的に健康でない臨床的な状態を包括する概念として，国際疾病分類ICD-10では精神障害mental disorderを採用した．これは「個人的な苦痛や機能障害を起こすような臨床的な症状や行動が存在するもの」としている．ただし，社会的な逸脱行為だけで個人的な機能障害を伴わない場合は精神障害には含めない．

なお，精神保健福祉法では，精神障害者とは「総合失調症，精神作用物質による急性中毒又はその依存症，知的障害，精神病質その他の精神疾患を有する者をいう」としている．この場合の精神疾患は精神障害とほぼ同じ意味である．

精神病と非精神病性精神障害 psychosis and non-psychotic mental disorder：精神障害を精神病と非精神病に二分することが行われるが，これにも2通りの立場がある．①疾病概念によるものと，②障害の程度によるものである．

①は病変存在概念に則るもので，伝統的なドイツ精神医学はこれによる．Schneider, K.は，精神

表1-9　Schneider, K.の疾病論

```
1. 心的資質の異常変種（精神病ではない）
    異常知能素質
    異常人格
    異常体験反応
2. 疾病（および奇形）の結果（精神病である）
    身体学的（病因的）系列        心理学的（症候学）系列
        中　毒
        進行麻痺
        他の感染症
        他の内科疾患
        脳奇形
        脳外傷                    急　性——意識混濁
        脳動脈硬化                慢　性——人格解体（先天性—人格低格）および認知症
        老年性脳疾患
        他の脳疾患
        真正てんかん
            ?                    循環病（躁うつ病）
            ?                    統合失調症
```

(Schneider, K.著，平井静也ほか訳：臨床精神病理学．文光堂，1999より)

病とは身体的病変を証明しうるか，身体的病変の可能性が強い精神障害に限定すべきであるとしている．身体的病変のない心的資質の偏りは，たとえ精神障害の程度が強くても精神病ではない．逆に，身体的病変のあるものでは，精神障害の程度が軽くても精神病であるとする（**表1-9**）．これによれば，精神医学の重要な対象である統合失調症や躁うつ病は，身体的病変の可能性が強いことを肯定すれば病気であるが，身体的病変の可能性を否定する立場に立てば病気ではないことになる．

②は精神障害の疾病論とは別に，精神障害の程度によって，精神病と非精神病を区別するものである．国際疾病分類ICD-9ではこれを採用している．すなわち，**精神病**とは，幻覚，妄想，あるいは明らかな異常行動があるなど精神機能の障害の程度が強くて，大なり小なり病識が失われ，日常生活の遂行に支障をきたし，現実との接触が損なわれる状態であると定義する．**非精神病性精神障害**とは精神障害の程度が軽いものである．神経症，人格障害，器質的疾患に伴う軽度の精神障害などすべてを包含する．

最近では，国際疾病分類（ICD-10），米国精神医学会の分類（DSM-Ⅳ）ともに，精神障害を精神病性と非精神病性に区別することは廃止された．ICD-10では，精神病症状という用語は幻覚や妄想あるいは明らかに異常な行動の型（極端な興奮や過活動，顕著な精神運動制止・緊張病性行動など）の存在を示すものとして用いられる．ICD-10のわが国への適用版であるJCMでは，精神病症状とは自我障害，幻覚，妄想，思考形式の障害，緊張病症状を指すとしている．

D　リハビリテーションにおける障害

リハビリテーションにおける障害は，**国際生活機能分類(ICF)**によれば生活機能を構成する因子の障害，すなわち，①機能障害(身体構造障害を含む心身機能障害) function impairments，②活動制限 activity limitations，③参加制限 participation restrictions と，背景因子に属する①環境因子と，②個人因子からなる．このうち，活動とは個人による課題や行為の遂行に関すること，参加とは生活・人生場面へのかかわりのことである．背景因子とは個人の人生と生活に関する背景全体であり，そのうち環境因子は物的・社会的環境すべてに関すること，個人因子は個人の人生や生活の特別な背景である(厚生労働省社会・援護局障害保健福祉部編：国際生活機能分類—国際障害分類改訂版ICF，2002による)．

精神障害においても，これら3次元の改善を図るが，精神障害で重要なことは，再発防止のための医療を継続し，病状の増悪時には緊急入院など適切な対応ができるようにしておくことである．精神症状から自他への攻撃行動が激発する可能性があることによる．

II．精神障害の分類

精神障害はさまざまな観点から分類される．病因的あるいは疾患単位的な立場からは，ある特定の疾患とは，原因，症状，経過，病理解剖あるいは代謝的異常を共通するものである．しかし，精神障害では原因や病理解剖あるいは代謝的異常がいまだに不明なものも多く，病因的分類で統一できる段階ではない．症候群的な分類も必要である．また，精神障害の発展の心理機制からの分類，すなわち病態心理学的分類も考慮する必要がある．したがって，現在の臨床的分類は病因的，症候群的，病理解剖的，病態心理学的分類をそれぞれ加味した便宜的分類である．

A　病因的分類

精神障害をきたす原因は大まかに内因と外因に分けられ，外因は身体因(器質因)と心因に分けられる．これによって分けるのが最も簡単な分類法である．

1. 身体因性精神障害
   a. 器質精神障害
   b. 症状精神障害　　　この区別をせず器質精神障害とすることも多い．
   c. 中毒精神障害
2. 内因精神障害(原因不明の精神病あるいは機能性精神病)

　　　　a．統合失調症
　　　　b．躁うつ病
　　　　c．その他
　　3．心因精神障害
　　　　a．反応性精神病（心因反応）
　　　　b．神経症
　　4．人格障害
　　5．精神遅滞

B　国際疾病分類（ICD）

　世界保健機関（WHO）では，各国の衛生統計の比較や衛生行政のために，すべての疾病について国際的に共通した診断分類を作ることを進め，精神障害の定義とガイドラインの付いた用語集『国際疾病分類 International Classification of Diseases（ICD）』第8版を1974年に出版した．現行は第10版（ICD-10）である（1992年）．この第Ⅴ章が「精神および行動の障害 Mental and Behavioural Disorders」であり，F0〜F9の10の大項目に分けてある（細項目は巻末の付表；**438頁**）．わが国の衛生行政ではこれが採用され，一般臨床でも広く用いられている．

C　米国精神医学会の分類（DSM）

　米国精神医学会では，1980年に『精神障害の診断と統計のための手引 Diagnositc and Statistical Manual of Mental Disorders（DSM-Ⅲ）』を発表した．これは従来の診断分類とは異なって，純粋に記述的な状態像診断を目指し，診断のための操作的判定基準が設定され，患者の評価のための多軸診断システムを採用した画期的なものであり，国際的に大きな影響を与えた．多軸システムによって，臨床的に複雑な精神障害の総合的かつ系統的な理解と治療計画や予後予測に有用とされている．なお，ICD-10では多軸システムは採用していないが，その他ではDSMに従ったところが大きい．

　現行はDSM-Ⅳ（1994）であり，本文改訂版DSM-Ⅳ-TR（2000）がある（細項目は巻末の付表；**451頁**）．この分類も広く用いられている．

　多軸評定として，次の5軸がある．
　　　Ⅰ軸：臨床疾患，臨床的関与の対象となることのある他の状態
　　　Ⅱ軸：人格障害，精神遅滞
　　　Ⅲ軸：一般身体疾患
　　　Ⅳ軸：心理社会的および環境的問題
　　　Ⅴ軸：機能の全体的評定
このうちⅠ，Ⅱ，Ⅲ軸が公式の診断的評価を構成する．

DSM-Ⅳの主な改正点：DSM-Ⅲ-Rまでは器質性精神障害を非器質性精神障害から分けて一括して分類してきた．しかし，統合失調症のような内因性・機能性とされた障害にも器質性変化が認められるようになり，器質性と非器質性という二分法が理論的に不適当という意見が生じるようになった．したがって，DSM-Ⅳでは器質性という用語を廃止して，① せん妄，認知症，健忘，および他の認知障害，② 器質性の妄想性障害，気分障害，人格障害，幻覚症のようなものは他のどこにも分類されない一般身体疾患による精神疾患，③ アルコールや薬物による障害は物質関連障害とすることになった．なお，機能性という用語も微細な器質性病変を否定できないことから使用しない．

精神障害は，たとえ身体因性（器質性），内因性（機能性），心因性に分けたとしても，各個体の器質的，心理・環境的因子の複合として形成されるという理解が進んでいる．

第2編
各 論

第1章　症状性を含む器質精神障害
organic, including symptomatic, mental disorders

1. 概　説

　器質精神障害は，従来わが国で"外因"精神病とよばれていたもので，症状精神病，器質精神病，てんかん，そして中毒精神病からなると解説されてきた．しかし，今日ではてんかん，中毒精神病は別項で述べられるし，国際疾病分類にもあるように，症状性を含めて器質精神障害とすることが多い．症状精神病は身体疾患に伴って起こる精神障害である．器質精神病は，脳に一次的な器質性傷害があり，精神症状をきたす．器質精神障害では病因はいくつもあるが，症状は疾患とは無関係に一定のパターンがある．急性期では一過性・可逆性で意識障害，とくにせん妄を示し，移行期では通過症候群，慢性期では不可逆性で認知症と人格変化である（図2-1）．

　精神医学の歴史のなかで，器質精神症候群の認識と理解に貢献したものに，Bonhoefferの外因反応型，Schneiderの身体的基礎のある精神病，Wieckの通過症候群などの概念がある．

　Bonhoeffer, K.(1912)は，急性伝染病や全身疾患など身体疾患による精神障害は，原因のいかんにかかわらず症状は共通で一定の類型があり，急性外因反応型 akute exogene Reaktionstypen，外因好発型 exogene Prädilektionstypen と名づけ，類型として，①せん妄，②てんかん様興奮，③もうろう状態，④幻覚症，⑤アメンチアをあげ，さらに経過中にみられる症状として，⑥過敏情動衰弱状態，⑦健忘症候群をあげた．その当時はKraepelin, E.の見解のように，症状精神病の際にみられる精神症状は疾患によって異なるとされていた．たとえば，腸チフスでは意識混濁をみるといった具合である．

　Schneider, K.(1950)は「外因性，器質性，症状性という表現はふさわしくなく，いささか回りくどいが」と断って，"身体的基礎のある精神病 körperlich begründbare Psychose"と名づけた．そして急性と慢性に分け，急性期では意識混濁，慢性期では人格解体と認知症を必発症状とした．これにより症状精神病，器質精神病が統合された．この二分法は臨床的には有意義であるが，必ずしも十分でない．これを補ったのがWieckである．

　Wieck, H. H.は，1956年に通過症候群 Durchgangs-Syndrom を提唱した．通過症候群は少なくとも臨床的には意識障害はなく，情動不安定，健忘，妄想などが一過性に認められ，可逆性経過を示す状態像である．彼は身体的基礎のある精神病を，可逆性症候群と非可逆性症候群に大別し，可逆性

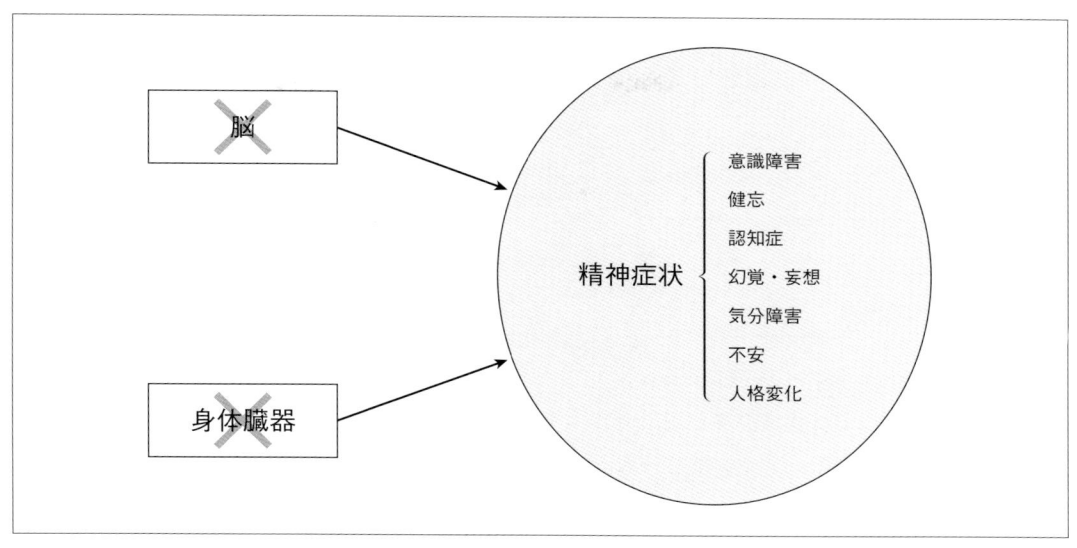

図 2-1　器質精神障害

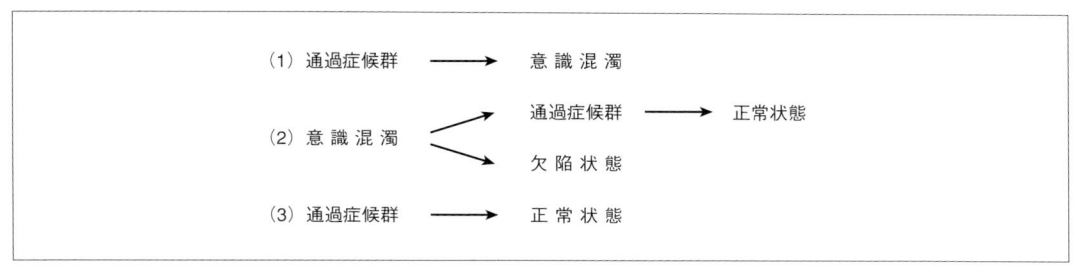

図 2-2　経過の諸型

症候群を意識障害と通過症候群とに分けた．通過症候群の類型として感情型，健忘型，感情・健忘型，幻覚型，妄想型，妄想・幻覚型をあげ，また精神機能低下の程度を軽度，中等度，高度と3段階に分けた．通過症候群は一過性，可逆性の経過をとり，正常に復したり，悪化して意識混濁，欠陥状態となる（図 2-2）．

2．器質精神症候群の分類

a．時間による分類

急性群は意識障害が中軸症状で，可逆性，回復可能であり，中核は症状精神病である．通過症候群は急性期の症候群であるが，意識障害は臨床的には認めず，不安，うつ，異常体験をみる．慢性群は認知症・人格解体を示し，非可逆性で固定ないし進行性で器質精神病が中核である．

b．Lipowski の分類（表 2-1），国際疾病分類

症状別に，広範な認知障害，限定された認知障害，そしてそれ以外に分ける．

表 2-1　器質性脳症候群(OBS)の分類(Lipowski)

全般性	選択性	症状性・機能性
せん妄	健忘症候群	統合失調症様
錯乱	幻覚症	妄想性
認知症	人格，行動障害	抑うつ性
	その他	躁病性

3. 症　状

a．意識障害 disturbance of consciousness

意識障害は，かつては意識混濁と意識変容，そして意識野の狭窄と分けた．本書では意識レベルの低下とせん妄に分ける．アメンチア，もうろう状態は国際疾病分類ではせん妄に含まれる．

1）意識レベルの低下

意識の清明度が低下した状態である．わが国では意識混濁と表現されている．程度により明識困難状態，昏蒙，傾眠，昏睡などといわれた．しかし，学者によってその呼称，程度が異なっており，軽度，中等度，高度と分けたほうがわかりやすい．軽度はぼんやりと無欲状で注意力が低下した状態である．刺激に反応するが，やや遅いとか，複雑な問題には答えを間違える．思考は不活発である．この段階の意識低下は正常，軽度認知症，そして活動減少型せん妄との鑑別が重要である．中等度はかなり強い刺激でないと反応しない．能動的な活動は乏しい．大小便はしばしば失禁する．高度はベッドに寝たままである．痛み刺激に逃避反応を示すレベルから全く反応がないレベルまでをいう．程度判定には太田らのⅢ-3-9度方式を用いるとよい(**表1-4；62頁**)．

2）せん妄 delirium

軽度ないし中等度の意識混濁が基底にあり，認知障害，精神運動活動の変化を徴とする．症状は，①注意障害として集中・持続障害がある．②睡眠・覚醒の概日リズムが乱れ，昼夜が逆転して，夜間は不眠で，あるいは睡眠は断続して，日中は傾眠となる．③認知の障害として，ⅰ見当識の障害，ⅱ錯覚では錯視が多い．ⅲ幻覚では幻視が多く，まれに幻聴もある．ⅳ思考はまとまりを欠き，断片的で，作話や妄想もあるが非系統的，状況依存性で，持続が短い．④精神運動活動が変化する．急性に発症し，日内変動を示し，数日ないし1週間くらいで消失する．

b．健忘症候群 amnestic syndrome

健忘症候群は，①記銘力低下，②健忘，③失見当識，④作話を四主徴とする．この症候群の基本障害に関して昔から議論がある．1つは記銘力低下を基本症状とする見解であり，もう1つが見当識，認知さらには人格の構えを基本とする立場である．前者はヘルペス脳炎の際の健忘症候群を原型としており，後者はアルコール精神病のKorsakov症候群である．国際疾病分類(ICD-10)は前者の立場に立っている．

c．認知症 dementia

記憶，見当識，情報収集，計算，判断，コミュニケーションなどの知的機能が慢性に広範に障害

されて，自ら正しく適切に認識，行動できない状態で症候群である．このため人格，感情，行動に影響が及ぶ．前頭側頭型認知症，進行麻痺，Parkinson病，進行性核上性麻痺などでは認知障害より，行動・感情障害が目立つ．これらの疾患には現在よく用いられている国際診断基準は必ずしもふさわしくない．障害の程度に関して，ICD-10では日常生活活動の障害であり，社会，職業面での能力は文化間で異なるから認知症の基準とすべきでないとしている．この点はDSM-Ⅳ-TRと違う．またICD-10では少なくとも6カ月間持続と明記している．

病変部位による認知症の分類がある．病変の主座が大脳皮質にあるときを皮質性認知症 cortical dementia といい，大脳基底核から上部脳幹にかけてあるときを皮質下認知症 subcortical dementia という．そして皮質性認知症はさらに前方型認知症と後方型認知症に分けられる．

d．器質性幻覚，妄想症候群

脳の器質性変化により幻覚・妄想が生じたときをいう．幻覚では幻視が多い．

e．器質性気分障害

同じく器質障害があり，躁，うつが相性あるいは持続性に出現する．診断には病歴，脳，身体所見，検査データから本症候群に該当するかどうかを確認する．疾患では甲状腺，副腎，膵などの内分泌疾患が知られている．神経疾患でもうつを呈しやすい．薬剤ではステロイド剤，降圧薬もうつをきたしやすいので注意する．二次性躁は二次性うつに比べると出現頻度は少ない．

f．器質性不安障害

脳の器質性変化により，全般性不安，発作性不安が起こるときにいう．気分不安定，興奮，集中力低下，身体の不定愁訴を伴いやすい．内分泌性疾患，中枢神経刺激薬で起こる．

g．人格変化 personality change

脳の器質性変化により人格の変化，障害をきたしたときをいう．生来からの人格障害とは区別する．知能の低下はないか，軽い．器質性の人格変化では，1つはその人らしさの消失で，その人のもっていた知性，品性，繊細さなどが低下する．2つめが"人格水準の低下"で，人生観，倫理・道徳観が低下し，本能的，短絡的になり，自己中心的な思考で持続力，反省力がなくなる．そして3つめが性格の尖鋭化である．短気な人が易怒となる，欲張りが吝嗇になるなどである．

意志・発動面でみると，① 発動低下で自発性低下，無欲，無為，とじこもる，② 鈍重，粘着，固執，迂遠などで，発動の過程がなめらかでない，③ 発動増加で不穏，多動となる．

感情の変化も，① 喜怒哀楽が乏しくなり，無感情，無関心となる，② 感情の理性的コントロールが行いえず，易変し，易刺激的で，些細なことに怒り，爆発する，③ 理由もなく楽しげ（多幸）で陽気，多弁となる．情動，意欲以外に注意，記憶の障害もしばしば伴う．

疾患では頭部外傷，脳血管障害，腫瘍，前頭側頭型認知症，ヘルペス脳炎などで人格変化をきたしやすい．脳病巣として関連が深いとされるのは前頭葉，側頭葉，大脳辺縁系，基底核，上部脳幹である．

4. 器質精神症候群の増悪因子

慢性器質精神症候群は持続的な脳障害に基づくものであるが，身体疾患や心理・社会的要因もまた互いに作用し合って悪循環を形成し，より高度の崩壊へと導くことを忘れてはならない．すなわち，身体的，心理的，社会的要因の相互作用が認知症の経過と予後に関係するので，これらの要因を早期に認識し是正する必要がある．また，器質精神症候群の急性型であるせん妄においても，心理・社会的要因の影響に留意する．

5. 器質精神症候群の診断

器質精神症候群の診断上，重要な項目は次のとおりである．
① 明瞭な身体所見があること（身体徴候と各種身体的検査所見，脳波，CTなど）．
② 身体所見と精神症状との間に明らかな時間的，あるいは程度の平行関係があること．
③ 精神症状が器質性といわれる症状を示すこと．ただし，これに該当しない精神症候群も多数あり，この場合には①，②項が診断上重要である．

6. 治　療

原疾患が治療可能であるものは，その治療を行う．上述の増悪因子を考慮して，これを除き，精神症状に対して対症的に向精神薬を選んで投与する．

Ⅰ. 認知症性疾患

A　Alzheimer 型認知症 dementia of Alzheimer type

わが国で現在では認知症疾患のなかで最も多い．初老期に起こるAlzheimer病と，老年期に起こるAlzheimer型老年認知症に区別される．両者を併せてAlzheimer型認知症という．ほとんどが孤発性であるが，なかには家族例がある．

a. 病理，病態

a）肉眼所見：脳はびまん性に萎縮して，脳回は狭くなり，脳溝は拡大する（図2-3，4）．萎縮はびまん性であるが，側頭葉により目だつ傾向にある．脳重は早発型のAlzheimer病では1,000 g以下のことがまれでない．晩発型のAlzheimer型老年認知症では脳重の減少は軽い．割面では皮質，白質の萎縮があり，脳室は拡大する．

b）光顕所見：Alzheimer型認知症の光顕所見は，① 神経細胞消失，② 老人斑の出現，③ 神経

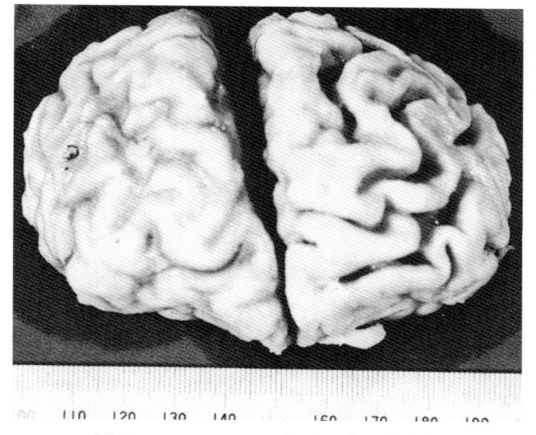

図 2-3 Alzheimer病（57歳，女性）
前頭葉の脳回の萎縮と脳溝の拡大を示す．

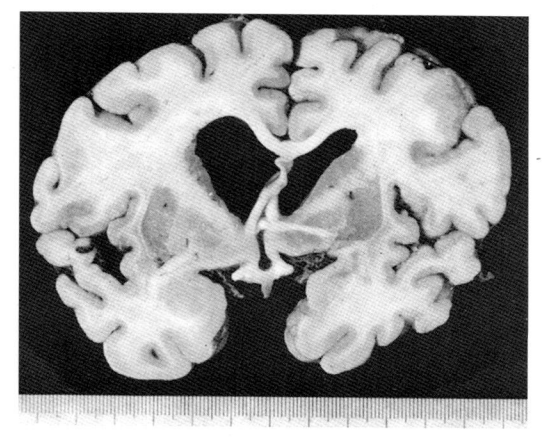

図 2-4 Alzheimer病（図2-3と同じ例）
大脳の前額断で側脳室の著明な拡大を示す．

図 2-5 Alzheimer型認知症
海馬のGallyas染色（鍍銀染色）．老人斑（◀―▽―▶）と神経原線維変化（⇨）をみる．

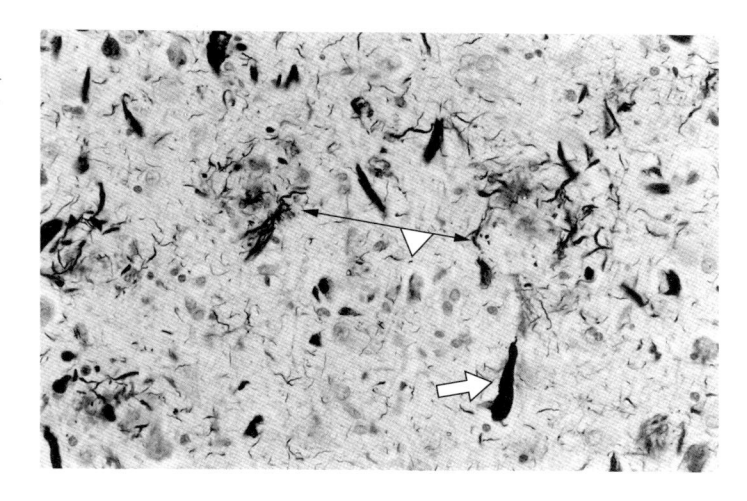

原線維変化の出現が中核的所見である．

　神経細胞消失：萎縮した大脳皮質では神経細胞は減少し，グリオーシスがある．神経細胞の脱落の強い場所は側頭葉内側，側頭葉-頭頂葉-後頭葉の接合部，分水界域watershedに強い．一方，中心前回，中心後回，鳥距回は軽い．大脳皮質以外では，扁桃核，Meynert核，青斑核で減少が強い．

　老人斑：典型老人斑は中心にアミロイドβ蛋白質からなるアミロイド線維の核があり，それを取り囲むように変性した神経突起があり，アストログリアとミクログリアが混在している（図2-5）．老人斑は大脳皮質，とくに辺縁系に多く出現する．老人斑が出現する疾患はAlzheimer型認知症とDown症に限られる．したがって，老人斑はAlzheimer型認知症に特異性が高いといえる．しかし，老人斑の数と認知症の程度は並行しない．

　神経原線維変化：ヘマトキシリンに染まる線維状構造であるが，鍍銀染色標本のほうが明らかに見やすい．神経細胞の胞体内，突起にかけて存在する（図2-5）．大脳皮質では，萎縮の強い側頭葉，

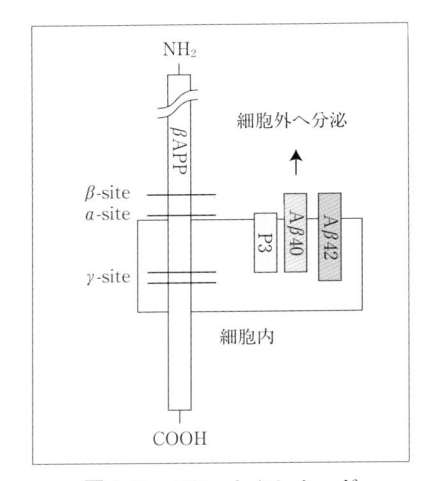

図2-6 APP，セクレターゼ
（大河内正康，武田雅俊：日本医事新報 4086：1-5，2002より）

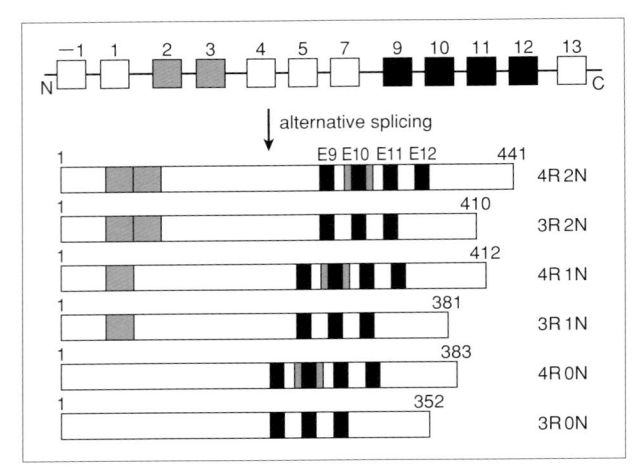

図2-7 タウ遺伝子とタウ蛋白質
（石原武士：タウ蛋白とFTDP-17．医学のあゆみ 198：363-367，2001より）

前頭葉に多い．その他，扁桃核，線条体，青斑核，縫線核，上中心核に認める．その形態から炎型 flame shaped と球状型 globose type に分けられる．神経原線維変化は Alzheimer 型認知症の診断上重要な所見であるが，特異的ではない．同変化はほかにもいくつかの疾患でみられる．進行性核上性麻痺，グアム島の ALS（筋萎縮性側索硬化症）-Parkinsonism dementia complex，脳炎後 Parkinson 病などがある．電顕では，周期的なねじれを示す二重らせん状フィラメント paired helical filaments（PHF）と，直線状の細管 straight tubules からなる．神経原線維変化は異常にリン酸化したタウとユビキチンからなる．タウは60，64，68kDaの3本のバンドからなり，アイソフォームは6種すべてからなっており，3リピートタウ，4リピートタウの両者がある（後述）．

b．分子病理学

a）アミロイドβ（Aβ）蛋白質：アミロイドβ（Aβ）蛋白質はアミロイド前駆体蛋白質（APP）からセクレターゼによって切り出され，正常脳でも恒常的に分泌されているペプチドである．セクレターゼには3種類があり，β，α，γセクレターゼとよばれる．セクレターゼとは分泌を促す酵素という意味でつけられた仮称である．正常ではまずα切断，次いでγ切断が起き，通常の代謝過程を経て分解される．Alzheimer 病ではまずβ切断，次いでγ切断が起き，Aβ40ないしAβ42ができて老人斑になっていく（図2-6）．家族性 Alzheimer 病患者ではこの切り出しが増加している．

b）PHFとタウ蛋白質：PHFの主要な構成蛋白質には，異常にリン酸化したタウ tau とユビキチン ubiquitin がある．タウは微小管に結合している蛋白質である．タウ蛋白質には6つのアイソフォームがある（図2-7）．N末端のexon 2，exon 3の有無により0N，1N，2Nの3とおりのパターンがあり，そしてC末端の微小管結合部位が3つあるものを3リピートタウ，4つあるものを4リピートタウとよぶ．exon 10をもつものが4リピートタウである．exon 10（E10）の有無によって2とおりになる．タウのリン酸化には2種類の酵素がある．正常ではタウリン酸化酵素 tauprotein kinase

(TPK)Ⅱによってリン酸化される．新生児脳ではこれに TPKⅠが作用して，さらにリン酸化される．Alzheimer 型認知症では，これらとともにまだ同定されていない酵素が働き，異常にリン酸化される．TPKⅠはタウのリン酸化を起こし，PHF をつくり，神経原線維変化の発現へと進む．また，タウのリン酸化によって微小管が壊れ，細胞内輸送が障害され，その結果 APP が蓄積され，やがて細胞死を引き起こす．

　c）アポリポ蛋白質 E（アポ E）：脂質代謝に関与する．3 種類のアイソフォームがある．初め ε4 は Alzheimer 型認知症の発病を早めるといわれたが，その後，脳血管性認知症や Lewy 小体型認知症でも頻度が高いことがわかり，いまは加齢に伴う認知症発症の危険因子と考えられている．

　d）発病仮説：Alzheimer 型認知症の発現機序の仮説として，アミロイドカスケード仮説がある．APP から Aβ 蛋白質が切り出され，Aβ42 の増加・蓄積があり，それが神経細胞毒として作用したり，アミロイド線維が重合して老人斑を形成する．さらに神経原線維変化を引き起こし，神経細胞が障害され消失し，認知症が引き起こされるという説である．タウ説も注目されている．17 番染色体に連鎖したパーキンソニズムを伴う前頭側頭型認知症（FTDP-17）がタウ遺伝子の変異で起こること，その変異が次々に報告され，タウにより神経変性が起こること，また野生型タウ，変異型タウを過剰発現させた動物でも神経原線維変化が出現し，タウによる一次性神経変性が注目されている．

c．遺伝子異常

　Alzheimer 型認知症の多くは孤発性であるが，一部は家族性である．現在まで次に述べる遺伝子の異常がわかっている．

　a）*APP* 遺伝子：*APP* 遺伝子は 21 番染色体長腕に位置する．*APP* のミスセンス変異は Aβ42 の上昇，ひいては Aβ の脳内沈着を引き起こすものと考えられる．

　b）プレセニリン 1（*PS1*）遺伝子：14 番染色体長腕に存在する遺伝子で，膜を 8 回貫通する蛋白質である（図 2-8）．点突然変異が 100 種類以上も知られている．変異部は膜貫通部に多い．早発型の家族性 Alzheimer 病の家系の多くはこの遺伝子異常である．

　c）プレセニリン 2（*PS2*）遺伝子：1 番染色体長腕に存在する遺伝子で，プレセニリン 1 と相同性が高い．Volga-German 家系の遺伝子である．

　d）アポ E 遺伝子：19 番染色体にある．アポ E の遺伝子は ε2，ε3，ε4 の 3 つの対立遺伝子型 allele がある．ε4 は初め Alzheimer 病の危険因子とされたが，その後，脳血管性認知症や Lewy 小体型認知症でも頻度が高いことがわかり，いまは加齢に伴う認知症発症の危険因子と考えられている．

d．症　状

　記憶障害，見当識障害を中心としてさまざまな認知障害をきたし，漸次進行性の経過を示す．皮質性認知症の後方型認知症を示し，複数の認知障害だけでなく，人格変化，感情変化，行動異常を示し，また幻覚・妄想，せん妄もしばしば伴う．以下，中核症状と周辺症状とに分けて述べる．

1）中核症状

　a）記憶の障害：中核症状である．

　Alzheimer 型認知症では近時記憶の障害がまず起こる．物の置き忘れ，ガスの火の消し忘れ，電

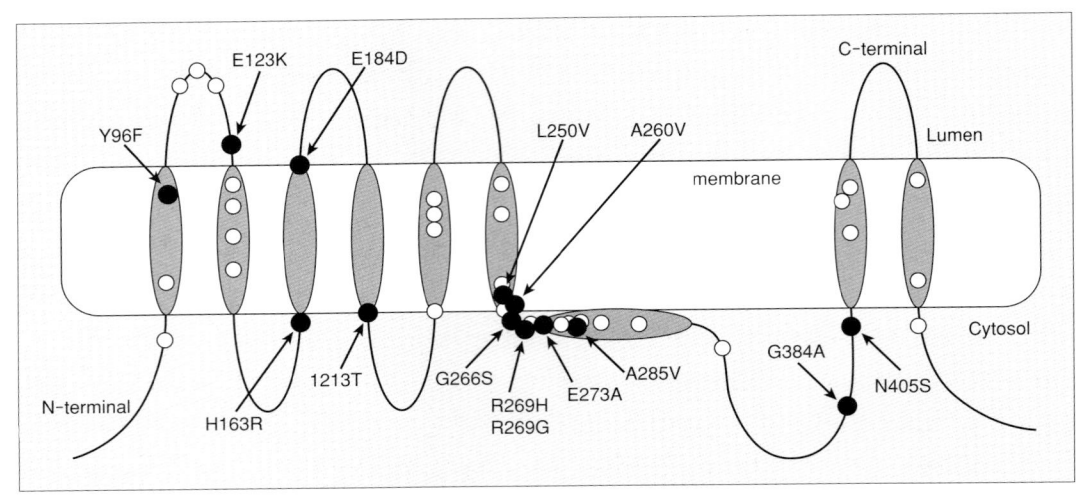

図 2-8 プレセニリン 1 蛋白質の構造模式図
Doan らにより提唱された 8 回膜貫通型モデルを示す．○は外国から報告された点突然変異の位置を示す．●は日本人に起こった点突然変異の位置で，→で変異の名前を示す．
（保田　稔：Modern Physician 21：429-436, 2001 より）

話の内容が伝えられない，買物のとき品物の買い忘れ，昨夕のおかずを思い出さないなどである．ヒントを与えても記憶は戻らない．遠隔記憶の障害としては，職業，配偶者の名前，子供の数，名前などが思い出せない．社会的出来事の記憶も低下する．即時記憶も中期以降は明らかに低下する．エピソード記憶は必ず障害され，しかも早期から認められる．発生学的に古い系である手続き記憶は中期までは残る．

　晩発型の Alzheimer 型認知症患者は記憶障害に対して無関心で，作話する．一方，Alzheimer 病の患者は悩む．

　b）見当識障害：見当識のなかでは時間の見当識が初めに失われ，初期診断上重要である．今日が何月何日か，季節はいつかがわかっていない．本人は自覚していないし，家族も気がついてなくて，診察して初めてわかることが多い．場所の見当識障害もあり，初めての所のドライブでうまく道を探せない，自宅へ帰れない，よく慣れた所で道に迷う．進行してくると熟知している自宅の中でも障害が顕在化してきて，便所から自室へ帰れないということになり，家族が異常と気づく．人物の誤認も起こってくるが，中期以降である．

　c）複数の認知障害：学習，理解，判断，推理，解決などの高次の知的機能が障害される．進行すると，短絡的で思慮の浅い言動となる．日常生活，対人場面，職場，社会生活のなかで障害が明らかとなる．認知症は強いが，感情面はよく保たれる．末期は知的機能は喪失して，"植物状態"，失外套状態となる．

　d）人格変化：記憶障害が続き，周囲から認知症が疑われ始めるころ患者の知性の低下が起こる．「複数の認知障害」と重なり合うが，その人の持ち味，その人らしさが失われてきて，知的な冴えが失われてくる．上層から（von oben）知能が低下する．人格の変化は，① 自発性低下，無精，無為，

②不穏, 多動, 短気, 意志薄弱, ③理由なく楽しげ(多幸)と大別できる.

Alzheimer型老年認知症では人格の形骸化があり, 会うと愛想はよく, 挨拶をする. やりなれた日常生活や社会生活は行えるが, これはただの繰り返しであって, 本人はその仕事, 行動の意義はわかっていない.

e) **神経心理症状**：失語では, 喚語障害, 言語理解の障害と流暢性の保持が特徴とされる. 話し方の音韻は保たれ, 流暢で復唱もよい. しかし, 口頭言語の理解が悪い. 喚語障害として, 物品の呼称, 会話時の適切な言葉の選出(語想起)が悪く, 迂回操作をみる. 運動性失語は少ない. 認知症の進行に伴って語想起はますます悪くなる. 語彙は次第に少なくなり, 錯語が現れる. 理解力も悪化して偽会話となり, 筋(ストーリー)がなくなる. 失文法が発言, 文章表現に認められる. さらに進むと反復語, ジャルゴンとなり, 語間代, 反復言語を認め, 末期には緘黙状態となる.

失行, 失認も認められるが, 認知症があるので, その評価は必ずしも正確に行いえない. 洗顔, 食事の手順が滑らかでない場合は観念失行の可能性が高い. 着衣失行は中期に認め, また神経心理テストをすると構成失行が明らかになる. 失認では早期からの視空間失認がある. 中期以降, Bálint症候群や相貌失認を認める. 特有な症状に鏡徴候がある. 鏡に写っている自分に話しかける. 自己とは認知せず, 他者と考え話をする.

f) **神経症状**：初期は正常である. 中期になってAlzheimer病では表情が乏しく, 動きが少なくなり, Parkinson症状を認めることがまれではない. しかし, 振戦はまれである. ミオクローヌスを認めることもある. 末期ではけいれん, 抵抗症Gegenhalten, 筋強剛, 原始反射をみる.

2) 周辺症状, BPSD(behavioral and psychological symptoms of dementia)

認知症は中核症状である認知障害と周辺症状とに分けられる. 周辺症状は従来は認知症に伴う二次症状で副次的に扱われてきた. 確かにこれらの症状は認知症と関連するが, それとともに患者の生活環境, 生活史, 性格などと関連しているし, 介護者にとってはこの問題のほうが明らかに大きい. 一方, 治療・ケアの点からみれば, 適切な薬物ならびに非薬物対応によって症状は消失ないし軽快する. このようなことから, 1996年以降, これら症状の重要性を再認識して高い意義づけがなされ, BPSDとよばれる.

a) **せん妄**：日頃に比較して言葉, 態度, 行動のまとまりが著しく悪化したときは, せん妄を疑う. 落ち着かず, うろうろとしている. 放尿, 失禁が急に始まるか, あるいは激しくなる. 幻視, 被害妄想も認める. 老人のせん妄は発症が必ずしも典型的でなく, ゆっくりのこともある. 昼夜が逆転するとせん妄が疑われる.

b) **感情・意欲障害**：認知症の初期に自己の行動に不安をもつことは多い. 何回も尋ねたり, 確認を求めて依存的になる. 家族に不満, 不信をもつ. うつが認知症に先行したり, 認知症の経過中に認められる. うつの程度は軽度ないし中等度で, 高度ではない. 多幸は中期以降, Alzheimer型老年認知症でしばしば認める. 感情が平坦化して, 周囲に無関心で, 多幸でニコニコとなる.

c) **幻覚, 妄想**：①物とられ妄想, ②被害妄想, ③嫉妬・不貞妄想がある. 物とられ妄想は, 財布, お金, 物, 時計, 衣服を「とられる」と訴える. とる人は嫁, 娘, 息子, 近所の人と, 身近に

いる人で特定されることが多い．被害妄想では「いじめられる」「意地悪をされる」「嫌がらせをされる」と訴える．親しい家族が悪者から迫害されるという共同体被害妄想もある．嫉妬・不貞妄想では「配偶者が浮気をしている」「いい人がいる」「遊びに行く」「嫁と関係している」「深い仲である」などと訴える．妄想は中期に認め，やがて消失する．幻覚は少ない．夜間，睡眠中にみられる幻覚はせん妄を疑う．幻視では「子供，孫がいる」「来ている」「動物が見える」と言う．幻聴では「悪口が聞こえる」と言うが，幻聴だけではなく被害妄想との並存が多い．

　d）徘徊：中期に認める．Alzheimer病は年齢も若く，身体的に元気であり，空間失見当識が強く，遠くまで歩き，自転車で行き，道に迷い，帰れなくなることはよくある．徘徊の理由として，記憶障害，見当識障害，幻覚・妄想，瘙痒などの身体状態，欲求不満などがある．徘徊の理由を明らかにして本人の身体状態，欲求，不満などを見つけ出し，また，ともに散歩したり，関心をほかへ移すなど種々の工夫がいる．

e．診断と検査
　1）臨床診断

　中期では症状が揃っており，診断は困らない．しかし，初期は症状が軽い，あるいは少しの症状しかなく，診断は困難である．家族がともに来院したときは著しい物忘れ，問題行動のことが多い．問診では，まず時間の見当識であるその日の年月日を尋ねる．意識が清明であるにもかかわらず正答できないときは認知症が強く疑われる．記憶では近時記憶を尋ねる．たとえば，前日のおかずを質問して，考える態度，答え方をみる．次に遠隔記憶，一般的知識を調べる．計算，言語，書字，判断など認知の諸要素を調べる．診察のなかで，感情，意欲・行動，態度，表情をチェックする．徘徊，興奮，攻撃，幻覚・妄想，せん妄を伴っているときは家族から詳しく聴く．Alzheimer型認知症は知的機能の慢性，広範な障害で，とくに記憶障害を中軸とした複数の認知障害の存在は必須である．そして緩徐な発病様式，進行性経過を示す．このtemporal profileは血管性認知症との鑑別上重要である．中期の中ごろまでは神経学的に正常である．しかし，壮年期以降ではしばしば高血圧，心疾患，糖尿病の合併があるので，構音障害，麻痺，歩行障害などに注目して神経診察を行う．

　2）診断基準

　最近は診断基準が紹介され，よく利用されている．米国精神医学会の精神疾患の診断・統計マニュアル第4版改訂版（DSM-Ⅳ-TR），国際疾病分類第10版（ICD-10）（**表2-2**），NINCDS-ADRDA（National Institute of Neurological and Communicative Disorders and Stroke および Alzheimer's Disease and Related Disorders Association）（**表2-3**）の診断基準はよく利用される．松下の天秤法（**図2-9**），Hachinskiの虚血スコアischemic score（**表2-4**）は簡便で使いやすい．

　3）検　査

　a）**画像検査**：CT，MRIでは早期には側頭葉内側の萎縮，側脳室下角の拡大のみで，脳全体の明らかな萎縮はない．初期病変の描出はSPECT，PETのほうが優れている．側頭葉内側，頭頂葉での血流低下，代謝低下をみる（**図2-10**）．さらにごく早期の所見として側頭頭頂連合野，後部帯状回に血流，代謝の低下が示されている．中期以降は脳はびまん性に萎縮する（**図2-11**）．認知症

表 2-2 ICD-10 の Alzheimer 病の認知症の診断ガイドライン

(a) 認知症の存在
(b) 潜行性に発症し，緩徐に悪化する認知症．通常は発症の時期を正確に決めることは難しいが，欠陥の存在が他人に突然気づかれることもある
(c) 認知症をきたす他の全身性あるいは脳の疾患（たとえば甲状腺機能低下症，高カルシウム血症，ビタミン B_{12} 欠乏症，ニコチン酸欠乏症，神経梅毒，正常圧水頭症，硬膜下血腫）による精神症状であることを示す臨床的所見あるいは特殊検査所見がないこと
(d) 突然の卒中様発症がなく，半側麻痺，知覚脱失，視野欠損，協調運動失調などの脳局所の損傷を示す神経学的徴候が病初期には認められないこと（しかし，これらの症状はあとに重なることがある）

（融　道男ほか訳：ICD-10 精神および行動の障害―臨床記述と診断ガイドライン．p.60，医学書院，1993 より）

表 2-3 NINCDS-ADRDA Work Group による Probable Alzheimer's Disease の診断基準

Ⅰ．Probable AD の臨床診断基準には次の事項が含まれる
- 臨床検査および Mini-Mental Test, Blessed Dementia Scale あるいは類似の検査で認知症が認められ，神経心理学的検査で確認されること
- 2 つまたはそれ以上の認知領域で欠陥がある
- 記憶および他の認知機能の進行性の低下
- 意識障害がない
- 40 歳から 90 歳の間に発病，65 歳以後が最も多い
- 記憶および認知の進行性障害の原因となる全身疾患や他の脳疾患がない

Ⅱ．Probable AD の診断は次の各項によって支持される
- 特定の認知機能の進行性障害：言語の障害（失語），動作の障害（失行），認知の障害（失認）など
- 日常生活動作の障害および行動様式の変化
- 同様の障害の家族歴がある．とくに神経病理学的に確認されている場合
- 臨床検査所見
　　髄液検査所見：正常
　　脳波所見：正常あるいは徐波活動の増加のような非特異的変化
　　CT：連続的に検査して進行性の脳萎縮が証明される

Ⅲ．AD 以外の認知症の原因を除外したのち，Probable AD の診断と矛盾しない他の臨床的特徴
- 経過中に進行が停滞することがある
- 抑うつ，不眠，失禁，妄想，錯覚，幻覚，激しい精神運動性興奮，性的異常，体重減少などの症状を伴う
- とくに進行した症例では筋トーヌスの亢進，ミオクローヌス，歩行障害など神経学的異常所見がみられる
- 進行例ではけいれんがみられることがある
- 年齢のわりには正常な CT 所見

Ⅳ．Probable AD の診断が疑わしい，あるいは Probable AD らしくない特徴
- 突発的な卒中様発症
- 神経学的局所症状：片麻痺，知覚脱失，視野欠損，共同運動障害が病初期からみられる
- けいれん発作や歩行障害が発症時あるいはごく初期から認められる

AD：Alzheimer's disease.

（萬年　徹：medicina 27：2030-2034, 1990，McKhann, G., et al.：Neurology 34：939-944, 1984 より）

```
多発性梗塞性認知症                                                老年認知症
```

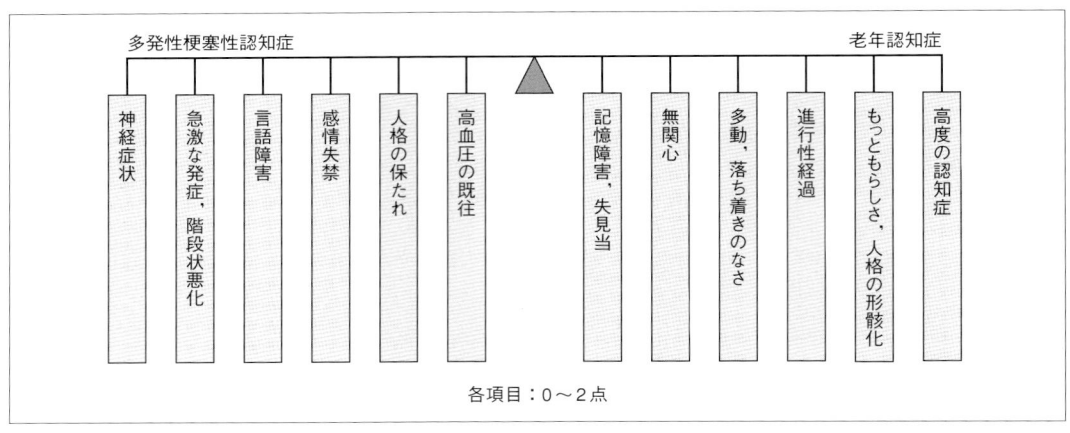

| 神経症状 | 急激な発症，階段状悪化 | 言語障害 | 感情失禁 | 人格の保たれ | 高血圧の既往 | △ | 記憶障害，失見当 | 無関心 | 多動，落ち着きのなさ | 進行性経過 | もっともらしさ，人格の形骸化 | 高度の認知症 |

各項目：0〜2点

図 2-9 多発梗塞性認知症と老年認知症の鑑別（天秤法）
（松下正明：精神医学 21：613-624, 1979 より）

表 2-4 脳血管性認知症と Alzheimer 型老年認知症の鑑別のための虚血スコア

V.C. Hachinski		C. Loeb らの変法	
特　徴	評点	特　徴	評点
急激な発症	2	急激な発症	2
段階的な悪化	1	脳卒中の既往	1
動揺性の経過	2	局所神経症状	2
夜間せん妄	1	局所神経学的徴候	2
人格の保持	1	CT 上の吸収域	
うつ状態	1	単数	2
身体的愁訴	1	複数	3
感情失禁	1	合計点	
高血圧の既往	1		
脳卒中の既往	2		
動脈硬化症	1		
局所神経症状	2		
局所神経学的徴候	2		
合計点			

5点以上：脳血管性認知症
2点以下：Alzheimer 型老年認知症

7点以上：脳血管性認知症
4点以下：Alzheimer 型老年認知症

の進行につれて萎縮も強くなる．

　b）**知能検査**：面接式では，改訂長谷川式簡易知能評価スケール（**表 2-5**），N 式精神機能検査，MMSE（Mini-Mental State Examination）（**表 2-6**）がある．精査のときは WAIS-R（Wechsler Adult Intelligence Scale-Revised）を行う．行動評価では，柄澤式，CDR（Clinical Dementia Rating）（**表 2-7**），FAST（Functional Assessment Staging），GBS（Gottfries, Brane, Steen）スケールがよく利用される．

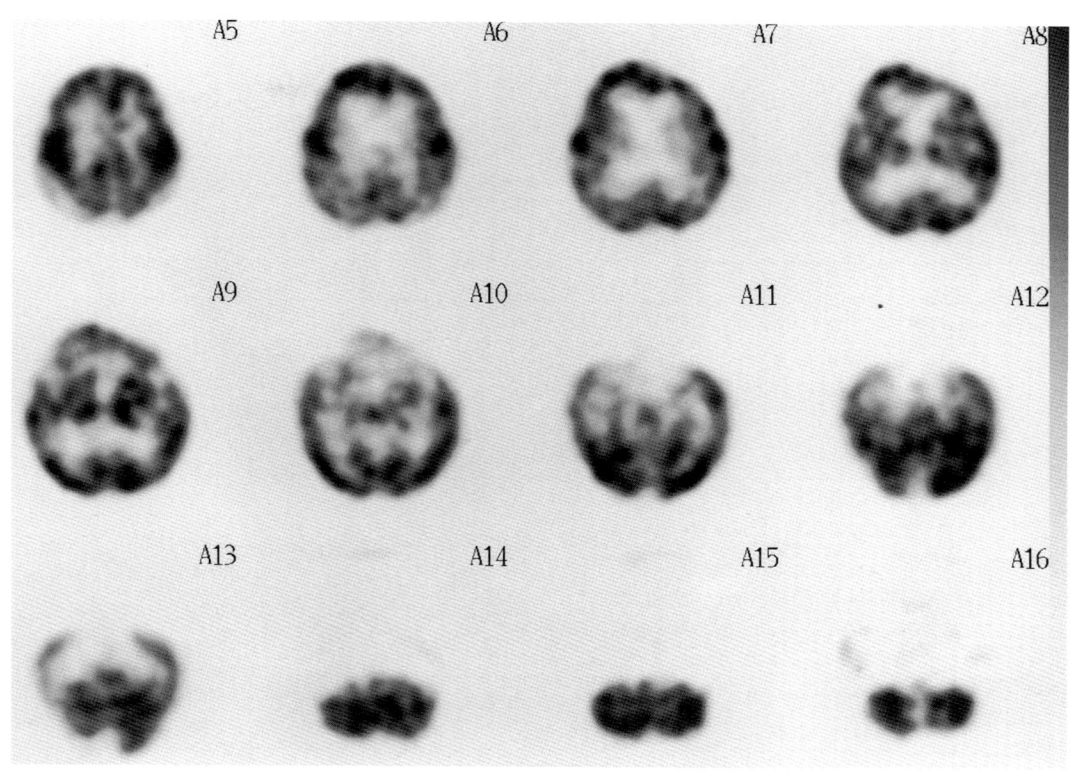

図2-10　Alzheimer病のSPECT像（初期）
運動領と小脳に比較して，頭頂葉，側頭葉で血流低下をみる．

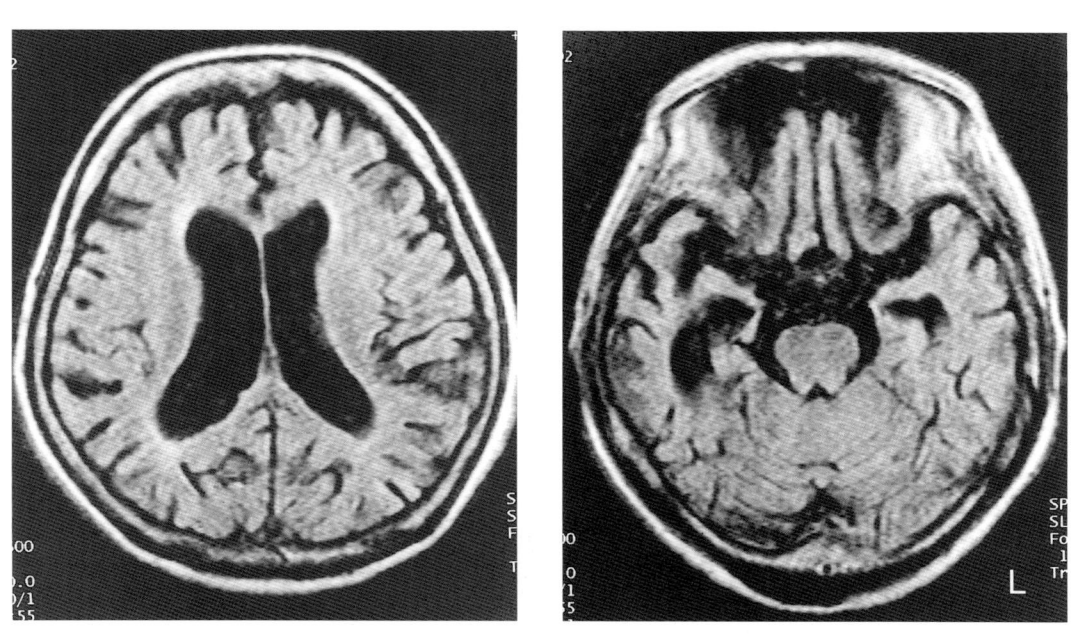

図2-11　Alzheimer病のMRI像（中期）
脳はびまん性に萎縮しているが，側頭葉下角，とくに右下角は強く拡大している．

表 2-5 改訂長谷川式簡易知能評価スケール（HDS-R）

（検査日： 年 月 日）		（検査者： ）
氏名：	生年月日： 年 月 日	年齢： 歳
性別： 男／女	教育年数（年数で記入）： 年	検査場所
DIAG：	（備考）	

	質　問　内　容		配　点
1	お歳はいくつですか？（2年までの誤差は正解）		0　1
2	今日は何年の何月何日ですか？　何曜日ですか？ （年月日，曜日が正解でそれぞれ1点ずつ）	年 月 日 曜日	0　1 0　1 0　1 0　1
3	私達が今いるところはどこですか？（自発的に出れば2点，5秒おいて， 家ですか？　病院ですか？　施設ですか？　の中から正しい選択をすれば1点）		0　1　2
4	これから言う3つの言葉を言ってみてください． あとでまた聞きますのでよく覚えておいてください． （以下の系列のいずれか1つで，採用した系列に○印をつけておく） 1：a) 桜　b) 猫　c) 電車　　2：a) 梅　b) 犬　c) 自動車		0　1 0　1 0　1
5	100から7を順番に引いてください．（100−7は？　それからまた7を 引くと？　と質問する．最初の答えが不正解の場合，打ち切る）	(93) (86)	0　1 0　1
6	私がこれから言う数字を逆から言ってください．（6-8-2，3-5-2-9） （3桁逆唱に失敗したら打ち切る）	286 9253	0　1 0　1
7	先ほど覚えてもらった言葉をもう一度言ってみてください． （自発的に回答があれば各2点，もし回答がない場合，以下のヒントを与 え正解であれば1点）　a) 植物　b) 動物　c) 乗り物		a：0　1　2 b：0　1　2 c：0　1　2
8	これから5つの品物を見せます．それを隠しますので何があったか言って ください．（時計，鍵，タバコ，ペン，硬貨など必ず相互に無関係なもの）		0　1　2 3　4　5
9	知っている野菜の名前をできるだけ多く言ってください． （答えた野菜の名前を右欄に記入する．途中で詰まり， 約10秒待っても出ない場合にはそこで打ち切る） 5個までは0点，6個＝1点，7個＝2点， 8個＝3点，9個＝4点，10個＝5点		0　1　2 3　4　5

満点：30　　　　　　　　　　　　　　　　　　　　　　合計得点：
カットオフポイント：20/21（20以下は認知症の疑いあり）

（加藤伸司ほか：老年精神医学雑誌 2：1339, 1991 より）

c）**電気生理学的診断**：脳波は重症度に従って推移する．初期は正常波形である．中期になるとα波が乏しくなり，徐波が混入して，ついで速波が主体となり，slow αとθ波が混在する．末期の動物的状態では中〜高振幅のθ，δ波が優位で，植物的状態になると徐波は低振幅化，不規則化してくる．事象関連電位，とくにP300は加齢によって延長するが，認知症では反応時間がより延長して，振幅が低下する．認知症の性状による違いはないが，認知症の程度には相関し，経過，治療

表 2-6　Mini-Mental State Examination (MMSE)

	質問内容	回答	得点
1 (5点)	今年は何年ですか．	年	
	いまの季節は何ですか．		
	今日は何曜日ですか．	曜日	
	今日は何月何日ですか．	月	
		日	
2 (5点)	ここは何県ですか．	県	
	ここは何市ですか．	市	
	ここは何病院ですか．		
	ここは何階ですか．	階	
	ここは何地方ですか．（例：関東地方）		
3 (3点)	物品名3個（相互に無関係） 検者は物の名前を1秒間に1個ずつ言う．その後，被検者に繰り返させる．正答1個につき1点を与える．3個すべて言うまで繰り返す(6回まで)．何回繰り返したかを記せ　　回		
4 (5点)	100から順に7を引く（5回まで），あるいは「フジノヤマ」を逆唱させる．		
5 (3点)	3で提示した物品名を再度復唱させる．		
6 (2点)	（時計を見せながら）これは何ですか．（鉛筆を見せながら）これは何ですか．		
7 (1点)	次の文章を繰り返す．「みんなで，力を合わせて綱を引きます」		
8 (3点)	（3階段の命令）「右手にこの紙を持ってください」「それを半分に折りたたんでください」「机の上に置いてください」		
9 (1点)	（次の文章を読んで，その指示に従ってください）「眼を閉じなさい」		
10 (1点)	（なにか文章を書いてください）		
11 (1点)	（次の図形を書いてください）		
		得点合計	

(Folstein, M.F., et al. : J. Psychiatr. Res. 12 : 189-198, 1975 より，北村俊則訳)

薬物の効果判定に有用である．

　d）**生物学的マーカー**：髄液中のタウ，とくにリン酸化タウが上昇する．Aβ42 は低下する．この両者を測定すると診断の妥当性は高くなる．原因遺伝子として，現在までわかっているのは*APP*

表 2-7 Clinical Dementia Rating (CDR)

	健康 (CDR 0)	認知症の疑い (CDR 0.5)	軽度認知症 (CDR 1)	中等度認知症 (CDR 2)	重度認知症 (CDR 3)
記憶	記憶障害なし ときに若干の物忘れ	一貫した軽い物忘れ 出来事を部分的に思い出す良性健忘	中等度記憶障害，とくに最近の出来事に対するもの 日常活動に支障	重度記憶障害 高度に学習した記憶は保持 新しいものはすぐに忘れる	重度記憶障害 断片的記憶のみ残存
見当識	見当識障害なし	同左	時間に対しての障害あり 検査では場所，人物の失見当なし．しかしときに地理的失見当あり	常時，時間の失見当，ときに場所の失見当	人物への見当識のみ
判断力と問題解決	適切な判断力，問題解決	問題解決能力の障害が疑われる	複雑な問題解決に関する中等度の障害 社会的判断力は保持	重度の問題解決能力の障害 社会的判断力の障害	判断不能 問題解決不能
社会適応	仕事，買い物，ビジネス，金銭の取り扱い，ボランティアや社会的グループで，普通の自立した機能	左記の活動の軽度の障害もしくはその疑い	左記の活動のいくつかにかかわっていても，自立した機能が果たせない	家庭外（一般社会）では独立した機能は果たせない	同左
家庭状況および趣味・関心	家での生活趣味，知的関心が保持されている	同左，もしくは若干の障害	軽度の家庭生活の障害 複雑な家事は障害 高度の趣味・関心の喪失	単純な家事のみ限定された関心	家庭内不適応
介護状況	セルフケア完全	同左	ときどき激励が必要	着衣，衛生管理など身の回りのことに介助が必要	日常生活に十分な介護を要するしばしば失禁

(Hughes, C.P., et al. : Br. J. Psychiatry 140 : 566-572, 1982 より，本間 昭訳)

遺伝子，*PS1* 遺伝子，*PS2* 遺伝子である．これらの遺伝子変異があるかどうか調べる．アポ E の ε4 は危険因子であるが，ε4 があると Alzheimer 病発症が有意に高い．

f．鑑別診断

脳血管性認知症（**表 2-8**），前頭側頭型認知症（**表 2-9**）との鑑別を表示する．うつ病性仮性認知症にも留意する．

g．経　過

Alzheimer 型認知症の経過は初期，中期，末期と 3 期に分類される．

初期（第 1 期，健忘期）：記銘，想起障害が起こる．物をどこに置いたかを忘れる．物品名，人名

表 2-8 Alzheimer型認知症と脳血管性認知症の鑑別

	脳血管性認知症	Alzheimer型認知症
発症年齢	60～70歳代	70歳以降
性　差	男性により多い	女性により多い
発　病	急性単回型，反復・階段状悪化型，緩徐進行型	緩徐
初発症状	頭重，めまい，物忘れ	物忘れ
経　過	動揺性	進行性
認知症	まだら	全般
人　格	比較的保持	崩壊
身体所見	高血圧，心疾患	ない（健康）

表 2-9 Alzheimer型認知症と前頭側頭型認知症の鑑別

	Alzheimer型認知症	前頭側頭型認知症病
初発症状	記憶障害	人格・行動変化（失語）
記憶・見当識	障害	よい
言　語	失名詞，流暢性	発語低下，語義失語，滞続
主症状	記憶障害，認知症	脱抑制，自発性低下，常同，失語
接触性	良	不良
病　識	初期はある	早期からない
CT・MRI	びまん性萎縮	前頭・側頭葉萎縮
SPECT	頭頂・側頭葉血流低下	前頭・側頭葉血流低下
脳　波	徐波化	末期まで正常

がすぐに思い出せない．度忘れとなり，「あれ」「これ」と代名詞が多くなる．同じことを繰り返して言う，尋ねる．さらに電話の内容が伝えられない，大事な約束を忘れる，その日の行事を全く忘れてしまうなど，病的な記憶障害が混じる．時間の見当識障害が認められ，月・日を誤る．思考も内容が単純，浅薄となり，抽象思考がとくに困難になる．また新しいことの理解が悪い．日常生活は単調となり，自発性は低下し，それ以前の生活態度と異なり"うつ"を呈し，うつ病と誤診されることがある．神経学的には正常である．頭部のCT，MRI検査は正常か，萎縮は認めたとしても軽度である．しかし，SPECT，PETでは頭頂葉や側頭葉の血流低下，代謝低下をみる．この時期にAlzheimer病では知的低下を嘆き，恥じることが多い．Alzheimer型老年認知症ではこのような態度はまれである．

中期（第2期，混乱期）：記憶障害はさらに進み，水の流しっぱなし，やかんや鍋の空焚きなどが毎日繰り返し起こり，周囲の人々も加齢による"物忘れ"ではないとわかってくる．遠隔記憶も障害され，生活史上の大切な，重要な記憶が欠落してくる．理解，整理，判断などの認知の低下が明らかとなる．人格の貧困化，崩壊が起こってくる．失語が明らかとなってきて，言語理解が悪い．発語は流暢で超皮質感覚失語を呈したり，健忘失語があり，会話がうまく成立しない．失行では，服の上下・左右をまちがえる着衣失行，洗顔，入浴，喫煙，手紙を書き封をするなどができない観念失行などが日常生活のなかで現れ，神経心理症状が顕在化する．視空間失認が現れ，便所から自室

に帰れない，外出して，自宅へ帰れなくなる．さらには徘徊，道迷いが起こる．認知症は進行し"問題行動"となり，患者は混乱し，介護者や家族は疲弊する．この時期には，ミオクローヌス，Klüver-Bucy症候群，鏡症状も現れる．Alzheimer型老年認知症では人格の形骸化を認め，愛想はよく，挨拶はできる．頭部のCT，MRI検査では脳室の拡大，脳溝の開大が明らかにあり，SPECT，PETでの異常も強い．

　　末期（第3期，認知症期）：認知症は高度であり，会話は成立せず，理解，判断力はない．家族の認知ができない．記憶は古い過去も障害され，配偶者や家族の名前が出てこない．しかし，自分の名前や誕生地は遅くまで正答でき，また親の名前，女性では旧姓を正答することがある．運動能力が減退し，不器用となり，やがて無動となり，失外套状態，寝たきりになる．画像検査も強い脳萎縮，血流低下，代謝低下を示す．

h．予　後

　変性疾患であり，予後は悪い．5〜10年の経過で死亡する．予後不良の指標では発病年齢が早いこと，失語，錐体外路症状，とくにミオクローヌス，精神症状の存在などがいわれている．

i．治　療

　アルツハイマー型認知症では脳内のアセチルコリンが減少している．その減少を防ぐ薬物としてアセチルコリンエステラーゼ阻害剤が開発され，我が国では1999年にdonepezil hydrochlorideが発売された．本剤は認知機能低下の進行を抑制する．2007年現在我が国では同じ作用をもつrivastigmineの貼付剤，同作用とともにニコチン性アセチルコリン受容体の刺激作用のあるgalantamine，さらにNMDA受容体拮抗作用をもつmemantineの臨床試験が行われている．今後はAβ，タウに直接関わる治療，予防法がなされていくであろう．BPSDには抗精神病薬，抗うつ薬を用いる．

● 軽度認知障害 mild cognitive impairment（MCI）：は正常加齢と認知症の中間域であり，①健忘型，②複数領域型，③非健忘型に分ける．このなかで①健忘型はアルツハイマー型認知症の前駆状態と考えられている．

B　（脳）血管性認知症 vascular dementia

　脳血管の病変により生じている認知症疾患を脳血管性認知症と総称する．1960年代までは脳の血管障害による認知症は動脈硬化が原因と考えられてきた．ところが，Hachinskiら（1974）は多発梗塞が認知症の原因としてはより重要であるとして，多発梗塞性認知症 multi-infarct dementia（MID）とよんだ．それ以来この表現がよく使われていた．しかし，脳血管性認知症は多発梗塞ばかりではなく，Binswanger型白質脳症，大梗塞後，視床など特定の部位の梗塞認知症，そして出血後にも起こるので，現在は脳血管性認知症といわれる．

a．病　態

　梗塞が多い．病変は多様で広範虚血，境界領域梗塞，多発皮質梗塞，多発小梗塞（白質，基底核），そして認知症に深く関連した部位（海馬，視床など）での梗塞があるし，出血後もある．

表 2-10 脳血管性認知症の 3 亜型の臨床像

	大血管病変による皮質性(多発梗塞性認知症)	大血管病変によるストラテジック梗塞型	小血管病変による皮質下性(ラクナ状態, ビンスワンガー型)
認知障害	記憶障害 巣症状(失語, 失行, 失認, 視空間失認, または構成失行) 神経心理症状 実行障害	部位によりさまざま 記憶障害, 意識レベルの変動, 錯乱, アパシー, 自発性欠如, 保続, 軽度失語	実行機能障害(目標設定, 開始, 計画, 総括, 継続, 実行, 変換, 維持, 抽象の障害) 記憶障害 保続 気分変化(うつ, 人格変化, 情緒不安定)
神経症状	視野欠落 下位顔面の脱力 上位運動ニューロン微候 歩行障害	部位によりさまざま	姿勢不安定, 頻尿, 尿失禁, 軽度上位運動ニューロン徴候, 歩行障害, 不安定/転倒, 構音障害, 嚥下障害, 錐体外路症状
経過	突然発症, 階段状悪化, 動揺性経過, 進行停止	部位によりさまざま	60%は緩徐で突然でない発症. 80%は緩徐な進行, 急性欠落を伴ったり伴わなかったり

(Small ら:Acta Neurol Scand 106(Supple 178):10-14, 2002 を一部変更)

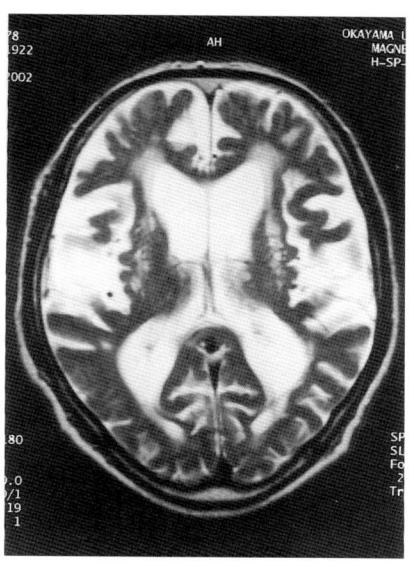

図 2-12 脳血管性認知症の MRI 像, T_2 強調画像
側脳室前角周囲, 大脳基底核に高信号域をみる. また側頭葉, 前頭葉に萎縮をみる.

b. 疫 学

わが国では，かつては脳血管性認知症が認知症疾患として最多であった．しかし，1990 年以降は Alzheimer 型認知症が多い．男性が多い．

c. 分 類

諸家の分類があるが，Small らの分類をあげる(表 2-10)．

d. 症 状

前駆期には物忘れ，頭重，めまい，身体不全感，集中力の減退など，いわゆる神経衰弱を示す．

血管性認知症

発症の仕方により次のように 3 つの亜型に分類する．

① **多発梗塞性認知症**：突然発症し，一過性脳虚血発作を繰り返しながら，階段状に悪化していく．臨床像の特徴としてまだら認知症，人格の保持，感情失禁がある．まだら認知症とは Alzheimer 型認知症の全般性認知症に対するものである．たとえば記憶障害，計算力低下は著しいが，判断，理解はよく，知識，常識はあるというように認知症症状は不均衡で，まだら状態を指す．人格は途中まで保たれ，近隣などの付き合いはよくて，挨拶，礼容はよい．感情はうつが多い．また不安定で易変である．わずかなことに涙する，怒るという感情失禁を示す．意欲では根気がない，無精，ものぐさで依存的になる．それまでの性格が強調される．せん妄特に夜間せん妄が起こる．精神症状として，上位運動ニューロン微候，歩行障害がある．失語・失行・失認の神経心理症状はそれらに関連した部位の損傷があれば出現する．

表 2-11　NINDS-AIREN による probable vascular dementia の診断基準

1. 認知症（これまで正常なレベルにあった認知機能の低下により判定）があること
    a) 記憶の障害と，次の認知機能のうち 2 つ以上の障害があること（見当識・注意力・言語・視覚空間機能・行動機能・運動統御・行為）
    b) 臨床的診察と神経心理学的検査の両方で確認することが望ましい
    c) 機能障害は，日常生活に支障をきたすほどに重症であること．しかし，これは脳卒中に基づく身体障害によるものを除く

    除外基準
    a) 神経心理学的検査を妨げる意識障害，せん妄，精神病，重症失語，著明な感覚運動障害がないこと
    b) 記憶や認知を障害する全身性疾患や他の脳疾患がないこと
2. 脳血管障害があること
    a) 神経学的診察で脳卒中の際にみられる局所神経症候（片麻痺，下部顔面神経麻痺・Babinski 徴候・感覚障害・半盲症・構語障害）がみられること
    b) 脳画像（CT・MRI）で明らかな多発性の大梗塞，重要な領域の単発梗塞，多発性の基底核ないし白質の小梗塞あるいは広範な脳室周囲白質の病変を認めること
3. 上記の両者に関連がみられること
    下記 a) ないし b) の両者または，いずれかを満足すること
    a) 明らかな脳梗塞後 3 カ月以内に認知症が起こること
    b) 認知機能が急激に低下するか，認知機能障害が動揺性ないし段階性に進行すること

（平井俊策：Clin. Neurosci. 11：1318-1320, 1993，Roman, G.C., et al.：Neurology 43：250-260, 1993 より）

② **ストラテジック（strategic）梗塞型**：視床，海馬などに梗塞が生じたときにみる．認知症として扱われるが，多くは意識障害，せん妄など急性ないし亜急性のことが多い．

③ **Binswanger（ビンスワンガー）型**：発症は緩徐で，進行も緩徐である．精神科で多くみるタイプで，Alzheimer 病との鑑別が必要である．皮膚下の小血管病変による．脳梗塞のエピソードははっきりせず，認知症は漸次進行する．症状は多発梗塞性認知症と似るが，経過・進行はより速く，神経症状もより重篤である．高血圧がほとんどの例でみられる．実行機能（計画，立案，実行，総括，維持，反省）の障害が強い．それに対して記憶障害は軽度ないし中等度である．脳の画像所見では大脳白質が広汎に，高度に障害されている．

e．診　断

臨床特徴，経過，画像所見から診断する．診断基準としてよく用いられるのは DSM-Ⅳ-TR，NINDS-AIREN（National Institute of Neurologocal Disorders and Stroke および Association Internationale pour la Recherche et l'Enseignement en Neurosciences）（**表 2-11**），Hachinski の虚血スコア（**表 2-4**）である．NINDS-AIREN では認知症と脳血管障害との間に時間的因果関係があることが前提であり，梗塞の 3 カ月以内に認知症が発症したものを脳血管性認知症としている．

f．検　査

画像所見では，反復・階段状悪化型では大脳白質，基底核を中心に多発性の梗塞像がある．側脳

室周囲の所見で，CTでは低吸収域 periventricular lucency（PVL），MRIではT_2強調画像で高信号域 periventricular hyperintensity（PVH）を高頻度にみる（図2-12）．脳室周囲，大脳白質の所見を白質希薄化 leukoaraiosis という．SPECTでは前頭葉白質の血流低下をみる．

Binswanger型では白質病変が広範かつ高度である．

g．治　療

認知症の中核症状に有効な薬剤はない．うつ，意欲低下，易怒，夜間せん妄などの周辺症状に対して対症療法を行う．高血圧は最も重要な危険因子である．血圧値をやや高めに設定して，ゆっくりと降圧する．高脂血症など脂質代謝異常があれば，その治療を行う．

h．予　後

症例によってさまざまである．

C 前頭側頭型認知症（FTD），Pick病，前頭側頭葉変性症型（FTLD）

1．前頭側頭型認知症と Pick 病

初老期に発症する脳萎縮性疾患の一つである．臨床像は脱抑制，あるいは自発性低下，疎通性不良，常同症などの特徴的な人格・行動，気分障害を示し，また失語も稀でない．アルツハイマー型認知症にみるような記憶障害や失見当識は軽度に留まる．脳画像検査で前頭葉，側頭葉の萎縮，神経心理学検査で前頭葉機能障害をみる．潜伏性に発病し，進行性に経過する．脳の前方，前頭葉と側頭葉の葉性萎縮をみて，線条体の萎縮もしばしば伴う．FTDは，最近は前頭葉と側頭葉に変性病変の首座がある臨床症候群としてより広義に用いられることが多い．しかしながら前頭側頭葉変性症FTLDとともに記載されるときは前頭葉症候群主体の狭義のFTDであり，進行性非流暢性失語や意味性認知症は含まない．

以前はPick病と呼ばれていたがその概念は医師，研究者間で違いがあった．1994年スウェーデンのLund大学とイギリスのManchesterの両グループが前頭側頭型認知症 fronto-temporal dementia；FTDという概念を提唱した．これ以降このFTDはよく用いられてきた．しかしその臨床像は前頭葉症状が主体であり進行性非流暢性失語症や意味性認知症をどのように扱うかの問題点があった．この点を改善するかたちで1996年Manchesterのグループはfronto-temporal lobar degeneration；FTLD前頭葉変性症型という包括概念を述べた．したがってFTLDはFTDのほかに進行性非流暢性失語 progressive non-fluent aphasia（PA）と意味性認知症 semantic dementia（SD）を含む．

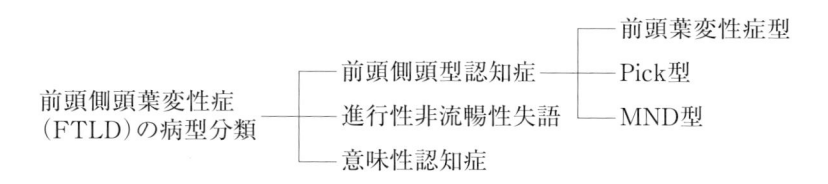

```
                              ┌─ 前頭側頭型認知症 ─┬─ 前頭葉変性症型
前頭側頭葉変性症              │                   ├─ Pick型
（FTLD）の病型分類 ───────────┼─ 進行性非流暢性失語 └─ MND型
                              │
                              └─ 意味性認知症
```

a. 病　理

a）肉眼所見：前頭葉，側頭葉の葉性萎縮を示す．①前頭葉型，②側頭葉型，③前頭-側頭葉型に分けられる．前頭-側頭葉型が最も多い．脳重量は強く減少し，1,000 g前後を示すことが多く，なかには600 g，700 g台のこともある．著しく萎縮した脳はクルミの実に似た（"walnut"）とか，萎縮した脳回はナイフの刃状（"knife-edge"）とよばれる．多くの場合，尾状核の萎縮があり，尾状核は平板化して，Huntington病に似た萎縮パターンを示す．また扁桃核も萎縮する．前頭葉変性症型では前頭葉の萎縮はあるが，著明でない．

b）光顕所見：前頭葉，側頭葉など傷害部位では神経細胞が減少し，組織は粗鬆化し，海綿状態を示す．Pick嗜銀球がみられる．タウ陽性である（図2-13）．また，腫大した細胞が大脳皮質深層の神経細胞にみられる．萎縮した大脳白質では髄鞘は脱落し，強い線維性グリオーシスを認める（図2-14）．

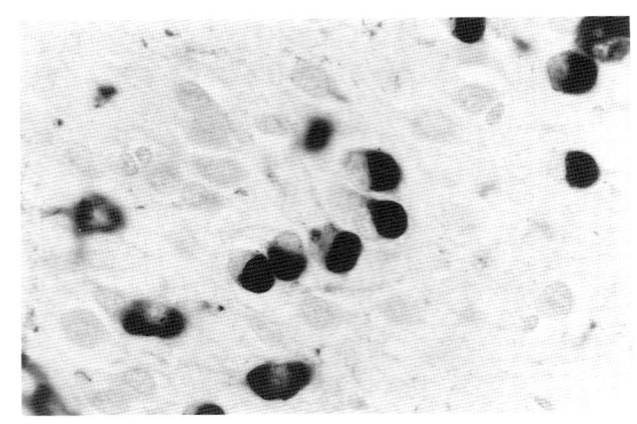

図2-13 前頭側頭型認知症
海馬歯状回に多数のPick嗜銀球をみる（抗タウ抗体染色）．

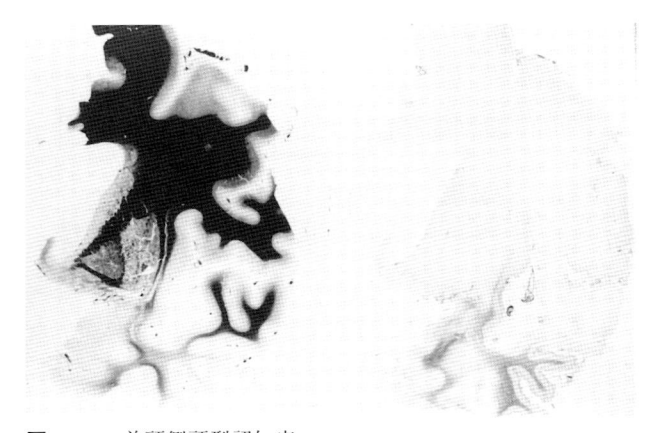

図2-14 前頭側頭型認知症
髄鞘染色標本（左）で側頭葉白質が脱落し，同部位に線維性グリオーシスをみる（右）．

c）分子病理学：FTDでは神経細胞内封入体を認める．ひとつはPick嗜銀球で，その構成物はタウで，60，64 kDaの2本バンドからなり，3リピートタウのみから成る．もうひとつはタウ陰性でユビキチン陽性の封入体で，2006年Leeら，新井らによってその構成タンパク質がTAR DNA-binding protein of 43 kDa（TDP-43）であることが同定された．このTDP-43は筋萎縮性側索硬化症，グアムのパーキンソニズム・認知症複合でもみられる．

b. 症　状

1）人格変化と認知症

a）欲動的脱抑制：自己中心的，短絡，無分別な行動となり，大食，多量飲酒，一方的にしゃべる，数時間の周遊，他人の家に勝手に上がる，蒐集，盗みなどの非常識的，反社会的行動を示す．ふざけたり，だじゃれを言うなどのモリアmoriaを示すこともある．気分は亢進するが，一次性の気分障害とは異なり浅薄で，多幸あるいは易怒，不機嫌を示す．

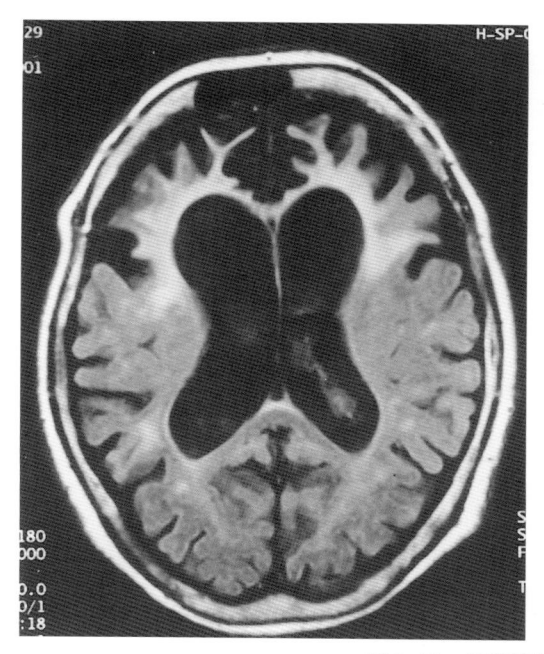

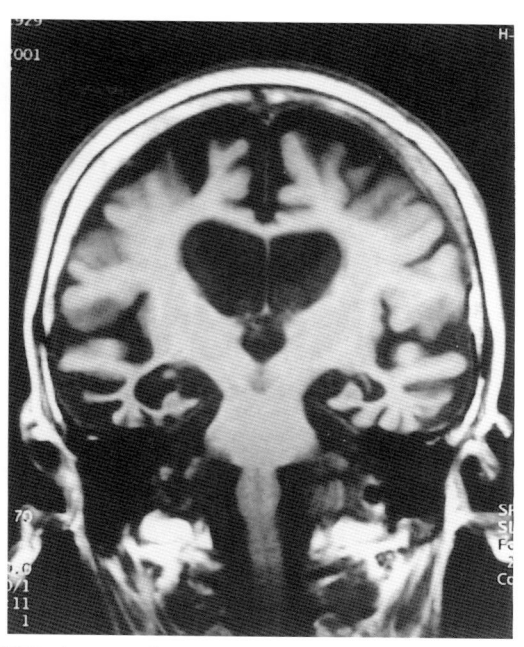

図2-15　前頭側頭型認知症のMRI像
前頭葉，側頭葉の限局性萎縮をみる．

　b）**自発性低下**：逆に，自発性が低下して，不活発，怠惰で，発語も減少し，無為として発病する場合がある．身辺の清潔を保たない，仕事へ行かない，平気で早退する，家事をしないなどを示す．
　c）**思考怠惰 Denkfaulheit**：無関心で，相手の話を全然聞かず，無頓着，非協力的で，答えをはぐらかしたり，でたらめな答えをする．疎通性，接触性が不良である．
　d）**認知症**：初期には性格変化が前景に立ち，認知症の存在は目立たない．しかし，系統だった判断・行動ができない．早期，中期まで記憶，見当識，計算力は保たれている．家族が患者の"物忘れ"をよく訴える．FTD では無関心，思考怠惰，超皮質感覚失語，語義失語などが起こり，これらによって物忘れと誤解される．

2）常同行動
　中期に出現して，日々の行動，言葉に認められる．
　a）**周遊**：毎日数 km も歩いたり，家の周りを歩く．入院患者では，1日中ぶらぶらと廊下を歩く．
　b）**反復行動**：ある決まったことをする，同じ所へ行く．
　c）**食生活での常同**：常同行為が食生活にみられる．毎日同じおかず，たとえばコロッケ，カレーを食べる．料理も同じ献立で品数が減る．
　d）**時刻表的生活**：散歩など毎日常同行為のある患者で，時間を決めていることがある．たとえば，夕方5時からの散歩で，それは天候とは全く関係なく，雨でも平気で出かける．
　e）**強迫症状**：強迫症状が早期に認められることがあり，当初，強迫性障害と診断されることがある．

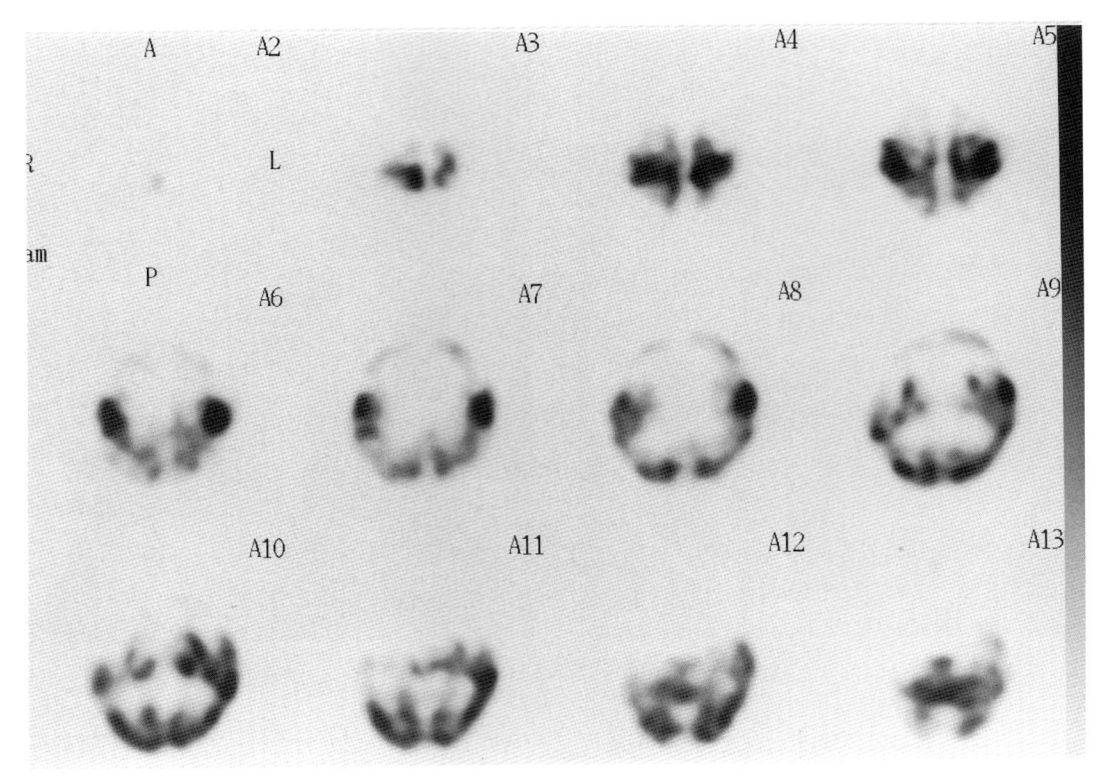

図 2-16 前頭側頭型認知症の SPECT 像
前頭葉, 側頭葉の血流低下をみる.

3) 言語症状

a) **非流暢性失語**：喚語困難, 呼称障害ではじまり, 音韻性(字性)錯誤を伴う. 発語は非流暢である. 途中までは失語症のみであり, 認知症を伴わない. 症例によってはやがて FTD 型の認知症を示す. 左シルビウス裂周囲に病巣がある.

b) **意味性認知症(語義失語)**：言葉, 物品の意味が分からない意味理解, 意味記憶の障害である. 物品の視覚的理解はよい. エピソード記憶は比較的良いし, 発語は流暢である. 左側頭葉の病変による.

c) **滞続言語** stehende Redensarten(Schneider)：同じ話, 語句が話のなかで何回となく繰り返され(gramophone syndrome), それは質問の内容とは関連がない. ある一定期間, 日が変わっても繰り返される. 側頭葉傷害と密接である.

4) Klüver-Bucy 症候群

口唇傾向では, 何でも口に入れ, 多食となる. さらに石鹸, ビニールなどを食べる(異食). 視覚刺激に強く反応する変形過多 hypermetamorphosis も認めることがある.

5) 神経症状

まれとされている.

c. 画像検査

CTやMRIで本病に特徴的な画像所見が得られ，診断上有用である．前頭葉と側頭葉の限局性萎縮をみ，SPECTでも同部位の血流低下が認められる（図2-15, 16）．

d. 経過

進行性の経過であり，発病後10年以内に死亡する．

e. 治療

根治療法薬はない．常同行動に対して選択的セロトニン再取り込み阻害薬（SSRI）が有効であったという報告がある．グループホームで生活することで症状の改善を見た非薬物的介入の報告もある．

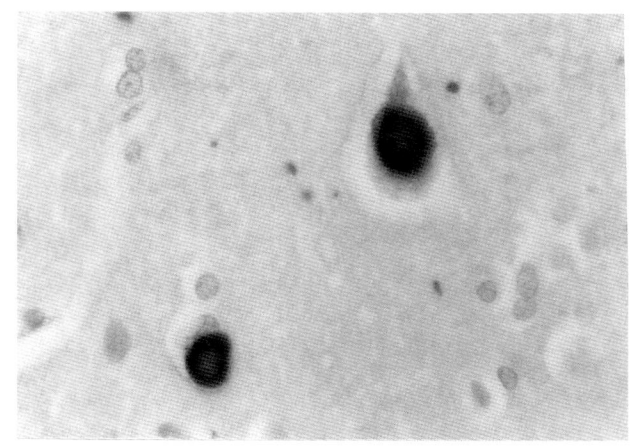

図2-17 Lewy小体型認知症
海馬傍回深層での皮質型Lewy小体（抗 α-synuclein抗体染色）．

2. FTDP-17 (frontotemporal dementia and parkinsonism linked to chromosome 17)

前頭側頭型認知症でParkinson症状を伴う症例で，17番染色体に連鎖することがわかり，原因がタウ遺伝子変異であることが発見された．タウ遺伝子の変異はさまざまな部位でみる．FTD様の人格変化にParkinson症状が加わるが，臨床像は多彩であり，FTD，大脳皮質基底核変性症に似たり，Parkinson症状が強い例，目立たない例などと多様である．病理的には前頭葉，側頭葉，扁桃核の萎縮をみる．黒質の変性をみる．無数の嗜銀性でタウ陽性封入体が神経細胞，オリゴデンドログリア内にみられる．

D　Lewy小体型認知症 dementia with Lewy bodies（DLB）

変性性認知症のなかで，Alzheimer病についで多い疾患である．

a. 病態

Lewy小体が脳幹だけでなく大脳皮質の神経細胞内に多数出現する．この小体は α-シヌクレイン α-synuclein（図2-17），シンフィリン，ユビキチン陽性である．

b. 症状

物忘れで始まる．認知症が徐々に進行する．早期に幻視が出現する．幻視は「ひとが家の中，寝室に居る，見える」などと具体的に訴える．認知機能の日内変動が強い．Parkinson症状が認知症とともに，もしくは早くから出現する．抗精神病薬に過敏でよく効く一方で，副作用も強く出る．

c. 検査

脳萎縮をみるが，Alzheimer病ほど強くない．SPECTで脳血流はびまん性に低下するが，後頭葉

の血流低下が他の部位に比べてより強い．

d．診　断

緩徐進行性の認知症，それと相前後するパーキンソニズム，認知機能の日内変動，幻視があるとき本病が疑われる．

e．治　療

認知症にアセチルコリンエステラーゼ阻害薬が有効なことがある．Parkinson症状にL-DOPAが一時的に効果がある．

f．予　後

認知症，Parkinson症状ともに進行して予後不良である．

Ⅱ．炎症性，感染性疾患 inflammatory, infectious disease

A　梅毒性精神障害

中枢神経系の梅毒は神経梅毒 neurosyphilis と総称される．神経梅毒は臨床と病理から**表2-12**のように大別される．

1．脳梅毒 cerebral syphilis

梅毒性病変が主として脳膜あるいは脳血管に限局するものである．ときに第2期梅毒，多くは第3期梅毒にくる．

a．症　状

頭重，頭痛，脳神経障害，けいれん発作，巣症状などの神経症状が主であり，精神症状を呈することは少ない．

表2-12　神経梅毒の分類

```
Ⅰ．無症状神経梅毒  asymptomatic neurosyphilis
Ⅱ．髄膜血管型神経梅毒  meningovascular neurosyphilis
    脳膜型    cerebral meningeal  ⎫
    脳血管型  cerebral vascular   ⎬ （脳梅毒  cerebral syphilis）
    脊髄髄膜血管型  spinal meningeal and vascular
Ⅲ．実質型神経梅毒  parenchymatous neurosyphilis
    脊髄癆    tabes dorsalis
    進行麻痺  general paresis
    視神経萎縮  optic atrophy
```

（Merritte, H. H.：A Textbook of Neurology. Lea & Febiger, Philadelphia, 1973〔Igaku Shoin，アジア版を和訳〕より）

a) **無症状神経梅毒**：臨床的には無症状であるが，髄液所見が陽性のものである．

b) **髄膜炎型あるいは血管型神経梅毒**：精神症状はBonhoefferの外因反応型に属する．すなわち，神経衰弱状態(頭重，頭痛，いらいら感，不眠，易疲労性，注意散漫など)，意識混濁，せん妄，錯乱，幻覚症，てんかん様発作である．神経衰弱状態を**梅毒性神経衰弱** syphilitic neurasthenia という．脳梅毒に伴う非精神病性精神障害 nonpsychotic mental disorder である．

① **血管型**：侵された血管病態によって卒中発作，片麻痺，失語などを起こす．記銘，記憶，注意，理解など知的機能の軽度障害を示すが，人格はほぼ保たれ，病識のある状態を**梅毒性認知症**という．進行麻痺との差は認知症の程度が軽く，人格崩壊を示さないことであり，脳血管性認知症に近い．

② **脳髄膜炎型**：とくに脳底髄膜を侵し，頭重，頭痛，意識混濁，脳神経麻痺(動眼，滑車，外転神経など)を起こす．

③ **ゴム腫型**：まれである．単発性もあるが，多くは多発性．巣症状が主となり，脳腫瘍との鑑別が問題となる．

b．**髄液所見**

水様透明，細胞増多(リンパ球)，蛋白増加，グロブリン増加，梅毒反応陽性，膠質反応は特有な梅毒性尖角 Lueszacke を示す．

2．進行麻痺 general paresis of the insane(GPI)，progressive Paralyse

梅毒感染後数年〜15年経過して発症する実質性神経梅毒である．男性は女性より数倍高い罹患率を示す．発病年齢は30〜50歳である．抗生物質による駆梅療法によって激減したが，現在少し増加している．

> 進行麻痺の最初の記載はBayle, A. L. J.(1822)による．Wassermann反応の発見(1906)によって梅毒が原因とされたが，梅毒病原体の直接作用によるよりも，異型梅毒と考えられていた．野口英世とMoore, J.W.(1913)によって大脳内に梅毒病原体が確認され，梅毒性実質脳炎であることが確定した．
> 進行麻痺は以前はきわめて頻度の高い疾患であった．精神病の知識がいまだ混沌としていた時代において，発病してまもなく死亡する精神病のなかから進行麻痺という明らかな疾患が抽出されたことは，近代精神医学の1つの方向づけとなったものである．

a．**臨床症状**

精神症状と身体症状からなる．

a) **精神症状**：主症状は認知症と人格変化である．すなわち，慢性器質精神症候群である．これにさまざまな副症状が加わって臨床型が区別される．発症初期には神経衰弱状態が認められるが，比較的急速に主症状に移行する．

認知症型：認知症と人格変化を主とするものである．知的機能の全般的低下があり，とくに了解と判断が不良で，思考内容は貧弱，幼稚となり，馬鹿げたことでも平気で口にする．倫理感，道徳感，羞恥心などの高等感情が鈍麻し，自制力に欠け，自己中心的，粗野，無作法となる．気分不安定で些細なことに激怒したり泣いたりする．衝動行為，徘徊，濫買，虚言などがあったり，あるいは感情鈍麻，自発性減退し，終日無為，茫然となる．

誇大型：誇大妄想がある．認知症のために内容は荒唐無稽なことが多い．たとえば「毎日毎日，百億円ももうかってお金の処分に困る」など．

躁型：感情の爽快，高揚，易刺激性，多動の目立つものである．誇大型と躁型をまとめて誇大型とすることもある．

抑うつ型：抑うつ感情が著明で，微小妄想を示す．

激越型：昼夜を分かたず激しい不安，焦燥，興奮を示す．せん妄，錯乱を呈し，急激に身体衰弱をきたし死に至る例が多い．とくに急激な経過をとるものを奔馬性進行麻痺 galoppierende Paralyse とよぶ．

統合失調型（幻覚妄想型）：活発な幻聴，被害妄想を示す．この型は未治療者には少なく，治療後の状態として慢性経過をとりやすい．

以上の病型のうち，頻度の高いのは認知症型であり，ついで誇大型である．

b) **身体症状と所見**：これの特徴が診断を可能とするので重要である．

瞳孔障害：瞳孔左右不同 anisocoria，不正円形，Argyll Robertson 症状（対光反射消失，輻輳反射はある：反射性瞳孔強直）．

言語障害：構音障害，言語蹉跌（つまずき言葉 syllable stumbling，Silbenstolpern）：話すときに文字を抜かしたり，重ねたり，間違えたりすること．言いにくい言葉を言わせると明らかになる．ラリルレロ，パピプペポ，ルリモハリモテラセバヒカルなどを言わせる．

以上のほかに，運動拙劣，手指振戦，腱反射亢進があることもある．また，**麻痺性発作**として，**てんかん様発作**，**卒中様発作**もみられる．病気の進行とともに栄養障害，衰弱が著明となる．

髄液所見：外観は水様透明，髄液圧正常，細胞増多があり，通常 20〜200/mm^3，主にリンパ球である．総蛋白量の軽度増加，グロブリンの著明増加がある．髄液梅毒反応陽性，血清梅毒反応も陽性である．

c) **特殊型**

① **若年進行麻痺** juvenile paresis, juvenile Paralyse：先天梅毒によって小児期（15歳前後）に発病する．認知症型が多く，てんかん様発作も多い．先天梅毒の徴候を合併することが多い．

② **Lissauer型進行麻痺**：けいれん発作，片麻痺，失語，失行，失書，失認など大脳巣症状を示すものである．

③ **脊髄癆進行麻痺** taboparesis, Taboparalyse：脊髄癆と進行麻痺の合併である．視神経萎縮をよく合併する．

b．**経　過**

放置すれば数年のうちに死の転帰をとる．早期発見・早期治療が肝要であり，治療開始時に認知症と人格変化が進行しているものでは欠陥治癒の状態となる．

c．**病理所見**

脳血管壁および脳膜の炎症反応（リンパ球，プラズマ細胞の浸潤），脳実質組織の退行変性（大脳皮質の神経細胞の萎縮と脱落，グリア細胞の増殖，肥大），ミクログリアのなかに著しい鉄顆粒

（Paralyse-Eisen）の沈着がある．*Treponema pallidum* を大脳灰白質に認める．病変は全脳に及ぶが，とくに前頭葉に著明である．

d．診　断

身体症状，髄液所見，血清検査による．血清梅毒反応のみ陽性で，髄液梅毒反応陰性のときには進行麻痺は否定できる．

e．治　療

penicillin 大量療法を行う．1クール約 2,000 万単位を 20～30 日間に投与する．6週～3カ月後の髄液所見によって，クールを繰り返す必要がある．髄液所見の改善は，細胞増多，蛋白増加，梅毒反応の順に起こる．治療後少なくとも年1回は髄液検査を行う．

発熱療法：マラリア療法あるいはワクチンによる発熱療法が以前は行われていたが，現在は penicillin 療法に取って代わられている．

B　単純ヘルペス脳炎 herpes simplex encephalitis

単純ヘルペス脳炎は，ほとんどが単純ヘルペスウイルス1型（HSV1）である．皮膚粘膜のヘルペス感染の随伴は少ない．ときに潜在性に発病し，精神病と誤診されていることがある．

a．病　理

側頭葉，辺縁系に壊死，出血をみる．神経細胞核内に封入体を認める．

b．症　状

発熱，頭痛，倦怠感とともに急激に意識障害が進み，けいれん発作がしばしばある．髄膜刺激症候（項部硬直，Kernig 徴候）が出る．片麻痺もしばしばある．嗅覚消失，記憶障害，行動障害などの側頭葉症状が出る．

緊張病様症状，急な人格変化があったときはヘルペス脳炎が疑われる．慢性期では Klüver-Bucy 症候群など，重篤な人格・行動変化をしばしばきたす．

c．検　査

髄液検査：圧上昇，キサントクロミー，細胞数増多をみる．

脳波所見：周期性片側性てんかん型放電 periodic lateralized epileptiform discharges（PLEDs）や周期性同期性放電 periodic synchronous discharge（PSD）をみる．

画像所見：CT，MRI などで側頭葉～辺縁系に病変を示唆する所見がある．

生化学検査：HSV1 への髄液酵素抗体価陽性，または髄液 PCR で HSV1 ゲノム陽性．

d．診　断

臨床像，検査所見から診断する．結核性・真菌性髄膜炎，脳腫瘍，精神疾患などを否定する．

e．治　療

① 一般療法として気道の確保など全身管理と二次感染を予防する．

② 抗ヘルペスウイルス薬の早期投与：aciclovir を点滴静注する．重篤例，遷延例には vidarabine

の併用，追加投与が勧められている．ヒト免疫グロブリンの併用も行われる．
③ 後遺症への対策．

C　プリオン病 prion disease

宿主蛋白質であるプリオン蛋白質の立体構造 conformation が変化してアミロイドとして脳内に蓄積する疾患群である．プリオンは Prusiner により提唱された．プリオン prion とは proteinaceous infectious particle（感染性蛋白質粒子）の略称である．プリオン蛋白質遺伝子は 20 番染色体短腕上にある．プリオン病は conformational disease の 1 つであるが，他の conformational disease と異なる点は感染性があることである（表 2-13）．正常のプリオンは α ヘリックス構造で，プロテアーゼで消化される．異常プリオンは β シート構造でプロテアーゼ抵抗性である．

● Creutzfeldt-Jakob 病 Creutzfeldt-Jakob disease（CJD）

初老期に発病し，急速に進行する認知症と，錐体路・錐体外路症状を示すものである．Creutzfeldt, H. G.（1920），Jakob, A.（1921）が報告した．経過は亜急性で数カ月〜1 年内外に死亡するものが多い．病理組織学的には大脳から脊髄に至る全中枢神経系に病変があり，灰白質の海綿状態，神経細胞の萎縮，硬化像と脱落，グリアでは星形グリアの肥大，増生が著明である．

a. 症　状

a）**精神症状**：病初期に精神運動興奮や昏迷，幻覚，妄想，意識障害などを示し，急速に認知症，無動無言症 akinetic mutism に移行する．

b）**神経症状**：錐体外路症状として，筋強剛とミオクローヌス，ときに舞踏病様運動がある．錐体路症状では深部反射亢進，病的反射，種々の程度の運動麻痺がある．皮質盲，小脳失調を示すことがある．

b. 検　査

脳波所見：周期性同期性放電（PSD）がしばしば認められる（図 2-18）．この脳波像と無動無言症とミオクローヌスをもって本病の三主徴という．

表 2-13　プリオン病の分類

ヒ　ト	孤発性 CJD 遺伝性：家族性 CJD 　　　　Gerstmann-Sträussler-Scheinker（GSS）病 　　　　致死性家族性不眠症（FFI） 感染性：Kuru 　　　　医原性 CJD 　　　　変異型 CJD
動　物	ヒツジ，ヤギ：スクレイピー scrapie ウシ：ウシ海綿状脳症（BSE，狂牛病）

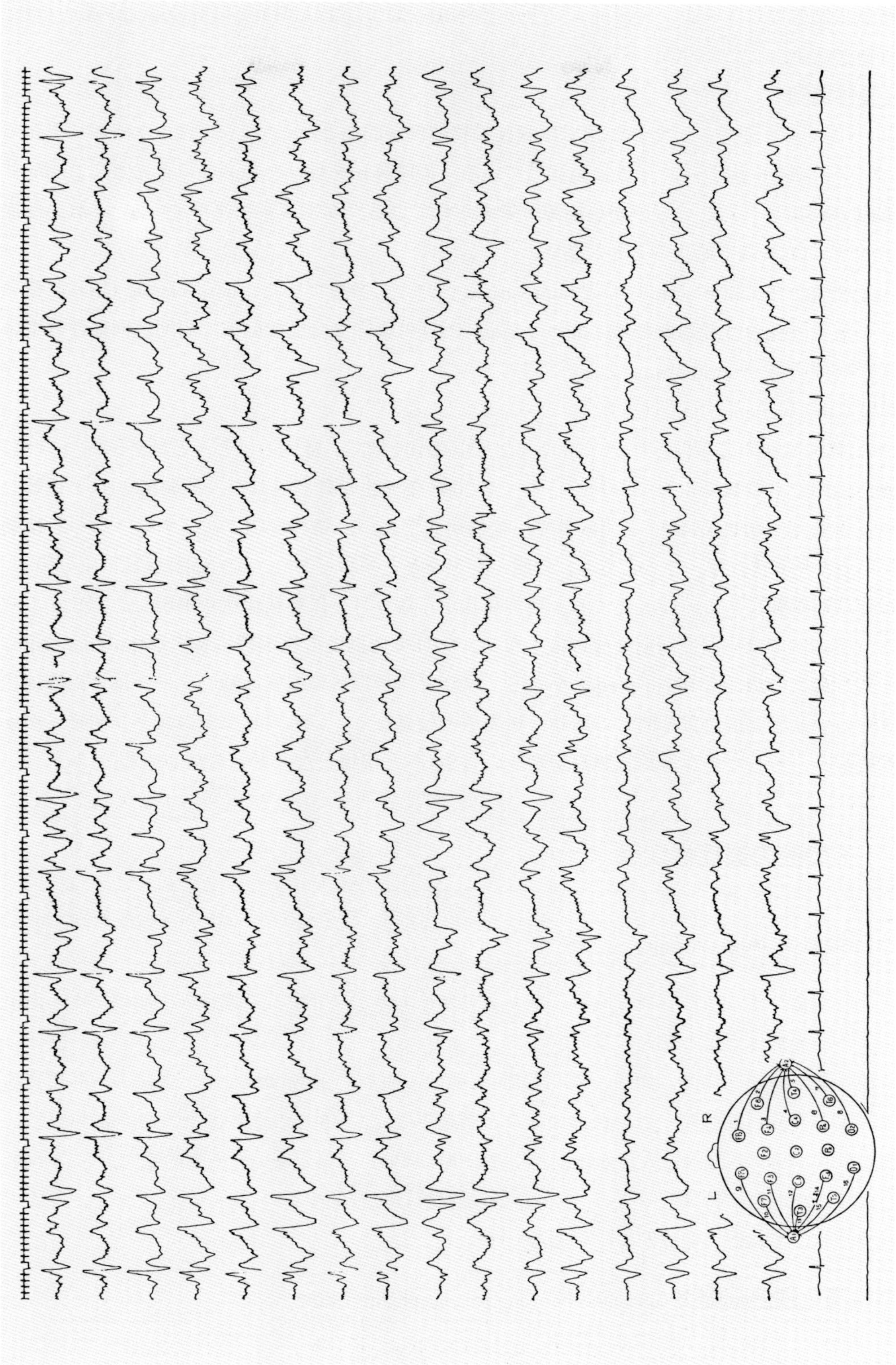

図 2-18 Creutzfeldt-Jakob 病の脳波（63 歳，女性）周期性同期放電を示す．

髄液所見：髄液でニューロン特異的エノラーゼ(NSE)および14-3-3蛋白質の増加が認められ，診断的価値が高い．

c．脳硬膜移植例

医原性CJDでのなかで，近年わが国では脳硬膜移植例が問題となっている．2007年2月現在で71症例で，手術後16カ月〜17年後に発症している．硬膜移植を受けた患者のほとんどにBraun社のLyoduraが使用され，この硬膜が感染源と考えられている．発病年齢は平均53歳で，散発性症例より10年若い．失調で始まることが多い．

臨床・病理像からdura-classic CJDとdura-variant CJDとに分けている．dura-classic CJDは孤発性と同様の症状，亜急性経過をとり，dura-variant CJDは緩徐な発症で脳波で周期性同期性放電はみられず，病理所見でflorid plaqueをみる．

d．変異型CJD（variant CJD, vCJD）

1996年，英国で初めて報告された．2007年2月現在169例で，症例のほとんどは英国例（154例）であるが，欧州でも少数発生しており，日本でも2005年発生が確認された．孤発型CJDと比較して発病年齢が若く，中央値は20歳代後半で，罹病期間が長い．精神症状で初発する．うつ，情動不安定，不安，怒り，攻撃，ひきこもり，幻覚，妄想などと多彩であり，神経症様症状，気分障害，精神病様症状が単独にあるいは混在する．精神症状から数カ月後に神経症状が出現し，認知症も認めてくる．英国例では周期性同期性放電はみない．MRIで両側性の視床枕に高信号（pulvinar sign）をみる．病理的に特徴的なflorid plaqueをみる．プリオン蛋白質の電気泳動パターンはウシ海綿状脳症（BSE）のプリオン蛋白質と同じであり，孤発型とは異なっている．ヒツジのスクレイピーがウシ海綿状脳症へ，そしてウシ海綿状脳症がヒトのvCJDへと伝播したと考えられている．

D　その他の炎症性疾患

1．日本脳炎 encephalitis japonica

夏季に流行するウイルス性脳炎である．コガタアカイエカが媒介する．流行の予測はブタの血清抗体価による．発病は小児と老人に多い．

症状は急性発症する．高熱，頭痛，消化器症状（嘔吐，腹痛，下痢）から，2〜3日のうちに意識混濁，せん妄となり，筋強剛，けいれん頻発などが起こる．2〜3週のうちに30〜50％は死亡し，他は意識を回復する．認知症と人格変化，とくに子供っぽい，活気がない，衝動的傾向，抑制欠如，易怒などが後遺症として持続しやすい．Parkinson症候群は比較的少ない（約5％）．アテトーゼなどの錐体外路症状，てんかん発作がよく起こる．

2．亜急性硬化性全脳脳炎 subacute sclerosing panencephalitis（SSPE）

麻疹ウイルス感染による．発症年齢は5〜15歳，麻疹感染後4〜15年を経て発症する．

発症は知能低下，記憶力低下，無関心，ときに易刺激性など認知症と人格変化で始まる．ついでミオクローヌスの頻発，これにアテトーゼ，舞踏病様運動，筋強剛が加わる．進むと知能の完全な崩壊と四肢屈曲性の除脳硬直となる．発症後多くは3カ月～1年で死亡する．

a．検　査

髄液所見：髄液圧と細胞数は正常．蛋白質は正常または軽度増加し，γ-グロブリンとIgGの著明増加を認める．

脳波所見：全般性両側同期性棘・徐波の周期性群発 periodic burst を認める．

血清学的検査：血液と髄液の麻疹抗体価上昇．赤血球凝集抑制反応（HI），補体結合反応（CF），中和反応（NT）の上昇．また，生検または剖検材料からのウイルス分離が可能．

b．治　療

確実なものはない．副腎皮質ステロイド，その他の免疫抑制薬が試用される．

3．進行性多巣性白質脳症 progressive multifocal leukoencephalopathy（PML）

パポーバウイルス papovavirus による．老年期に発症し，悪性腫瘍患者に多い．多発性の脱髄とグリア細胞の核内封入体を認める．発症後数カ月で死亡する．

4．AIDS脳症

ヒト免疫不全ウイルス（HIV）の中枢神経系感染による亜急性脳症である．忘れやすさ，集中困難，抑うつ，焦燥などの神経衰弱状態から，幻覚，妄想，せん妄，明らかな認知症（AIDS認知症）まで，さまざまな器質精神症候群をきたす．脳症を初発症状とすることがある．MRIでT_2強調画像にて大脳白質に広範な高信号域が認められる．

Ⅲ．変性性疾患 degenerative disease

A　Huntington病 Huntington's disease

Huntington, G.（1872）が最初に記載した成人期（30～50歳）に発病し，慢性進行性に経過する舞踏病であり，明らかな優性遺伝を示す遺伝性疾患である．

本疾患は常染色体優性に遺伝し，遺伝子連鎖解析により4番染色体に病的遺伝子があることが認められた．遺伝子は huntingtin と名づけられた．遺伝子内にC（シトシン），A（アデニン），G（グアニン）の繰り返し配列があり，この繰り返しが異常に伸長することで発症する（triplet repeat病）．遺伝性脊髄小脳変性症も同じメカニズムである．繰り返し回数が多いと発症年齢が早くなる（表現促

進現象 anticipation).

a. 症　状

a) **神経症状**：四肢，頸部，顔面などの舞踏病性不随意運動である．仰臥安静時には不随意運動が少ないが，坐位，立位で増強し，精神緊張時にはとくに著明となる．筋緊張低下を伴う．

例外的に若年期に発症するもの（juvenile type）では，筋緊張は逆に亢進し，固縮あるいはジストニア状となることが多い．

b) **精神症状**：認知症と人格変化が必発する．初期には統合失調症様状態，反社会的行動，衝動行為など人格変化が目立ち，進行とともに認知症が目立ってくることが多い．幻覚・妄想を示すこともある．初期に統合失調症と誤診されることがまれではない．数年～数十年を経過し，運動症状，精神症状ともに進行性に増悪し，日常生活は不能となる．

脳波は平坦波を示す．

b. 病　理

尾状核の変性，萎縮，ことにその小神経細胞の選択的変性，脱落が特徴的である．これとともに星形グリア細胞が増殖する．被殻にも軽度の変化を伴い，病気の進行とともに前頭葉を主とする大脳皮質の萎縮が著明となる．X線CTやMRIでは尾状核の萎縮による側脳室前角の拡大が認められる．

病態生理学的には，新線条体のドーパミン系ニューロンの過剰活動，コリン作動性ニューロンの機能低下，γ-アミノ酪酸（GABA）とP物質の減少が認められている．

c. 治　療

舞踏病に対して，抗ドーパミン作用をもつ抗精神病薬，とくに haloperidol（1～5 mg）が用いられる．ときに脳内アミンを減少させる reserpine が用いられる．L-DOPA は悪化させる．

B　Parkinson病 Parkinson's disease

Parkinson, J.（1817）が振戦麻痺として初めて記載した．50歳前後，あるいはそれ以降に発症し，緩慢な進行性経過をとる頻度の高い病気である．

主症状は無動 akinesia，筋強剛 rigidity，振戦 tremor であるが，これに精神症状と自律神経障害を高頻度に伴うものである．原因の異なる類似症状を一括してパーキンソニズム（Parkinson 症候群）という．

a. 病　理

中脳黒質の緻密層のメラニン含有細胞が脱落，変性して胞体内に Lewy 小体をみる（図2-19）．Lewy 小体は α-シヌクレイン，シンフィリン，ユビキチンに陽性である．Lewy 小体はこのほかに Meynert 核，青斑核，迷走神経背側核などにも認める．

図 2-19 Parkinson 病
中脳黒質のメラニン含有細胞内の Lewy 小体（HE 染色）．

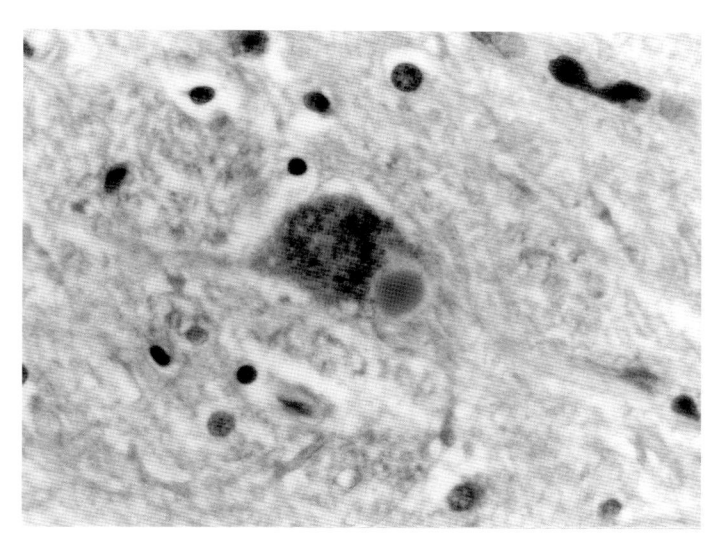

b．症 状

a） 神経症状：① 安静時振戦，② 筋強剛（固縮），③ 無動，④ 姿勢反射障害．以上を Parkinson 病の四大徴候という．⑤ その他の症状（自律神経障害，精神症状）では，病気の初期では疲労感，脱力感などとして自覚される．

① 振戦：安静時振戦であり，動作時は消失したり，軽くなる．1 秒間に 4〜6 Hz の規則的なふるえである．早期では左右差をみるのが通常である．

② 筋強剛：患者の関節を屈曲・伸展したときにある抵抗をいう．ガクガクと断続的抵抗があるときは歯車様強剛 cogwheel rigidity とよび，一様な抵抗は鉛管様強剛 lead-pipe rigidity という．早期では左右差をみるのが通常である．

③ 無動：動作が遅く，のろくなる．歩行も遅く，着脱衣や寝返りなど日常生活すべてに支障をきたす．

④ 姿勢反射障害：前傾姿勢となり，背中を丸め，肘・膝が曲がる．患者を立位として，急に後ろあるいは前に患者を押すと足を踏ん張ることができず，そのまま後ろあるいは前へ倒れる現象で，後方突進，前方突進という．歩行は小刻み歩行となる．

⑤ 自律神経障害：便秘，発汗過多，流涎，あぶら顔，起立性低血圧，排尿障害，インポテンスなどがある．

b） 精神症状：最も頻度の高いのはうつ状態である．抑うつ傾向，自閉，寡黙，不眠，頭重，心気的訴え，意欲減退などが起こり，うつ病と診断されることがある．これは振戦，強剛の現れる以前から始まることがある．また，一過性の意識障害や，幻覚妄想状態もみられる．認知症もみられるが，Alzheimer 病のような皮質性認知症ではなくて，皮質下認知症である．

c．分 類

重症度の判定として，Hoehn & Yahr の重症度分類，生活機能障害度分類が用いられる．

a）Hoehn & Yahr の重症度分類

Ⅰ度：症状が一側性で障害は軽度．
Ⅱ度：症状は両側性であるが，歩行障害はない．日常生活，職業は多少の支障はあるものの行いうる．
Ⅲ度：方向転換が不安定で，突進現象が出現．歩行障害がある．機能的には活動がいくぶん制限されるが，仕事の種類によっては，まだ働く力をもっている．患者は独立した生活が可能で，障害は中等度．
Ⅳ度：かなり症状が進んだ著しい障害を示し，また歩行は介助なしにどうやら可能だが，他の日常動作は部分介助を必要とする．
Ⅴ度：日常生活に全面介助が必要で，介助なしでは車椅子，ベッドから出ることもできない．

b）生活機能障害度分類

1度：日常生活，通院にほとんど介助を要しない．
2度：日常生活，通院に部分的介助を要する．
3度：日常生活に全面的介助を要し，独立では歩行起立不能．

d．治　療

a）薬物治療

① L-DOPA：ドーパミンの補充として使う．現在は単剤投与ということは少なく，末梢性脱炭酸酵素阻害薬との合剤を服用することが多い．副作用として，悪心・嘔吐・食欲不振などの消化器系副作用，めまい・起立性低血圧・不整脈などの循環器系副作用，興奮・幻覚・妄想・抑うつ・不眠などの精神症状などがある．長期投与によりジスキネジア，薬効の動揺（wearing-off 現象，on and off 現象），薬効の減弱，精神症状の出現などがある．

② ドーパミン受容体作動薬として，bromocriptine, cabergoline, pergolide, talipexol がある．

③ 抗コリン薬：線条体内でドーパミン機能低下により相対的に機能亢進状態にあるアセチルコリンを抑制する．trihexyphenidyl, biperiden.

④ ドーパミンの遊離促進作用のある amantadine.

⑤ モノアミン酸化酵素 B 型（MAO-B）の選択的阻害薬である selegiline.

⑥ ノルエピネフリンを補充する．droxidopa（ドプス®）．

治療薬の選択として，軽症（Hoehn & Yahr の重症度分類でⅢ度まで），年齢が70歳未満のときは，ドーパミン受容体刺激薬，抗コリン薬で治療して，十分な効果が得られないときや，重症度が増したとき，あるいは70歳以上となってL-DOPA の併用投与をする．

b）手術療法

定位脳手術とドーパミン産生組織の脳内移植がある．薬物療法などでコントロールが困難である場合に適応となる．ターゲット部位は視床，淡蒼球内節，視床下核であり，最近は電気凝固による破壊ではなく，脳深部電気刺激 deep brain stimulation（DBS）が多い．移植手術は，脳以外のドーパミン産生組織（交感神経節，副腎など）を脳内に移植する．一部の施設で行われている．

C 進行性核上性麻痺 progressive supranuclear palsy（PSP）

中年以降に発症し，核上性の眼球運動障害とパーキンソニズムを主症状とする神経変性疾患である．

a．症　状

初発症状は歩行障害，転倒が多い．その後，眼球運動制限とParkinson症状が続く．眼球運動は上下方向，とくに下方視の障害が強い．下を向けないため階段を下りるのを怖がる．パーキンソニズムは無動，筋強剛をみるが，体幹に強い．振戦はまれである．頸部の過後屈が特徴的である．精神症状として無関心，意欲低下を示し，皮質下認知症の特徴を示す．

b．診　断

Parkinson病との鑑別が大切である．典型像はかなり異なる．進行性核上性麻痺では眼球運動制限が明らかにある．振戦がなく，体幹の筋強剛が強く，四肢の筋強剛は軽い．Parkinson病にみるような屈曲姿勢はない．頸部の過後屈がある．転びやすい．L-DOPAが効かない．

c．病　理

中核的光顕像は淡蒼球内節，Luys体，黒質，青斑核，橋核，小脳歯状核の細胞変性と，これらにおける神経原線維変化の存在である．異常にリン酸化したタウの異常蓄積があり，神経細胞，グリアと広範に出現する．タウは64，68 kDaの2本のバンドがみられる．4リピートタウである．

D 皮質基底核変性症 corticobasal degeneration（CBD）

初老期から老年期にかけて発症する．初発症状は一側の上肢のぎこちなさ，不器用のことが多く，非対称性が特徴である．主病巣は中心前回を中心に前頭葉，頭頂葉の皮質と淡蒼球，黒質である．病理では大脳皮質，基底核，黒質などに系統変性があり，そして神経細胞，グリア内に嗜銀性でタウ陽性の封入体が多数存在する．タウは4リピートタウである．

a．症　状

① 大脳皮質症状として，失行，他人の手徴候，失語などがある．巧緻運動が拙劣（運動拙劣）で肢節運動失行を示す．ボタンをはめる，手袋をはめる，物をつまむ，ポケットに手を入れるなどが高度に不器用で，ぎこちない．筆の使用ができない．テストをすると観念運動失行，観念失行が判明する．出現頻度は低いが，本疾患に特徴的な所見として他人の手徴候がある．本人の意思とは関係なく手が勝手に動き目的のない動きをする．失語，言語障害として構音障害，錯語，運動失語などがある．認知症は軽度であり，意欲低下，注意力低下，接触性不良など前頭葉性認知症を示す．前頭葉解放現象として把握反射，抵抗症Gegenhaltenが認められる．

② 運動障害：運動は緩徐で，無動，筋強剛，振戦とParkinson症状を示す．不随意運動では，ジストニア，ミオクローヌスがみられる．歩行障害としては，ふらつき歩行，小刻み歩行，すり足が

b. 検　査

CT，MRIで前頭葉，頭頂葉の，あるいはその両葉に左右差のある萎縮をみる．とくに中心領域から頭頂葉にかけて強い．SPECTで広範な大脳血流低下をみる．

c. 診　断

上述した症状，左右差，また画像所見から診断する．

d. 治　療

有効な薬剤はない．L-DOPAは効かない．

E　脊髄小脳変性症 spinocerebellar degeneration（SCD）

運動失調を主症状とし，小脳，脳幹，脊髄に病変の主座をもつ神経変性疾患の総称である．かつてはGreenfieldの分類のように病理による分類がなされていた．しかし近年，遺伝・家族性の症例で原因遺伝子や遺伝子座が次々にわかり，分子遺伝学的分類がなされている（表2-14）．遺伝子内の3塩基の繰り返し配列，具体的にはCAG，CTG，あるいはGAAが異常に伸長することで発症する（triplet repeat病）ものが多い（図2-20）．疾患によっては世代を経るごとに発病年齢が早くなる表現促進現象anticipationがある．Machado-Joseph病（SCA3），歯状核赤核淡蒼球Luys体萎縮症（DRPLA）はその代表である．CAGリピート病では異常に伸長したポリグルタミンが正常な折り込みができず，凝集し，核内封入体を形成している．

1. 遺伝性脊髄小脳変性症

遺伝形式は常染色体優性遺伝を示すことが多いが，Friedreich運動失調症のように常染色体劣性を示したり，さらに伴性劣性もある．

a. 脊髄小脳失調症1型 spinocerebellar ataxia type1（SCA1）

小脳症状に加えて，緩徐眼球運動，眼筋麻痺，腱反射の亢進などを呈する．東北，北海道に多い．

b. Machado-Joseph病（脊髄小脳失調症3型；SCA3）

小脳症状に加えて，錐体路症状，錐体外路症状，末梢神経障害，筋萎縮・筋力低下を伴うことが多い．認知症はない．臨床亜型として，タイプ1：小脳失調＋錐体外路症状，タイプ2：小脳失調＋錐体路症状，タイプ3：小脳失調＋腱反射低下＋筋萎縮，がある．発病年齢で臨床像が違う．タイプ1では"びっくりまなこ"とよばれる特異な顔貌を示す．遺伝性SCDのなかで世界でそしてわが国でも一番多い疾患である．

c. 脊髄小脳失調症6型（SCA6）

小脳症状がほとんどで，錐体路症状，錐体外路症状はあまりみられない．症状の進行は非常に緩徐である．従来のHolmes型遺伝性失調症に相当する．わが国ではMachado-Joseph病についで多く，

表2-14 脊髄小脳変性症の分類

孤発性	1. 皮質小脳萎縮症（CCA） 2. 多系統萎縮症（MSA） 　　オリーブ橋小脳萎縮症（OPCA） 　　線条体黒質変性症（SND） 　　Shy-Drager症候群（SDS）
遺伝性	1. 常染色体優性遺伝 　　遺伝性OPCA 　　　　脊髄小脳失調症1型（SCA1）[6p22-23, *ataxin1*] 　　　　脊髄小脳失調症2型（SCA2）[12q23-q24.1, *ataxin2*] 　　　　脊髄小脳失調症7型（SCA7）[3p12-p13, *ataxin7*] 　　遺伝性CCA 　　　　脊髄小脳失調症5型（SCA5）[11q] 　　　　脊髄小脳失調症6型（SCA6）[19p13, *CACNA1A*] 　　Machado-Joseph病/脊髄小脳失調症3型（SCA3）[14q24.3-32.1, *MJD1*] 　　歯状核赤核淡蒼球Luys体萎縮症（DRPLA）[12p12-ter, *DRPLA*] 　　脊髄小脳失調症4型（SCA4）[16q22.1] 　　脊髄小脳失調症8型（SCA8）[13q21, *ataxin8*] 　　遺伝性痙性対麻痺（FSP/HSP） 　　　　FSP1（SPG3）[14q12-23], FSP2（SPG4）[2p21-24], FSP3（SPG6）[15q11.1], 　　　　FSP4（SPG8）[8q23-24] 2. 常染色体劣性遺伝 　　Friedreich失調症［9q, *frataxin*] 　　ビタミンE欠乏性Friedreich病型失調症［8q, *αTTP*］ 　　低アルブミン血症を伴うFriedreich病型失調症［9q］ 　　遺伝性痙性対麻痺（FSP/HSP） 　　　　SPG5A［8p12-13], SPG7［16q24.3］ 　　遺伝性CCA？ 3. 伴性劣性遺伝 　　遺伝性痙性対麻痺（FSP/HSP） 　　　　SPG1［Xq28, *L1CAM*], SPG2［Xq22, *PLP*]

（水澤英洋：脊髄小脳変性症—分類・原因・治療法．別冊 医学のあゆみ，中村重信編，神経疾患—state of arts．医歯薬出版，pp.500-503，1999より）

とくに西日本に多い．CAGリピート病であるが，核内封入体ではなく胞体内封入体をみる．

d．歯状核赤核淡蒼球Luys体萎縮症 dentatorubropallidoluysian atrophy（DRPLA）

発病年齢で症状の違いがある．若年発症ではミオクローヌス，てんかん発作，壮年期以降では小脳性運動失調，舞踏病，性格変化が主体である．20〜40歳発症ではその中間，移行型を示す．日本に多い．表現促進現象anticipationがある．

e．Friedreich失調症 Friedreich's ataxia

常染色体劣性遺伝．9番染色体上にある*frataxin*遺伝子の異常である．変異はintronにあるGAAリピートの異常伸長がほとんどである．歩行障害で始まる．腱反射は消失し，Babinski徴候陽性．

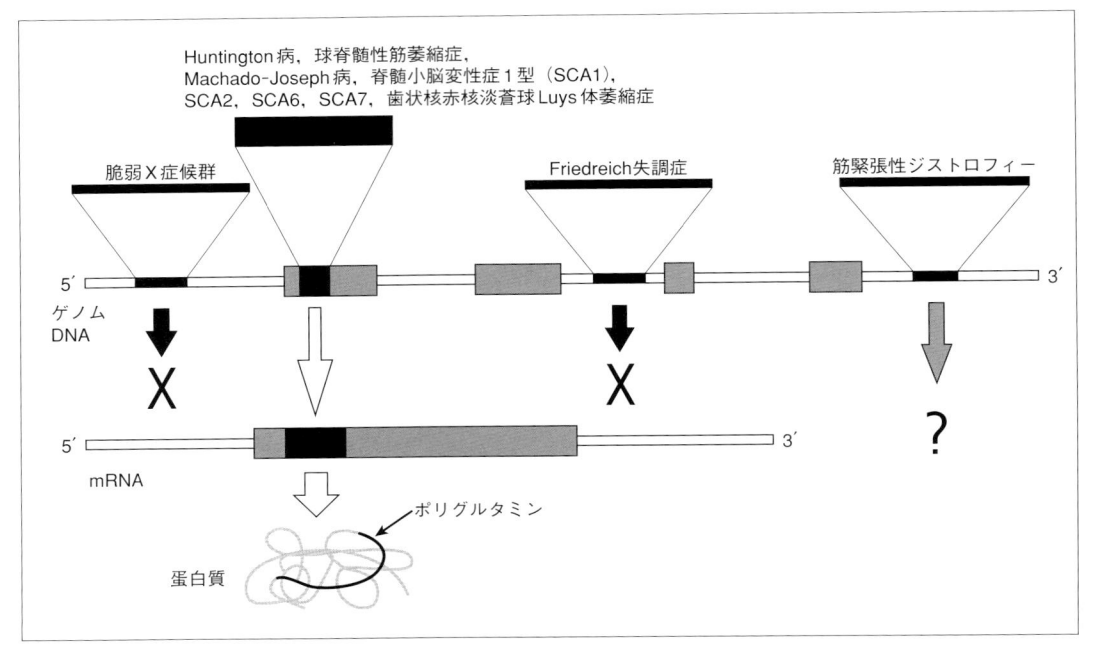

図 2-20 現在までに明らかにされている triplet repeat 病
（辻　省次：神経内科 49：201-210, 1998 より）

神経症状のほかに特有な足の変形，脊柱の側彎がある．欧米に多い．日本では遺伝子レベルで確定された症例はまだない．

f．家族性痙性対麻痺

遺伝学的には常染色体優性，常染色体劣性，X染色体劣性など，多種である．下肢の痙性，歩行障害で始まり，進行は非常に緩徐で，膀胱障害と後索の障害（脊髄性の運動失調）を生じる．網膜色素変性症，魚鱗症，精神発達遅滞などの症状を伴うこともある．

2．非遺伝性脊髄小脳変性症

孤発例では多系統変性症と皮質小脳萎縮症が代表である．多系統変性症はオリーブ橋小脳萎縮症，線条体黒質変性症，Shy-Drager症候群からなる．

a．多系統変性症 multi-system atrophy（MSA）

多系統変性症ではグリア内封入体 glial cytoplasmic inclusion（GCI）と神経細胞内封入体 neuronal cytoplasmic inclusion（NCI）をみる．これらは嗜銀性で，α-シヌクレイン，ユビキチン，αB-クリスタリン陽性である．

オリーブ橋小脳萎縮症 olivopontocerebellar atrophy（OPCA）：構音障害・四肢の失調・歩行時のふらつきなどの小脳症状，筋強剛や無動などのParkinson症状と，起立性低血圧・排尿障害・発汗障害など自律神経の障害を伴う．

線条体黒質変性症 striatonigral degeneration（SND）：錐体外路症状が主である．
Shy-Drager 症候群：自律神経障害が著明である．

b．**皮質小脳萎縮症** cortical cerebellar atrophy（CCA）

小脳失調のみを呈する．ただし，初めは本病と診断していたが，あとでオリーブ橋小脳萎縮症など，他疾患に病名が変わることはまれでない．抗てんかん薬による副作用，アルコール性障害，悪性腫瘍に伴う小脳失調症を除外する．遺伝歴があとでわかることもある．

F　運動ニューロン疾患 motor neuron disease（MND）

主として中年以降に発病し，進行性経過をとる．球症状（構語障害，嚥下障害，舌萎縮），錐体路徴候（深部反射亢進，病的反射出現），前角徴候（筋萎縮，線維束性攣縮，筋力低下）が組み合わさった症状を呈する（筋萎縮性側索硬化症，進行性球麻痺，脊髄性進行性筋萎縮症）．

知覚障害，眼球運動障害，膀胱直腸障害，褥瘡はいずれも生じない．これを陰性四徴候という．

孤発例が主であるが，まれに家族性発症がある．仮性球麻痺症状として強制泣き，強制笑いを認めることがある．その他の精神症状はまれではあるが，認知症，抑うつ状態がある．

Ⅳ．脱髄疾患 demyelinating disease

1．多発性硬化症 multiple sclerosis（MS）

① 発病年齢は 15～50 歳で，若年成人に多い．
② 中枢神経に病巣の多発した症状が現れる．すなわち，視神経，脳，脊髄などに 2 個以上の病巣が出現する．
③ 症状の寛解や再発がある（時間的多発性）．
④ 下記の疾患を除外できる．すなわち，腫瘍，梅毒，脳血管性障害，頸椎症，血管腫，亜急性脊髄視神経障害（SMON），神経 Behçet 症候群，脊髄小脳変性症など．

精神症状はまれである．感情不安定，ときに多幸性，強制笑い，強制泣きなど．意識混濁，けいれん発作がまれにある．

2．視神経脊髄炎（Devic 病）neuromyelitis optica（Devic's disease）

急性両眼視力障害（視神経炎）と横断性脊髄炎が数週間以内にあいついで出現する．精神症状はまれである．

3. 急性散在性脳脊髄炎 acute disseminated encephalomyelitis（ADEM）

急性に発症し，発熱，頭痛，嘔吐，けいれん，意識障害を示す．

狂犬病予防接種後の脱髄性脳脊髄炎 post-vaccinal type of encephalomyelitis（内村，白木ら）がある．予防接種後4～21日以内に発病し，脊髄炎型と脳炎型がある．脳炎型は意識障害，健忘症候群をきたす．

4. 汎発性硬化症（Schilder病）diffuse sclerosis（Schilder's disease）

大脳の皮質下白質の広範なミエリン変性をきたす．進行性の知能障害，けいれん，失明，両側の運動障害を起こす．主として小児期に発病する．Schilder病は多発性硬化症のまれな異型であると考えられる．従来Schilder病として報告された症例の多くは副腎白質ジストロフィー adrenoleukodystrophyに属する（脂質代謝異常の項，346頁参照）．

V．脳腫瘍 brain tumor

a．症　状

脳腫瘍の経過中，約70％に何らかの精神症状が認められる．精神症状を初発症状とすることもある（約20％）．精神症状は器質精神症候群の急性型（意識障害）と慢性型（とくに人格変化），巣症状（認知障害，発動障害など）とてんかん発作である．

精神症状は前頭葉，側頭葉，間脳ないし中脳の腫瘍に多い．

前頭葉──発動性減退：無動，無欲，無関心，多幸性あるいは不機嫌な感情を示す錯乱状態．

側頭葉──記憶障害を前景とする錯乱状態．幻覚妄想状態．

間脳ないし中脳──無動無言症 akinetic mutism．夢幻様状態．幻覚症．

軽い意識障害を人格変化や認知症と誤りやすいので注意が必要である．

b．診　断

器質精神症候群，巣症状，てんかん発作，神経症状などがあれば，脳腫瘍を疑って検査を進める．脳波，頭部単純X線撮影，脳血管造影，X線CT，MRI，髄液検査，眼底のうっ血乳頭などを参考とする．

c．治　療

脳外科的治療．

VI. 脳外傷 brain trauma

　脳外傷によって起こる急性，慢性の器質精神症候群である．頭部外傷は，受傷直後の急性期障害と，慢性期の後遺症とに分けられる．精神医学的に問題となるのは，主として慢性期の状態である．これには器質精神症候群に含まれるもの以外に，補償や事故責任などの心理・社会的問題がからんで，複雑な神経症症状を起こすことがある．

A　急性期・亜急性期の精神症状

　急性器質精神症候群（外因反応型）を呈する．経過は種々の程度の意識障害から，通過症候群を経て正常に復するか，あるいは後遺状態に移行する．受傷後早期からてんかん発作を起こす例もある．意識障害が短時間，あるいは瞬間的で，通過症候群に属する状態が数日～数カ月続いてしだいに消退することがある．よくみられるのは**健忘状態**，**神経衰弱状態**，**情動不安定状態**である．脳振盪後症候群 postconcussional syndrome という．健忘状態は Korsakov 症候群もあるが，アルコール性 Korsakov 精神病のような積極的な作話を示さないことが多い．

　神経衰弱状態（過敏情動性衰弱状態）：頭痛，頭重，めまい感，アルコール不耐，天候による症状の変化，騒音に対する過敏性，注意集中力の低下，感情の動揺性などからなる状態である．脳浮腫に伴う脳幹症状と推定され，しだいに軽快するのが普通であるが，受傷後の心理・社会的影響によって神経症に移行することがある．閉鎖性頭部外傷後に起こりやすい．

B　後遺状態

　慢性器質精神症候群，すなわち認知症と人格変化が原則である．このほか，外傷性てんかんや外傷後神経症などがある．認知障害は頭頂葉，側頭葉損傷で，人格変化，感情障害は前頭葉損傷で起きやすい．

1．認知症 dementia

　進行性病変の場合と異なり，頭部外傷では全般的認知症はまれである．脳損傷部位による巣症状（失語，失行，失認など）に基づく知的機能の障害や人格変化によって，一見認知症様を呈する場合が多い．

　大脳の広範な損傷では失外套症候群 apallisches Syndrom を呈する．脳幹部損傷による無動無言症 akinetic mutism もある．これらを総称して植物状態という．

2. 人格変化 personality change

　頭部外傷では人格変化が重要な問題である．最も多いのは，発動性減退，感情鈍麻である．活発な意志の発動がなく，鈍重である．このほか，刺激性，不快気分を示し，抑制欠如で些細なことで爆発的に怒るものや，逆に多幸性気分で，ものごとを苦にしないものもある．人格の尖鋭化（病前性格の誇張）もしばしば認められる．

> 　Goldstein は頭部外傷者の精神現象を次のように理解している．正常者では，精神の均衡と秩序は，外界からの刺激によって一時的な変化を起こしても，極度の刺激でない限りだいたい平衡を保っている．脳損傷者では，精神の平衡を保つ機能が減弱していて，正常者であれば何でもないような刺激に対して，不安を伴う破局的反応 catastrophic reaction を起こしやすい．また，人間の外界に対する態度は，具体的態度 concrete attitude と，抽象的態度 abstract attitude に分けられる．具体的態度とは眼前の出来事，状況に直接的に反応するものであり，思考という過程を経ないで行動する．これに対して，抽象的態度とは，外界の事象に対して直接的に反応するのではなく，抽象的，概念的に考えることによって行動するものである．正常者は具体的態度と抽象的態度を使い分けながら行動しているが，脳損傷者では抽象的態度が損なわれている．その結果，患者は自らの精神機能を自由に支配しながら，1つの現実を多くの角度から眺めたり，一歩退いて事象全体を勘案しながら行動することができないという．

3. 外傷性てんかん post-traumatic epilepsy

　部分てんかんであり，ときに二次性全般化部分発作となる．開放性外傷のほうが閉鎖性外傷よりも約2倍てんかん発生率が高い．

4. 頭部外傷後の神経症 post-traumatic neurosis

　頭部外傷後，器質的所見は全く認められないが，長期間にわたって頭痛，耳鳴り，めまい感，不安症状，心気症状を訴えるものがある．また，神経学的に説明できない運動麻痺や感覚障害を示す解離性症状もあり，これらの症状に誇張的傾向が認められることもある．
　多くは軽度の閉鎖性頭部外傷で，受傷後しばらく経過したあとに症状が出現する．受傷体験への不安，受傷後の対人的問題，とくに恨みの感情，賠償欲求など，心理・社会的な原因によるものである．
　治療は神経症に準じる．

5. 慢性硬膜下血腫 chronic subdural hematoma

　約10～20％は特発性であり，外傷との関係が認められない．頭部外傷歴のあるものでも，大半は意識消失がないか，あってもごく軽度である．受傷後4週～3カ月に発症する．症状は頭痛，悪心，嘔吐，不活発，認知症様となる．脳圧亢進症状である．進むと傾眠，失禁，昏睡となって死亡する．片麻痺を示すこともある．30～70歳の男性に好発する．

［画像所見］　CT像で脳表面に半月状の高，低あるいは正常吸収域をみる．脳血管造影によって半月状の血管陰影の欠損を認める．うっ血乳頭あり．
［治療］　診断確定しだい，脳外科的治療を行う．

C　頭部外傷に伴う精神障害の治療

症状に応じて，抗精神病薬，抗不安薬，抗てんかん薬などの投与を行う．環境調整，機能回復訓練，職業訓練などリハビリテーションが主体となる．

Ⅶ．症状精神病（身体的病態に伴う精神障害）symptomatic psychosis

　症状精神病とは脳性病態以外の身体的病態の経過中に起こる精神障害の総称である．しばしば認められる共通した症状は急性器質精神症候群，すなわちせん妄である．歴史的にもBonhoefferが外因反応型としてまとめた対象疾患は，主として急性感染症などの全身性疾患であった．せん妄のほか，統合失調症や躁うつ病に類似した病像を呈することも多い．

　従来，症状精神病では，病像の根底に軽い意識障害が認められることが多いことが強調され，これがSchneider, K.によって，「身体的基礎のある精神病の急性型の必須症状は意識障害である」とまとめられたわけである．しかし，その後，意識障害が必ずしも必須症状とはいえないことが認められ，ICD-10でもほとんど同様な分類となっている．しかし意識障害の認められない症例については，これらの病態が身体的病態に基づくのか，内因精神病を誘発したものか，あるいは両者の合併であるのかについては議論の一致をみないところがある．原則的には，症状精神病の時間的経過あるいは重篤度は基礎となる身体疾患の経過あるいは重篤度に並行するので，この点が鑑別にある程度参考になる．一般的に，症状精神病では病像が不安定で変化に富み，一過性，可逆性であることが大きな特徴である．また，しばしば異常脳波所見，とくに徐波活動の増加があり，これも経過とともに変動することが多く，診断上きわめて有用である．総合病院におけるコンサルテーション・リエゾン精神医学として重要な対象である．

　精神症状を起こしやすい身体疾患：とくに症状精神病を引き起こしやすい身体疾患としては，全身性エリテマトーデス，神経Behçet症候群，内分泌障害などがある．そのほか，代謝および栄養障害，急性感染症，肝障害，腎障害などがある．

A　内分泌障害に伴うもの

　内分泌疾患では，急性の代謝的破綻では外因反応型であるせん妄を呈するが，慢性経過中には，

① 意欲，② 気分，③ 個々の欲動（食欲，性欲など）の異常の組み合わさった状態を呈することが多いことを Bleuler, M. が認め，これを**内分泌精神症候群** endokrines Psychosyndrom とよんだ．

1. 間脳・下垂体

　下垂体前葉の成長ホルモン過剰による先端巨大症や巨人症では思考や動作が緩慢で，自発性に乏しく，感情も鈍麻するが，ときとして易刺激性，衝動行為，抑うつなどもみられる．性欲低下，食欲亢進がみられる．下垂体前葉からの副腎皮質刺激ホルモン（ACTH）過剰分泌は **Cushing 病**であり，抑うつが多い．

　汎下垂体機能低下症には Simmonds 病（下垂体性悪液質）と Sheehan 症候群（出産後の下垂体の虚血性壊死）がある．神経性無食欲症との鑑別としては，体毛の脱落があり，体重への過度な関心がないことが参考になる．

　抗利尿ホルモン（ADH）不適合分泌症候群（SIADH）は ADH 過剰による体液量の増加，過度な飲水による低ナトリウム血症から，意識障害，けいれんを起こす．抗精神病薬など薬剤性の関与したものもある．水分摂取を制限する．

2. 甲状腺

a. 甲状腺機能亢進症 hyperthyroidism

　自律神経症状を伴った神経過敏症 nervousness と感情不安定が頻発する．躁うつ病様状態，統合失調症様状態が起こることもある．まれにせん妄を示す．

b. 甲状腺機能低下症（粘液水腫）hypothyroidism（myxedema）

　粘液水腫では精神活動の遅滞，すなわち了解が悪く，思考・言語の渋滞，意欲減退が起こり，うつ病と誤診されたり，老年者では老年認知症と紛らわしい状態（仮性認知症）を呈する．統合失調症様状態も比較的多いとされている．皮下浮腫，舌腫脹，嗄声，構音障害，手足の感覚異常がある．検査所見では血中 free T_4，free T_3 の低値，甲状腺刺激ホルモン（TSH）高値を示す．脳波は $α$ 波の徐波化と振幅減少．

　クレチン病 cretinism：胎生期または生後早期からの甲状腺機能低下であり，心身の発達遅滞を起こす．

3. 副甲状腺

a. 副甲状腺機能亢進症

　抑うつ，自発性減退に傾く．その他，多彩な自律神経症状を伴い，これらの症状には高カルシウム血症が関係する．

b. 副甲状腺機能低下症

　不機嫌，易刺激性，テタニーけいれん，てんかん様けいれん発作，ときにせん妄を示す．甲状腺手術後の副甲状腺機能低下症 postoperative hypoparathyroidism が多いが，このほか特発性副甲状腺機

能低下症や偽性副甲状腺機能低下症 pseudohypoparathyroidism もある．血清 Ca は低下する．偽性副甲状腺機能低下症では副甲状腺ホルモンの産生は正常であるが，このホルモンの標的器官である腎尿細管のホルモンに対する反応性が欠如している．頭部 CT で基底核の石灰化をみることがある．

4．副　腎

a．副腎皮質機能亢進症

血中コルチゾール高値による症候群は **Cushing 症候群**である．精神症状が頻発（60〜70％）し，抑うつ症状が特徴的である．抑うつは意欲制止を伴うものと，焦燥を伴うものとがある．まれに多幸性，軽躁状態やせん妄がみられる．

原発性アルドステロン症は，高血圧と低カリウム血症で，頭痛，脱力，夜間多尿と四肢麻痺を起こす．続発性アルドステロン症は副腎皮質以外の病態によるものである．このうち Barter 症候群では低カリウム血症による四肢麻痺を起こすが，血圧は正常または低血圧である．類似の低カリウム血症が，神経性無食欲症における頻回の嘔吐・下痢や利尿薬の乱用で起こる．

b．副腎皮質機能不全症（Addison 病）adrenocortical insufficiency（Addison's disease）

精神活動の低下，疲労性の亢進，能動性の減退がある．気分はしばしば抑うつ，あるいは多幸に傾き，抑うつと多幸の間を変動する．Addison 病の精神症状の特徴の 1 つに健忘症候群がある．記憶の脱落，記銘力低下，了解が悪く，気分易変の状態である．ストレス下では意識障害を起こすことがある．Addison クリーゼ addisonian crisis という．

c．副腎髄質腫瘍

褐色細胞腫 pheochromocytoma により，副腎髄質機能亢進が起こる．突発性あるいは持続性高血圧が主症状であるが，頭痛，動悸，嘔気，上腹部痛，発汗，呼吸困難，不安，恐怖などを発作性に起こす．血液，尿のカテコールアミン増加を認める．

5．膵　臓

a．インスリノーマ insulinoma

Langerhans 島 β 細胞の腫瘍である．低血糖をきたす．中年に起こる．早朝空腹時に起こりやすい意識障害，てんかん発作が発汗，嘔気，頻脈，虚脱など自律神経症状を伴うときには，この疾患を考慮する必要がある．このような急性低血糖症状のほかに，慢性の人格変化（抑うつや奇妙な行動）をきたすこともある．

b．糖尿病 diabetes mellitus

糖尿病で精神病的になることは少ないが，抑うつ，不安を呈することがある．アシドーシスあるいは治療薬による低血糖状態では，意識混濁，せん妄などの急性器質精神症候群を起こす．

6．性　腺

性腺機能障害では一般に性格的に臆病，引っ込み思案で孤立的になりがちであるが，ときに情動

不安定で衝動的であったりする．

a．思春期早発症 pubertas praecox

さまざまな原因で起こるが，頻度の高い順に並べると，特発性（下垂体ゴナドトロピン活動の早期開始），性腺性（卵巣，睾丸腫瘍），脳器質性（脳炎，脳腫瘍，脳奇形など），副腎性（副腎皮質腫瘍）などである．脳器質性のものでは精神遅滞を伴うことがある．

b．副腎性器症候群 adrenogenital syndrome

女性ではアンドロゲン分泌過剰により偽性半陰陽，男性では思春期早発症を起こす．性格傾向は上述のとおりである．

c．男子の去勢

気分変調，活動性低下，猜疑的傾向などがいわれている．

d．性腺発育不全

視床下部性，下垂体性，性腺原発性の3群がある．視床下部性にはFrölich症候群（脂肪性器性発育不全 dystrophia adiposogenitalis），Laurence-Moon-Biedl症候群（色素性網膜炎，多指症，多腺性内分泌不全，精神遅滞）があり，肥満と精神遅滞を示す．

e．性染色体異常 sex chromosome abnormality

Klinefelter症候群（47, XXY）：矮小睾丸，尿中ゴナドトロピン排泄増加，無精子症，女性型乳房と皮下脂肪沈着を示す男性である．軽度の精神遅滞を高率に合併する．X染色体数が多いほど（XXXY, XXXXY）精神遅滞の程度が強い．内気，消極的，精神不安定な性格傾向とか統合失調症様の幻覚妄想状態を呈することが多い．

Turner症候群（45, XO）：短軀，二次性徴の発達を欠く女性である．翼状頸，外反肘，その他の奇形を合併する．ときに精神遅滞を伴うが，その頻度は低い．

f．月経前緊張症 premenstrual tension syndrome

月経前10～14日から始まり，月経の直前に頂点となり，月経開始とともに急速に消退する精神・身体症状である．抑うつ気分と不安，頭痛，不眠，情動不安定，易疲労性を示す．

B　代謝および栄養の障害に伴うもの

1．肝疾患 hepatic disease

急性肝炎，慢性肝炎，肝硬変では神経衰弱状態（易疲労，頭痛，不眠，注意集中困難など）を起こしやすい．重要なのは肝不全による肝性脳症である．

a．肝性脳症 hepatic encephalopathy

肝性脳症では意識混濁，昏睡（肝性昏睡），器質性昏迷，せん妄，もうろう状態などをきたす．神経所見では固定姿勢不能 asterixis（羽ばたき振戦 flapping tremor）を伴い，脳波は三相波 triphasic waveが特徴である．肝不全の末期症状である．

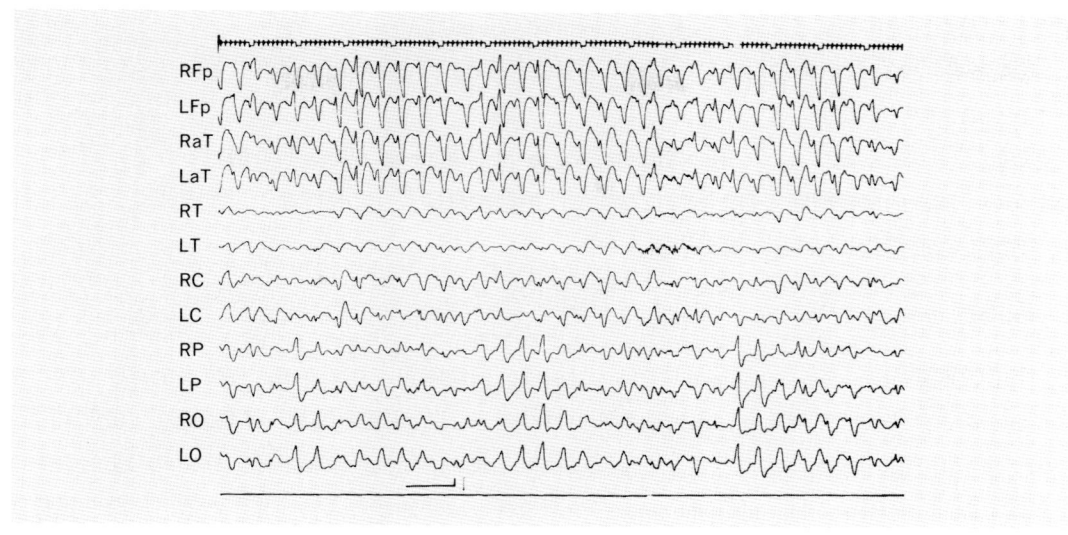

図 2-21　肝脳疾患特殊型の脳波：三相波（59歳，女性）

b. 肝脳疾患特殊型（猪瀬），門脈大循環短絡性脳症 portal systemic encephalopathy

　肝性脳症の一種であるが，上記の意識障害，asterixis，脳波の三相波が発作性，挿間性に繰り返されるものであり，1950年，猪瀬正がWilson病と臨床病理学的に区別したものである（図2-21）．肝脳疾患特殊型はWilson病よりも高年（40〜50歳）で発症し，角膜輪を欠く．
　肝脳疾患特殊型の病態の多くは，portal systemic encephalopathy（Sherlock, S., 1954）であり，高アンモニア血症が重要な因子となるが，アンモニア以外の代謝障害物質も関与している．
　［治療］　portal systemic encephalopathyの治療は，腸内細菌による蛋白質の異常分解を抑え，便秘を防止することである．この目的にlactulose（1-4-β-galactosidofructose）が有効である．また抗生物質（neomycin）の経口投与，低蛋白食の投与が行われる．

c. 肝レンズ核変性症（Wilson病）hepatolenticular degeneration（Wilson's disease）

　先天性銅代謝異常であり，血清セルロプラスミンの肝における合成不全がある．血清セルロプラスミンと血清銅が低値を示す．正常ではセルロプラスミンと結合する銅がアルブミンと結合している．そのため，種々の組織に銅が沈着し，とくに脳と肝，腎，角膜（**Kayser-Fleischer角膜輪**）に沈着する．皮膚にも暗褐色の色素沈着をみる．尿中銅排泄が増加する．
　本症は常染色体劣性遺伝を示す．原因遺伝子は13番染色体長腕上にあり，銅輸送膜蛋白質ATP7Bの遺伝子変異がある．発症は主として学童期（11〜15歳）で，26歳以後の発病は少ない．
　［症状］　神経症状として粗大振戦（羽ばたき振戦，企図振戦），構音障害，協調運動障害，筋強剛，ときに舞踏病-アテトーゼ運動，ジストニアなど錐体外路症状を示す．精神症状は感情不安定，易変性，抑制欠如など，感情，意欲，性格面での変化が著明である．強制泣き，強制笑いもみられる．知能低下，学業成績不振も頻発するが，高度の認知症には至らず，注意散漫，落ち着きのなさのほうが関係している．初発症状は神経症状であることが最も多いが，ときに精神症状で気づかれる．

また，急激な肝障害で始まるものもある(abdominal Wilson)．

[画像所見] MRI T_2 強調画像で中脳黒質，赤核が低信号，その他が高信号となり"パンダの顔"とよばれる．

[治療] キレート剤によって銅の排泄を促す．D-penicillamine が主として用いられる．適当な間隔をおいて間歇的に長期間にわたって投与する．早期治療によって良好な予後が期待できる．副作用が出現したときは trientine に変更する．

2．尿毒症 uremia

尿毒症性脳症 uremic encephalopathy では失見当識，記憶障害，意識混濁，昏睡，全身けいれん発作などを起こす．慢性尿毒症では末梢性ニューロパチー(四肢末端の感覚・運動障害)を起こす．

人工透析中，血中尿素などの急速な下降によって，頭痛，錯乱，意識混濁，けいれんを起こすことがある(dialysis disequilibrium syndrome)．長期透析では認知症と人格変化がある．また，透析に依存して生きているという状況で，心因反応として抑うつ，不安，焦燥がある．

3．ペラグラ pellagra

ニコチン酸，あるいはその前駆物質であるトリプトファンの欠乏による．不良な食事摂取や慢性アルコール中毒でみられる．光線過敏性皮膚炎(dermatitis)，下痢などの消化器症状(diarrhoea)，精神症状(dementia)を3D徴候とする．精神症状は，頭痛，不眠，無気力，錯乱，統合失調症様の幻覚妄想状態などであり，ときに認知症を示す．末梢性ニューロパチーも頻発する．治療は nicotinic acid 投与．

4．ビタミン B_1 欠乏症

a．脚　気

浮腫を伴う末梢性ニューロパチーと心障害であるが，しばしば神経衰弱状態を伴う．

b．Wernicke 脳症 Wernicke's encephalopathy

せん妄，意識混濁，眼振，眼球運動麻痺，失調，末梢性ニューロパチーを急性，亜急性に起こす．しばしば Korsakov 症候群へ移行する．アルコール中毒に伴うことが多い．

[治療] ビタミン B_1 の大量投与が奏効する．

5．ビタミン B_6 欠乏症

幼児にまれにみられ，全身けいれん発作をきたす．

6．ビタミン B_{12} 欠乏症

悪性貧血，索状脊髄症を起こす．まれに錯乱，せん妄，幻覚妄想状態，認知症などを起こす．

7. 急性間歇性ポルフィリン症 acute intermittent porphyria（AIP）

思春期以降，20～30歳代で発病する．常染色体優性遺伝を示す．女性に多い．ポルホビリノーゲン（PBG）デアミナーゼ活性低下から肝のδ-アミノレブリン酸（ALA）合成酵素のフィードバックによる活性増加をきたす．尿中PBGとALAの増加が認められる．尿中PBGはWatson and Schwartz反応（Ehrlich試薬による赤色反応がクロロホルム層に移行しない）により容易に検出できる．

[症状] 激しい腹痛，末梢神経障害，神経過敏性，情動不安定が発作性に起こる．神経症，とくに転換性障害と誤診されやすい．また，意識混濁，せん妄，けいれん発作を起こすことがある．ときに赤色尿を認める．

ALA合成酵素はバルビツール酸系薬剤によって誘導され活性が増大し，急性発症を引き起こす．したがって，本症にはバルビツール酸は絶対禁忌である．その他，サルファ剤，phenytoin，griseofulvinなども禁忌である．治療にはフェノチアジン系薬剤（chlorpromazine）がよい．

8. 電解質代謝異常

種々な原因による脱水，低カリウム血症，低ナトリウム血症，アシドーシス，アルカローシスなどの電解質代謝の異常に伴って，無関心，嗜眠，昏迷など外因反応型を呈する．

術後精神障害：手術後にせん妄，錯乱，幻覚妄想状態などを呈することがある．手術侵襲のストレス，電解質代謝異常，循環，呼吸などの障害に加えて，患者の性格と置かれた状況から心因反応的と考えられるものまで，さまざまなものがある．術後回復室での不眠や感覚遮断は悪影響を及ぼす．呼吸管理が不適当で炭酸ガス分圧が上昇した場合にも意識障害を起こす．肺疾患における換気不全でも同様である．

C 全身感染症に伴うもの

有熱時のせん妄（熱性せん妄）を中心とした外因反応型がしばしば現れる疾患として，**腸チフス，発疹チフス，つつが虫病，インフルエンザ**がある．そもそもチフスとは，意識がかすんでぼんやりしているというギリシャ語に由来する．インフルエンザでは回復期にうつ状態が持続することが多い．その他，マラリア，リウマチ熱，敗血症，肺炎，丹毒，小児の赤痢などで外因反応型が起こる．

D 分娩に伴うもの

産褥期には精神障害が好発する．産褥精神病 postpartum psychosis，puerperal psychosis ともいわれる．その一部は術後精神障害や感染症に伴う外因反応型であるが，より多くは統合失調症あるいは躁うつ病の発症である．心因反応として理解されるものもある．産後の内分泌機能の急激な変動が病因的に働くことも考えられる（内分泌精神症候群）．

a. 産後抑うつ postpartum depression

頻度が最も高く，産後3～7日目から起こり，不眠，不安，焦燥，新生児への過度な心配などを示す．ときに自殺や子供殺し（無理心中）が起こるので注意を要する．

b. 非定型精神病状態（錯乱・せん妄状態）

産後早期から急性に発症する錯乱性興奮状態である．人物や状況を誤認し，活発な幻聴，幻視を伴い，夢幻様状態を示す．感情不安定で抑うつ，苦悶状を示すが，ときに発揚性，躁病性を示すこともある．多くは挿間性経過をとる．

これらの病態の治療はうつ病，あるいは統合失調症治療に準じる．一般に予後良好で，短期間のうちに症状は軽快する．

E　その他の身体的病態に伴う精神障害

1. 全身性エリテマトーデス systemic lupus erythematosus（SLE）

膠原病の一種であり，蝶形紅斑，関節痛，Raynaud現象，蛋白尿などを示し，寛解と増悪を繰り返す疾患である．精神症状は高頻度（15～50％）に認められ，症状精神病のなかで最も頻度の高い重要な疾患である．

[精神症状]　①急性器質精神症候群（失見当識，せん妄，器質性昏迷など）．②内因精神病に類似するもの（統合失調症様の幻覚妄想状態，躁うつ病様の気分変調）．③神経衰弱状態．以上の3型に大別できるが，症状は移り変わりやすい．

SLEの治療薬はステロイド剤である．ステロイド剤投与中に精神症状を呈した場合，これがSLEによるものか，ステロイド剤によるものかが問題になるが，多くはSLE自体によるものである．したがって，ステロイドの持続・増量によって精神症状もまた改善することが多い．

[診断]　臨床症状と，血沈促進，LE細胞，抗核抗体陽性などの検査所見による．

[治療]　ステロイド剤と抗精神病薬，あるいは抗うつ薬などによる．

2. Behçet病 Behçet's disease

トルコの皮膚科医Behçet, H.（1937）が最初に記載した．主症状は，①口腔粘膜の再発性アフタ性潰瘍，②皮膚症状（結節性紅斑様皮疹，皮下の血栓性静脈炎，毛囊炎様皮疹，皮膚の被刺激性亢進，すなわち針で刺した部位の発赤，炎症），③眼症状（虹彩毛様体炎，再発性前房蓄膿性虹彩炎，網膜脈絡膜炎），④外陰部潰瘍（陰囊，大小陰唇）である．男性が女性より多く，発病は20歳代に多い．

精神神経系の症状が前景にたつものを**神経Behçet症候群** neuro-Behçet syndromeという．神経症状は錐体路症状による四肢の痙性麻痺と，脳神経麻痺である．

[精神症状]　無気力，無頓着，感情浅薄，ときに多幸性の目立つ人格崩壊である．これに強制笑

い，強制泣きなどがしばしば加わる．記憶障害もしばしば認められる．

病巣部位は間脳，脳幹部に多く，これらの精神症状は巣症状であろう．大脳皮質の広範な障害による皮質性認知症に対して，本症にみられるような認知症を皮質下認知症 subcortical dementia，あるいは軸性認知症 axial dementia とよぶ．ほかに，幻覚妄想状態，抑うつ状態もみられる．

［診断］　上記臨床症状による．髄液では細胞増多（単核球），蛋白質増加がみられる．症状の急性増悪期には髄液中に多核球増多が一過性に認められる．

［治療］　増悪期にはステロイド剤，非ステロイド性抗炎症薬（NSAIDs）を用いる．

VIII. てんかん epilepsy

てんかんとは種々の原因による慢性脳障害であり，症状の特徴は大脳神経細胞の過剰発射に基づく発作（てんかん発作）を反復するものである．てんかん発作以外の臨床症状を伴うものもある．

A　歴史

てんかんは古代ギリシャ時代には神聖病とよばれたこともある．脳の局所的な発射によるとしたのは John Hughlings Jackson（1835〜1911）である．ドイツの Hans Berger（1873〜1941）が1930年，脳波記録を始めて以来，てんかんの臨床と脳の電気生理学的研究は急速な進歩をとげた．Lennox, Penfield, Jasper などはてんかんの領域で貢献の大であった学者である．

てんかんは従来，特発性てんかん idiopathic epilepsy と症候性てんかん symptomatic epilepsy に2大別されてきた．特発性（真性 genuine，本態性 essential）てんかんとは，明瞭な器質的脳障害や代謝障害が認められないてんかんの総称である．医学の進歩とともに特発性てんかんの包括する範囲はしだいに縮小されてきている．なお現在は原因不明であるが，たぶん症候性であろうと考えられるものを潜因性てんかん cryptogenic epilepsy という．

症候性てんかんとは，明瞭な病理学的障害の1つの症状として，てんかん発作を示すものである．すべての代謝性，中毒性，器質性てんかんが含まれる．

一方，てんかんは発作の性状によって，全般てんかん generalized epilepsy と局在関連性てんかん localization-related epilepsy に2大別される．いずれも特発性，症候性，潜因性のものがある．

B　出現頻度

一般人のてんかん出現頻度は0.3〜0.5％である．発症は幼小児期から思春期までが最も多く，20歳以降の発症は急激に減少する．20歳以降に初発するものを晩発性てんかん late onset epilepsy

という．20歳までに約3/4が発症する．

C 原因

てんかんの発症には，てんかん性素因 epileptic predisposition が関与する．てんかん性素因とけいれん性素因 convulsive predisposition とは区別すべきものである．

1. てんかん性素因

さまざまなてんかん発作 epileptic seizures，すなわち全般性，部分性，けいれん性，非けいれん性の発作を起こしやすい体質性，あるいは獲得性の状態をいう．

体質性てんかん性素因：単因子性遺伝をするものと考えられ，表現率(浸透力)は不規則で，年齢に規定され小児の年齢で最も表現型として現れやすい．一卵性双生児の一致率は50％内外に対して，二卵性双生児の一致率は数％である．家族内に多数例の特発性てんかんが認められる場合は，全般発作，とくに小発作群が多い．遺伝子研究は進行中であり，たとえば特発性てんかんのなかで，熱性けいれんプラスはNa^+チャネル，良性家族性新生児けいれんはK^+チャネル，若年性ミオクロニーてんかんの一部はCa^{2+}チャネルというように，イオンチャネルの遺伝子異常が次々に判明している(チャネロパチー)．

獲得性てんかん性素因：中毒性，代謝性，内分泌性障害，脳損傷などであり，これらは体質性てんかん性素因を増強させる．

2. けいれん性素因

脳が侵襲を受けたときに，一次性全般けいれんの形のてんかん発作を起こしやすい体質性あるいは獲得性状態をいう．人間はすべて，強い脳侵襲のもとではてんかん性全般けいれん発作を起こす素因をもっているが，この体質性素因には個人による強弱がある．体質性けいれん性素因は多因子性遺伝をすると考えられる．獲得性けいれん性素因となるものは，獲得性てんかん性素因と同じである．けいれん性素因の強弱はけいれん閾値の測定で知ることができるが，これはてんかん性素因とは異なったものである．誘因として，睡眠不足，過量の飲酒，生理中などはよく知られている．

D 分類

1. てんかんの国際分類 (表2-15)

まず局在関連性てんかんと全般てんかんとに大別する．この際，発作症状だけでなく脳波所見が考慮される．つぎに原因によって特発性，症候性，潜因性に分ける．そしてそのほかに，まだ焦点性か全般性か未決定の群と，特殊症候群がある．

表 2-15　てんかんならびにてんかん症候群の国際分類(1989)

1. 局在関連性(焦点性，局所性，部分性)てんかんおよび症候群 1.1　特発性(年齢に関連して発病する) 　・中心-側頭部〔に〕棘波〔を伴う〕良性小児てんかん 　・後頭部〔に〕突発波〔を伴う〕小児てんかん 1.2　症候性 　・小児〔の〕慢性進行性持続性部分てんかん(Kojewnikow 症候群) 　・特異な発作誘発様態をもつてんかん 　・側頭葉てんかん　・前頭葉てんかん 　・頭頂葉てんかん　・後頭葉てんかん 1.3　潜因性(症候性であるが原因不明のもの) 2. 全般〔性〕てんかんおよび症候群 2.1　特発性(年齢に関連して発病する．年齢順に記載) 　・良性家族性新生児けいれん 　・良性新生児けいれん 　・乳児良性ミオクロニーてんかん 　・小児欠神てんかん(ピクノレプシー) 　・若年〔性〕欠神てんかん 　・若年〔性〕ミオクロニーてんかん(衝動小発作) 　・覚醒時大発作〔を伴う〕てんかん 　・その他の特発性全般てんかん 2.2　潜因性もしくは症候性(出現年齢順に記載) 　・West 症候群(infantile spasms，電撃-点頭-礼拝けいれん)	・Lennox-Gastaut 症候群 ・ミオクロニー失立発作〔を伴う〕てんかん ・ミオクロニー欠神〔を伴う〕てんかん 2.3　症候性 2.3.1　非特異的病因 　・早期ミオクロニー脳症 　・サプレッションバーストを伴う早期乳児てんかん性脳症 2.3.2　特異的症候群 　・多数の疾病状態を合併する可能性があるてんかん発作 3. 焦点か全般性か決定できないてんかんおよび症候群 3.1　全般〔性〕および焦点〔性〕発作をもつもの 　・新生児発作 　・乳児重症ミオクロニーてんかん 　・徐波睡眠期〔に〕持続性棘・徐波〔を伴う〕てんかん 　・後天性てんかん性失語(Landau-Kleffner 症候群) 3.2　明白な全般性あるいは焦点性の特徴を欠くもの 4. 特殊症候群 4.1　状況関連性発作(機会性発作) 　・熱性けいれん 　・単発発作あるいは単発のてんかん重積 　・急性の代謝，中毒と関連ある発作

(Epilepsia 30：389，1989 より)

① 局在関連性(焦点性，局所性，部分性)てんかんおよび症候群：症候性のものが多い．部分発作をもち，病因は多くは脳損傷である．特発性として中心・側頭部に棘波をもつ良性小児てんかんはここに分類される．

② 全般てんかんおよびてんかん症候群：特発性，潜因性のものが多い．年齢順に記載されている．特発性全般てんかんは真性てんかんに相当する．

③ 焦点性か全般性か決定できないてんかんおよびてんかん症候群．

④ 「特殊症候群」．

a. **特発性全般てんかん** idiopathic generalized epilepsy(同義語：原発全般てんかん primary generalized epilepsy, 中心脳性てんかん centrencephalic epilepsy, 本態性てんかん essential epilepsy, 真性てんかん genuine epilepsy, true epilepsy)

原発全般てんかんの特徴は次のとおりである．

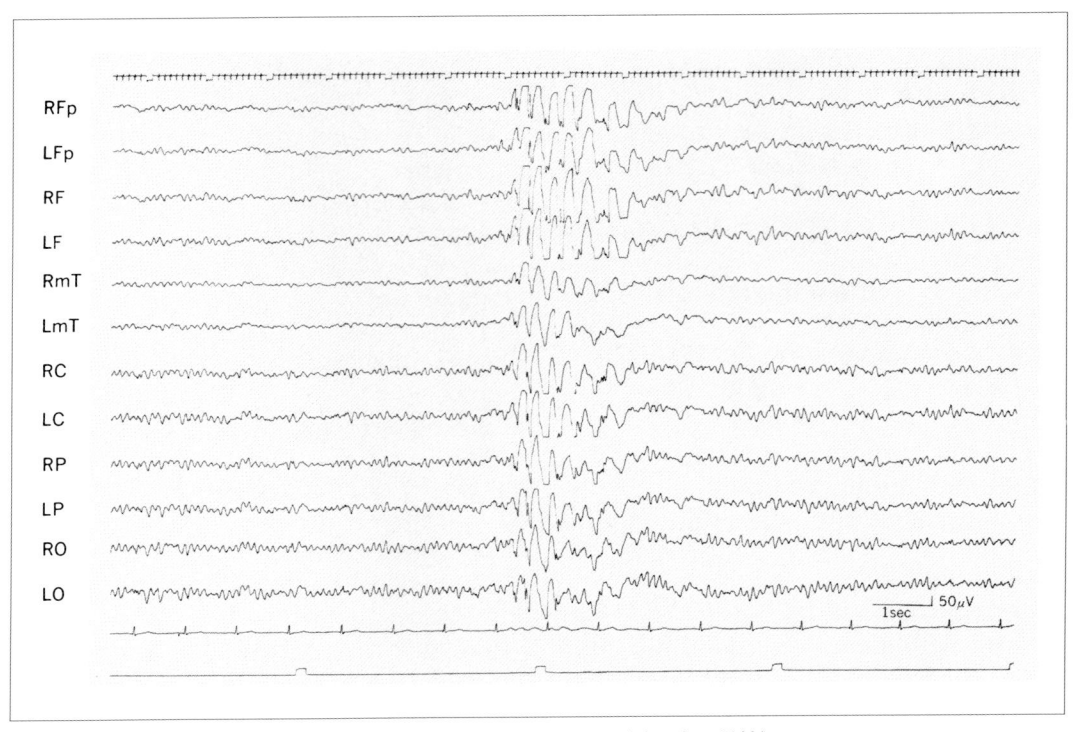

図 2-22　原発全般てんかんの脳波(22歳，男性)
全誘導にわたる非定型棘・徐波複合を示す大発作型てんかんの間歇期．

1) 臨床的特徴

① てんかん発作はその始まりから全般性である．発作型は強直間代発作(いわゆる大発作)，定型欠神(いわゆる小発作)，両側汎ミオクロニー発作である．同一患者にこれらの発作型が共存することもある．

② 通常，発作間歇期には神経学的・精神医学的所見がない．

③ 発症は小児期から思春期に多い．発症年齢，症状に年齢依存性の特徴が認められるものがある．

④ 認むべき原因を欠き，特発性である．あるいはごく軽微な代謝性障害や脳損傷がてんかん原性となる．

2) 脳波的特徴

① 両側同期性，対称性のてんかん性放電を発作間歇期に認める．波型は多棘波，多棘・徐波，棘・徐波複合である(図 2-22)．発作波は自発性に，あるいは過呼吸，光刺激，睡眠などで賦活されて出現する．発作間歇期脳波が正常な例もある．

② 発作時脳波は，定型欠神発作では 3 Hz(3/秒)棘・徐波複合(図 2-23)，ミオクロニー発作では多棘・徐波複合，全般性強直間代発作(GTCS)では漸増てんかん性律動 recruiting epileptic rhythm(最初持続性速波の振幅が漸増，ついで徐波が混じる)を示す．

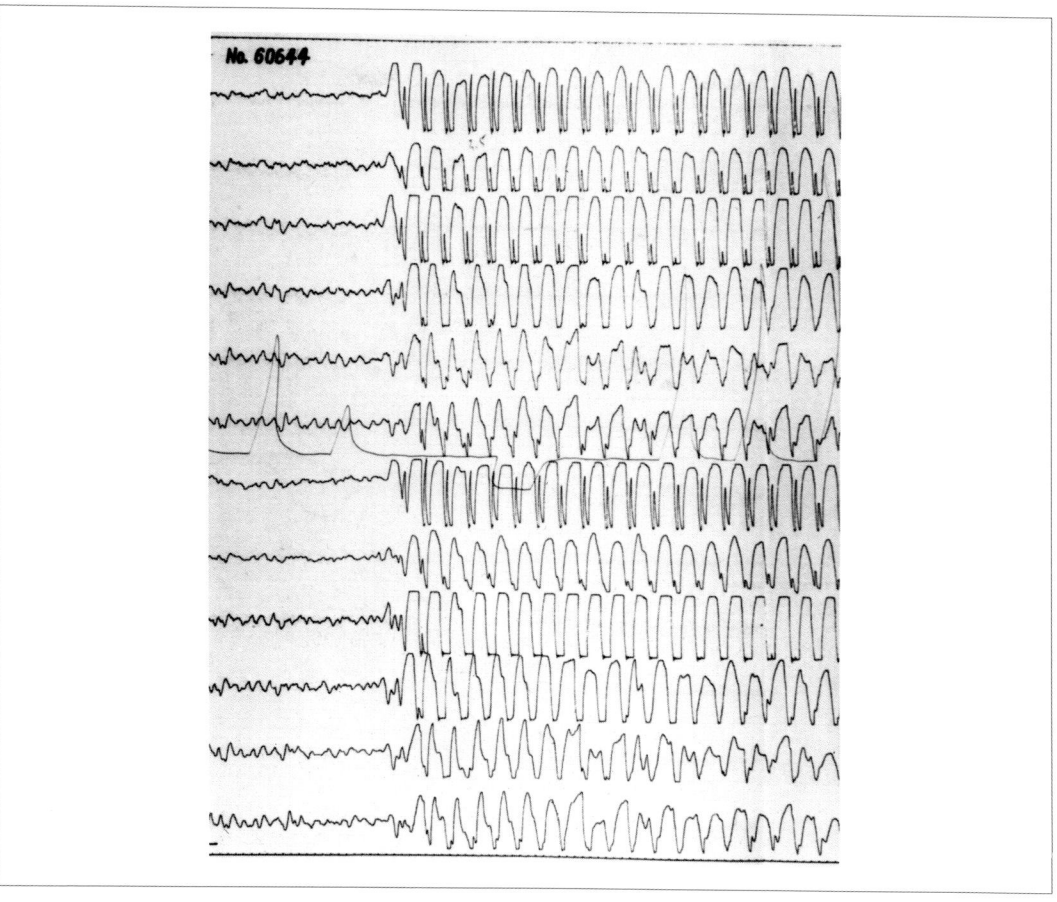

図 2-23 定型欠神（9歳，女児）
3 Hz 棘・徐波複合．（大田原氏提供）

3）その他の特徴

① 抗てんかん薬が有効であり，予後良好．

② 病因は不明であるが，中心脳性であろう．体質性てんかん性素因が主である．

b. 潜因性あるいは症候性全般てんかん criptogenic or symptomatic generalized epilepsy，続発全般てんかん

これの特徴は次のとおりである．

1）臨床的特徴

① てんかん発作はその始まりから全般性である．発作型は強直発作，脱力発作，非定型欠神発作であり，ときに強直間代発作やミオクロニー発作がある．同一患者でこれらの発作型を共存することがある．

② びまん性脳障害を示す神経学的・精神医学的所見を有する．精神遅滞，人格障害など．

③ 小児期発症が最も多い．ときに思春期に発症し，まれに成人期発症もある．

④ 原因は不明なことが多いが，びまん性あるいは多巣性脳損傷に由来すると考えられる．

2） 脳波的特徴

① 全般性であるが，非対称性，非同期性のてんかん性放電を発作間歇期に認め，背景脳波活動は徐波に富む．発作波は棘・徐波複合であり，賦活操作なしで認められる．発作間歇期脳波は何らかの異常を示し，正常脳波であることはない．

② 発作時脳波は両側性，比較的同期性-対称性のてんかん性放電であり，発作型によって特徴がある．すなわち，非定型欠神や脱力発作では 2 Hz 棘・徐波複合，強直発作や一部の非定型欠神と脱力発作では漸増てんかん性律動，ミオクロニー発作や転倒発作 drop attack では多棘・徐波複合．

3） その他の特徴

① 抗てんかん薬（バルビツール酸系，ヒダントイン系）に対する反応性が低く，小発作に対する薬剤（trimethadione, ethosuximide）は無効である．ベンゾジアゼピン系薬剤，ときにステロイド剤が奏効する．予後は限定される．

② 原因はいまだ不確定であるが，皮質-中心脳性 cortico-centrencephalic あるいは皮質下-中心脳性 subcortico-centrencephalic の機制による放電の二次性全般性伝播と考えられ，純粋の中心脳性放電ではない．この群に属する小児の悪性てんかんで，明瞭な症候群をなすものに West 症候群，Lennox-Gastaut 症候群がある．

c．局在関連性（焦点性，局在性，部分性）てんかん localization-related（focal, local, partial） epilepsy，部分てんかん

これの特徴は次のとおりである．

1） 臨床的特徴

① 部分発作：発作症状は障害脳部位によってさまざまである．**単純部分発作**（意識障害を伴わないもの），**複雑部分発作**（意識障害を伴うもの），**二次性全般化発作**に大別される．二次性全般化発作において，発作の初発症状としての部分発作が患者に自覚されるときには，これを前兆 aura という．複雑部分発作は**側頭葉てんかん** temporal lobe epilepsy とほぼ同義である．

② 発作間歇期において，てんかん障害脳部位に関係のある神経学的所見を有することがある．

③ 発症はいかなる年齢でも起こる．複雑部分発作は思春期発症が多い．

④ 原因は特発性あるいは器質性脳病変，たとえば外傷，腫瘍などによる症候性のものであるが，潜因性のものもある．

2） 脳波的特徴

① 発作間歇期脳波は単発性棘波，あるいは棘・徐波がてんかん焦点部に一致して認められる（図 2-24）．賦活して初めて認められることもある．

② 発作時脳波は棘波，棘・徐波，あるいは徐波であり，てんかん焦点部位と関係がある．単純部分発作ではてんかん放電は限局性であり，複雑部分発作ではよりびまん性となり，二次性全般化発作では局在性異常波から引き続いて全般化する．

表 2-16　てんかん発作の臨床・脳波分類(1981)

I．PARTIAL(focal／local)SEIZURES　部分(焦点，局所)発作
　A．Simple partial seizures(consciousness not impaired)　単純部分発作(意識減損はない)
　　1．With motor signs　運動徴候を呈するもの
　　　a) focal motor without march　マーチを示さない焦点運動性
　　　b) focal motor with march(Jacksonian)　マーチを示す焦点運動性(Jackson型)
　　　c) versive　偏向性〔方向性〕
　　　d) postural　姿勢性
　　　e) phonatory(vocalization or arrest of speech)　音声性(発声あるいは言語制止)
　　2．With somatosensory or special-sensory symptoms　体性感覚あるいは特殊感覚症状を呈するもの
　　　a) somatosensory　体性感覚性
　　　b) visual　視覚性
　　　c) auditory　聴覚性
　　　d) olfactory　嗅覚性
　　　e) gustatory　味覚性
　　　f) vertiginous　眩暈性
　　3．With autonomic symptoms or signs　自律神経症状あるいは徴候を呈するもの
　　4．With psychic symptoms(disturbance of higher cerebral function)　精神症状(高次大脳機能障害)を呈するもの
　　　a) dysphasic(e. g., aphasia)　言語障害性(たとえば失語)
　　　b) dysmnesic(e. g., déjà vu)　記憶障害性(たとえば既視感)
　　　c) cognitive(e. g., dreamy state)　認識性(たとえば夢様状態，時間感覚の変容)
　　　d) affective(fear, anger, etc.)　感情性(恐怖，怒りなど)
　　　e) illusions(e. g., macropsia)　錯覚性(たとえば巨視症)
　　　f) structural hallucinations(e. g., music)　構造幻覚性(たとえば音楽，光景)
　B．Complex partial seizures(with impairment of consciousness)　複雑部分発作(意識減損を伴う)
　　1．Simple partial onset followed by impairment of consciousness　単純部分発作で始まり意識減損に移行するもの
　　　a) with simple partial features followed by impaired consciousness　単純部分発作で起こり意識減損発作に移行するもの
　　　b) with automatisms　自動症を伴うもの
　　2．With impairment of consciousness at onset　意識減損で始まるもの
　　　a) with impairment of consciousness only　意識減損のみのもの
　　　b) with automatisms　自動症を伴うもの
　C．Partial seizures evolving to secondarily generalized seizures　部分発作から二次的に全般化するもの
II．GENERALIZED SEIZURES(convulsive or non-convulsive)　全般発作(けいれん性あるいは非けいれん性)
　A．1．Absence seizures　欠神発作
　　　a) impairment of consciousness only　意識減損のみのもの
　　　b) with mild clonic components　軽度の間代要素を伴うもの
　　　c) with atonic components　脱力要素を伴うもの
　　　d) with tonic components　強直要素を伴うもの
　　　e) with automatisms　自動症を伴うもの
　　　f) with autonomic components　自律神経要素を伴うもの
　　2．Atypical absence　非定型欠神
　B．Myoclonic seizures(myoclonic jerks)　ミオクロニー発作
　C．Clonic seizures　間代発作
　D．Tonic seizures　強直発作
　E．Tonic-clonic seizures　強直間代発作
　F．Atonic seizures(astatic)　脱力発作(失立)
III．UNCLASSIFIED EPILEPTIC SEIZURES　上記の分類に含まれないてんかん発作

(てんかん研究 5：62, 1987 より)

野，とくに側頭葉皮質が焦点となる．

　2）複雑部分発作（意識障害を伴うもの）

　意識減損発作(psychomotor lapse)：短時間ぼんやりして動きが止まる発作である．後述の欠神発作とは治療法も異なるので鑑別に注意する必要がある．単純部分発作から始まり，意識障害に移行するものもある．

　精神運動発作（自動症）：無意識の状態で，一見意味のあるような多少ともまとまった動作や行動が生ずる症状をいう．本人はその間の記憶は全くない．

　発作的行動異常には，①舌うち，舌なめずり，咀嚼様運動などの口部自動症 oral automatism，②短い言葉を発する言語自動症 verbal automatism，③顔をかく，手をこする，衣類をまさぐる，着脱するなどの行動自動症 behavioral automatism，④歩きまわる，走り出すなどの歩行自動症 ambulatory automatism，⑤発作直前の行動をそのまま続行するもの following automatism などがある．前側頭葉に焦点がある．

　3）部分発作の二次性全般化：さまざまな部分発作から全般発作に移行していくものである．発作の初期症状（自覚される症状であるときは前兆とよばれる）の確認と脳波上の焦点性異常が診断上重要である．

b．全般発作 generalized seizures

　臨床的に意識消失と自律神経系の嵐が発作的に起こり，運動徴候はあったりなかったりである．けいれんの有無によって，全般けいれん発作と全般非けいれん発作に分けられる．

　1）欠神発作 absence seizures：突然に始まり突然に終わる意識消失発作であり，持続は2～15秒間である．発作時脳波はてんかん性放電を示す．5歳以上から思春期までにほぼ限定される発作型である．

　定型欠神（純粋小発作 pure petit mal）：①脳波で両側同期性対称性の3 Hz 棘・徐波複合を示す．②発作型は単純欠神あるいは複雑欠神であり，最も多いのは眼瞼がわずかにぴくぴくする程度のもの(absence with mild clonic components)である．瞬間的に起こって終わる発作であり，発作が頻発することが多く，このときにはピクノレプシー pyknolepsy とよばれることもある．過呼吸賦活に敏感であり，容易に誘発される．

　意識消失発作のみのものが単純欠神 simple absence であり，意識消失発作中に他の症状を伴うものが複雑欠神 complex absence である．欠神発作には表2-16-Bに示したようなものがある．このうち自動症を伴う欠神は，口唇，舌の不随意なペチャペチャ運動，両手をこすり合わせる，衣服をつくろうような動作など比較的単純な運動が繰り返される．

　側頭葉てんかんの自動症はより複雑な行動が起こり，これとは区別される．

　非定型欠神：①脳波が3 Hz 棘・徐波複合を示さない．②過呼吸賦活や光刺激で誘発されにくい．③予後不良な Lennox-Gastaut 症候群の部分症状であり，予後良好な原発全般てんかんではない．

　2）ミオクロニー発作 myoclonic seizure：全身，あるいは部分的な筋の急激，瞬間的な収縮，とくに屈曲である．意識消失はない．脳波で多棘・徐波複合をみる．

3）**強直間代発作** tonic-clonic seizure（**大発作** grand mal，**全般性強直間代発作** generalized tonic-clonic seizure；GTCS）：突然に意識消失を起こすとともに、全身性の強直けいれん、ついで間代けいれんを起こすものである。強直けいれんの起こるとき、初期叫声 initial cry を発することがある。顔面蒼白、瞳孔散大、呼吸停止し、四肢・体幹は硬く伸展あるいは屈曲する。強直けいれんは数秒〜20秒続き、間代けいれんに移行する。四肢・体幹にこきざみな律動的攣縮が始まり、だんだんと攣縮が大きくなり、全身の屈曲と伸展を律動的に繰り返す。この間も瞳孔散大、呼吸停止が続き、顔面はチアノーゼをきたす。これが20〜30秒間続いて停止し、全身が弛緩するに従い大きな呼気とともに呼吸が回復する。強直間代発作を合わせて約1分間の経過である。ついで鼾（いびき）を伴った昏睡に移行し、5〜10分後に覚醒する。あるいはそのまま睡眠する。けいれん期にはしばしば唾液分泌が亢進し、舌や口唇の咬傷、尿失禁が起こることがある。発作後もうろう状態 postictal confusional state となり、このとき運動興奮をきたすこともあるが、そのうち落ち着いてくる。覚醒後には発作に関して全健忘を残す。

4）強直けいれん：単独に起こる。

5）間代けいれん：単独に起こる。

6）脱力発作 atonic seizures：突然の瞬間的な筋トーヌスの消失であり、転倒する。

3．年齢関連性の小児てんかん（表2-15）

小児期のてんかんの発作型には年齢依存性の好発型があり、欠神発作、ミオクロニー発作、脱力発作など、小発作群に属するものが多いことが特徴である。乳幼児にみられる熱性けいれんは全般性強直間代発作（大発作）の形をとる。**熱性けいれん**はけいれん性素因に基づき、てんかんとは異なるが、一部はてんかんに移行する。発熱のたびごとに発作が起こり、発作間歇期の脳波に突発性異常のあるものが、後にてんかん性発展をとりやすい。

小児てんかんのうち、予後不良なあるいは逆に予後可良な特徴的症候群には次のものがある。

a．**West 症候群** West's syndrome（ヒプスアリスミア幼児ミオクロニー性脳症 infantile myoclonic encephalopathy with hypsarrhythmia，点頭てんかん Blitz-Nick-Salaam Krämpfe）

生後3〜9カ月の乳児に発症する脳症である。三主徴は、① 乳幼児痙屈発作 infantile spasm、すなわち点頭発作、前屈して転倒する発作が1日数回〜100回以上も起こる。② 脳波の hypsarrhythmia（図2-25）、③ 精神と運動機能の発達遅滞である。小児てんかんの15〜20％を占め、1歳未満のてんかんの約30％を占める。半数近くが全般性強直間代発作を伴うようになるが、3歳ごろから infantile spasm は減少し、やがて消失するか、他型てんかんに移行する。死亡例も多く、てんかんのうちで予後が最も悪い。

b．**Lennox-Gastaut 症候群** Lennox-Gastaut syndrome

2〜8歳に発症する脳症である。三主徴は、① 発作型は強直発作、脱力発作、非定型欠神が主である。② 発作間歇期脳波は2Hz前後の鋭・徐波複合 sharp-and-slow-wave complex（図2-26）。③ 精神発達遅滞と脳萎縮。小児てんかんの3〜5％を占め、難治例が多い。Lennox-Gastaut 症候群の

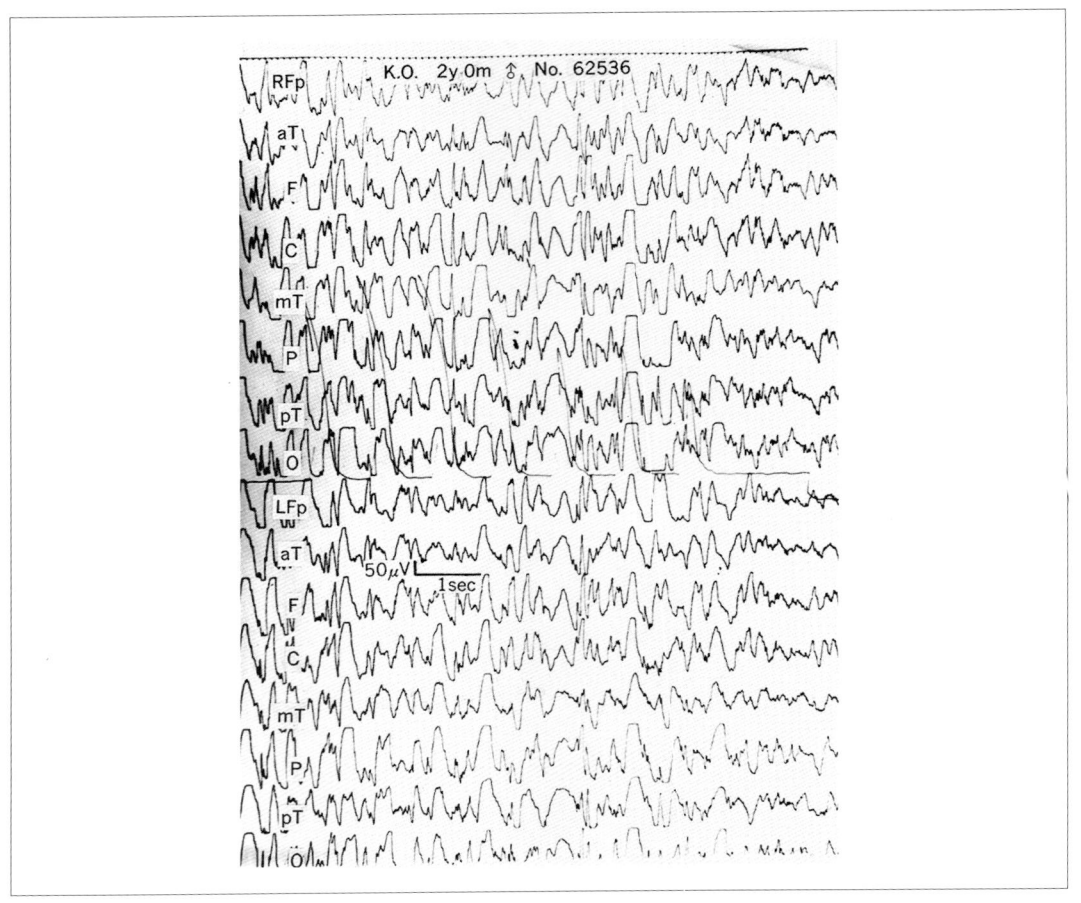

図 2-25 West 症候群(2 歳, 男児) hypsarrhythmia. (大田原氏提供)

15～20％は West 症候群から移行したものである.

c. 特発性全般てんかん

てんかんの国際分類(1989)(**表 2-15**)の年齢に関連して発病する特発性全般てんかんのうちの主なものをあげる.

小児欠神てんかん(ピクノレプシー)childhood absence epilepsy(pyknolepsy)：発症は 5～10 歳ごろ, 単純あるいは複雑欠神が頻発し, 16 歳ごろ以降はおさまる. 脳波は 3 Hz 棘・徐波複合を示す.

若年性欠神てんかん juvenile absence epilepsy：発症は 10～15 歳ごろ, 欠神発作の頻度は小児欠神てんかんより少ない. 脳波は 4～6 Hz 多棘・徐波複合, あるいは 8～12 Hz 広汎性律動を示す. しばしば覚醒時の強直間代発作を伴うようになる.

若年性ミオクロニーてんかん(衝動小発作)juvenile myoclonic epilepsy(impulsive petit mal)：発症は 12～18 歳ごろ, 覚醒後の短時間内に限局して起こる瞬間的な意識消失を伴わないぴくつき, すなわちミオクロニー発作である. 脳波は 4～6Hz 多棘・徐波複合を示す. Janz, D. により記載された.

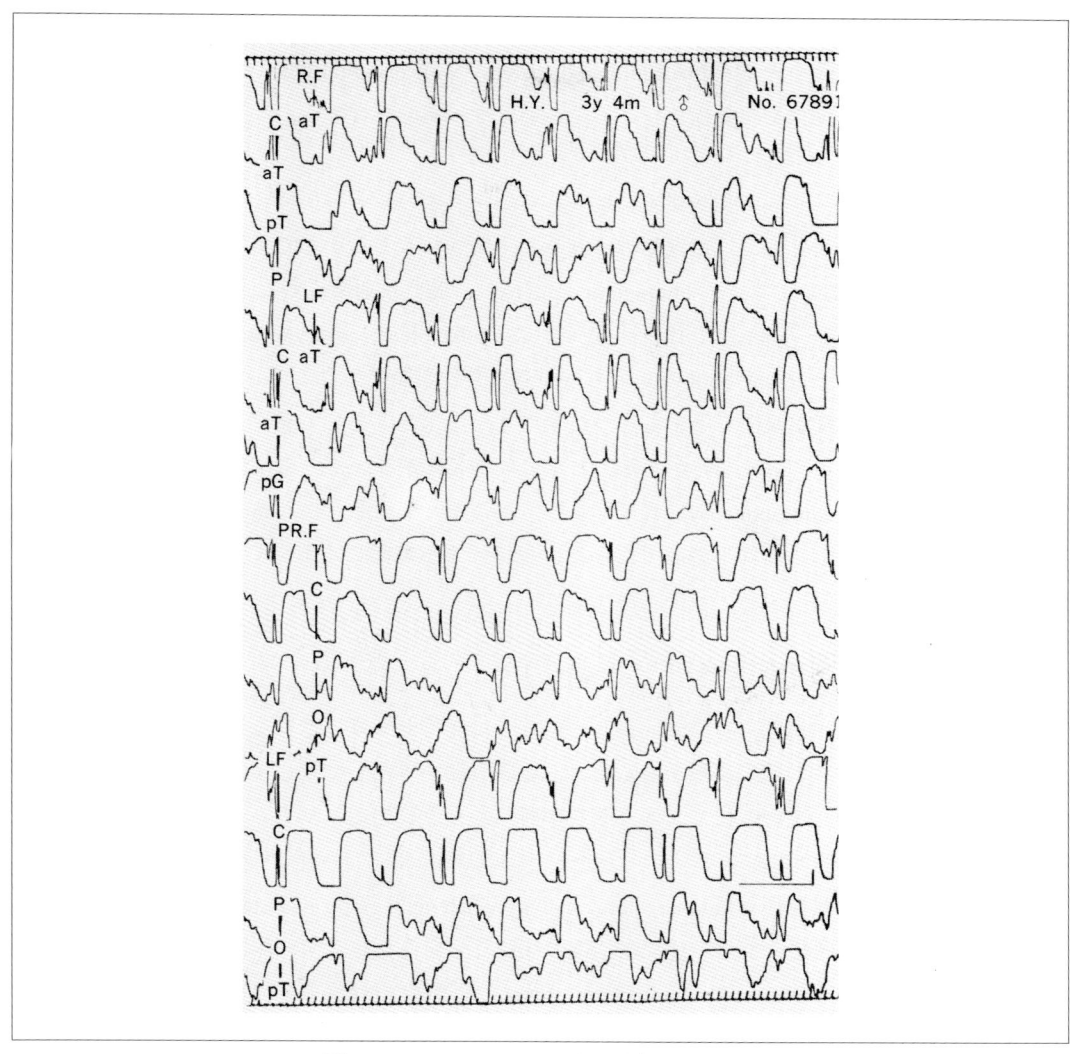

図 2-26 Lennox-Gastaut症候群（3歳，男児）
鋭・徐波複合．（大田原氏提供）

しばしば覚醒時の全般性強直間代発作を伴うようになる．
　以上の特発性全般てんかんは，すべて，てんかん発作以外には著明な神経精神症状を認めず，またvalproateが有効なことが多い．

d．特発性局在関連性てんかん

　中心-側頭部棘波を伴う良性小児てんかん benign childhood epilepsy with centrotemporal spike（BCECT）：部分発作と焦点性脳波異常をもつ特発性の小児てんかんである．年齢関連性であり，4〜9歳に発症する一側性の顔面けいれんであり，夜間に発作が起こる．ときに二次性全般化する．脳波は一側性，ときに両側性の中心部-中側頭部の焦点性鋭波である．家族性発症を認める．思春

期以降は自然治癒する良性部分てんかんである．

後頭部に突発性を伴う小児てんかん childhood epilepsy with occipital paroxysms：発作は視覚性で始まり，ミオクロニー発作や自動症が起こる．ついで片頭痛に移行する．

4．特殊なてんかん

反射てんかん reflex epilepsy：知覚刺激によって誘発されるてんかんである．視覚反射てんかん visual reflex epilepsy（光原てんかん photogenic epilepsy），聴覚反射てんかん auditory reflex epilepsy（聴原てんかん audiogenic epilepsy），体性感覚反射てんかん somatosensory reflex epilepsy などがある．視覚反射てんかんには，テレビ画面の光のちらつきで発作が誘発されるテレビてんかん television epilepsy とか，患者自身が眼前で手をちらつかせたり，まばたきをして発作を誘発させる自己誘発てんかん self-induced epilepsy などがある．ともに欠神発作が多い．このほか，読書によって誘発される読書てんかん reading epilepsy，音楽によって起こる音楽原てんかん musicogenic epilepsy，特殊な図形を見ることで起こる図形過敏てんかん，驚愕によって起こる驚愕てんかん startle epilepsy などがある．

5．てんかん重積状態 status epilepticus

てんかん発作が反復出現し，意識が回復しないうちに発作が繰り返される状態である．数時間〜数日続くことがある．この間に高熱を発したり，心臓衰弱をきたして死亡することがある危険な状態である．長期間服用している抗てんかん薬を中断したときに起こりやすく，そのほか偶発的なものもある．

最も多いのは強直間代発作重積 tonic-clonic status（大発作重積 grand mal status）である．頻回の発作によって Ammon 角硬化を生じ，後に難治性の複雑部分発作を起こす可能性がある．ほかに汎ミオクロニー発作重積 bilateral massive myoclonic status，欠神発作重積（小発作重積 petit mal status）がある．

E　てんかんの精神障害

てんかんでは発作症状のほかに，精神障害を示すものがある．これには，数日〜数週にわたって可逆性の精神変調をきたす挿間性精神病，または一過性精神病と，種々の程度の知能障害と人格障害が持続する持続性精神症状がある．一般的に，精神障害を示すことは原発全般てんかんには少なく，続発全般てんかんと部分てんかんに高頻度である．

1．挿間性精神病 episodic psychosis

複雑部分発作（側頭葉てんかん）に多い．このほか，抗てんかん薬の過量によるものや，てんかん発作後のもうろう状態などがある．

てんかん性もうろう状態：意識混濁して茫然としていたり，意味なく徘徊したり，暴力を伴う興奮などがある．この間の記憶の欠損を残す．

周期性不機嫌症，うつ状態：わずかなことに腹を立てたり，からんだり，不機嫌，抑うつとなる時期が周期的に起こる．意識は保たれている．自殺行為も起こる．

幻覚妄想状態：統合失調症の妄想型にみられるような幻覚妄想が出現する（schizophrenia-like psychosis of epilepsy）．統合失調症よりも感情接触性が比較的保たれていることが多い．てんかん発症後十数年経過し，発作頻度が減少したものに現れやすいとされている．なかには統合失調様人格障害を示し，慢性に経過するものもある．

上記3つの精神病状態と脳波所見の関係では，精神病状態を呈する時期に脳波が正常化するものがある．これを強制正常化 forced normalization（Landolt, H.），あるいは productive-psychotische Dämmerzustände（Landolt）という．このようなものでは，てんかん発作が出現するとともに精神症状が消退することがある．しかし，精神病状態と脳波所見との関係は必ずしも一定しない．

抗てんかん薬過量によるせん妄またはもうろう状態：抗てんかん薬の副作用として，上記のてんかん性もうろう状態に似た状態を呈する．失調，眼振，発語障害などを伴い，抗てんかん薬の血中濃度が中毒量を示す．

てんかん発作後のもうろう状態（発作後型 postictal type）：てんかん発作に引き続いたもうろう状態，錯乱状態，夢幻様状態であり，発作重積後に起こりやすく，数日のうちにおさまる．

発作症状型 ictal type：既述の発作性昏迷や精神運動発作重積によるものである．脳波所見で鑑別できる．

解離性（転換性）反応：てんかん患者，とくに人格障害をもつ患者は，不適応状態や欲求不満に際して解離性（転換性）反応を起こし，てんかん発作と紛らわしいけいれんやもうろう状態を呈することがある．抗てんかん薬過量による中毒が解離性（転換性）反応の準備状態となることがある．

2．持続性精神障害

てんかん性性格変化：従来，粘着性，爆発性性格，思考や行動の緩慢さが特徴であるとされてきた．軽度の性格偏倚では，応対は礼儀正しく節度があり，義理がたく，仕事は正確でていねいすぎるほどである．強くなれば，話や態度がしつこく，他と協調できず自己主張をする．思考は迂遠で些事にこだわり，融通性がない．些細なことで不機嫌，激怒，興奮をきたすことがある．しかし，現在では，重い脳障害を基盤とした症候性てんかんでは器質性人格症候群を呈するが，特発性てんかんに特有な性格変化は認められないとされている．また，多少の性格変化があるとしても，患者の生活上の困難が心理社会的要因として人格形成に関与したものと考えられる．

てんかん性認知症：精神活動が遅鈍となり，了解，記銘力が低下し，判断力も悪くなる．性格変化と同様に重要な因子となるのはてんかんの基盤となる器質的脳障害である．West 症候群，Lennox-Gastaut 症候群はこの典型である．小児てんかんのうち，原発全般てんかんである欠神発作では頻回の発作にもかかわらず知能低下はほとんどみられない．

また，強直間代発作の結果としての二次的脳損傷による認知症も考えられるが，例外的なことである．抗てんかん薬，とくにバルビツール酸系薬剤の作用による認知機能の低下が起こりうる．

F 診 断

てんかん発作の確認と脳波検査による．身体的所見から症候性てんかんの鑑別が必要である．

1．発作の確認

診察時にてんかん発作を目撃することはまれであるので，本人ならびに家人からの聴取が重要である．小児の欠神発作では過呼吸によって起こすことができる．本人からは意識混濁を伴わない部分発作や，二次性全般化発作における発作の初発症状を聞くことが，巣診断に必要である．発作後の頭痛，筋痛，尿失禁の有無，舌の咬傷，火傷などの有無に注意する．

家人からは発作の型，頻度，発作の持続時間，発作中に外界刺激に反応するかどうかを聞く．

2．症候性てんかんの鑑別

原発全般てんかんでは神経学的・身体的所見は全く認めない．その他の型のてんかんでも神経学的所見を認めないのが普通であるが，症候性てんかん，すなわち明らかな器質性脳障害や代謝障害などによるものでは，それの所見を認める．発作後に一過性に手足に麻痺が残ることがあり，これをTodd麻痺という．その部に関連した脳腫瘍によることがある．

a．症候性てんかんの原因となる疾患

① 脳疾患：頭部外傷，脳腫瘍，脳血管障害，脳梅毒，進行麻痺，脳膿瘍，脳炎，髄膜炎，囊胞虫症，トキソプラズマ症など（器質性てんかん）．

② 代謝性疾患：低血糖症，低カルシウム血症，尿毒症，肝性昏睡，アミノ酸代謝異常（フェニルケトン尿症など），ビタミンB_6欠乏症，Addison病，Adams-Stokes発作など．

③ 中毒性疾患：アルコール，二硫化炭素，一酸化炭素，有機溶媒などの中毒，バルビツール酸系薬剤や抗不安薬などの依存の離脱症状．

b．器質性てんかんの特殊型

① 持続性部分てんかん epilepsia partialis continua（Kojewnikowてんかん）：身体の一部に限局，持続する律動的な攣縮をきたす．長いときは数時間～数日間も続く．焦点運動発作の限局的，持続的なものである．中心回付近の脳腫瘍，脳硬膜癒着，皮質瘢痕などによることが多い．

② 家族性進行性ミオクローヌスてんかん（Unverricht-Lundborg症候群）：両側性汎ミオクロニー発作，強直発作，強直間代発作などが起こり，進行性認知症を示し，ときに錐体路・錐体外路症状を伴う．Lafora小体（ミオクローヌス小体）を神経細胞に認めるものと，非特異的な脳変性疾患によるものとがある．また黒内障性白痴の症状としてもくる．

③ 結節硬化症 tuberous sclerosis（Bourneville-Pringle病）：顔面の対称性皮脂腺腫 adenoma

表 2-17 てんかんと偽発作の鑑別

	てんかん	偽発作
発作のタイプ	定型	非定型：演技，誇張
発作時間	3分以内	長い
発現時間	不定	夜間など，人のいないときは起こらない
場　所	選ばず	人のいるところ．危険な場所を避ける
外　傷	ある	ない
意識消失	ある	ない
咬　舌	ある	ない
尿失禁	ある	ない
被暗示性	なし	ある
性　格	てんかん性	演技性

sebaceum，知能障害，てんかん発作を三主徴とする．

3．発症年齢

20歳以降に初発したものでは，器質性，代謝性要因について精査する必要がある．X線CT，MRIなどにより，部分てんかんにおける脳腫瘍など器質病変の発見例が増加している．

4．脳　波

発作間歇期の安静覚醒時の脳波では，てんかん患者の約20％は正常脳波を示す．異常脳波の検出度が最も高いのは欠神発作であり，最も低いのは原発全般性強直間代発作，すなわち突発性の大発作型である．過呼吸，光刺激，睡眠賦活など各種賦活法を併用することによって，てんかん患者の異常脳波検出率は約90％となる．長時間ビデオ脳波同時モニタリングで発作と脳波を対比できる．発作焦点部位の決定に脳波トポグラフィー（脳波活動の二次元表示）や双極子追跡法（棘波の発生源と方向の解析）がある．

5．その他の検査法

脳の画像診断ではCT，MRIによる病変の描出，SPECT，PETによる発作時・発作間歇時の血流，代謝の検討が行われている．発作焦点の検索に脳磁図（MEG）が用いられてきている．遺伝子診断も今後さかんに行われる．

6．鑑別診断

てんかんとの鑑別を要するものには後述の非てんかん性発作性疾患（失神発作，テタニー，ナルコレプシー，片頭痛など）がある．また，偽発作との鑑別が問題となる．

偽発作では，てんかん発作と比べて発作の持続時間が長く，周囲の状況によって発作の状態が影響を受け，瞳孔の対光反射は存在し，呼吸停止とか，発作時の外傷，尿失禁などを認めない（表2-

17). しかし，てんかん患者にも偽発作が併せて起こりうるので注意が必要である．

G 予後

いったん，てんかん発作が形成されると，小児の良性てんかんを除いて自然治癒はまれである．しかし，大多数の症例は適切な治療薬剤によって，発作の抑制を持続できる．一般に，てんかん発作の頻度が少なく，小児期以後に初発し，粗大な脳損傷を認めず，経過につれて脳波が正常化するものは予後がよい．

小児てんかんのうち，欠神は最も予後がよい．とくに 3 Hz 棘・徐波複合を示す定型欠神では 70～90％が治癒する．良性小児部分てんかんも年齢依存性があり，思春期になると自然治癒する．非定型欠神や，欠神以外のてんかん発作を合併するものは予後不良である．West 症候群，Lennox-Gastaut 症候群は発作の予後，精神面の予後ともに不良であり，高率に精神遅滞を残す．

大発作，単純部分発作，複雑部分発作（精神運動発作）のうちでは，大発作が最も予後がよく，複雑部分発作が最も予後が悪い．遺伝負因の有無は予後に関係せず，遺伝負因のみが認められ，明らかな外因の認められないものは予後がよい．

死因：てんかん発作重積と発作時の事故死（溺死，窒息死など）が主である．ときに，気管支肺炎など呼吸器感染症が死因となる．

H 治療

てんかんの治療方針は，① 抗てんかん薬投与，② 生活指導，③ 発作誘発因の除去，である．このうち③の発作誘発因の除去とは，脳器質性あるいは代謝性障害があれば，これを除くことである．多くの症例では，これが認められないか，あるいは認められても特殊な処置を要しないで残遺てんかんである．この場合は①と②が治療の主体となる．

1．薬物療法

① 適剤を適量用いる．多剤併用はなるべく避ける．

② 長期間，規則的服薬を厳重に維持する．薬物の急激な中断とか，他剤への急激な置換はてんかん発作重積を起こすことがある．

③ 副作用の監視．

抗てんかん薬の選択は発作型による（表 2-18）．

てんかん発作重積では diazepam 10～20 mg の緩徐な静注が即効的である．24 時間以内に 100 mg を超えないようにする．発作が抑制されないときは phenytoin を静注する．

抗てんかん薬の種類と主な副作用は表 2-19 に示した．副作用のうち重要なものは，すべての薬物を通じて発疹と発熱である．phenytoin では小脳失調，高色素性貧血と，まれにみられるリンパ

表2-18 てんかんの発作型と薬剤選択

発作型	薬剤
部分発作	carbamazepine, phenytoin, zonisamide, valproate
強直間代発作	valproate, phenytoin, phenobarbital
欠神発作	valproate, ethosuximide
ミオクロニー発作	valproate, clonazepam

腺症に注意する必要がある．長期投与で歯肉増殖や多毛症を生ずる．歯肉増殖の予防には，日常，口内の清潔を保つようにさせる．バルビツール酸系薬剤では眠気，ふらつきがある．そのほか，phenytoin，trimethadione，carbamazepineなどの抗てんかん薬では，造血機能障害をきたすものが多いので，定期的に血液像を検査する必要がある．valproateでは高アンモニア血症，肝障害に注意する．

抗てんかん薬療法の基本については前述したが，てんかん治療の目標は患者の日常生活の支障を軽減するところにある．てんかん発作の抑制とともに不機嫌などの精神症状が強まり，発作が起こると改善するようなときには，精神症状と発作のいずれが患者および周囲の人を悩ますかによって治療目標が決められる．また，発作は抑制できるが副作用が強いときには軽い発作が残っていてもやむをえないこともある．最近，薬物の血中濃度を測定することで，用量の決定と副作用防止（中毒量を避ける）の参考にされてきている．バルビツール酸系薬剤は生体内でフェノバルビタールに代謝されるため，これら薬物を併用することによってフェノバルビタール濃度が中毒量に達することがあるので，注意が必要である．

a．服薬終了の問題

発作が抑制されてからどのぐらい服薬を続けたらよいかは，むずかしい問題である．服薬中止後の発作再発率は，2年以上発作消失していて服薬中止した場合，およそ半数が3年以内に再発するとされている．一般的には発作が消失して3年以上経過したら漸減していく．減量に入るには脳波上で突発波が軽快していることが条件となる．

b．妊娠と出産

けいれん性発作をもつ例で，妊娠中に発作が増加するものと不変なものがほぼ同頻度に認められるが，減少するものはほとんどなく，妊娠中の服薬の持続が必要である．一方，抗てんかん薬の催奇性の調査ではtrimethadioneが最も高く，valproateやその他の薬物ではいずれも多少の危険性を有していた．したがって，妊娠可能な女性ではtrimethadioneは禁忌であり，他の抗てんかん薬については多剤併用よりも単剤服用で，服用量もなるべく少量が望ましい．

c．てんかんの精神障害の治療

抗てんかん薬のうちで精神症状に効果があるのはcarbamazepineである．ベンゾジアゼピン系薬剤は本来，抗不安薬である．その他，症状に応じて抗精神病薬を併用する．発作誘発作用の比較的少ないhaloperidol（セレネース®）やフェノチアジン系薬剤ではlevomepromazine（レボトミン®，ヒルナミン®），thioridazine（メレリル®），propericyazine（ニューレプチル®）などを用いる．なお，抗て

表 2-19 抗てんかん薬の種類と副作用

		構造	用量 小児量〜成人最大量	副作用，その他
1. ヒダントイン誘導体	phenytoin （diphenylhydantoin） アレビアチン®		50 〜 300 mg	服薬初期に発疹，発熱 過量投与で失調，眼振 長期投与で歯肉増殖，多毛症，高色素性貧血，葉酸欠まれにリンパ腺症，脳症
2. バルビツール酸誘導体	phenobarbital フェノバール® フェノバルビタール®		50 〜 200 mg	眠気，ふらつき，眼振，発疹 眠気により精神運動発作，焦点発作が誘発されることがある
	primidone マイソリン®		100 〜 1,500 mg	眠気，ふらつき，発疹
3. スクシミド誘導体	ethosuximide ザロンチン® エピレオプチマル®		200 〜 1,000 mg	胃腸障害，眠気，頭痛，発疹，造血機能障害
4. イミノスチルベン誘導体	carbamazepine テグレトール®		100 〜 1,200 mg	眠気，失調，めまい，眼振，口渇，複視，発疹，頭痛，白血球減少症
5. ベンゾジアゼピン誘導体	clonazepam リボトリール® ランドセン®		0.5 〜 6 mg	眠気，めまい，脱力
	clobazam マイスタン®		10 〜 40 mg	眠気，めまい，脱力
6. 直鎖低級脂肪酸	valproate デパケン® バレリン®		100 〜 1,200 mg	胃腸障害，ふらつき，発疹 まれに肝障害，高アンモニア血症
7. スルホンアミド（炭酸脱水素酵素阻害薬）	acetazolamide ダイアモックス®		100 〜 1,500 mg	食思不振，しびれ感，眠気，口渇，多尿
	sultiame オスポロット®		100 〜 600 mg	めまい，悪心，頭痛，食思不振
8. ベンズイソキサゾール誘導体	zonisamide エクセグラン®		100 〜 600 mg	眠気，失調，食思不振

んかん薬の過量投与によって，不機嫌，もうろう状態，せん妄状態などを呈していることもあるので，この際は薬物を減量する．

てんかん患者が心理社会的困難から神経症や心因反応をきたすことがある．抗不安薬，抗うつ薬，抗精神病薬を適宜併用し，精神指導をする．

2．生活指導

てんかんの治療には，① 何年にもわたる根気が必要であること，② しかし大部分の例では服薬により発作が消失し，経過によっては服薬終了も可能なこと，③ そのためには規則的服薬が絶対に必要なことを患者および家族に理解させる．勝手に服薬を中断すると危険なことをとくに強調しておく必要がある．

一般的精神・身体衛生としては，日常生活を規則正しく，過労，過食，過飲，睡眠不足を避ける．飲酒は禁止する．1 人だけで水泳とか登山などに行くのはよくないが，一般の社会活動（仕事，勉強，スポーツなど）は続行し，孤立化を防ぐ．

3．発作時の処置

けいれん発作に直面したときは，発作自体は危険でないので，衣服をゆるめ，咬舌，外傷を防ぎ，呼吸開始時には誤嚥を避けるため頭部を横向きにする．発作後もうろう状態とか精神運動発作では突発的な暴行が起こりうるので注意する．

4．外科的療法

脳腫瘍，脳膿瘍などによる症候性てんかんでは外科治療を要するが，除去後にも抗てんかん薬を必要とすることが多い．脳外傷，脳血管病変，出産時外傷などによる部分てんかんでは，薬物療法無効例に限って，瘢痕の外科的除去が考慮される．

〔付〕非てんかん性発作性疾患

A　失神発作 syncope

失神とは脳の乏血による一過性の意識消失をいう．立位で起こるのが普通である．必ず前駆症がある．すなわち，頭がボーッとしてきて，めまい感，発汗，顔面蒼白，四肢冷感，上腹部不快感が起こり，ついで眼前暗黒となって意識を失い倒れる．意識消失は数秒～1，2 分間である．

［失神発作の脳波］発作間歇期では正常で，発作時脳波にもてんかん性異常，すなわち棘波，鋭

波などは認められない．過呼吸賦活によって脳波の徐波化build-up現象が著明な傾向がある．

1．血管迷走神経性失神 vasovagal syncope

末梢循環の抵抗が急に低下することで起こる．失神のうちで最も頻度が高い．健常人の誰にでも起こるが，多くは精神的過労，疲労，睡眠不足，胃腸障害などがあるとき，また，情動ストレス下，人込みの中とかむし暑さなど環境因子のもとで起こる．

2．起立性低血圧 orthostatic hypotension

立位をとることで低血圧をきたし，脳乏血を起こすものである．素質的な起立性調節障害 orthostatic dysregulation は小児にみられ，齢をとると自然に起こらなくなる．中枢性ならびに末梢性自律神経障害に伴うものもある．中枢性疾患にはShy-Drager症候群がある．その他のものとしては抗精神病薬，とくにフェノチアジン系薬剤，三環系抗うつ薬，降圧薬，L-DOPA など薬物によるものも多い．

排尿時失神 micturition syncope：壮年男性が排尿直後に失神するもので，起立性低血圧と膀胱からの反射によるものと考えられている．

3．心臓性失神 cardiac syncope

Adams-Stokes症候群，発作性頻脈症，心房細動，大動脈狭窄症などによるもの．

4．頸動脈洞症候群 carotid sinus syndrome

頸動脈洞の過敏性があり，その圧迫などによって容易に失神する．

B テタニー tetany

副甲状腺（上皮小体）の機能不全による．血清Caが低値を示す．神経系の刺激性が亢進し，両側性の強直けいれんをきたす．意識消失はない．Chvostek現象，Trousseau現象，助産婦手などを示す．治療にはカルシウム剤，副甲状腺ホルモン parathormone（PTH）を用いる．

IX．睡眠障害 sleep disturbance

睡眠障害については，ポリソムノグラフィ polysomnography，すなわち，睡眠中の脳波，筋電図，眼球運動，呼吸曲線などを同時記録する方法により，研究が進んできている．今日，国際的に標準とされているのは International Classification of Sleep Disorders（ICSD，1990）であるが，本書では簡

表2-20　睡眠障害（DSM-Ⅳ-TR）

原発性睡眠障害	睡眠異常	原発性不眠症 原発性過眠症 　特定項：反復性 ナルコレプシー 呼吸関連睡眠障害 概日リズム睡眠障害 　特定型：睡眠相後退型，時差型，交代勤務型，特定不能型 特定不能の睡眠異常
	睡眠時随伴症	悪夢障害 睡眠驚愕障害 睡眠時遊行症 特定不能の睡眠時随伴症

単なDSM-Ⅳ-TRに則り記載する（**表2-20**）．

A　原発性不眠（神経質性不眠，精神生理性不眠）

いわゆる不眠症の多くはこの型である．不眠を強く訴える．具体的には入眠困難，睡眠の持続が困難，途中覚醒であり，不眠のために伴う全身倦怠，記憶減退を持続的に訴える．不眠に対する過度のとらわれと不安が特徴である．不眠の原因として5つの"P"がいわれている．

1. physical（身体的）：身体疾患，障害による苦痛（痛み，かゆみ，呼吸困難，嘔吐など）
2. physiological（生理的）：騒音，光，温度，寝具など
3. psychologic（心理的）：ストレス，喪失体験，心的外傷など
4. psychiatric（精神病的）：統合失調症，うつ病，神経症など
5. pharmacologic（薬物性）：薬物，アルコール，カフェインなど

原発性不眠はこのなかで生理的，心理的な因子が原因である不眠である．受診したときはすでに他の診療施設で投薬を受けていることが多い．安易に，すぐに睡眠薬の投与を行っても効果はない．睡眠衛生をよく説明する．

① 起床，就寝の時間を一定にする．寝室は睡眠のためにだけ使う．眠くなってからベッドへ行く．ベッドは眠るためだけに使い，ベッド上で読書，テレビ鑑賞はしない．眠れないときはベッドから離れて読書などをする．寝室の温度を適温に保つ．

② 夕方散歩し，起床時間を決める．午睡はしない．

③ 好ましくない睡眠衛生の原因，食事運動の内容を検討する．カフェイン，過度のアルコールは就眠前数時間以内は摂取しない．

B 過眠 hypersomnia

1．ナルコレプシー narcolepsy

睡眠発作 sleep attack，**脱力発作（カタプレキシー）** cataplexy を主徴とし，これにしばしば**睡眠麻痺** sleep paralysis と**入眠時幻覚** hypnagogic hallucination を伴う病気である．

① 睡眠発作は日中に打ち勝ちがたい眠気におそわれるもので，短時間（数分〜数十分）の睡眠でさっぱりした感じになる．普通，眠気を感じるような状況で睡眠発作が起こることが多いが，また意外な状況下でも起こりうる．たとえば，緊張を要する会議の司会中に急に眠気がくるなど．

② 脱力発作は強い情動によって突然起こる筋緊張の消失発作である．怒ったとき，笑ったときなどに，姿勢を保つことができずに，がくんと座りこむ．この間，意識清明である．

③ 睡眠麻痺は，まさに入眠しようとするときに，身体が動かないことに突然気づく状態である．この現象自体は正常人でもときに経験するものと同質なものである．

④ 入眠時幻覚は，入眠時に起こる生き生きとした幻覚あるいは夢である．

脳波はてんかん性異常波を示さない．脳波の終夜睡眠記録で特徴的な所見を呈する．正常睡眠では，入眠後に NREM 期が 70 〜 80 分続いたのち初めて REM 期が起こるのに対して，ナルコレプシーでは入眠後まもなく REM 期となる．REM 期では姿勢を保つ筋の緊張が消失するので，眠りこむときに動こうとしても動けない（睡眠麻痺）．入眠時幻覚は REM 期における視覚的-触覚的感覚要素の鮮明な夢である．昼間の睡眠発作も REM 期の発作である．脱力発作は REM 期の筋脱力が睡眠を伴わないで起きるものである．

ヒト組織適合抗原（HLA）の HLA-DR2 が陽性である．ヒトのナルコレプシーでは，hypocretin (orexin) 系の遺伝子異常は一部の症例を除いて認められない．しかし，髄液中の濃度は異常に低下しており，また脳内の hypocretin ニューロンはほとんど消失しているという．発病年齢は10歳代が最も高く，40歳以降の発症はまれである．治療には睡眠発作に methylphenidate（リタリン®），脱力発作に三環系抗うつ薬〔imipramine（トフラニール®）〕が用いられる．

2．睡眠時無呼吸症候群 sleep apnea syndrome（SAS）

睡眠中無呼吸発作を頻回に起こすもので，著明ないびき，体動，昼間の眠気を示す．起床時にぼんやりして失見当識を呈したり，日中の活動性の低下をきたしたりする．一夜のうちに10秒以上の呼吸停止を30回以上繰り返すものである．Guilleminault ら（1976）の診断基準では，7時間以上の夜間睡眠における無呼吸が30回以上，睡眠1時間あたりの無呼吸の回数が5以上〔apnea index (AI) ≥ 5〕である．

睡眠時無呼吸症候群には，① 閉塞性（上気道性）無呼吸，② 中枢性無呼吸，③ 閉塞性と中枢性の混合型，がある．閉塞性では無呼吸時に腹部・胸部の呼吸努力が認められるが，中枢性ではこれが

認められない．中年以上の強いいびきをかく男性に多い．突然死の原因となりうる．

［治療］ 肥満があれば，それを軽減する．仰臥位で無呼吸が起こることが多いので，背中にテニスボールを置く．薬物ではacetazolamide，imipramineがある．器具としては経鼻的持続陽圧呼吸法nasal continuous positive airway pressure（nasal CPAP）と歯科矯正器具prosthetic mandibular advancementがある．nasal CPAPは在宅で使用可能である．口蓋垂口蓋咽頭形成術（UPPP）も症例によって行われる．

極度の肥満に伴い閉塞性無呼吸をきたすものは**Pickwick症候群**という．

3．原発性過眠 primary hypersomnia（周期性嗜眠症 periodic hypersomnia）

ある期間持続する昼間の過剰な眠気，あるいは睡眠酩酊 sleep drunkennessが認められる．睡眠酩酊とは，目覚めてから完全に覚醒状態になるまでに長い移行時間があり，思考のまとまりが悪く，失見当識がある．

Kleine-Levin症候群：挿間性に起こる睡眠過剰と空腹感を伴った多食の状態である．数日間にわたって正常に近い睡眠が続き，この間，食事，用便などには起きる．まとまらない行動を示すこともある．覚醒後は嗜眠期間中の出来事に多少の健忘を残すことがある．思春期男性に多く，原因不明である．

C　睡眠・覚醒スケジュール障害 disorders of the sleep-wake schedule

生体リズムと外界リズムが同調しないときに起こるものに，**jet lag症候群**（時差ぼけ）や交代制勤務によるものがある．疲労，睡眠障害，集中力低下がある．jet lag症候群では東方飛行のほうが西方飛行より同調しにくい．

睡眠相後退症候群 delayed sleep phase syndrome：通常の就眠時刻よりも遅い時刻にしか眠れない睡眠障害で，就眠が午前4～6時で，正午に起床，といった具合である．"宵っぱり，朝寝坊"である．遅刻や欠勤など社会生活上の不都合を生じる．**睡眠相前進症候群**はその逆に入眠時刻がしだいに前のほうにずれる．うつ病にその傾向があるという意見がある．

D　睡眠時異常行動 parasomnia

悪夢障害（以前は夢不安障害）：恐ろしい夢で目覚め，それをはっきりと想起できるものである．睡眠の後半に起こりやすく，REM睡眠期からの覚醒による．

睡眠驚愕障害：睡眠中突然に覚醒し，強い恐怖，心悸亢進，呼吸促迫をみる．睡眠の前1/3の深い徐波睡眠期に起こり，本人はこれを記憶していない．

第2章 精神作用物質使用による精神および行動の障害
mental and behavioral disorders due to psychoactive substance use

アルコール依存と薬物依存，薬物・毒物中毒

A 精神作用物質の中毒，依存の概説

　アルコール，薬物，その他化学物質で中枢神経系に作用して精神状態に影響を与える物質を，精神作用物質 psychoactive substance と総称する．精神作用物質の使用によって起こる障害には，中毒，乱用，依存がある．

　中毒 intoxication とは，精神作用物質によって引き起こされる生命現象に逆行する精神的・身体的変化であり，物質が体内からなくなれば消失する状態である．症状は物質特性と個体差により決まる．たとえばアルコール酩酊の有様が各人でさまざまなようなものである．

　乱用 abuse には有害な使用 harmful use，すなわち，精神作用物質の使用によって社会的，職業的，精神的，または身体的な問題が起こっていても使用を続ける状態と，危険性のある使用 hazardous use，すなわち，このような問題の起こる危険性の高い使用とがある．

　薬物依存 drug dependence とは，生体と薬物の相互作用のために起こる精神的，もしくは精神的身体的状態であり，薬物作用を反復体験しようとして，あるいは離脱時の不快さから逃れようとして，薬物を絶えず強迫的に欲求する行為や反応が特徴的である．耐性はあったり，なかったりする．ここでいう薬物とは精神作用物質と同義語として用いている．

　① **精神依存** psychic dependence：快楽のため，あるいは不快を避けるために薬物の周期的あるいは継続的服用を求める精神的衝動である．その薬物がなくては我慢ができないほど欲しくなる精神状態（渇望 craving）である．精神依存が薬物依存の基本的な要件である．

　② **身体依存** physical dependence：薬物が生体内に長時間持続的に存在し，それに生体が適応した状態をいう．薬物を中止あるいは減量するとさまざまな不快な症状（離脱症状 withdrawal symptom，禁断症状 abstinence symptom）が起こる．

③ **耐性** tolerance：同一量の薬物に対する反応の減弱，あるいは同じ薬理的効果を得るのに要する用量の増大をきたすことをいう．

> 乱用と依存を合わせて**精神作用物質常用障害** psychoactive substance use disorder という．
> 身体依存のうちには，薬物摂取への強い欲求なしに薬物中断による離脱症状を示すことがある．そもそも依存とは薬物を強く求めるという意味であるので，離脱症状や耐性を生ずるような生物学的現象は**神経適応** neuroadaptation とよび，身体依存の用語は廃止したほうがよいとする意見がある．

1．薬物依存の型

依存を起こす薬物，すなわち依存性薬物はすべて多少なりとも精神依存を起こす．身体依存と耐性は薬物によってあるものとないものがある．世界保健機関（WHO）では薬物と生体との相互作用の特徴から，薬物依存の型を次のように分類する．

① モルヒネ型：morphine，heroin，codeine などのアヘン類，pethidine（オピスタン®），methadone などモルヒネ様作用をもつ合成化合物．

② バルビツール酸・アルコール型：アルコール，バルビツール酸系薬剤，chloral hydrate，methaqualone（ハイミナール®），抗不安薬（meprobamate，chlordiazepoxide，diazepam）など鎮静・催眠薬，pentazocine などの非麻薬性鎮痛薬．

③ コカイン型：コカイン cocaine．

④ 大麻型：マリファナ marihuana，ハシッシュ hashish．

⑤ アンフェタミン型：amphetamine，methamphetamine（ヒロポン），methylphenidate（リタリン®）など覚醒剤．

⑥ Kaht 型：Catha edulis Forssk 製剤．

⑦ 幻覚剤型：LSD，メスカリン mescaline，サイロシビン psilocybin．

⑧ 有機溶剤型：トルエン，キシレン，その他の有機溶剤（シンナー）．

以上の各型の精神依存，身体依存，耐性についての特徴を**表 2-21** に示した．

ICD-10 の依存症候群 dependence syndrome の診断ガイドラインを**表 2-22**，DSM-Ⅳ-TR の物質依存 substance dependence の診断基準を**表 2-23** に示す．

表 2-21　薬物依存の型

依存型	身体依存	精神依存	耐　性
モルヒネ型	＋＋＋	＋＋＋	＋＋＋
バルビツール酸・アルコール型	＋＋＋	＋＋	＋＋
コカイン型	－	＋＋＋＋	－
大麻型	－	＋＋	－
アンフェタミン型	－	＋＋＋	＋
Kaht 型	－	＋＋	－
幻覚剤型	－	＋	＋
有機溶剤型	±	＋＋	＋

表 2-22 依存症候群の診断ガイドライン(ICD-10)

依存の確定診断は，通常過去1年間のある期間，次の項目のうち3つ以上が経験されるか出現した場合にのみくだすべきである．
(a) 物質を摂取したいという強い欲望あるいは強迫感
(b) 物質使用の開始，終了，あるいは使用量に関して，その物質摂取行動を統制することが困難
(c) 物質使用を中止もしくは減量したときの生理学的離脱状態(F1x.3とF1x.4を参照)．その物質に特徴的な離脱症候群の出現や，離脱症状を軽減するか避ける意図で同じ物質(もしくは近縁の物質)を使用することが証拠となる
(d) はじめはより少量で得られたその精神作用物質の効果を得るために，使用量をふやさなければならないような耐性の証拠(この顕著な例は，アルコールとアヘンの依存者に認められる．彼らは，耐性のない使用者には耐えられないか，あるいは致死的な量を毎日摂取することがある)
(e) 精神作用物質使用のために，それにかわる楽しみや興味を次第に無視するようになり，その物質を摂取せざるをえない時間や，その効果からの回復に要する時間が延長する
(f) 明らかに有害な結果が起きているにもかかわらず，いぜんとして物質を使用する．たとえば，過度の飲酒による肝臓障害，ある期間物質を大量使用した結果としての抑うつ気分状態，薬物に関連した認知機能の障害などの害．使用者がその害の性質と大きさに実際に気づいていることを(予測にしろ)確定するよう努力しなければならない

(融　道男ほか：ICD-10精神および行動の障害－臨床記述と診断ガイドライン．p.87，医学書院，1998より)

表 2-23 物質依存の診断基準(DSM-Ⅳ-TR)

臨床的に重大な障害や苦痛を引き起こす物質使用の不適応的な様式で，以下の3つ(またはそれ以上)が，同じ12カ月の期間内のどこかで起こることによって示される．
(1) 耐性，以下のいずれかによって定義されるもの
　(a) 酩酊または希望の効果を得るために，著しく増大した量の物質が必要
　(b) 物質の同じ量の持続使用により，著しく効果が減弱
(2) 離脱，以下のいずれかによって定義されるもの
　(a) その物質に特徴的な離脱症候群がある(特異的な物質からの離脱の診断基準の項目AおよびBを参照)
　(b) 離脱症状を軽減したり回避したりするために，同じ物質(または，密接に関連した物質)を摂取する
(3) その物質をはじめのつもりより大量に，またはより長い期間，しばしば使用する
(4) 物質使用を中止，または制限しようとする持続的な欲求または努力の不成功のあること
(5) その物質を得るために必要な活動(例：多くの医者を訪れる，長距離を運転する)，物質使用(例：たて続けに喫煙)，または，その作用からの回復などに費やされる時間の大きいこと
(6) 物質の使用のために重要な社会的，職業的または娯楽的活動を放棄，または減少させていること
(7) 精神的または身体的な問題が，その物質によって持続的，または反復的に起こり，悪化しているらしいことを知っているにもかかわらず，物質使用を続ける(例：コカインによって起こった抑うつを認めていながら現在もコカインを使用，または，アルコール摂取による潰瘍の悪化を認めていながら飲酒を続ける)

(高橋三郎ほか訳：DSM-IV-TR精神疾患の分類と診断の手引．p.92，医学書院，2002より)

2．薬物依存の成立

　薬物依存の成立には，患者(宿主)の性格的問題，選ばれる依存性薬物の作用，環境の3者の相互作用がある．たとえば，どの薬物が選ばれるかは患者の性格傾向と環境によって左右され，選ばれ

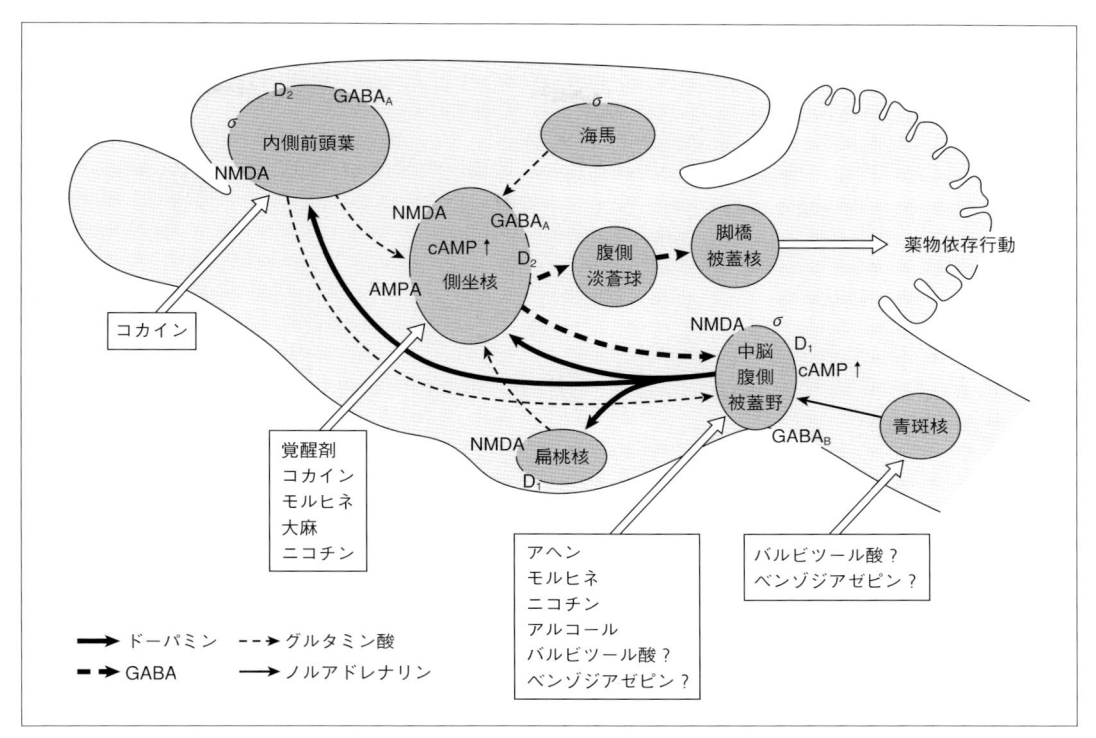

図2-27 薬物による脳内報酬系の回路

中脳腹側被蓋野から側坐核や内側前頭葉，扁桃核などの皮質辺縁系にドーパミン神経が投射するが，これは報酬系回路の中心を形成している．これにより側坐核のニューロンが賦活され，腹側淡蒼球などを介して依存行動が惹起される．覚醒剤，コカインなどは直接に側坐核を，モルヒネ，アルコールなどは中脳腹側被蓋野での作用を，ベンゾジアゼピンなどは青斑核での作用を介して間接的に側坐核を賦活することで依存を生じる．
GABA：γ-アミノ酪酸，D_2：ドーパミンD_2受容体，D_1：ドーパミンD_1受容体，σ：σ受容体，NMDA：N-メチル-D-アスパラギン酸，AMPA：α-アミノ-3-ヒドロキシ-5-メチル-イソオキサゾールプロピオン酸，cAMP：サイクリックアデノシン3′,5′—リン酸．
（氏家 寛：神経化学的側面．佐藤光源ほか編，臨床精神医学講座8，薬物・アルコール関連障害．pp.55-73，中山書店，1999より一部改変）

た薬物の作用によって依存の型が決まってくる．

a．成立過程からみた分類

① 意図的医原性薬物依存：がん末期の激痛などに対して，患者が薬物依存に陥ることを医師が承知のうえで麻薬などを使用して成立するもの．

② 無意識的につくられた医原性薬物依存：鎮静・鎮痛の目的で医師が安易に薬物を使用し，いつのまにか依存が成立するもの．

③ 自発性薬物依存：患者自らが薬物を選択入手し，使用を続けるうちに依存が成立するもの．

④ 流行性薬物依存：流行性に多数の人に起こるもので，時間，場所，年齢などほぼ限られるのが特徴．シンナー遊び，睡眠薬遊びなど．

⑤ 風土的薬物依存：特定の国とか地方に限定して使用される．たとえば，中近東の大麻，アフリカのコカ葉，メキシコのペヨーテpeyote（メスカリン）など．元来，宗教的儀式として用いられることが多い．

⑥ 汎流行性薬物依存：世界的規模で起こるもの．飲酒，喫煙など．

依存の生物学的機序は図2-27のように考えられている．

b．人格特性

薬物依存者の人格は依存的，非社会的，情緒不安定，意志薄弱などが目立つ傾向がある．人格特性の類型を次のようにまとめることができる．

① 非社会性群：非協調的，孤立的な反面，自己顕示的な傾向が強く，反省に乏しい性格偏倚型のもの．薬物に耽溺し陶酔を求める．

② 不適合群：軽薄，放縦，わがままで，かつ消極的，依存的な性格をもつ．流行性薬物依存になりやすい．

③ 神経症群：対人緊張が強く，小心，敏感で，自己不全感が強く，心気的になりやすい．不眠，疲労感，頭痛などを自覚しがちで，これを鎮痛・催眠薬，アルコールなどで解消しようとする．

c．家庭環境

家庭内対人関係に問題があるものが多い．両親のいずれかの欠損家庭で生育したものとか，現在家庭内で精神的軋轢のあるもの．薬物依存の離脱においても家庭環境が関係し，妻帯者は単身者より予後がよい．

d．社会・経済・文化的背景

わが国の薬物依存の推移をみると，第二次世界大戦後の混乱期（1945～1954）には覚醒剤とアヘン系麻薬の依存が多かった．覚せい剤取締法の制定（1951），麻薬及び向精神薬取締法の改正（1963）とともに取り締まりの強化によってこれらは激減した．1960～1964年はmethaqualone（ハイミナール®）などの睡眠薬，1963～1967年はナロン®などの鎮痛薬，1967年からは有機溶剤（シンナー，ボンド）が流行した．ことに睡眠薬，有機溶剤などの流行は若年層のうちで，進学競争から脱落したものの不安，空虚感，目的意識の喪失，欲求不満と関係が深い．経済成長期以後は成人のアルコール乱用が問題となっている．1970年以降，覚醒剤の乱用が再び増加している．

近年，携帯電話の普及とともに覚醒剤，大麻などの薬物乱用の流行，若年化が顕著になっており，警戒されている．

B　アルコールによる精神障害

薬物依存のうちでアルコールによるものが最も頻度が高い．アルコール乱用がアルコール依存を起こし，そのうちのある人たちはアルコール精神病となる．

アルコールを大量，長期間にわたって摂取すると，ほとんど例外なくアルコール依存となる．アルコール依存にならないためにはアルコールの臨床的許容量以下にとどめる節制が必要である．ア

ルコールの臨床的許容量の目安は，① アルコール重量にして1日40g（清酒約2合）であるが，このほかに，② 飲酒に休止期間を置くかどうか，③ 個人のアルコール感受性の差が関係する．

アルコールの長期連用によってきわめて高頻度に肝障害をきたす．肝機能検査では血清GOT，GPTも上昇するが，アルコール飲用を最も敏感に反映するのはγ-グルタミルトランスペプチダーゼ（γ-GTP）である．他の検査成績が陰性でγ-GTPの上昇を示すときには，アルコールを考える．

1．急性アルコール中毒，酩酊 acute alcoholic intoxication, drunkenness, Rausch

酩酊の状態によって，① 単純酩酊，② 異常酩酊：ⅰ 複雑酩酊，ⅱ 病的酩酊，に区分する（Binder, H., 1935）．

a．単純酩酊（尋常酩酊）

普通の酔いである．脱抑制と欲動亢進を種々の程度に起こし，各人さまざまな反応形式を示す．多幸気分，多弁，多動，軽率な判断を示す発揚期，運動失調，構音障害（舌もつれ），思考・判断・注意力の低下の著明な酩酊期を経て，昏睡，死亡まで進みうる．単純酩酊では精神機能と運動機能はほぼ並行して低下していく．

脱抑制によって上機嫌になるとは限らず，人によって感傷的になったり，不機嫌，刺激性となったりする．自己評価が実際の能力を上回り，刺激に対する反応時間が遅延する．このため，交通事故などをしばしば引き起こす．

酩酊と血中アルコール濃度：血中アルコール濃度と酩酊との間には個人差があるが，一般に，血中濃度20 mg/dlで身体の熱感や動揺感があり，ほろ酔いの良い気分，50 mg/dlで発揚期，軽い酔い，100〜150 mg/dlで明らかな酩酊で運動失調，200 mg/dlで泥酔（歩行困難，発語障害が著明），400 mg/dlで昏睡，500 mg/dlで死の危険性が出てくる．

アルコール不耐性 alcohol intolerance：ごく少量の酒で酔い，顔面紅潮，頭痛，嘔気などの不快感を起こし酒が飲めない．

> アルコールは肝臓でアルコール脱水素酵素（ADH）の作用によりアセトアルデヒドになり，ついでアルデヒド脱水素酵素（ALDH）により酢酸となる．酢酸は生体内で水と二酸化炭素に分解される．アセトアルデヒドは毒性が強く，顔面紅潮，心悸亢進，嘔気などの身体症状と関係する．アセトアルデヒド分解に関係するALDHにはアイソザイムがあり，日本人ではALDH-Iの遺伝的欠損の頻度が白人種よりも高く，少量の飲酒で顔面紅潮する人（flusher）が多い．

b．複雑酩酊

気分の刺激性，激情行為，邪推などが著明で，平素の人格との差がきわめて強いものをいう．酩酊時の記憶が部分的に失われることがある．単純酩酊と質的な差はなく，連続的に移行する．殺人，傷害，暴行など起こしやすい．

c．病的酩酊（アルコール特異体質性中毒 alcohol idiosyncratic intoxication）

飲酒によって突然に意識混濁し，衝動的興奮を起こすものである．すなわち，もうろう状態が起こり，しばらくしてわれに返るが，その間の出来事に関する完全な健忘を残す．もうろう状態のも

とで殺人，傷害などの犯罪を犯すことがある．飲酒量との関係はない．アルコールによって誘発される特異反応とみなされる．血中アルコール濃度が飲酒の初期には上昇が低く，ある時点から急上昇する傾向があるといわれているが確定的ではない．まれな病態である．病像によって，もうろう型とせん妄型に分けることがある．

d．発作性健忘 (blackouts)

短時間の健忘（記憶の欠損）である．話したり行動したことの記憶が途切れるもので，前向健忘であり，即時記憶は保たれる．1回の大量飲酒でも起こるが，アルコール乱用者の飲酒時にしばしば起こる．

2．アルコール常用障害（アルコール症 alcoholism）

これにはアルコール乱用とアルコール依存がある．従来，アルコール症とされたものである．

a．アルコール乱用 alcohol abuse

慢性的なアルコール使用によって個人の健康や社会生活を損なうようになったものをいう．身体的には酒客顔貌（鼻尖，頬部，眼球結膜の血管拡張），肝障害（脂肪肝），胃炎，多発神経炎がある．精神的には生活態度がだらしなくなり，持久力，自制力に乏しく，記憶力低下，浅薄な諧謔性と楽天性（捨鉢諧謔 gallows humor, Galgenhumor），気分不安定などが目立つ．

> alcoholism の成立過程を研究した Jellinek, E. M. (1952, 1960) は，alcoholism を次の4型に分けた（図2-28）．
> ① α alcoholism：純粋に精神依存の段階である．社会的飲酒ルール（時，場所，量）を逸脱するが，飲酒の制御不能 loss of control はなく，身体依存，離脱症状もない．
> ② β alcoholism：アルコール性身体障害（多発神経炎，胃炎，肝硬変など）を示し，精神依存，身体依存はない．慢性アルコール性臓器障害である．
> ③ γ alcoholism：精神依存，身体依存，離脱症状，耐性増加，飲酒の制御不能すべてがあるもの．
> ④ δ alcoholism：γ alcoholism の特徴のうち，制御不能ではなく，飲酒量を加減できるが，禁酒不能である．
> このほかに周期性，挿間性過量飲酒の型を ε alcoholism とした．
> α，β 型は過量飲酒型，γ，δ 型がアルコール依存症候群である．米国精神医学会の分類 DSM-Ⅳ-TR では，アルコール乱用 alcohol abuse が α 型にほぼ該当し，アルコール依存 alcohol dependence が γ，δ 型に該当する．

b．アルコール依存（アルコール依存症）alcohol dependence (alcohol dependence syndrome)

アルコールの使用が他の何よりも優先されるような精神的，身体的な現象からなる症候群をアルコール依存（依存症，あるいは依存症候群）という．中心となるのはアルコール摂取への強い，強迫的な欲求である．飲酒について自己制御できないことの自覚がある．飲酒を中断すると離脱症状を生じ，これが飲酒によって軽減するので，離脱症状を避けるために飲酒する．朝から，あるいは昼間から酒を飲む，あるいは決まったパターンで飲酒するといった飲酒行動のレパートリーの狭小化がある．アルコールに対する耐性の増加があるが，依存が進むと耐性がかえって低下するようになる．また，禁断期間の後に飲酒すると速やかに依存症候群にもどってしまう．

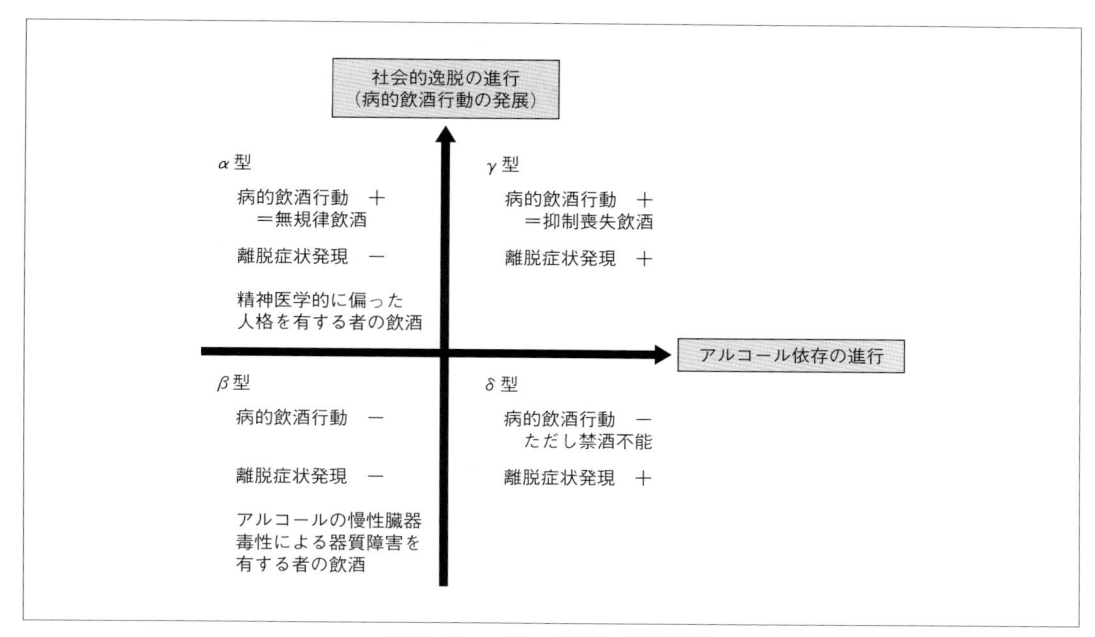

図 2-28 Jellinek 類型の相互関係

挿間性過量飲酒 episodic excessive drinking，**渇酒症** dipsomania：抑えがたい飲酒の欲求が起こり，連日連夜飲み続け，身体違和感，不機嫌を伴い病的酩酊になりやすい．周期的な気分変調から引き起こされることもある．過量飲酒は突然起こり，数日〜数週間続いて急激に終わる．1年に4回以上の挿間が起こることが多い．てんかんとか躁うつ病に伴うことがあるが，まれである．

3．アルコール常用障害を基盤として起こる器質精神障害

アルコール乱用や依存を基盤として起こる急性あるいは慢性の精神障害である．アルコール乱用による栄養障害も発症に関係するものがある．

a．アルコール離脱（合併症のないもの）uncomplicated alcohol withdrawal

長期間の大量飲酒を中止，あるいは減量して数時間以内にさまざまな症状を起こす．これには，振戦（両手，舌，眼瞼の粗大振戦），頻脈，発汗，血圧上昇，嘔気，嘔吐，不快感や脱力感，不安や抑うつ，不眠や悪夢，一過性の錯覚や幻覚，全身けいれん発作などがある．疲労や栄養障害，身体疾患があると症状は増悪する．

［治療］　安静と補液，ベンゾジアゼピン系薬剤（diazepam など）の投与による．

アルコール依存者に起こるてんかん発作のほとんどは**アルコール離脱性けいれん**である．また，てんかん患者では離脱時に発作を起こしやすい．

b．アルコール離脱せん妄（振戦せん妄）alcohol withdrawal delirium（delirium tremens）

中年の男性に多い．

［誘因］　アルコール依存者が急激な断酒あるいは減量による離脱症状として起こす．断酒後3〜

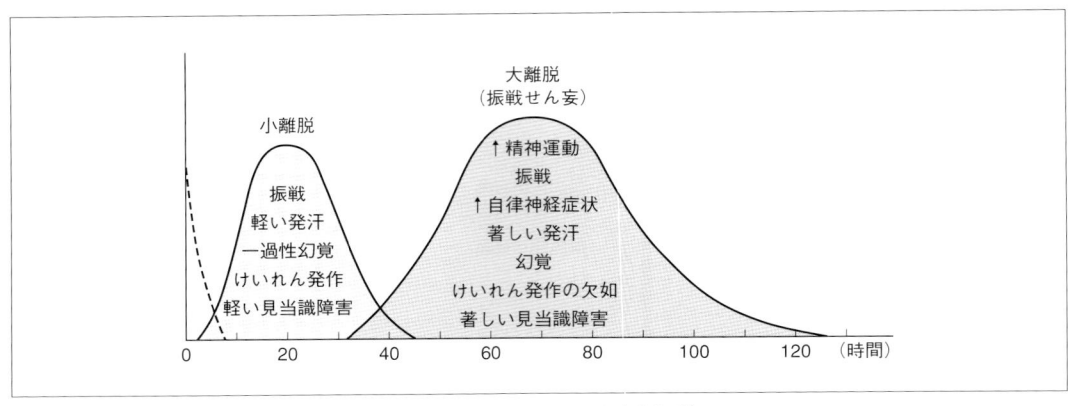

図 2-29　アルコール離脱症候群

（Victor M., Adams R.D. : The effect of alcohol on the nervous system. Res. Publ. Assoc. Res. Nerv. Ment. Dis. 32 : 526-573, 1953 より）

5日以内に発症する．その他，外傷，手術，過労，発熱などの身体疾患，直前の大酒などが誘発因子となる．

　前駆症状として振戦，不眠，不安，不機嫌，一過性幻覚などの離脱症状が数日間みられることがある．そのうちにせん妄が突如として起こる（図2-29）．

　［症状］　粗大振戦とせん妄が主症状である．

　身体症状：四肢・頭部の粗大振戦，構音障害，運動失調などの神経症状，多量の発汗，頻脈，発熱などの自律神経症状が著明である．激しいときには虚脱に陥り死亡する．

　精神症状：軽重さまざまな意識混濁に幻覚と精神運動興奮のあるせん妄を呈す．幻覚は幻視が特徴的であり，壁，天井，床などに多数の小動物（虫，カエル，ネズミ，蛾など）が動くのがみえる．動物幻視である．小動物の幻視を**こびと幻覚** lilliputian hallucination という．壁のしみなどを動物や人物とみる錯視も多い．虫が身体中の皮膚を這う（蟻走感）とか，嚙むとか，口の中へ入るなどの幻触もある．場面や情景などの幻覚も起こる（情景的複合幻視）．患者を閉眼させて，検者が眼球を軽く圧迫しながら暗示を与えると，暗示されるものが幻視されるのを **Liepmann 現象**という．

　初期には不安，苦悶が強度であるが，極期には多幸性，不関性がみられることもある．作業せん妄 occupational delirium, Beschäftigungsdelirium, すなわち，あたかも平素の作業に従事しているような動作，言動を続けることもある．

　せん妄期は2, 3日〜数日間続き，この間不眠が必発である．定型的な場合は，深い睡眠が訪れると急激にせん妄状態は終わる．この睡眠を分利性睡眠 kritischer Schlaf という．

　遷延した離脱症状：飲酒中断後1カ月以上から年余にわたり，不安，抑うつ，疲労感，振戦せん妄などが持続的あるいは波状的に起こることがある．

　［治療］　せん妄期に心虚脱，肺炎などで死亡する危険があるので，保温などの一般看護，補液，ビタミン（B_1, nicotinic acid など），強心処置が中心である．鎮静には diazepam 静注．離脱症状の予期されるときには，アルコールと交差耐性を有するベンゾジアゼピン系薬剤（chlordiazepoxide, diazepam など)を用いる．

c．アルコール幻覚症 alcoholic hallucinosis

アルコール乱用者で過度の飲酒に引き続いて急性に現れることが多い．意識清明・見当識は保たれ，自律神経症状もなくて，幻覚，とくに幻聴が起こる．名前を呼ぶ声，ささやき合う声，大勢がののしり合う声，自分を殺そうと相談する声や，足音，騒音などが聞こえる．幻覚に基づく被害妄想，強い不安，恐怖感が起こる．統合失調症の幻聴はしばしば思考化声の形をとるが，本症では第三者同士が自分のことについて迫害的内容の会話をしているように聞こえる．

断酒によって数日〜数週間で症状は消える．長く続く場合もあり，統合失調症との近縁性が想定されている．

[治療] 抗精神病薬(フェノチアジン系，ブチロフェノン系など)を用いる．

d．アルコール妄想症 alcoholic paranoia

嫉妬妄想が最も多い．アルコール乱用者は抑制欠如による色情亢進，陰萎，人格低下などから妻に対する嫉妬がまれでないが，これが進んで嫉妬妄想となり，あらゆる手段を用いて妻の不貞の証拠をみつけだそうとして，暴行，脅迫に及ぶ．幻覚や人格の崩壊や認知症は認められない．**アルコール嫉妬妄想** alcoholic jealousy ともいう．

禁酒によって妄想は消失することが多い．

e．Korsakov 精神病(アルコール性) Korsakov psychosis (alcoholic)

慢性アルコール中毒によって起こった Korsakov 症候群(健忘，記銘力障害，失見当識，作話)である．多発神経炎を伴うことがある．振戦せん妄から移行することが多い．記銘力減退は著明であり，しかも患者自身はこれを自覚せず，記憶の欠損は作話によって補充される．経過は数カ月〜数年で軽快することもあるが，持続的欠損を残すことが多い．

[治療] ビタミンB群，栄養補給，肝庇護である．

f．Wernicke 脳症，急性出血性上部灰白質脳炎 Wernicke encephalopathy, polioencephalitis haemorrhagica superior acuta

急性に起こる眼筋麻痺(動眼神経麻痺)，失調，種々の程度の意識障害(せん妄，嗜眠，昏睡)である．約半数に多発神経炎や Korsakov 精神病を合併する．以前は致死率の高いまれな疾患とされていたが，軽症から中等症のものがあり，眼症状，失調は数日〜数週で消退する．

慢性アルコール中毒によるビタミンB_1欠乏，栄養障害が主要な原因であるが，アルコール以外による低栄養，ビタミン欠乏状態でも起こる．

病変は視床下部の第三脳室，中脳水道周辺の灰白質にあり，基質の粗鬆化，漏出性出血，毛細血管増殖，グリア増殖がある．真の脳炎ではない．

[治療] 安静，禁酒，高栄養，高ビタミン食とビタミンB_1注射である．

g．アルコール認知症 alcoholic dementia

慢性アルコール中毒による人格崩壊と認知症である．人格変化は情動不安定，自制力欠乏が強い．CT でびまん性脳萎縮が認められる．合併している脳萎縮，脳血管障害の関与のあることが多く，

議論されている．

h．胎児性アルコール症候群 fetal alcohol syndrome

母親がアルコール依存症あるいは妊娠初期のアルコール乱用によるもので，低身長，低体重，特徴的な顔面の異常（小頭症，短い眼裂，人中の低形成，薄い上口唇など），軽度から中等度の精神発達遅滞，不器用などを示す．

4．アルコール症と社会問題

アルコール症はアルコール精神病，肝障害，多発神経炎，その他の神経障害など，個人の健康を損なうだけにとどまらない．定職を失い社会生活からの脱落，家庭の貧困化と家庭不和など，さまざまな社会問題を引き起こす．アルコールに起因する犯罪の多くは突発的な激情と無分別な衝動により，殺人，傷害，強盗，放火，わいせつ行為などが多発する．また自殺もある．酩酊による自動車事故も頻発する．家庭不和から単身者となったものは有配偶者よりも明らかに予後が悪く，悪循環する．

5．治療

アルコール依存を断つことが最も大切な治療である．したがって，治療の基本は
　①　患者自身が断酒の意志をもつこと
　②　断酒を継続すること（1日断酒，毎日断酒）
にある．

治療方針は各例によって異なるが，一般的には2～3ヵ月入院して酒のない生活に慣れさせ，この間に断酒の意志を高める．退院後大多数の例では自力で断酒を続けることが困難であるので，集団的に行う断酒会へ参加させる．匿名禁酒会 Alcoholics Anonymous もある．この際，家庭の協力が重要である．性格偏倚が少ないほど予後がよい．

断酒のための補助薬として抗酒薬 disulfiram（アンタブース®，ノックビン®），cyanamide（シアナマイド®）が用いられる．

disulfiram はアルデヒド脱水素酵素阻害薬である．アルコールの完全酸化を障害し，アセトアルデヒドの蓄積を起こすため，少量の飲酒で悪心，嘔吐，頻脈，呼吸困難などを起こす．副作用として，せん妄，躁あるいはうつ状態，統合失調症様の幻覚妄想状態を起こすことがある．この薬物はドーパミン β-ヒドロキシラーゼの阻害作用をもつので，これが精神症状発現と関係する可能性がある．

cyanamide はアルコール脱水素酵素阻害薬である．飲酒の際，disulfiram よりも作用が穏やかである．1％液5～20 ml を用いる．

C 薬物依存

1．バルビツール酸型依存

a．睡眠薬

　① バルビツール酸系：barbital（バルビタール®），amobarbital（イソミタール®），cyclobarbital（アドルム®），secobarbital（アイオナールナトリウム®），hexobarbital（チクロパン®）

　② ウレア系：brom-valerylurea（カルモチン®，ブロバリン®）

　③ ベンゾジアゼピン系：nitrazepam（ネルボン®，ベンザリン®），estazolam（ユーロジン®），flurazepam（ベノジール®，ダルメート®），triazolam（ハルシオン®）

　④ その他：glutethimide（ドリデン®），methyprylon（ノクタン®），methaqualone（ハイミナール®，ネネ®），ethinamate（バラミン®）

b．鎮痛薬

　セデス®（isopropylantipyrine，phenacetin などの合剤），ノーシン®（グリセロリン酸カルシウムなどの組成薬），グレラン®（pyrabital と aminopyrine），ナロン®（allopyrabital を中心とした組成薬），オプタリドン®（allylbarbiturate と aminopyrine），pentazocine

c．抗不安薬

　① ベンゾジアゼピン系：chlordiazepoxide（コントール®，バランス®），diazepam（セルシン®，ホリゾン®），etizolam（デパス®），など

　② その他：meprobamate（アトラキシン®）

　以上，いずれもバルビツール酸型依存を起こす．精神依存はモルヒネ，コカインほど強くないがあり，身体依存は大量使用で強くなり，乱用によって耐性が徐々に増加してくる．抗不安薬では meprobamate の依存は強いが，**ベンゾジアゼピン系薬剤の依存**は軽度であり，大量乱用者に離脱症状が起こる．しかし，最近常用量における依存（常用量依存）が注目され，離脱時の不安，不眠，いらいらの増強（**反跳現象**）が認められるため，長期使用はすべきでなく，使用期間は6週間ぐらいにとどめるほうがよいとされてきている．モルヒネ類似合成鎮痛薬である**ペンタゾシンの依存**はモルヒネ型依存に似たところがあり，医原性に起こりやすいので注意が必要である．バルビツール酸型依存はアルコール依存と類似し，両者の間には交互依存，交互耐性がある．

　依存の動機：① 神経症性の不眠，対人緊張，習慣性頭痛などから薬物乱用が始まる．② 友人や集団の影響を受け，服薬時の酩酊による陶酔感を求める．②では陶酔感の強い methaqualone とかピリン合剤などが選ばれる．若年層に多い睡眠薬遊びはこれである．

　中毒症状：眼振，構音障害，失調，覚醒度の低下からなる．覚醒度の低下は行動の乱れと戸惑い，記憶障害，失見当識，情動不安定などの状態から，明瞭な意識混濁，昏睡にまで至る．

　離脱症状：身体依存は治療量をはるかに超えた大量を使用したときに起こる．急激な中断による

特徴的な離脱症状は中断後24時間以内に起こる．約1週間持続する．

離脱症状には，① 脱力感，不安，不穏，振戦，② 不眠，眼瞼けいれん，起立性低血圧，③ 発熱，全身けいれん，精神病症状がある．全身けいれん発作は中断第2日あるいは第3日に起こりやすい．精神病症状は第4～第7日から始まる．これは，幻視，幻聴，妄想，感情の激しい動揺，知的機能の低下などである．

脳波では光ミオクローヌス反応 photomyoclonic response (PMR)，あるいは光けいれん反応 photoconvulsive response (PCR) が顕著である．

依存者の持続的症状：無気力，不安，抑うつ，刺激性の焦燥感，思考力・記憶力低下，注意力・作業能力の低下，全身倦怠，易疲労性，食欲低下などを示す．これに加えて過量摂取による中毒症状を起こしたり，逆に離脱症状を起こしたりする．このような状態では社会的適応は強く障害される．

[治療]　依存薬物の即時中断は生命に危険のある離脱症状を起こすので，漸減法をとる．ベンゾジアゼピン系薬剤に置換し，これを漸減していく．けいれん発作には diazepam の静注を行う．薬物中断のためには入院治療が必須である．輸液，栄養補給，強心処置を要することが多い．精神療法が必要であるが困難である．

[予後]　長期間，大量の薬物の乱用を続けたものの予後は不良である．一時期中断しても，わずかなきっかけで再び使用を始めることが多い．性格要因よりも環境要因の強いもの，流行性薬物依存では一時的な依存に終わるものがある．

2．モルヒネ型依存

精神依存，身体依存ともに強く，容易に耐性を生ずる．依存の起こる動機には鎮痛，誘惑，好奇心などがある．わが国の麻薬取り締まりは厳重で成功しているため，現在ではほとんどが医師，薬剤師など職業上薬剤が手に入りやすい人に限られている．

依存の成立：約2週間 morphine の治療法を継続すると，すでに依存が成立する．morphine の作用は身体的-精神的機能の低下であり，急性中毒の三主徴は，昏睡，呼吸抑制，縮瞳である．これに加えて恍惚となる陶酔作用があり，これを求めて依存となる．依存が起これば離脱症状から逃れようとして，あらゆる手段によって薬剤を求める．

[症状]　身体症状では，体はやせて，皮膚は蒼白で乾燥し，著明な注射瘢痕があり，瞳孔は縮瞳している．

精神症状では，高等感情は鈍麻し，破廉恥，虚言癖があり，意欲は減退する．

禁断症状は，morphine，heroin，codeine などで多少異なるが，最後の摂取から4～24時間で現れる．① 不安，焦燥，薬剤の哀願，② あくび，流涙，流涎，発汗（自律神経の嵐），③ 散瞳，鳥肌，悪寒，筋攣縮，筋-関節痛，不食，④ 不眠，発熱，呼吸促進，頻脈，苦悶焦燥，下痢，嘔吐．

極期は中断後3～4日目であり，7～10日でおさまる．

[診断]　注射瘢痕，縮瞳（禁断時には散瞳），禁断症状の出現による nalorphine (Nalline®) テストは

モルヒネ拮抗物質であるnalorphineによって禁断症状を誘発させる方法である．尿中モルヒネの検出法もある．

［治療］　入院させ，即時薬物を中断させる．禁断症状はそのまま耐えさせるか，chlorpromazineを用いて苦痛を軽減する．外国ではモルヒネ様作用薬であるmethadoneに置換する方法がとられているが，わが国では行わない．

3．コカイン型依存

cocaineは多幸性興奮と幻覚を起こす薬物である．最も強く精神依存を引き起こすが，身体依存はない．慢性乱用でコカイン幻覚症(幻視，幻聴，幻触)，被害妄想を起こし，反社会的行動に及ぶ危険がある．わが国にはほとんどなかったが，大都市を中心として乱用が広がっている．

4．大麻型依存

大麻 Cannabis sativa は世界各地に野生し，あるいは栽培される．多くの国で古代から用いられ，hashish，bhang，ganja，charas，dagga，marihuanaなどとよばれるが，わが国ではこの使用習慣はなかった．米国などで流行しているのは乾燥した葉をタバコに混ぜて喫煙する方法であり，マリファナ marihuana という．有効成分はΔ^9-テトラヒドロカンナビノールである．

［症状］　主な症状は夢幻様状態であり，多幸，陽気，高揚気分である．集団効果でより騒々しく多弁，多動となる．空間や時間についての知覚の変容が特徴的である．大量摂取で感覚過敏，幻覚，被害的内容の妄想観念が起こる．欧米では機会的喫煙者が多い．わが国では，外国人による変造テレホンカードの密売と一緒に広まった．検挙率はまだ低いが，生涯乱用経験率では覚醒剤の約2倍の頻度である．

遅発性精神障害として動因喪失症候群 amotivational syndrome がみられる．

5．アンフェタミン型依存（覚醒剤依存）

覚醒剤にはamphetamine(D型とL型)，methamphetamine(ヒロポン)，methylphenidate(リタリン®)がある．このうち医薬品として用いられているのはmethylphenidateのみであり，ナルコレプシーの眠気防止，小児の多動性障害に使用される．

ヒロポンは1941年(昭和16年)ごろから疲労感と眠気防止による能率増進を目的として軍需工場などで用いられていたが，敗戦後，とくに青少年の間に急激な乱用が広まり，昭和20年代の極期には百数十万人の乱用者がいたと推定される．1951年，覚せい剤取締法の施行以後は依存者は急激に減少した．しかし，暴力団の資金源として密造品の売買が行われ，主として壮年者に依存が絶えない．第三次乱用期になって「あぶり」とよばれる加熱吸引法が若者を中心に広まっている(図2-30)．

依存の成立：methamphetamineを注射した直後の爽快感と，薬の作用が切れたときの疲労感，無気力，軽度抑うつ感から精神的依存を起こす．使用を続けるとしだいに耐性を生じ，普通使用量(3

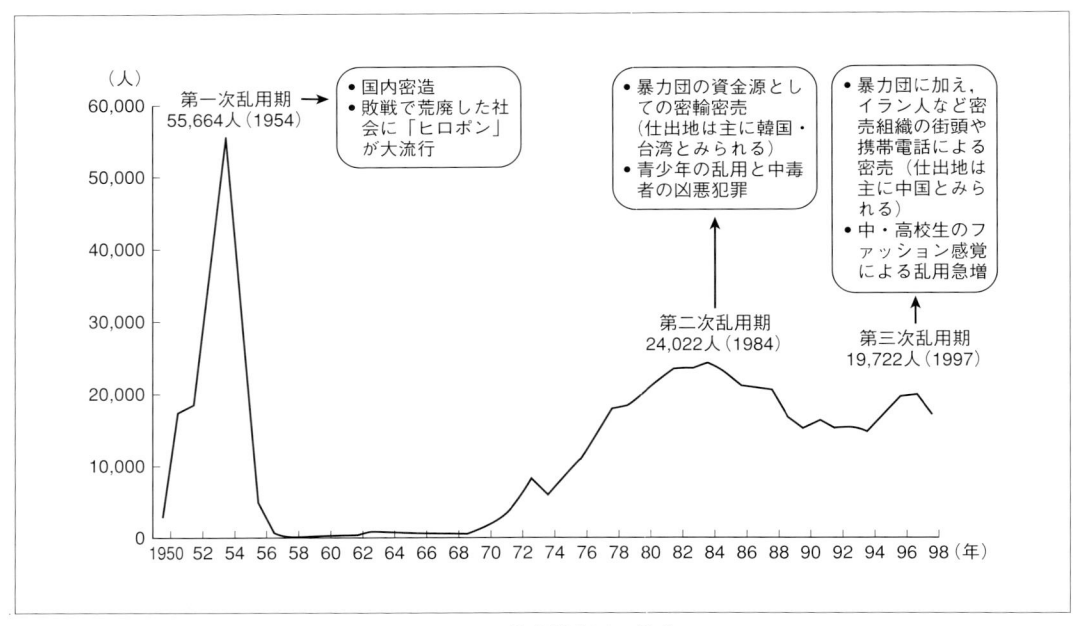

図2-30 覚醒剤乱用の推移

グラフ内注記:
- 第一次乱用期 55,664人（1954）
  - 国内密造
  - 敗戦で荒廃した社会に「ヒロポン」が大流行
- 第二次乱用期 24,022人（1984）
  - 暴力団の資金源としての密輸密売（仕出地は主に韓国・台湾とみられる）
  - 青少年の乱用と中毒者の凶悪犯罪
- 第三次乱用期 19,722人（1997）
  - 暴力団に加え，イラン人など密売組織の街頭や携帯電話による密売（仕出地は主に中国とみられる）
  - 中・高校生のファッション感覚による乱用急増

～6 mg）の10倍以上を用いるようになる．身体依存は生じない．使用法はほとんど静脈注射である．

[症状] ① 人格障害と，② 精神病状態（amphetamine psychosis）がある．

人格障害は元来の性格傾向との区別がむずかしいが，軽薄，軽躁的，粗暴，威嚇的であったり，無気力，無反省，刹那的であったりする．これが持続する．

精神病状態には1回大量の薬物摂取によって起こる急性中毒と，慢性中毒によるものがある．急性中毒は多動，興奮，常同行動，知覚過敏，妄想気分，幻視を含む幻覚が数時間持続する．ときにせん妄も認められる．慢性中毒では無欲-疲労-脱力状態，統合失調症様幻覚妄想状態，これらに躁うつ病的状態の加わったものなどがある．精神病状態は意識混濁を欠き，被害的内容の幻聴と妄想など，統合失調症妄想型と区別しにくいものである．methamphetamine乱用の臨床経過では，薬物の慢性使用によって覚醒・快反応には耐性を生じ，当初得られていた注射直後の爽快感はしだいに減少する．これに代わって薬が切れたときの脱力，疲労，抑うつ反応などの不快反応が増強し，これを消すために注射量が増えるとともに，幻覚妄想状態を生ずるようになる．しかもこの異常体験が容易に行動化され，異常行動，暴力行為などが頻発する．

ほとんどの症例は薬物の中断で症状は比較的速やかに消える．一部には症状が長期間持続したり，中断後1回の薬物摂取とか，ときには薬物摂取なしに幻覚妄想状態が再燃する例がある．すなわち，幻覚妄想状態を呈するようになると，以前には反応しなかったような少量の薬物に過敏に反応して幻覚妄想状態を起こす．これを**逆耐性現象**という．また，以前経験した幻覚妄想状態が再現することから，**履歴現象**（臺　弘）ともよばれる．逆耐性現象は薬物中断を長期間続けた後にも認められる

ので，永続的なドーパミン放出能の増大が推定され注目されている．

薬物摂取1〜2日の間では薬物が尿中から検出される．

〔治療〕　薬物を断つ．幻覚妄想状態には抗精神病薬が奏効する．しかし，無為，無気力，感情鈍麻，落ち着きなさ，浅薄さなどの人格障害が持続するものがある．

〔付〕**市販液状鎮咳薬依存**：ブロン®液は methylephedrine，codeine，caffeine の配合薬である．これの乱用による幻覚妄想状態，不安，焦燥，抑うつ状態がある．既往に有機溶剤，大麻の使用経験のある20歳代に多いとされている．

6．幻覚剤型依存

リゼルギン酸ジエチルアミド（LSD）は麦角の成分，メスカリン mescaline はある種のサボテンの成分，サイロシビン psilocybin はマジックマッシュルームともよばれるシビレタケなどの毒キノコ類の成分である．このうち LSD が最も強力な幻覚剤であり，$1\mu g/kg$ の内服で多彩な精神異常を惹起し，8〜12時間持続する．その特徴は万華鏡的幻視 kaleidoscopic visual hallucination であり，鮮明な色と形をもっている．知覚，身体像，時間感覚の錯覚，歪曲も起こる．

薬物禁断後，薬物摂取とは無関係に，薬物摂取時と同様な精神症状を短時間，一過性に生ずることがある．これをフラッシュバック flash back という．

精神依存はあまり強くなく，身体依存はない．耐性は速やかに形成されるが，また速やかに消退する．慢性持続的乱用者は少なく，ときどき試みるものである．わが国ではまれである．

〔付〕**phencyclidine（PCP）依存と乱用**：PCP は当初麻酔薬として開発され，精神病惹起作用のため中止された薬物である．類似薬物に麻酔薬 ketamine（ケタラール®）がある．米国で乱用がある．中毒症状は，幻覚，妄想，興奮，錯乱などの陽性症状に，感情・意欲鈍麻，疎通性減退などの陰性症状を伴う．amphetamine 中毒が陽性症状を主とするのに対して，PCP ではよりいっそう統合失調症状に類似するとされている．

7．有機溶剤依存

トルエン，ベンゼン，キシレンなど揮発性有機溶剤をビニール袋に入れて吸入する．シンナー遊び，glue sniffing とよばれる．青少年の間で流行する．吸入時の陶酔，多幸，興奮を求める．ついで失調と舌もつれが起こり，眠気，昏迷，意識消失も起こす．約30〜45分間中毒症状が起こる．幻覚，妄想をきたすことがある．

薬物禁断後，薬物摂取とは無関係に flash back が起こることがある．

精神的依存を起こし，身体依存はない．

慢性中毒者は悪心，不食，体重減少，落ち着きなさ，注意散漫となる．学習・労働に意欲を示さない動因喪失症候群をみる．ときに意識消失発作を起こしたり，強度な多発神経炎を起こし四肢脱力，腱反射消失，筋萎縮をきたす．脳波異常（徐波化）がみられることが多い．

〔治療〕　幻覚妄想状態には抗精神病薬，多発神経炎にはビタミンB群を用いる．

D 薬物・毒物中毒

1. 薬物中毒

薬物の副作用あるいは毒性作用によって精神症状を発現するものがある．器質精神症候群を起こすが，薬物によって特異的な中毒症状を示すことが多い．向精神薬，抗てんかん薬については，それぞれの項に記載してある．

a. 抗コリン薬

atropine，scopolamine，抗Parkinson病薬として用いられるtrihexyphenidyl（アーテン®），biperiden（アキネトン®）などの過量，あるいはときには常用量によって抗コリン性せん妄anticholinergic deliriumを発現することがある．不安，興奮，失見当識，幻視，幻聴などを伴う．末梢性抗コリン作用には瞳孔散大，口内乾燥，発汗減少，頻脈，便秘，尿閉などがある．服薬中止で症状は消える．症状が強いときはneostigmine注射を行う．

b. L-DOPA

Parkinson病の治療薬であるが，約20％前後に精神症状を発現する．錯乱・せん妄・焦燥・不穏，幻覚・妄想，抑うつあるいは軽躁などである．これらの精神症状がL-DOPA惹起性ジスキネジアに伴うこともある．投与期間と精神症状の発現時期は一定しない．せん妄は軽度の認知症など脳器質症状を有するもの，あるいは以前に精神症状を経験したことのある例に発現率が高い．L-DOPAを減量する．

c. 呼吸器用薬

気管支喘息に用いられるephedrineはamphetamine類似構造を有し，急性作用として，不眠，心悸亢進，のぼせ，緊張，不安をきたす．長期大量使用，あるいは医療以外の乱用によって，覚醒剤と同様な幻覚・妄想状態を生ずることがある．

d. 循環器用薬

ジギタリスによるせん妄は以前から知られている．血圧降下薬であるreserpine，α-methyldopa，guanethidine，propranolol，clonidineなどでうつ状態を生じる．

e. ホルモン剤

内分泌精神症候群，すなわち，感情・意欲の障害を生じやすい．病前の人格障害とか，精神障害の既往があれば発現頻度が高くなる．

1) 副腎皮質ホルモン剤

ステロイド精神病steroid psychosisともよばれる．ACTHでも同様な状態を生じる．精神症状は多彩であるが，不眠，躁あるいはうつの感情障害，幻覚妄想，昏迷などの精神病状態，錯乱，せん妄などの意識障害である．大量投与で精神症状を発現しやすく，減量ないし中止で改善するが，ブチロフェノン系薬剤など抗精神病薬の投与を必要とする場合も多い．

2）甲状腺ホルモン剤

甲状腺機能亢進症と同様な症状を示す．

f. 抗結核薬

1）cycloserine

副作用として中枢神経系症状が多い．投与開始2週間以内に出現し，投与中止で消退する．頭痛，めまい，傾眠・せん妄などの意識障害，感情不安定，易刺激性，抑うつ，躁状態などの感情障害，幻覚妄想状態などである．神経症状として，錐体路・錐体外路症状，視力障害，てんかん発作などもみられる．

2）isoniazid（INH）

多発神経炎のほかに，頭痛，めまい，記憶障害，不安，興奮・錯乱，けいれん発作などを起こすことがある．pyridoxine投与が神経炎の発現予防に効果的であるが，中枢神経症状にも予防的に働くようである．

2. 毒物中毒

a. 酸素中毒

2気圧以上の純酸素の吸入で，酸素中毒を生ずる．めまい，筋けいれん，異常感覚，苛立ち，気分変化，意識消失，けいれんである．気圧を下げれば可逆性である．

b. 一酸化炭素（CO）中毒

家庭用燃料の不完全燃焼，鉱山などの爆発事故，ガス自殺企図などの原因で急性CO中毒を生ずる．COはヘモグロビンに対する親和性，結合性ともに酸素より強く，組織への酸素供給を妨げ，組織の無酸素症を起こす．COヘモグロビンのため皮膚は鮮紅色を示す．

吸気中のCO含量が2～5％以上では，急速に昏睡に陥り死亡する．低濃度では曝露時間との関係で軽重さまざまな中毒症状を示す．頭痛，めまい，悪心，嘔吐，判断力低下，感覚・運動機能の鈍麻などに続いて，昏睡となる．せん妄，もうろう状態を示すこともある．意識障害の回復につれて，失外套症候群，大脳巣症状（失語，失認，失行など）が認められるようになる．記銘力，思考力低下，感情・意欲の鈍麻，自発性低下などの精神症状，筋強剛などのParkinson症状，頭痛，発汗，頻尿などの自律神経症状を呈する．これらの症状は1～2年のうちに徐々に治癒，あるいは後遺症として固定する．意識障害の持続時間が長いときには後遺症が重い傾向がある．

間歇型：中毒の初期症状（頭痛，悪心，嘔吐，あるいは意識障害）からいったん回復して，ほとんどあるいは全く無症状となって数日～数週間を経過した後，再び症状が急激に悪化して意識障害などを呈するものである．重症例に間歇型が比較的多い．

CO中毒脳の病理所見では，大脳白質の汎発性脱髄と淡蒼球の対称性軟化，脳室拡大を認める．脳波は徐波化あるいは低電位化する．

治療は可及的速やかに酸素吸入，高圧酸素療法を行う．

c. 二硫化炭素（CS₂）中毒

二硫化炭素中毒はゴム工業，化学繊維工業などにおける職業中毒として発生する．

急性中毒では頭痛，嘔気，嘔吐，呼吸困難からせん妄，昏睡，全身けいれんに至る．

低濃度のCS₂による亜急性あるいは慢性中毒がある．頭痛，不眠，全身倦怠，いらいら，物忘れなどの神経衰弱状態，統合失調症様，あるいは躁うつ病様の精神病状態，認知症や人格変化などを起こす．

神経学的には多発神経炎，球後視神経炎，パーキンソニズムなどが認められる．

d. 水銀中毒

1）無機水銀中毒

急性中毒は自殺の目的などで，昇汞〔HgCl₂〕，シアン化水銀〔Hg(CN)₂〕などを飲用して起こる．口腔内粘膜の発赤または灰白色斑点，嘔吐，吐血，けいれん，虚脱を起こし，重症では死亡する．

亜急性・慢性中毒は工鉱業における職業中毒として，経気道，経口，経皮膚的に体内に入って起こる．口内炎，振戦，精神症状を三主徴とする．振戦は粗大で企図振戦を伴い，水銀振戦 tremor mercurialis という．精神症状は不安，焦燥，抑うつ，気分易変性，興奮などを示す（水銀性過敏症 erethismus mercurialis）．

2）有機水銀中毒

アルキル水銀化合物による．これによって消毒した農産物や種子の食用，環境汚染，白癬治療薬の慢性使用などで起こる．環境汚染によるものでは，1955年に熊本県水俣市に発生した水俣病，1965年に新潟県阿賀野川流域に発生した新潟水俣病がある．これらは工場廃液中のメチル水銀化合物が魚介類に蓄積され，それを食べた人々に集団的に中毒が発生したものである．

慢性中毒症状には神経症状と精神症状がある．神経症状は口周囲，舌，四肢末端に強い知覚障害優位型の多発神経炎，小脳症状（運動失調，構語障害），求心性視野狭窄，難聴，錐体外路症状（振戦，舞踏病・アテトーゼ様運動）などである．精神症状は知的機能低下，感情鈍麻あるいは易変性などの人格変化である．

先天性（胎児性）水俣病では重度の精神遅滞，脳性麻痺を示す．

［治療］　初期には dimercaprol（バル®），calcium disodium edetate，penicillamine などのキレート剤が水銀排泄促進の目的で使用されるが，予後不良である．

e. その他の中毒

鉛，四エチル鉛，マンガン，砒素，農薬・殺虫剤（有機リン剤，有機塩素剤）などによる．精神症状は，急性中毒では意識障害，せん妄などの急性器質精神症候群，慢性中毒では神経衰弱状態，人格障害，認知症などの慢性器質精神症候群を示す．

特徴的症状として，鉛中毒では貧血，鉛仙痛，歯肉縁の帯青灰白色の線（鉛縁 lead line），多発神経炎，マンガンでは Parkinson 症状である．有機リン剤ではコリンエステラーゼ阻害のため筋攣縮，流涎，発汗，下痢などがある．

第3章 統合失調症，統合失調型障害および妄想性障害
schizophrenia, schizotypal and delusional disorders

I. 統合失調症 schizophrenia, Schizophrenie

　統合失調症（精神分裂病，分裂病）は，青年期に好発する原因不明の精神病である．発病しやすい遺伝的素質が認められ内因精神病に含まれるが，発症は遺伝要因と環境要因の相互作用によると考えられる．

　症状の特徴は，特有な思考障害，不適切あるいは鈍麻した感情と意欲からなり，自閉的あるいは風変わりな生活態度をとりやすく，社会的・職業的な機能不全を伴うものである．幻覚・妄想などの異常体験，作為・被影響体験などの自我障害，病識の欠如などを精神病的エピソードの形で示しやすい．情報を適切に選択し，判断し，実行に移すような認知機能の障害があるが，意識は清明であり，一般的知能は保たれる．明確な身体所見はない．

　経過は急性，慢性いずれの経過をも示すが，多くは慢性経過をとる．精神病のうちで最も頻度の高い重要な疾患である．

A　歴史

　統合失調症は人類の歴史とともに存在してきたと考えられ，あらゆる時代，あらゆる民族を通じて普遍的に存在する病気である．
　現在の統合失調症の概念の基礎はKraepelin, E.(1856〜1926)によってつくられた．
　Kraepelin以前では，Pinel, P.(1745〜1826)，続いてEsquirol, J.-E. D.(1772〜1840)が精神障害を医学的疾患として分類を始めて以来，精神障害のなかから進行性の認知症démenceを示すものと，妄想病délireの系列とが区別された．
　認知症の系列では，Baillarger, J. G. F.(1809〜1890)らによって進行麻痺などによる器質認知症とそうでない狂気性認知症démence vésanique(ve；非，sanus；健康な・分別ある)が区別されてきた．Morel, B.-A.(1860)が青年期に発病して急速に認知症に陥るものをdémence précoceとしたことは

Kraepelinの先駆となった．Kahlbaum, K.の弟子であるHecker, E.(1871)の破瓜病Hebephrenie，Kahlbaum(1874)の緊張病Katatonieの記載も認知症に至る病態に含まれる．

一方，妄想病の系列では，EsquirolのモノマニーmonomanieからLaségue, C.(1816〜1883)の迫害妄想délire de persécution, Falret, J.-P.(1794〜1870)の迫害される迫害者persécuté-persécuteur（迫害妄想患者で迫害を行う相手に反撃を加えるもの），Magnan, V. J.-J.(1835〜1916)の体系的発展性慢性妄想病délire chronique à évolution systématiqueなどが記載され，ドイツではこれらをパラノイアParanoiaとした．Sander, W.(1868)は現在用いられている用法で妄想状態paranoid statesを記載した．Kraepelinは認知症に至るものを妄想認知症dementia paranoides，認知症が起こらないものをパラノイア，両者の中間にあるものをパラフレニーParaphrenieとした．

Kraepelinは研究を進めるうちに，まずHebephrenieを，ついでKatatonie, dementia paranoidesを含めて，いずれも青年期に発病し予後不良で認知症に陥ること，原因は不明であるがいずれは共通した脳の器質性障害がみつかるような医学的疾患単位と考え，これを**早発認知症**dementia praecoxとしてまとめた．早発認知症と対比して，認知症に至らず感情の周期的変動をきたすものを躁うつ病としてまとめた．これが有名な内因精神病の2分説である．その後，認知症とは器質認知症のみをさす言葉と変わって現在に至っているが，Kraepelinの疾患分類の体系は現代精神医学の基本となっている．

Bleuler, E.(1857〜1939)は1911年に，本病が必ずしも青年期に発病するとは限らず，予後不良であるとも限らないことから，経過・予後という時間軸を考えない横断面的な精神症状の特異性をもって病名としたほうがよいとして，**統合失調症**Schizophrenieと命名した．この病名が現在，世界各国で用いられている．Bleulerは精神症状を基本症状と副症状に区別し，基本症状が共通するのが統合失調症であるとした．そして，連合心理学に準拠して基本症状のうち連合弛緩を重視した．また，原因的には一次的症状と二次的症状を区別し，一次的症状は推定される脳障害の現れであり，二次的症状についてはその発生の心理機制の理解にFreudの考え方をとり入れた．

Bleulerが経過・予後よりも横断面的な精神症状を重視したこと，また，症状に乏しい単純型統合失調症とか潜伏統合失調症の存在をあげたことなどから，統合失調症概念のその後の拡大を招き，各国によって統合失調症の含む範囲が広い場合と狭い範囲に限定する場合がある．狭くとる立場はKraepelinの早発認知症と全く同義である．

統合失調症ではその概念の始まり以来，疾患単位説，症候群説，力動説がある．症候群説は疾患の本態が不明な段階では当然存在するものである．極端な説では，統合失調症と躁うつ病を含めて内因精神病全体が1つの疾患の異なった病像にすぎないとする単一精神病説もあるが，両疾患が異なった疾患であることを示す証拠は多い．問題となるのは，統合失調症の非定型群である．これについては非定型精神病の項(**250頁**)で記載する．また，神経症との境界領域にあるもの（境界例）についても議論の多いところである．

力動説については，KraepelinやBleulerと同時代人であるMeyer, A.(1866〜1950)は疾患単位説に反対し，統合失調症の行動異常は幼少時からの生活史における誤った生活習慣の積み重ねによるものと考えた．その後，力動説からは統合失調症の家族研究や統合失調症の社会因説などが発展し

たが，心理・社会的環境因子のみが統合失調症の原因と考えることはできない．

Kraepelin に始まり，Schneider, K., Gruhle, H. W. などは統合失調症を正常あるいは人格障害と現象学的に明らかな断絶のある病気としている．これに対して，Bleuler, E. は多数の潜伏統合失調症の存在を述べた．Kretschmer, E. はこの考え方を発展させて，正常範囲内の統合失調気質や人格障害範囲の統合失調質から統合失調症への連続的移行を認めた．この2つの考えのいずれが正しいか決定しにくいが，少なくとも，統合失調症になりやすい素質（脆弱性）の正常から統合失調症への連続性を認めるのが妥当である．

B　発病年齢と頻度

発病年齢：発病は年齢と密接に関係し，過半数は20歳前後に発病する（**図2-31**）．16〜40歳までが主な発病危険年齢である．まれに小児期（10歳前後）あるいは退行期に発病する．発病率に男女差はない．

頻度：一般人口における罹病危険率は0.7〜0.8％（危険年齢16〜40歳）である．危険年齢を0〜75歳とすると罹病危険率は0.8〜1.2％となる．年間発生率は人口1万人あたり約2人である．有病率，すなわち特定の調査時点で統合失調症状を示している頻度は0.23％（1963年厚生省実態調査）である．統合失調症はあらゆる年代，あらゆる国を通じて，発生頻度がほぼ同じである（**表2-24**）．社会経済的地位の低い層に頻度が高い傾向があるが，この現象が原因と結果のいずれにより関係す

図2-31　統合失調症の発病年齢
（宇野昌人：精神経誌 73：183，1971 より）

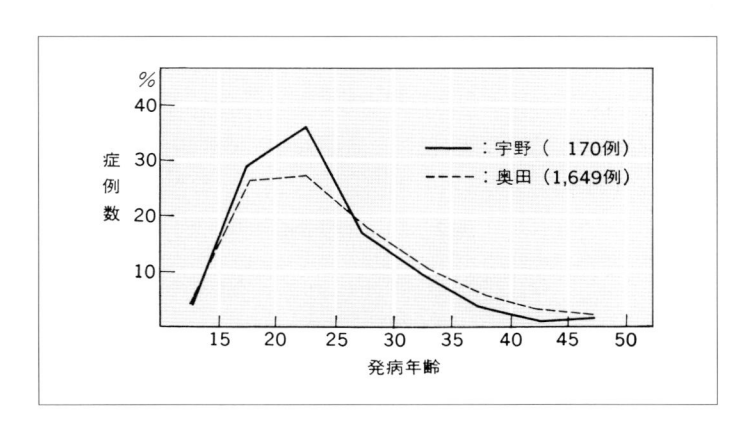

表2-24　一般人口における統合失調症の罹病危険率

年　代	国　名	年齢補正調査総数	罹病危険率(%)
1931	スイス	899	1.23
1936	ドイツ	7,956	0.51
1942	フィンランド	194,000	0.91
1942	デンマーク	23,251	0.69
1943	日本	4,115	0.73
1946	スウェーデン	10,705	0.81
1964	アイスランド	4,913	0.73

るかは不明である．

　統合失調症は慢性経過をとりやすいが致命率は低いので，精神科入院患者の約60％を占め，わが国で現在約20万人が常時入院治療を受けている．

C　原　因

　統合失調症に罹患しやすい素質が主因となり，これに副因，すなわち発病を促進する因子が働いて発病に至ると考えられる．素質には遺伝傾向が認められ，内因精神病に属する．英米圏では器質性のものに対比して機能精神病とよぶことがある．発病促進因子のうち最も重要なものは思春期からの成熟過程であり，その他の心因，身体因が副因として作用するであろう．

1．遺　伝

a．経験的遺伝予後

　特定の統合失調症者を発端者として家系調査を行った結果では，一般人の罹病危険率0.8％に対して，統合失調症者の子供14％，同胞10％，おじ・おば，おい・めい，いとこ約2％である．両親とも統合失調症の子供では約50％である．血縁関係が近いほど罹病危険率が高くなる（**表1-8**；94頁参照）．

b．双生児研究

　遺伝素質を共有する一卵性双生児と，同胞の性質をもつ二卵性双生児の比較研究がある（**表2-25**）．一卵性双生児の一致率は二卵性のそれより，すべての報告で数倍高く，遺伝傾向は明らかである．1960年以前の報告と以後の報告で一致率に差があるが，これは1960年以前の調査が偶然的に遭遇した統合失調症双生児例を発端者として調べたもので，発端者に重症例が多く含まれている

表2-25　統合失調症の双生児における一致率(未補正値)

報告者	報告年	一致率(％) 一卵性	一致率(％) 二卵性(同性)
Luxenburger	1928	58	0
Rosanoffら	1934	61	13
Essen-Möller	1941	64	15
Kallmann	1946	69*	11*
Slater	1953	65	14
井　上	1961	60	18
Tienari	1968	6　(36)**	5　(14)**
Kringlen	1968	25　(38)	4　(10)
Fischerら	1969	24　(48)	10　(19)
Pollinら	1969	14　(35)	4　(10)

＊年齢による補正値は一卵性86％，二卵性15％．
＊＊括弧内は境界例を含む一致率．

（Gottesman, I. I., et al. : Schizophrenia and Genetics. Academic Press, New York, 1972より）

のに対して，1960年以後のものは双生児の一斉調査その他症例の抽出に偏りのない方法で見出されたもので，軽症から重症までさまざまであることによる．重症例では一致率が高く，軽症あるいは一過性例では一致率が低い．不一致例には多くの人格障害や神経症との境界例，潜伏統合失調症と考えられる症例が認められる．

統合失調症では遺伝素質が発病の必要条件の1つであるが，遺伝素質すなわち発病ではないことが双生児研究から明らかである．また，顕性統合失調症の周辺には統合失調症圏に属する不顕性例が多数存在することを示している．

遺伝素質をもつ人の発病可能性を増す要因としては，器質因と心因がある．そのうちで重要なのはむしろ器質因であり，胎生期・出生時の障害，仮死，小児期に中枢神経系の病気にかかること，精神遅滞などであるとする意見がある．もちろん，乳幼児期から発病に至るまでの心因の関与が否定されたわけではなく，さまざまな観点から研究されているが，明確な結論には達していない．

c．遺伝形式

複数の遺伝子と環境因子が作用する多因子性遺伝が考えられている．また，遺伝的に単一の疾患であるよりも，異種なものの集合と考えるほうが妥当なようである．関与の可能性が推定される多数の遺伝子多型の検索が行われているのが現状である．

2．身体因（器質因）

遺伝性素質の指標となるもの（trait difference）と病的状態の指標となるもの（state difference）について，生理学的，生化学的，薬理学的，病理学的に検索されているが，すべて仮説段階にとどまるものであり，決定的なものは見出されていない．

a．脳内アミン

ドーパミン仮説（Snyder, S. H., 1975；Seeman, P., 1975）：脳内ドーパミンニューロン系の過活動を推定するものである．この仮説の由来は次のようなことによる．① 統合失調症に有効な抗精神病薬（フェノチアジン系薬剤，ブチロフェノン系薬剤など）は共通して抗ドーパミン作用（ドーパミン受容体の遮断作用）をもつこと（Carlsson, A.ら，1963により最初に認められた），② 脳内ドーパミンニューロンの分布のうち，中脳辺縁系ドーパミン系 mesolimbic dopamine system と，中脳皮質ドーパミン系 mesocortical dopamine system は本能行動，情動，記憶とその統合に関係する部位であること，③ amphetamine，methamphetamine，cocaine などはドーパミン作用を増強する薬物であるが，これらによって妄想型統合失調症と類似した精神病が起こり，これに抗精神病薬が奏効することなどである．しかし，統合失調症患者でドーパミンの量的過剰を示す直接的成績はない．ドーパミン機能変動の調節不全などが推定されている（Carlsson, A.）

ノルアドレナリン欠乏仮説（Stein and Wise, 1971）：脳内ノルアドレナリンが欠乏しているため，快あるいは報酬を求める目的指向性行動が障害されているという推定である．統合失調症の剖検脳で，ドーパミンをノルアドレナリンに代謝する酵素であるドーパミンβ-ヒドロキシラーゼ（DBH）の活性低下がみられるという報告があるが，否定的報告もあり，一致していない．

b. グルタミン酸欠乏仮説

　麻酔薬 ketamine の類似物質である phencyclidine（PCP）は一時期米国で乱用薬として流通したが，これによる中毒症状は統合失調症の症状に酷似していた．PCP は興奮性アミノ酸であるグルタミン酸の受容体に属する N-メチル-D-アスパラギン酸（NMDA）受容体の非競合的拮抗薬である．NMDA 受容体は大脳に広範，高密度に分布しているが，これを介してグルタミン酸とドーパミン機能の間には密接な相互作用がある．統合失調症では前頭前皮質や大脳辺縁系と線条体，側坐核などにおいて，グルタミン酸機能の低下とドーパミン機能の亢進があるという神経伝達物質不均衡仮説（Carlsson, A. など）がある（図1-51；105頁参照）．

c. メチル基転移仮説（Osmond and Smythies, 1952）

　天然に存在する幻覚剤（メスカリン，LSD など）がカテコールアミンあるいはインドールアミンのメチル化化合物であること，また，統合失調症者にメチル基供与体であるメチオニンの大量とモノアミン酸化酵素（MAO）阻害薬を投与すると統合失調症状の急性増悪がみられることなどから，統合失調症において，幻覚作用をもつアミンの異常メチル化物が生成される可能性が推定されたことがある．

d. 血液の酵素，蛋白質

　アミンの主要分解酵素であるモノアミン酸化酵素の活性が，統合失調症者の血小板で低値を示すものがある．これは統合失調症に特異的な結果ではない．同様に統合失調症に特異的な変化ではないが，急性精神病状態で血清のクレアチンキナーゼ（CK）の活性が一過性に上昇することがある．血清 CK は，抗精神病薬による悪性症候群では著明に増加する．

e. その他の代謝研究

　Gjessing は同一患者の継時的測定による縦断的研究で，特殊な病型である周期性緊張病に窒素代謝障害を認めた．

f. 形態学的研究

　脳の組織病理学で統合失調症に特有な所見は認められていない．立津は超薄鍍銀染色標本で変化を認めているが，一般の承認は得ていない．最近では大脳の胎生中期以降の発達障害仮説が唱えられ，側頭葉の内側部（海馬，海馬傍回，扁桃核）の体積減少，グリア増殖を伴わない神経細胞数の減少，あるいは前頭前野や側頭葉皮質の細胞構築の乱れなどが，発達障害に由来するという報告がある．

　統合失調症の一部に気脳写によって脳室拡大を示すものがある．Huber は体感異常をもつ統合失調症と第三脳室拡大との関連を報告している．CT 像でも前頭葉・側頭葉の萎縮，脳室拡大の頻度が正常対照群よりも高い．萎縮の程度は軽度である．MRI で海馬を含む側頭葉の萎縮が認められている．PET による脳局所糖代謝率，局所血流量や脳ドーパミン受容体結合能が調べられている．

3. 精神生理学的研究

　純粋に生理学的現象である脳波などには統合失調症に特有な所見は認められていない．注意とか

図 2-32　追跡眼球運動の型
c 型が統合失調症でみられやすい．
(Holzman, P.S., et al. : Eye tracking patterns in schizophrenia. Science 181 : 179-181, 1973 より)

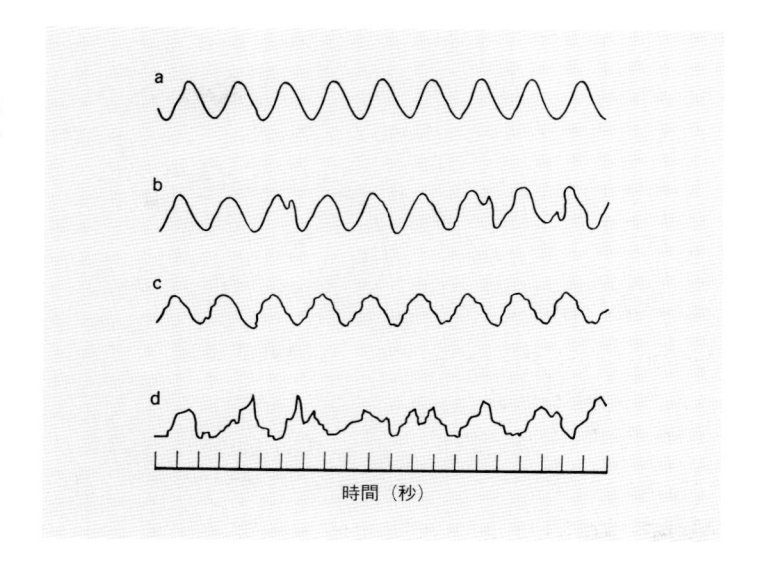

関心，認知機能など心理的なものを反映する生理学的現象には所見が認められている．最近注目されているものに次のようなものがある．

a．**過度覚醒** hyperarousal

　感覚刺激や薬物刺激に対する反応において慣れを生じにくく，生理学的に過度覚醒の状態と考えられる．

b．**追跡眼球運動の型** eye-tracking pattern あるいは smooth pursuit eye movement (SPEM)

　眼前の振子運動を目で追うようにさせた場合，図 2-32 に示すような追跡眼球運動の型がある．普通，正常者は滑らかなサイン曲線を示す a 型であり，ときに注意がそれても速やかにもとに戻る b 型である．統合失調症ではサッケードを示す c 型が多い．統合失調症の一親等家族にも c 型を示すものが多い（約 44 %）．

c．**図型の注視点と探索眼球運動**（守屋，島薗，小島ら）

　図 2-33 に示すような逆 S 字の図形をみせたとき，30 秒間のうちに視線が短時間停止した点をプロットすると，正常者では広い範囲に視点が動くが，統合失調症者では視点が狭い範囲にかたまるものが多い．この現象が統合失調症家族でも認められるという．また，図形中の凸形のマークの位置を変えて再検査を行ったとき，「後で描いてもらうからよく見てください」と念押しした直後にも注視点の動きが少ないこと（これを反応的探索スコアとよぶ）が統合失調症に特徴的とされている（小島）．

d．**事象関連電位**

　2 音弁別課題のような認知機能に伴ってみられる大脳の電位変動のうち，後期成分である潜時約 300 msec の陽性成分（P300）が出にくいことが認められている．

　プレパルス抑制 prepulse inhibition：動物における感覚（聴覚）刺激で起こる生理的な驚愕反応は，あらかじめ反応が起こらない程度の弱い刺激を与えたあとに第 2 回目の反応刺激を与えると，驚愕

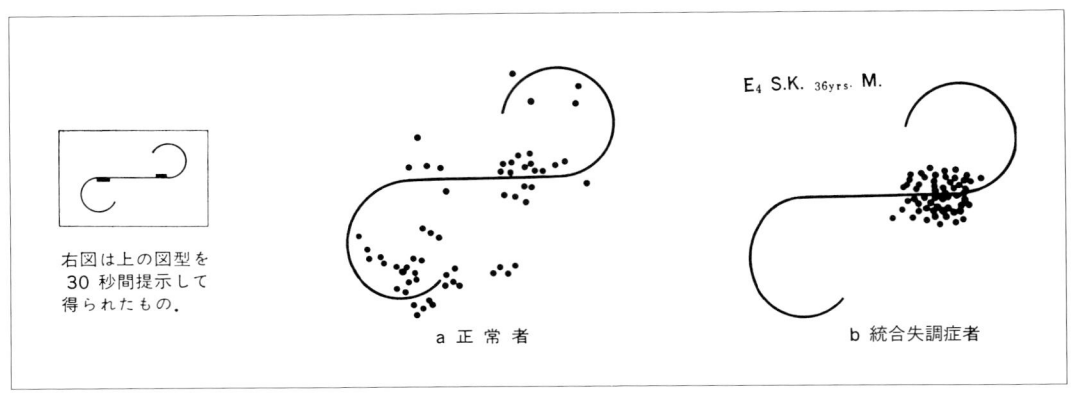

図 2-33　注視点記録装置でとらえた視線の広がり
（横井　晋ほか編：精神分裂病．医学書院，1975 より一部改変）

反応が抑制される．前頭皮質・海馬・側坐核・視床などが関与する sensorimotor gating による（図 1-51 参照）．これがヒトでは第 2 回目刺激の 50 msec 後に生じる陽性誘発電位（P50）の低下として測定される．統合失調症では P50 の低下度が少ないという報告がある．

4．心　因

統合失調症の罹患傾向を高める心理的要因についても調べられている．これには，① 患者の人格形成に影響を与える幼少時の環境と，② 発病前後の環境とがある．

a．家族研究

幼いころの生活環境，ことに家庭環境が人格形成に大きな影響を与えることは疑いがないが，統合失調症者の家族内人間関係の研究で代表的な説には次のものがある．

夫婦の分裂とゆがみ(Lidz, T., 1964)：① 夫婦の分裂 marital schism とは，夫婦の間に慢性的な不和と不均衡がある．子供に向かって，一方の親は他方の親をけなし，子供を味方に引き入れようとする．このような環境で，子供は正常な自我同一性の発達が損なわれる．② 夫婦のゆがみ marital skew とは外面的には平和であり，いがみ合いはないが，夫婦の 1 人が人格欠陥をもち，これが支配的な役割を果たし，他方はこれに従っている．したがって，家族生活全体がゆがんでいる．

偽相互性 pseudomutuality (Wynne, L., 1958)：偽相互性とは，真の相互性と相互の義務のない無相互性と対比させることで定義される状況の概念である．真の相互性とは，家族の成員が相互に互いの人格や役割の相違を認め合ったうえで，相互に補足し合い，協調し合う状況である．無相互性とはこうした関係のない徹底的な疎隔と分離の状況である．偽相互性とは主体性と補足性は欠けているが，みせかけの相互性は保たれている．すなわち，自らを犠牲にして人に合わせていく状況である．わが国の井村によれば，統合失調症者は発病前，人格のゆがみをもつ家族のなかで，家庭内平和を保とうと最も気遣いしてきた人だという．

二重拘束説 double-bind theory (Bateson, G., 1956)：これは 2 つ以上の相矛盾した情報伝達が行われ

ることである．たとえば，母親が子供に「おいで，おいで」と言い，子供が近よるとつき離すような態度をとり，子供が逃げると「おいでというのに」と叱る状況である．言葉と態度とがくい違った情報を伝達している．こうした状況が繰り返されると，子供は自分自身の意志を伝えようとしなくなり，また，自分自身および他人のメッセージの真の意味を識別する能力を失ってしまったように振る舞うようになる．

家族の情動表出：統合失調症の再発促進因子として，家族の患者に対する情動表出 emotional expression（EE）が強く，口やかましく批判的であることが関係するとされている．

以上，統合失調症者の家庭内人間関係に障害があることが認められている．しかし，これが発病の成因となったのか，病者をかかえた家族に二次的に生じたのか，あるいは，家族成員が発病はしていないが統合失調症圏内に属する人格障害をもっていることを示しているにすぎないのか，などの区別は不明瞭である．

b．**発症契機と脆弱性仮説**（生物的・心理社会的複合論）

恋愛，結婚，分娩，就学，就職などを契機として統合失調症が発症することはよくある．特有な人格の持ち主が，環境の変化からもたらされた危機的状況に対する反応として理解される面がある．

脆弱性仮説では，生物学的に統合失調症になりやすい脆弱性をもつ個体が身体的あるいは心理社会的ストレスに曝されたとき，精神病エピソードの発症あるいは再発を引き起こし，このことがまた脆弱性の増強・発展を生じてゆくと考える．

5．体型と病前性格

Kretschmer は統合失調症と細長型体型との親和性を認めた．また，統合失調症の病前性格として統合失調気質をあげた．

統合失調気質とは周囲に溶けこめない内閉的な人格である．非社交的，控えめ，きまじめであり，内気，繊細，神経質，敏感な過敏性と，従順，無関心，鈍感な鈍感性とがさまざまに混合したものである．この種の性格の偏りが強いものを統合失調質という．

stormy personality（Arieti, S.）：攻撃性と寛容性の間に激しく揺れ動く型の人格である．両親や教師など権威者との間に争いを起こしやすく，敵意に満ち，傍若無人的で，生活は危機に満ちている．統合失調気質よりも頻度は少ない．

病前性格の研究には，病気になった本人や家族の追想をもとにした遡行法と，統合失調症者の子供のように罹病危険率が一般よりも高い人を対象に，前向き法で発病前から追跡的に調べる方法（高危険法 high risk study）とがある．

高危険法による観察では，①過度に従順，内気，ひとり遊びや読書を好み，手のかからないよい子といわれる群と，②落ち着きなく多動で，人見知りや物おじせず，自分勝手で攻撃的な一群があるといわれる．しかし，高危険法による観察の歴史がまだ浅いために，高危険群のうち，どのような性格特性をもつものが発病しやすいかはわかっていない．

D 症状

統合失調症の症状には，客観的に認めうる症状と，主観的体験内容の異常とがある．

1. 客観的症状

a. 生活態度

日常生活が不活発，不規則になり，不精，怠惰で自室に閉居しがちとなる．周囲の人との感情的疎通性に乏しく孤立し，無関心，鈍感であったり，動機不明の突飛な行動や自分勝手な行動を起こしたりする．無為，閉居，徘徊，突発的な家出あるいは家人への乱暴などである．

生活態度の類型としては，①受動型，②能動型に分けられる．受動型は生活の変化や拡大を求めず，与えられた生活の場のなかで，人まかせに生活していく．能動型では現状に常に不満をもち，自分に適した環境や職場を求めて転々とするが安住の場所がない．

b. 表情，振る舞い

発病初期には不安，緊迫感に満ちた硬い表情，おびえ，困惑，警戒などを示すことが多い．表面的で深みのない空笑を浮かべたり，眉をひそめたり（しかめ顔），口をとがらしたり（とがり口）することがある．不安緊迫感の強いときには瞳孔散大を伴う．

振る舞い，姿勢は円滑さを欠いてぎこちなく，不自然である．常同症，カタレプシー，衒奇，拒絶症，衝動行為，興奮，昏迷など緊張症状群がみられることがある．

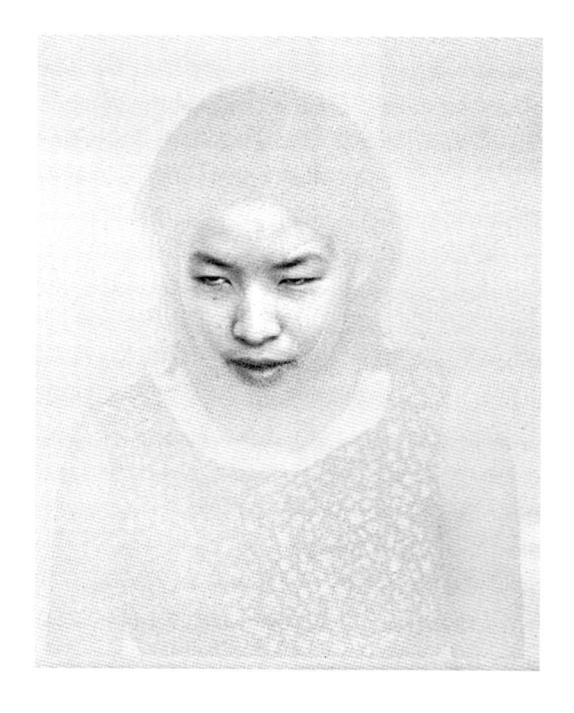

図 2-34 統合失調症者の硬い表情
プレコクス感を感ずる．

統合失調症者との出会いにあたって受ける一種独特な感じをプレコクス感 Praecoxgefühl（Rümke, H.C.）という（図2-34）．表情や振る舞いから受ける感情接触性の異常感である．

生活態度，表情，行動の変化に周囲の人が気づいて本人に問いただしても，おざなりの素気ない返事しか返らないことが多い．

c．談話

思路（思考形式）の異常が示される．このうち連合弛緩は，患者の話を長く聞いていると話の一貫しないことがわかる程度のものから，談話の各節のつながりがなく，何を話そうとしているのかわからない支離滅裂の程度まである．単語の無意味な羅列を言葉のサラダという．思考途絶があれば話していて急に黙りこんでしまう．その他，無言症，独語，言語新作などがある．

文章や絵画，彫刻などの作品に異常性が示されることが多い．

d．末期症状

無感情 Apathie となり喜怒哀楽を示さず，自己の現在，将来，家族のこと，他人のことに対して無関心となり，終日何もしないでも退屈さえ訴えない無為 Abulie となる．何かしようという自発性もなく，寒さ暑さ，不潔さに対しても平然としている．これが人格荒廃状態あるいは欠陥状態である．近年の治療法によって，高度な人格荒廃状態は少なくなっている．

2．主観的体験の異常

a．感情障害

感情疎通性の減退：感情疎通性は感情的接触性ともいう．対人関係において自然な感情の交流感がない．親しみが湧かず，心と心が融け合わない．これを自覚的に強く感じる場合と，ほとんど自覚しない場合とがある．

感情鈍麻：周囲の事柄に無関心となり，生き生きした感情の発露がなく平板化する．しかし，感情鈍麻の状態でも，ときとして異常に繊細，敏感な感情を示すことがあり，鈍感と敏感との混在が統合失調症の感情障害の1つの特徴である．感情に深みがなく，表在性の感情の高揚が加味されて，わざとらしく媚びるような状態を児戯性という．

感情不調和：刺激に対して不釣り合いの強い情動が起こり，異常に緊張，興奮したり，あるいは，思考内容にそぐわない感情が起こる．たとえば，脅かされると話しながら，表情はにやにや笑っているなど．動機不明なびまん性不安を感ずることも多い．

感情両価性：相反する感情が同時に起こる．愛と憎しみ，依存と敵意などが分化しないまま同時に存在する．

b．意欲障害

自分のうちから湧き起こるような活動欲がなく，自発性が減退する．仕事をしようとしても余分な努力を必要とする．これが強くなれば無為となり，茫然として日を送るようになる．

活動性減退は感情障害と結び合って，統合失調症の人格障害，生活態度を特徴づけるもととなる．エネルギー源の涸渇（Rümke），力動的空虚化（Janzarik），エネルギー・ポテンシャルの減弱（Conrad）

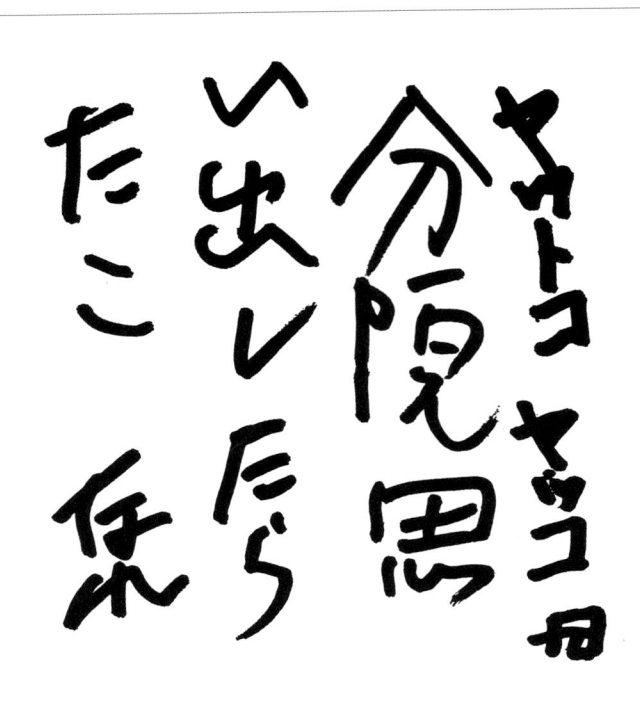

図 2-35 統合失調症者のメモ
〔患者の説明〕ヤットコ，ヤットコという歌をテレビで聞いた．「ヤ」とは槍を意味する．以前入院していた分院で，彼女を槍で突きさしたいと言っていたことを思い出させるために歌ってくれた．「コ」とはひかえめになれということである．槍で突きさすような思い上がったことをしないように諭してくれたのだ．

などとよばれる．

c．思考障害

a) **思路の障害**：連合弛緩があり，話のまとまりが悪く，自覚的にも考えがまとまらないと感ずる．程度が強いと滅裂思考である．思考途絶があるとき，患者の体験として，考えていると急に頭のなかが空っぽになるとか，あるいは，考えが何者かに抜き取られる（思考奪取）と感じる．

b) **概念の変化**：概念のもつ普遍性が失われ，自分勝手に変えた概念を用いたり（概念崩壊），独自な象徴としての意味をもたせたりする．たとえば，「母は女である．だからすべての女性は私の母である」など．言語新作では，いくつかの概念が1つの語に圧縮されることが多い．

c) **妄想**：統合失調症の妄想は一次妄想が特徴的である．すなわち，心理的に了解不能な起こり方を示す．もちろん，統合失調症にも不安，抑うつ，幻覚などの症状から二次的に生ずる二次妄想もある．一次妄想には妄想気分，妄想知覚，妄想着想が区別される．

① **妄想気分 Wahnstimmung**：何かただならぬことが起こっているという不気味な気分が原発性に起こる．何となく特別な意味がありそうだ，おかしいぞと感ずるが，その意味はわからず不安で

あり，強い困惑感を起こす．もう少しまとまった体験としては，周囲の事物や出来事にすべて特別の意味があると感じられる異常意味意識 abnormes Bedeutungsbewußtsein（Jaspers），世界の根本的変化の感じ（世界没落体験 Weltuntergangserlebnis）とか，自分だけが周囲から絶縁されてしまった感じ（疎隔感 Entfremdungsgefühl）などがある．

② **妄想知覚** Wahnwahrnehmung：多くは妄想気分に引き続いて起こる．異常意味意識のもとで患者が知覚した日常の現象から直ちに妄想的な意味を生ずる．たとえば，医師の白衣に小さな血痕があるのをみて，自分が殺される運命にあることを悟り確信するなど．統合失調症に特有な症状とされる．

③ **妄想着想** Wahneinfall：妄想が1つの着想として突然に浮かぶことであり，知覚とは関係がない．

一次妄想に二次妄想が加わることもある．妄想は強まったり，弱まったりして消長する．妄想に次々に新しい内容が加わって強固に体系化したものを妄想体系，あるいは妄想構築という．

妄想の内容：妄想の内容は多彩であるが，最も多いのは**被害妄想**（迫害妄想）であり，とくに対人関係における被害妄想である．周囲の出来事がすべて自分に関係があるとする**関係妄想**も多い．話し声を悪口と聞き，テレビは自分のことを放送するなど．皆が自分の行動を観察しているという注察妄想，身体の調子が悪いのは食物に毒が入っているからだという被毒妄想もある．統合失調症に頻発する思考察知，思考伝播，作為体験などは後述するように，わが国では自我意識障害に属するものとされるが，英米圏では現実生活では起こらないような奇異な内容の妄想とされる．

被害妄想の系列よりはまれであるが，誇大妄想もある．救世主である（宗教妄想），高貴な血統である（血統妄想），異性が自分に恋愛して困る（恋愛妄想）など．

妄想的確信度が弱く，半信半疑だがやはりそう感じられるといった程度のものは妄想概念（念慮）という．被害念慮，関係念慮など．

d. 幻　覚

幻聴：幻覚のうちで最も頻度の高いのは幻聴であり，しかも物音のような要素性幻聴ではなく，人の声として聞こえる（幻声）．誰の声かわかることもあればわからないこともある．内容は被害的なものが多く，悪口，批判，命令，脅迫などである．「口をきいたら殺されるぞ」という幻聴に従って全く無言であったり，声の命ずるままに行動が突発することがある．

幻聴は自我意識障害と密接に関係する．幻聴と頭の中で対話する．自分の行動に伴って，それを注釈したり，禁止・命令する声が聞こえる．たとえば，食事をとろうとすると「いま食べようとしている」と聞こえたり，便所へ行こうとすると「行くな」と聞こえたりする．また，自分の考えがそのまま声となって聞こえたりする（思考化声）．

幻聴は明らかに外界の声として聞こえる場合もあるが，頭の中，あるいはお腹から聞こえるなどさまざまである．お腹から聞こえるなどの域外幻覚では，何かの器械を身体に埋めこまれたという妄想に結びつきやすい．声の知覚的要素が鮮明でなく，表象に近い性質をもつことも多く，これは偽幻覚である．

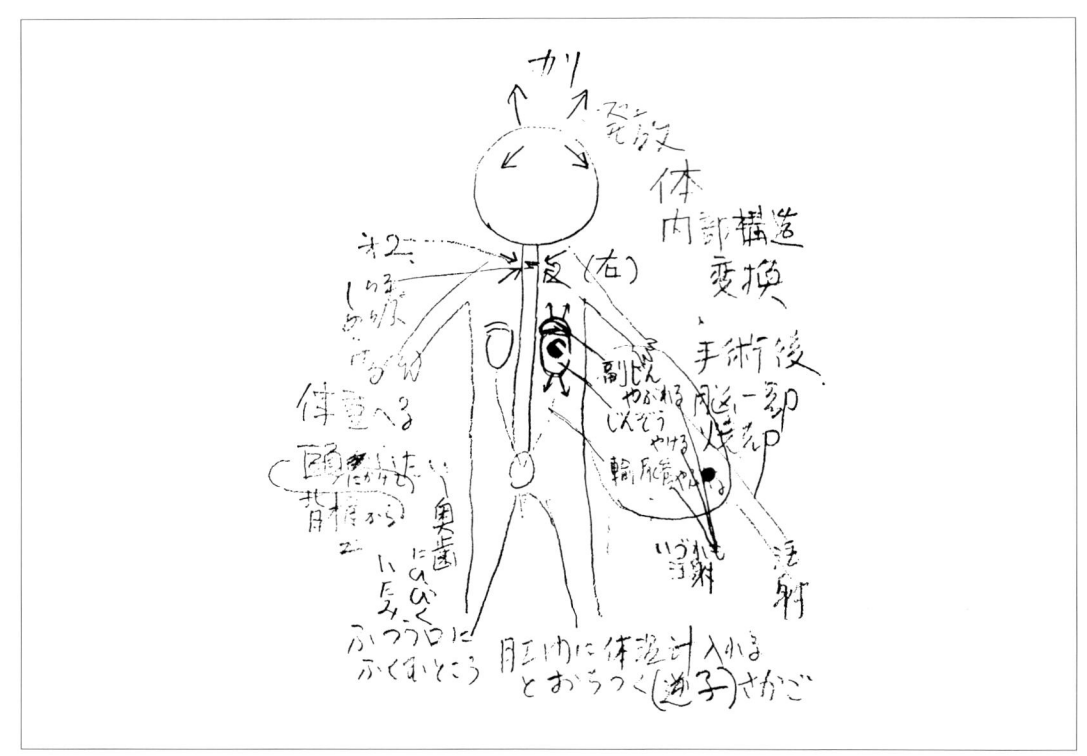

図 2-36　妄想型統合失調症者が自己の身体に加えられた不当な医療行為に，いかに苦しんでいるかを示した図
〔患者の説明〕頭には青酸カリを埋め込まれ考えが発散する．手術によって脳の一部は焼却された．注射によって副腎は破れ，腎臓は焼け，輸尿管は破れた．体内部構造が上下逆転し逆子にされているため，普通口に含むところの体温計を肛門に入れると落ち着く．第 2 頸椎のところで呼吸はしめつけられる．

体感異常と体感幻覚：体感異常 cenesthesia とは身体の異常感覚であり，形容しがたい苦痛として訴えられることが多い．頭の真中に刺すような燃えるような痛みがあるとか，背中とか腕とかが突っ張るとか引っ張られる感じなど．体感幻覚は体感異常と連続的につながるものであるが，体感異常よりもはっきりと被害的意味づけをもって知覚されることが多い．たとえば，心臓をえぐられるのをありありと感じるとか，身体にびりびり電気をかけられるとか，陰部にいたずらされるなどである．

その他，幻視，幻嗅，幻味もあるがまれである．

e．自我意識障害（自我障害）

自己に所属する体験である考えや感じ方が変化して，自己所属感を失ったり，自己以外の何ものかによって影響されたり，操られたりする体験である．このうち**離人体験**（総論：**58 頁**参照）は統合失調症を含めてさまざまな状態で起こりうるが，その他の自我障害は統合失調症に特異的なもの

が多く，重要な症状である．

　自我漏洩体験：自分の考えを他人に読みとられる（思考察知），考えただけで周囲に伝わってしまう（思考伝播）ので秘密が保てないなどの体験の異常はしばしば認められる．

　作為体験：自己の能動性意識が薄れ，自分が考え，感じ，行動するのでなく，自分以外の何者かによって影響され（被影響体験），操られる（作為体験）と意識することである．思考の領域に起これば作為思考である．自分の考えがいちいち干渉されるのを思考干渉，考えが外から吹き込まれるのを思考吹入，考えが抜き取られて頭がからっぽになるのを思考奪取という．思考奪取は思考途絶の自覚的体験として起こる．

　作為体験は感情や意欲の領域にも起こる．

f．病　識

　統合失調症では病識はないか，希薄である．初期の妄想気分の状態では，自己あるいは外界の変化に困惑する．また，幻覚・妄想などを苦痛とすることはしばしばあるが，これらを病的現象とは感じず，真に実在するものと感じる．寛解に至ると病識が生じてくる．

3．その他の症状

　記憶，見当識，知能などは本質的には損なわれない．妄想による追想の誤り（妄想追想）とか，無関心であったり妄想あるいは興奮による見当識の誤り，無関心，無為などによって知能を適当に使わないなどのことはある．

　意識障害もきたさないのが普通である．ただ，急性興奮の際に軽度の意識障害の有無が問題になる例があり，このような例では急性症状の期間の部分健忘がある．急性期症状として夢幻様状態を呈するものを夢幻精神病 oneirophrenia とよぶことがある．

4．身体所見

　特有な身体所見はない．不安，緊張，興奮に伴う自律神経症状（瞳孔散大，頻脈，発汗など）がある．このような症状の際，血清クレアチンキナーゼの一過性上昇を認める．脳波所見に特定の変化は認めない．

5．基本症状

　統合失調症の多彩な精神症状のうち，とくに重要な症状は何かということについてさまざまな議論がある．Bleuler, E. は精神症状を2群に分け，① 基本症状と，② 副症状とした．基本症状は統合失調症のすべてに多少なりとも必ず認められる症状であり，副症状は症例により，また経過によって出没するような症状である．しかし，副症状が著明なときには基本症状がおおわれて認めにくいことがある．

> 　Bleuler はまた，病的機転の直接的現れを一次症状，病的機転から反応性に形成されたものを二次症状とした．一次症状には連合弛緩をあげ，その他の多くの症状は二次症状と考えた．

● Bleuler の基本症状（Bleuler の 4 つの A）

① **連合弛緩** loosening of association, Assoziationslockerung：思路の進み方にまとまりが乏しく，無意味，非論理的な連想が起こる．強くなると滅裂思考．

② **自閉** autism, Autismus：自分だけの内的世界に閉じこもり，現実から遊離し，周囲との接触を失う．そのため思考は現実性を欠き，自己の願望充足に適当な白日夢，空想世界に沈潜するようになる．

③ **感情障害** affect disturbance, Störung der Affektivität：感情鈍麻，平板化，無関心とか，感情不調和，すなわち思考内容と情動反応が不釣り合いであったり，感情易変性などである．

④ **両価性** ambivalence, Ambivalenz：互いに相反する感情，願望，思考などが同時に起こる．同一対象に対して，愛と憎しみ，依存と攻撃が起こるなど．

以上のうち Bleuler は連合弛緩をとくに重視したが，現在ではこれを**認知障害**として強調されている．その後の研究者には Bleuler の導入した概念である自閉を重視する人もある．Minkowski, O. (1858〜1931) は「現実との生ける接触の喪失」を基本症状とした．その他，Stransky, E. は精神内失調 intrapsychische Ataxie を，Berze, J. は心的能動性の緊張低下を，Weygandt, W. は統覚的衰弱 apperzeptive Schwächung をあげている．統合失調症にほぼ共通的に認められる自閉が基本障害の現れであるのか，あるいは認知や感情における統制の欠如や過敏性の代償過度 overcompensation であるのかわからない．

Bleuler のあげた副症状には，妄想，幻覚，行為や言語の異常，緊張症状群などがある．

6. 陽性症状と陰性症状ならびに解体症状

最近，統合失調症の症状を陽性症状と陰性症状に群別することがよく行われている．

陽性症状：幻覚，妄想，滅裂思考など，病的な顕性症状をいう．まとまりのない思考（滅裂思考）や行動，不適切な感情などは**解体症状**という．急性期症状として一過性に増悪することが多く，抗精神病薬が奏効しやすい症状である．

陰性症状：感情の鈍麻・平板化，思考の貧困（会話の量も内容も乏しい），意欲や発動性の欠如，快感消失 anhedonia，注意障害，社会的ひきこもりなど，正常機能の低下の症状である．慢性症状として持続することが多く，抗精神病薬が効きにくい．

> Crow, T. J. は統合失調症を次の 2 型に分けた．I 型は急性発症し，陽性症状を主とし，寛解時には社会的機能が良好であり，抗精神病薬によく反応し，脳のドーパミン過活動との関係が推定されるものである．これに対して，II 型は潜行性に発症し，陰性症状を主とし，予後不良であり，抗精神病薬への反応性が悪く，脳の器質性変化が推定されるとした．

7. 症状の次元的モデル

統合失調症では臨床的な不均質性があり，症状の基礎となる病態生理学的過程や治療反応性に相違があるので，構成する個々の次元について，現在（すなわち過去 6 カ月間）とか生涯経過について

その重症度を，存在しない，軽度，明らかに存在する，というように評価する方式である．次元別は次のようである．

① 精神病性次元(幻覚・妄想の存在)
② 解体性次元(解体した会話，解体した行動，不適切感情の存在)
③ 陰性次元(思考内容貧困，感情平板化，意欲鈍麻の存在)

これら3次元の重症度は個人によってさまざまに組み合わさっている．したがって，症状のカテゴリーとしてではなく，次元として強さの程度を評価する．なお，より詳細には，症状面では気分（躁/うつ），不安(不安/強迫)，衝動制御を，経過としてエピソード性と持続性を追加の次元とする．

E　病型

統合失調症のさまざまな症状の組み合わせによってほぼ共通した症状群を示すものを区別して病型とする．病型分類は症例によっては困難であったり，また経過のうちに病型の変化をきたすこともある．一般的に**妄想型，破瓜型，緊張型**の3型に分けるが，ここではICD-10分類に従って9型に分ける．**表2-26**にICD-10とDSM-IV-TRの分類を対照して示した．

一般的な3型の選択方針としては，① 顕著な緊張病症状があれば，これを最優先して他の症状があっても緊張型とする．② 次に解体しまとまらない言動とか，感情の平板化や不適切が目立てば破瓜型とする．③ 緊張型，破瓜型でなく妄想，幻覚が目立つものを妄想型とするのが普通である．

1．妄想型 paranoid schizophrenia

妄想，幻覚を主症状とする型である．発病年齢は一般に破瓜型よりも遅く，20歳代後半から以後が多い．比較的恒常的な妄想をもち，幻覚，とくに幻聴を伴うことが多い．思考化声，思考伝播，作為体験などを認める．妄想は被害-関係妄想が最も普通であるが，誇大-宗教-血統-嫉妬妄想など

表2-26　統合失調症の分類—ICD-10とDSM-IV-TR

ICD-10		DSM-IV-TR	
F20　統合失調症(精神分裂病)		295　統合失調症	
F20.0	妄想型	295.3	妄想型
F20.1	破瓜型	295.1	解体型
F20.2	緊張型	295.2	緊張型
F20.3	鑑別不能型	295.9	鑑別不能型
F20.4	統合失調症後抑うつ		
F20.5	残遺型	295.6	残遺型
F20.6	単純型		
F20.8	その他		
F20.9	特定不能		

もある．感情-意欲障害，行動の乱れなどの程度は症例と経過によって異なるが比較的軽い．経過は急性，慢性いずれもある．統合失調症のうち最も普通にみられる型である．長年月を経ても人格崩壊のきわめて少ないものをパラフレニーとよぶことがある．45歳以後に初発する幻覚妄想状態を晩発性統合失調症 Spät-Schizophrenie とする説と，退行期パラフレニー involutional paraphrenia として別に扱う説とある．

2．破瓜型 hebephrenic schizophrenia（**解体型** disorganized type）

感情変化が著明で，感情浅薄，不調和である．閉居，孤立しがちで，無目的な徘徊，衝動行為もみられる．空笑，児戯性，衒奇，きまぐれ行為，滅裂思考などがしばしばある．幻覚，妄想は浮動性に出没する．若年発症（15～25歳）し，陰性症状が進行し，慢性経過をとりやすい．

DSM-Ⅳでは，滅裂思考や連合弛緩，まとまらない行動，感情の平板化や不適切などの特徴から，**解体型** disorganized type と名づけている．

3．緊張型 catatonic schizophrenia

精神運動障害の著明な型である．緊張病性興奮あるいは緊張病性昏迷を示す．発病は急性発症の形をとりやすい．

緊張病性興奮 catatonic excitement：極端な多動であり，周囲の状況に無関係に，大声でわめいたり暴れたり，衝動的に器物を破壊したり，自分の身体を傷つけたり（自傷行為）する．常同症，拒絶症，命令自動，反響行為などが起こる．

緊張病性昏迷 catatonic stupor：極端な無動，無言状態である．拒絶症，拒食，常同姿勢，カタレプシーなどがしばしばみられる．昏迷状態では一見周囲の状況を認知しないようであるが，昏迷が解けたあとに尋ねるとその間のことがよくわかっている．

興奮と昏迷が急速に交代することがある．抑うつ，あるいは躁性の色彩をもつこともある．精神運動障害の背後に，強い不安緊張感，妄想，幻覚などを認めることも多い．

緊張症状は比較的急速におさまるが，再発傾向が強く，再発を繰り返すうちに荒廃状態に至るものがある．まれに慢性緊張型がある．

急性致死性緊張病 akute tödliche Katatonie（Stauder）：急激な発病，激烈な運動興奮に引き続いて発熱，意識混濁をきたし，生命に危険を生ずる型である．抗精神病薬は有害で電気けいれん療法が奏効する場合がある．

4．鑑別不能型 undifferentiated schizophrenia（複合型）

妄想型，破瓜型，緊張型などの諸特徴を示し，それぞれの型に分類できないもの．

5．統合失調症後抑うつ（精神病後抑うつ）post-schizophrenic depression（post-psychotic depression）

統合失調症状が軽快あるいは消退したあと，ある期間にわたって抑うつ状態が持続するものである．残存する統合失調症状としては，陽性症状のことも陰性症状のこともありうるが，陰性症状のほうが多い．抑うつ気分と疲労感，あるいは焦燥を伴う無気力状態を示し，自殺企図もある．統合失調症の自然経過であるのか，精神病を経験したことへの心理的反応であるのか，抗精神病薬の作用も関与しているのか決定しにくい状態である．

6．残遺型 residual schizophrenia

統合失調症の急性期症状は消退し，感情平板化，思考のまとまりの悪さ，活動性の鈍さなどの陰性症状が持続する状態である．必ずしも不可逆的とはかぎらない．

7．単純型 simple schizophrenia

自閉，感情鈍麻，活動性低下が徐々に起こり，慢性経過する．幻覚，妄想は示さない．まれな病型である．人によっては破瓜型に含める．また，DSM-Ⅳ-TR の統合失調質人格障害 schizoid personality disorder と区別しにくい状態である．

8．その他 other schizophrenia

以上の諸型に該当しない特定の型である．
　小児統合失調症：思春期以前に発病するもので，早いものは8歳ぐらいから発病する．ひきこもりと，ひきこもりが妨げられたときの興奮，白日夢，奇異な行動などが目立つ．発病が思春期に近づくほど，成人型の統合失調症に近くなる．
　非定型統合失調症：急性に発病し，周期的あるいは挿間性の経過をとり，予後がよく人格欠損を示さないものをいう（後述）．
　接枝統合失調症 Pfropfschizophrenie：精神遅滞のうえに統合失調症が加わったものである．破瓜型を示すことが多い．
　体感症性統合失調症 cenesthopathic schizophrenia（Huber）：身体各部の異常感覚（痛み，しびれ，不快感など）を持続的に訴え，一般に無力性と過敏性の混合した状態である．

9．特定不能 unspecified schizophrenia

以上の諸型にどうしても分類できないものに，例外的に用いられる．

　DSM-Ⅳ-TR の分類は，妄想型，解体型，緊張型，鑑別不能型，残遺型である．

F　発病と経過

発病前に長短さまざまな前駆症状を自覚することがある．他人からは気づかれないが，考えがまとまりにくい，能率が上がらない，頭がぼんやりする，身体違和感があって心気的となる．神経症と鑑別しにくい状態である．このような前駆症状のあと，あるいは突然に，不安緊迫感，妄想気分が起こり，何かが起こったに違いないと感ずるが，それが何であるかわからず困惑する．この段階では病感がある．

この初期の混乱のうちに，明らかな悪口を幻聴し，偶然的に見たものや聞いたものから妄想知覚の形，あるいは妄想着想の形で妄想が結実する．こうなると病識は欠如し，自己の病的体験を真実に存在するものと考える．

世の中のすべての事象は自分を中心にまわっているように感じられる．道を歩いても人はみな自分をみつめている．人のささやきはすべて自分に対する悪口であり非難である．部屋に取り付けてある空調器の点滅は自分の考えを支配する器械であるなど，このような幻覚や妄想が統合失調症の全経過を通じて全く認められない症例はきわめてまれである．

一方では，自覚症状に乏しく，怠惰，不精，無関心など生活態度の変化から周囲の人に気づかれる例もある．

統合失調症の発病後の経過を Bleuler, M. は，単純経過と波状経過とその他に分けている（図 2-37）．現在最も多いのは波状・治癒型，波状・欠陥型，ついで慢性・欠陥型である．高度な人格荒廃に至る割合は減少したが，上述の残遺型，ならびに再発を繰り返し頻回の入院を必要とする症例を合わせると約半数に達する．

再発の契機として知られているものは，抗精神病薬の維持量を服薬中の患者が薬物を中断することである．その他，些細なストレスや環境変化が再発を起こす．家族が感情表現をあらわにし，患者に対して批判的である場合（high expressed emotion）には再発が多いといわれる．

亜型別の予後では，破瓜型と単純型は予後不良のものが多い．妄想型の一部は慢性経過をとる．波状経過をとりやすいのは緊張型ならびに妄想型の多数例である．

予後を左右する因子：一般に，急性に発症したものは，緩徐に発症したものより予後がよい．発症に精神的あるいは身体的誘因が明らかに関与したものは，誘因のないものより予後がよい．急性に発症したもののうち，幻覚妄想のような陽性症状を主症状とし，感情障害，認知障害や陰性症状が著明でないもののほうが予後がよい．

病前性格として，統合失調気質が著明なものは予後が悪く，性格偏奇の認められなかったものは予後がよい．

統合失調症を経過によって分類し，慢性進行性経過をとるものを過程統合失調症 process schizophrenia，良性経過をとるものを反応性統合失調症 reactive schizophrenia，あるいは統合失調症様精神病 schizophreniform psychosis とする人がある（Langfeld, G., 1958）．

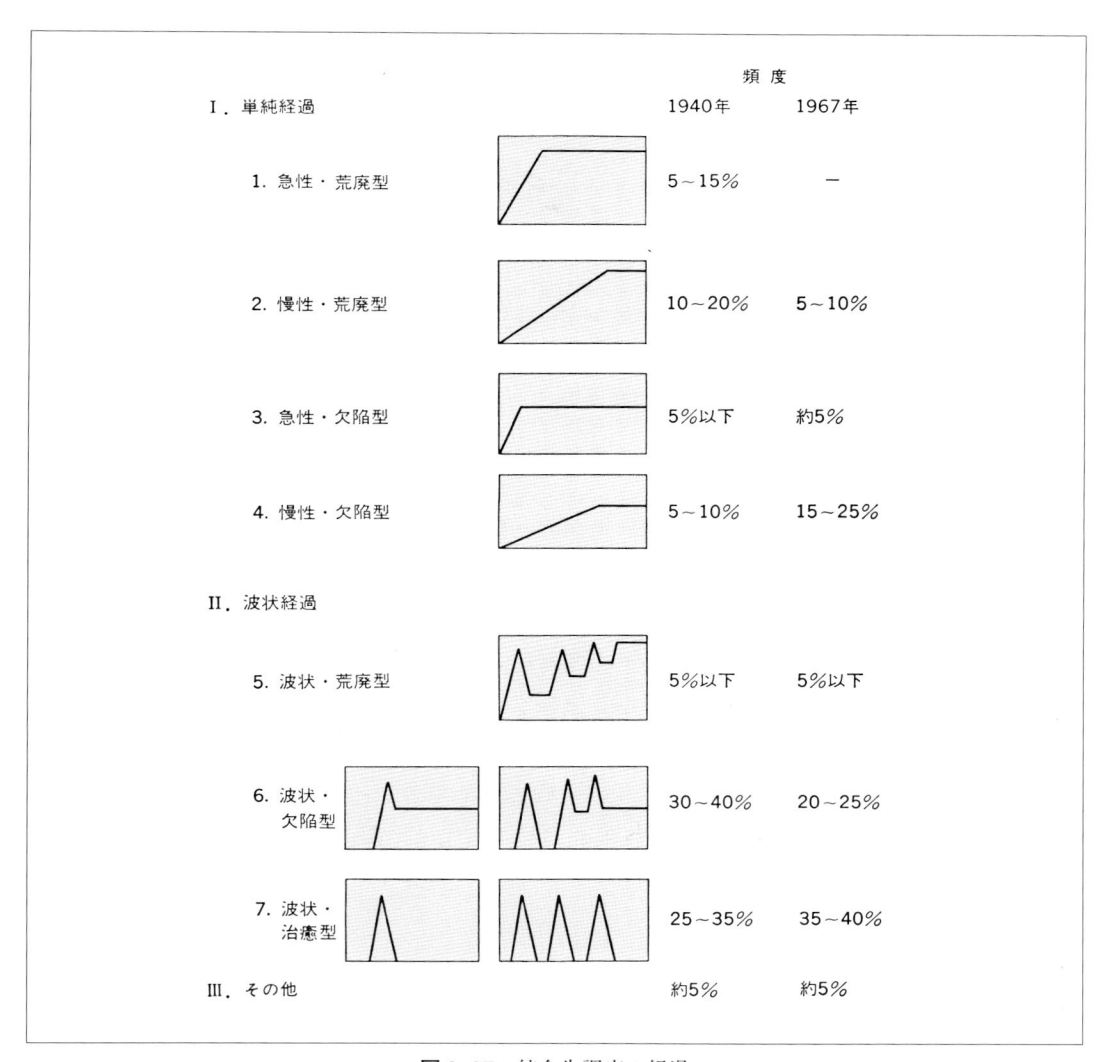

			頻度	
			1940年	1967年
Ⅰ. 単純経過				
	1. 急性・荒廃型		5～15%	—
	2. 慢性・荒廃型		10～20%	5～10%
	3. 急性・欠陥型		5%以下	約5%
	4. 慢性・欠陥型		5～10%	15～25%
Ⅱ. 波状経過				
	5. 波状・荒廃型		5%以下	5%以下
	6. 波状・欠陥型		30～40%	20～25%
	7. 波状・治癒型		25～35%	35～40%
Ⅲ. その他			約5%	約5%

図2-37 統合失調症の経過
（Bleuler, M. : Lehrbuch der Psychiatrie. Springer, Berlin, 1975 より）

寛解と軽快：① 寛解とは症状が完全になくなって病前の状態に戻ることである．病的症状に対する病識をもつようになる．病的症状がほとんどないが，なおわずかに異常を残しているときには不完全寛解という．原因を取り除き去れば治癒であるが，統合失調症ではこれは現段階で不可能であり，症状の消退を寛解という．② 軽快とは病的症状を残存して改善した状態である．残遺状態には感情の平板化，意欲減退，思路のまとまりが悪い，あまり深刻でない妄想や幻覚がわずかにあるといった状態が多い．

現在の治療法による予後は，寛解率20～30％，不完全寛解と軽快を合わせると60～70％，不変あるいは進行性増悪は10％以下である．すなわち，多少の欠陥はあっても保護された環境のもとでは社会適応の可能な例が大多数を占める．

G 診断

特異的身体所見はないので，精神症状によって診断する．定型例についての診断は困難ではない．

1．生活史

生活史のうえで，ある時期から生活態度が変化したかどうかが重要である．思春期以後の好発年齢の時期に変わってきたことでわかることが多い．

2．症状

Schneider, K.の第1級症状が重要である．これは，統合失調症に高頻度に認められる重要な症状であって，これらの症状の2, 3が確実に存在し，しかもこれが身体疾患の随伴症状でないことが明らかなときには統合失調症と診断しうるものである．

● Schneider, K.の第1級症状
　① 思考化声
　② 話しかけと答えの形の声の幻聴
　③ 自己の行為を注釈する声の幻聴
　④ 身体的被影響体験
　⑤ 思考奪取と思考干渉
　⑥ 思考伝播
　⑦ 妄想知覚
　⑧ 感情・意欲の領域における被影響体験や作為体験

なお，第2級症状には，その他の妄覚，妄想着想，抑うつ性および上機嫌性気分変調，感情貧困化などがある．これらは診断的価値の低い症状である．第1級症状の特徴は人の声の幻聴が自己の思考と何らかの直接的関連をもつこと，自我意識の障害のうち自分以外の何かによって影響され，あやつられるとともに，自分の内なる考えが外に洩れ出てしまう（思考伝播）など，自我境界（ego-boundary）の障害をあげた点である．

統合失調症の診断は各国，各学派によって多少異なるところがある（**図2-38**）．ICDは国際的にこの統一化を目指している．

ICD-10では，Schneider, K.の第1級症状に属する症状や，奇異な妄想のうちで，宗教的，政治的な身分，あるいは超人的な力や能力（たとえば天候をコントロールできるとか別世界の宇宙人と交信しているといったもの）に関する持続的妄想のうちの1, 2が明らかに存在することが診断的に重視されている．ほかに診断的に価値ある症状として，持続的な幻覚，思考途絶や滅裂思考などの思考障害，緊張病性症状，無気力で会話の貧困，感情の鈍麻や不適切のような陰性症状，無関心，無

図2-38 統合失調症の診断範囲
A，B，C：各国，各学派の統合失調症の診断範囲
S：共通する統合失調症診断範囲

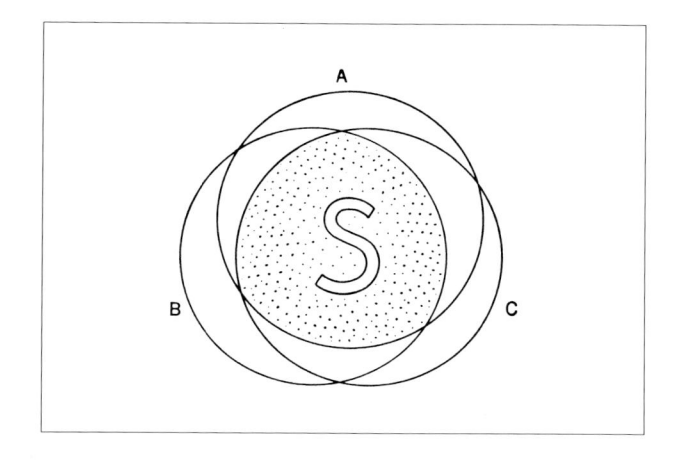

為，自分のことだけに没頭した態度や，社会的ひきこもりのような生活の質の著明な変化などをあげている．

そして，統合失調症と診断するためには，上記のような症状のいくつかが1カ月以上の期間持続することを確かめる．統合失調症の診断条件を満たす症状があっても，持続期間が1カ月以内の場合は，まず急性統合失調症様精神病性障害と診断しておき，症状が長く続くならば統合失調症と診断を変更することにしている．

3. 患者から受ける印象

患者と接したときに受ける特有な印象である．プレコクス感Praecoxgefühlなどとよばれる．表情の硬さ，冷たさ，態度のぎこちなさ，感情疎通性の減退，何を考えているのかうかがいしれない感じなどである．統合失調症の人格全般に及ぶ障害から受ける総合的な感じである．

● 鑑別診断

① **器質精神病，症状精神病，中毒精神病**：とくにこれらによる幻覚妄想状態との鑑別を要する．身体所見，検査所見，意識障害の有無に注意する．amphetamine, methamphetamine中毒で統合失調症の幻覚妄想状態と区別困難なものがある．てんかん，とくに側頭葉てんかんで統合失調症様状態を呈することがある．

② **神経症**：心気症，体感症，恐怖症，強迫症状，離人症などは統合失調症にも神経症にもみられる症状である．とくに初期には鑑別が困難なことがある．感情疎通性の障害，人格障害の有無に注意する．神経症ではこれらは障害されない．

③ **躁うつ病**：躁うつ病では病相に周期性があることと欠陥を残さないことが特徴である．また幻覚は一般的に認められず，妄想は感情障害から心理的に了解できる内容をもつことが多い．

うつ病では抑うつ気分の持続が長く，自責的であり，早朝覚醒，症状の日内変動を示すのに対して，統合失調症では気分易変性で，被害的であり，規則的な日内変動はない．統合失調症後抑うつでは，抑うつ状態が明らかな統合失調症状態から引き続いたことで鑑別する．

躁病性興奮は気分爽快，活発，作業心迫であるのに対して，統合失調症の興奮，とくに緊張病性興奮では，まとまりのない運動亢進（運動心迫），衝動行為，拒絶的，常同的，衒奇的である．

④ **人格障害**：単純型統合失調症と統合失調質人格障害，あるいは軽症の統合失調症と統合失調型障害との鑑別については，統合失調症の診断基準の設定の仕方で変わるような問題である．一般的には，生活史における屈折 Abknickung，すなわち生活態度がある時期から変化したものは統合失調症が考えられる．

H 治療

抗精神病薬による薬物療法が基本であり，これに生活指導，精神療法，地域ケアを加え，リハビリテーションをめざす．すなわち，① 精神病症状と機能障害 impairment の治療，② 再発の防止，③ 社会的および職業的な活動制限 activity limitation と参加制限 participation restriction の軽減をめざす．

1. 身体的療法

a. 薬物療法

抗精神病薬を用いる．薬物によって鎮静作用と抗幻覚・妄想作用の強さの組み合わせが多少異なるので，症例によってある程度使い分けられる．鎮静作用が強いのはフェノチアジン系のchlorpromazine や levomepromazine，抗幻覚・妄想作用が強いのはブチロフェノン系の haloperidol である．これら従来から用いられてきた薬（従来薬）では，抗幻覚・妄想作用が強い薬物は錐体外路系副作用もまた強いという関係がある．また，認知障害や陰性症状は改善しないか，むしろ増強することさえある．近年，これらの副作用がないか，軽い薬物が数種開発されてきた．従来薬を定型抗精神病薬とよび，新規薬を非定型抗精神病薬とよぶ．認知・陰性症状は生活の質（QOL）の低下の重要な因子となることから，近来，非定型薬を第一選択として用いることが多くなっている．急性期，症状増悪期には適正治療量投与，症状軽快後は少量維持療法を行う．

抗精神病薬によって急性期症状は比較的短期間に消退し，維持療法によって再発を防ぐことが可能である（図2-39）．維持薬物の中断によって高頻度の再発を認める．維持量を規則的に服用し，症状増悪の兆しがあれば速やかに用量を増加することが統合失調症の長期治療の要諦である．ところが服薬はしばしば不規則となりがちであり，症状増悪に際して患者が服薬を拒否することが多いために，頻回の入退院を繰り返す現象（回転ドア現象）が認められる．

一方，抗精神病薬，とくに定型薬は副作用の多い薬物であるので注意が必要である．とくに悪性症候群は生命に危険がある．また，長期治療で発症する遅発性ジスキネジアや遅発性ジストニアは，いったん発症すると治癒困難である（抗精神病薬の項，363頁参照）．

b. 電気けいれん療法（ECT）（電気ショック療法），その他

抗精神病薬の奏効しない興奮，昏迷などに用いられる．しかし，効果の持続は短く再燃しやすい．

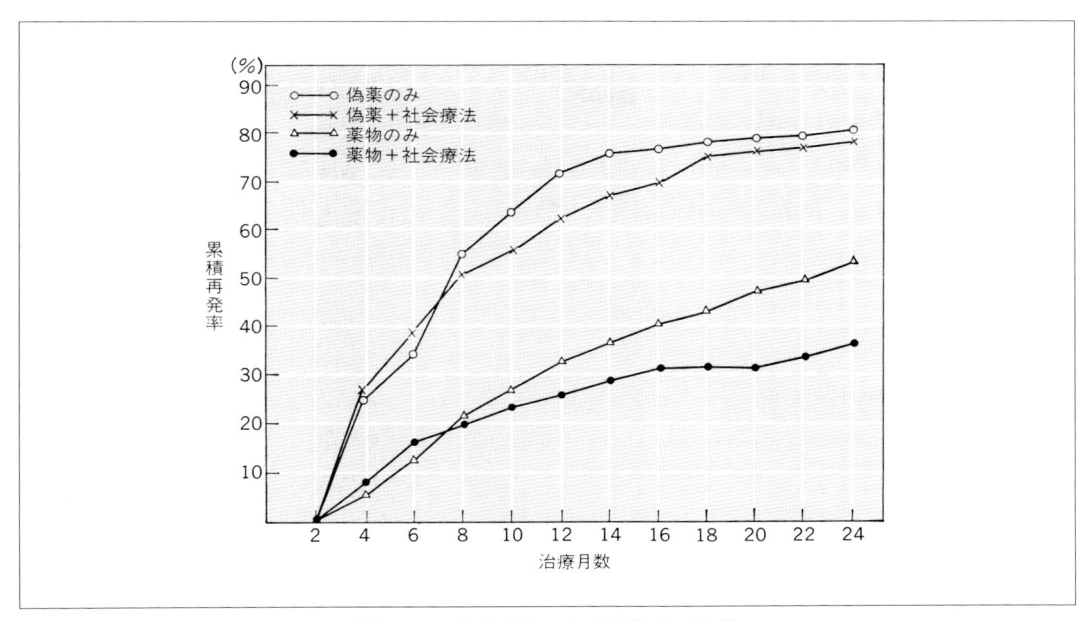

図 2-39 各治療法による再発率の比較
薬物維持療法の有効性を示す．薬物と社会療法を併用した場合，再発率は
最も少ない．
（Hogarty, G. E., et al. : Arch. Gen. Psychiatry 31 : 603-608, 1974 より）

その他のショック療法（インスリンショック療法，カルジアゾールけいれん療法）は現在は行われない．前頭葉切截術（ロボトミー）も過去のものとなった．

2．精神療法，作業療法，生活療法，生活技能訓練

　自我の統制力を強化し，ストレス耐性を増加させる方向に指導する．患者は何かの選択・決定を迫られるときに混乱しがちであるので，曖昧でない具体的指導が必要である．

　無為，閉居に対して活動性を増進させ，接触性を増す方向の生活指導，レクリエーション療法，作業療法を行う．これらを**生活療法**あるいは社会療法と総称する．

　生活技能訓練 social skills training（SST）では，日常生活における基本的な対人関係や諸問題への対応の仕方を，モデルを示しながら実習させる．

3．入院治療と外来治療ならびに地域医療

　入院治療を必要とする状態は，顕著な精神病症状のため家庭生活，社会生活が著しく障害されるか，病識欠如のため規則的服薬ができない場合である．症状が軽快すればできるだけ外来治療に切り換える．しかし，多くの患者は持続的治療の必要性を自覚しないために治療を中断して症状が悪化しがちであり，あるいは残遺状態のために社会復帰が困難である．治療継続のためには，外来診療の形のみでは不十分であり，家族の協力，地域内サービスを必要とする．患者と家族への病気の

性質と対応の仕方についての心理教育 psychoeducation が重要である．すなわち，病気は再発しやすく，薬物の持続を必要とすること，再発の要因と再発の初期症状に気づき，対処法を身につけること，生活態度の改善に向けて訓練することなどを教育する．

社会復帰の促進の目的でナイトホスピタル night hospital，デイケア day care，職業訓練，雇用促進，家庭への訪問指導など，さまざまな方法がとられる必要がある．このようにして，患者に可能な限り通常の社会生活が送れるような形で治療するのを，地域精神医療 community psychiatry という．

II．統合失調型障害 schizotypal disorder

DSM-IV-TR の統合失調型人格障害と同じものである．奇妙なつじつまの合わない行動や感情の異常から統合失調症的な印象を与えるが，確定的な統合失調症状を欠くものである．このために，ICD-10 では統合失調症亜型分類からは除かれた．関係念慮，被害念慮などがあっても妄想様観念の程度にとどまる．統合失調症者の血族に頻度高く認められ，統合失調症圏内疾患とされるものである．従来，潜伏統合失調症 latent schizophrenia，境界線統合失調症 borderline schizophrenia（境界例），偽神経症性統合失調症 pseudoneurotic schizophrenia（Hoch and Pollatin），偽精神病質性統合失調症 pseudopsychopathic schizophrenia，統合失調症の前駆症 prepsychotic or prodromal schizophrenia などとよばれたものを含む．

> 偽神経症性統合失調症は，①汎性不安 pananxiety，②汎性神経症 panneurosis（さまざまな神経症症状が共存すること），③性に対する混乱した態度 chaotic sexual attitude を三主徴とするもので，神経症症状が前景に立つが，その背後に統合失調症性の感情，意欲，思考障害が感じられるものである．
> 境界例にはこのほか離人症，自己臭恐怖（自分が臭いを発するために人が迷惑する），醜形恐怖（自分の顔，身体つきなどが醜いと確信し，そのために人の注意をひいたり，軽蔑されたりするという）などがある．自己臭恐怖，醜形恐怖などは思春期に頻発し，自分のなかのなにものかが，自分から漏れて他人に知られる，あるいは他人に影響を及ぼすということから，自我漏洩症候群 egorrhoe symptoms（藤縄）ともいう．統合失調症性自我障害に近いものと考えられる．これらの境界例では，自分の症状を苦痛として執拗に医療を求め，あるいは失望して自殺に及ぶことが多い．
> これに反して，偽精神病質性統合失調症は統合失調症と人格障害との境界線にあるものであり，自覚的訴えは乏しく，無責任，非行，怠惰，攻撃の傾向が目立つものである．
> 境界例については，人格障害の項（306頁）で再び述べる．

III．持続性妄想性障害 persistent delusional disorder

妄想が主症状であり，妄想以外の点では感情，意欲，思考などに障害がなく，まとまった人格を

表 2-27　慢性妄想を示す精神病

	妄想型統合失調症	パラフレニー	妄想症（パラノイア）
妄　想	+	+	+
幻　覚	+	+	−
統合失調症性思考障害	+	−	−
感情・意欲障害	+	−	−

保持する状態である．よくみられるのは被害妄想，嫉妬妄想，誇大妄想，心気妄想である．統合失調症との比較を**表 2-27**に示した．

A　妄想性障害あるいは妄想症（パラノイア）delusional disorder or paranoia

まれな慢性精神病である．理論的，系統的な妄想がしだいに発展し，確固不動の妄想体系をつくる．幻覚とか統合失調症性思考障害は認められず，妄想を除いては正常の人と区別がつかないが，妄想に固執して，あらゆる反対に積極的に立ち向かう．一般的な被害妄想が多いが，そのほか配偶者に対する執拗な嫉妬妄想，自分の権利が侵害されたとして訴訟を起こし賠償を要求する好訴的なもの（好訴妄想），種々の誇大妄想（発明妄想，血統妄想，宗教的誇大妄想），あるいは身体の機能異常や欠陥を訴える身体的妄想，心気妄想などがある．妄想の持続が少なくとも 3 カ月間はあるものをいう．

身体的妄想 somatic delusion には，自分が不快な臭いを発散するために人が迷惑するという自己臭妄想，自分の顔，身体つきなどが醜いと確信し，そのために人前にも出られないとする醜形妄想がある．これらは若年者に多く，妄想的確信度が低い場合は恐怖症とされ，軽い統合失調症性障害を伴うものは統合失調型障害とされる．また，皮膚に寄生虫がいて，這ったり刺したりするという皮膚寄生虫妄想がある．これは高齢者に多い．

B　その他の妄想性障害

関係・被害妄想，特別のやり方で扱われるなどの妄想を主症状とするが，統合失調症にも気分障害にも分類できない急性または慢性の精神病である．妄想はかなり固定し，複雑で，しかも系統的である．

① パラフレニー paraphrenia：妄想型精神病である．著明な幻覚を伴う．統合失調症性思考障害，接触性の障害などはなく，人格はよく保たれている．抑うつ，焦燥などを伴うことがあるが，主症状は幻覚，妄想である．抗精神病薬によく反応し，予後はよい．45 歳以後に発症するものを退行期パラフレニー involutional paraphrenia または late paraphrenia ともいう．

パラフレニーとは，Kraepelin が妄想を主症状とする精神病のうち人格障害が末期でないと現れない型として，早発認知症（統合失調症）の妄想型から区別したものである．しかし，この区別を認

めない見解が優勢であり，ICD-10 ではパラフレニーなる用語は用いられていない．

② **敏感関係妄想** sensitiver Beziehungswahn (Kretschmer, E.)：気が小さく，過敏で傷つきやすいが，一方で道徳感や名誉心の強い性格をもつ人が，些細な失敗とか弱点を他人から指摘されるなどの体験に引き続いて，被害妄想，関係妄想に発展するものである．統合失調症に含める人，統合失調型障害とする人，妄想反応とする人など意見が一致しないところがある．

③ **難聴者の迫害妄想** Verfolgungswahn der Schwerhörigen：難聴，聾による状況把握の困難から邪推が高じて，被害・関係妄想に発展したもの．

各種の妄想状態が急性妄想反応と異なるところは，妄想が固定し発展成長することにある．

［治療］　統合失調症の治療に準じる．すなわち，抗精神病薬による薬物療法が主となり，妄想状態を増悪させる環境因子の是正を図る．

〔付〕非定型精神病 atypical psychosis

Kraepelin が内因精神病を統合失調症と躁うつ病に2大別したことが現在の精神病分類の基本となっているが，症状や経過から，統合失調症とも躁うつ病とも決めにくい病態がある．統合失調症は特有な感情・意欲・思考障害に加えて，しばしば幻覚・妄想を示すものである．このうち，破瓜型で代表されるような感情・意欲・思考障害が慢性進行性に経過する病型を統合失調症の中核群とすることができる．中核群のまわりには，さまざまな症状，経過を示す周辺群 Randpsychose がある．

この周辺群の多様性に早くから注目し，Kraepelin の2分説と対立したのは Wernicke である．これは Kleist，Leonhard によって引き継がれ，内因精神病の細分化，とくに循環精神病 cycloide Psychose の独立性の主張へ進んだ．

統合失調症中核群よりも症状と経過のうえで異なったところのある病態について，多くの臨床分類学的あるいは遺伝生物学的な研究が行われてきた．このうちの主なものを**表 2-28** にあげた．Gaupp の混合精神病 Mischpsychose とは遺伝生物学的に統合失調症と躁うつ病の混合を考えたものである．変質精神病 Degenerationspsychose を唱えた Schröder は Wernicke の弟子であり，統合失調症とは異なった疾患を考えたものであり，Leonhard の循環精神病の系列に属する．

わが国の満田は臨床遺伝学的研究から，統合失調症を中核群(定型群)と周辺群(非定型群)に分け，非定型群は各定型精神病の単なる現象学的変異ではなく，遺伝学的に独立したものとしている．各定型精神病としては，統合失調症と躁うつ病ばかりでなく，てんかんも考慮において，**図 2-40** のような模式図を示している．

非定型精神病のなかに，てんかん類縁のものがあることは，わが国でとくに注目された．てんかん発作はないが，てんかん性脳波異常を示し，症状においても多少の意識混濁を思わせる症状があ

表 2-28 非定型精神病

```
Bouffée délirante（Magnan, 1910）
Degenerationspsychose（Schröder, 1920； Kleist, 1921）
Mischpsychose（Gaupp, 1926）
Oneirophrenia（Mayer-Gross, 1923； Meduna, 1950）
Schizoaffective psychosis（Kasanin, 1933； Cobb, 1943）
Schizophreniform psychosis（Langfeldt, 1939, 1958）
Cycloide Psychose（Leonhard, 1957）
非定型統合失調症群（満田久敏，1942, 1953）
```

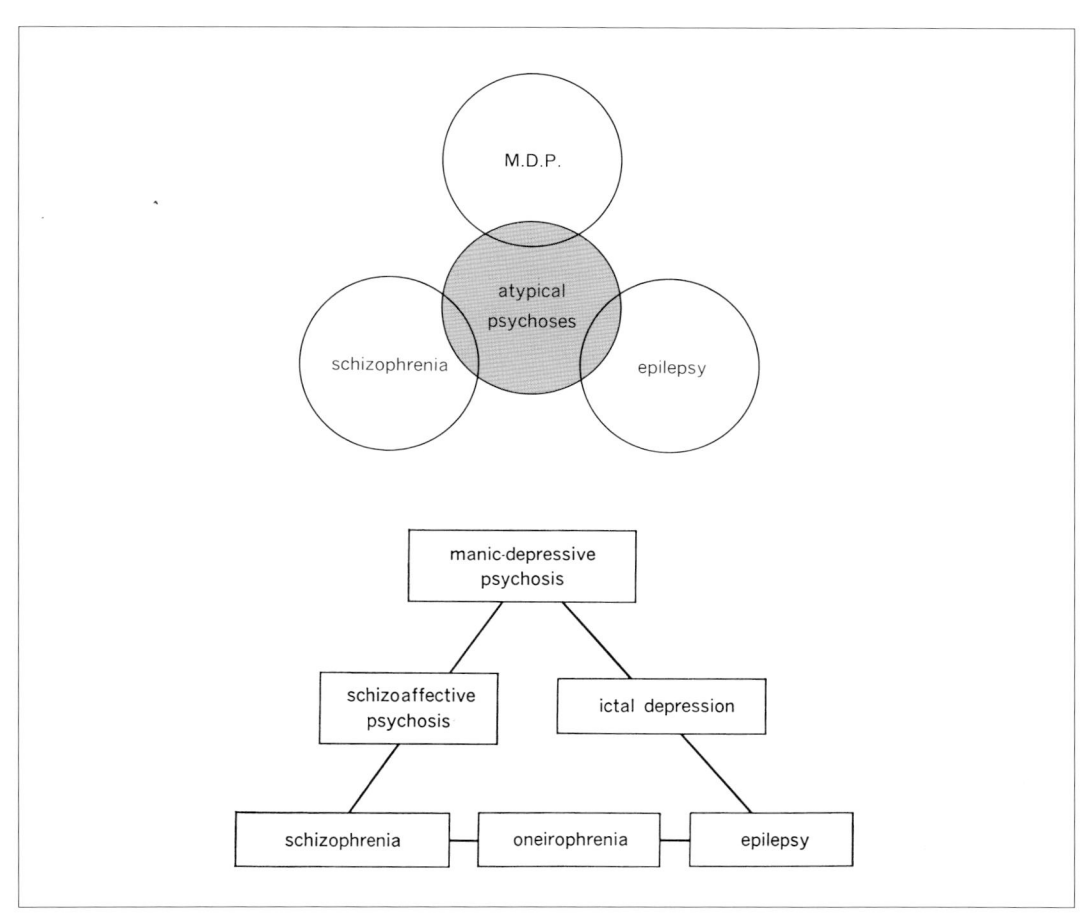

図 2-40　定型精神病と非定型精神病の間の相互関係
M. D. P : manic-depressive psychosis（躁うつ病）．
（Mitsuda, H. : Biological Mechanism of Schizophrenia and Schizophrenia-like Psychoses．医学書院，1974 より）

表 2-29　Leonhard の内因精神病の分類

```
Ⅰ. Die phasischen Psychosen
    1. Manisch-depressive Krankheit
    2. Reine Melancholie und reine Manie
    3. Reine Depressionen und reine Euphorien
Ⅱ. Die zykloiden Psychosen
    1. Angst-Glücks-Psychosen
    2. Erregt-Gehemmte Verwirrtheit
    3. Hyperkinetisch-akinetische Motilitätspsychose
Ⅲ. Die unsystematischen Schizophrenie
    1. Affektvolle Paraphrenie
    2. Periodische Katatonie
    3. Schizophasie (Kataphasie)
Ⅳ. Die systematischen Schizophrenien
    1. Einfach-systematische Schizophrenien
    2. Kombiniert-systematische Schizophrenien
```

るものである．

症状・経過の特徴：今日，わが国で非定型精神病とよばれるものは，急性に発病し，周期性あるいは挿間性の経過をとり，統合失調症状を呈するが予後が良好で，ほとんど人格欠陥を残さないで寛解するものをさしている．症状は統合失調症状に加えて，躁うつ病的色彩を混じていたり，軽い意識混濁を思わせる夢幻様状態や錯乱状態を呈し，このような場合には寛解後に急性精神病状態のときのことについての記憶がないことがある．発症の契機として，心理的ストレスあるいは身体的不調が関係する例がある．一般に遺伝負因が濃厚なものが多い．

［**治療**］　抗精神病薬，電気けいれん療法ともによく奏効し，比較的短期間のうちに寛解状態となる．しかし，再発傾向も著明である．

● Leonhard の内因精神病の分類

　Leonhard, K. は内因精神病を**表 2-29**のように細分類している．Ⅰの相性精神病は純粋の躁うつ病であり，Ⅳは純粋の統合失調症である．Ⅱの循環精神病が非定型精神病の純型であり，症状に快と不快，興奮と抑制のような双極性 bipolar の経過があることが特徴である．Ⅲは比較的予後の良好な統合失調症である．

● フランス精神医学の分類

　フランス精神医学では非定型精神病という概念はないが，わが国で非定型精神病と診断されるような急性精神病で，人格荒廃をきたさないものは Magnan(1910) 以来，bouffée délirante (acute delusional psychosis) として，統合失調症とは区別して取り扱われる．また，他の国では統合失調症妄想型と診断されるような例の大多数を，人格荒廃をきたさず，連合弛緩のような統合失調症性思考障害がない場合には慢性妄想病 délire chronique (chronic delusional states) と診断し，統合失調症には含めない．すなわち，破瓜型で代表されるような中核群のみを統合失調症と診断する慣用がある．

Ⅳ. 他の精神病性障害

統合失調症とその周辺に位置する精神病状態の分類は，原因診断ができない現状では診断基準によって異なる．統合失調症の診断は症状の共通性と持続期間を基準にしている．したがって，基準を狭く設定すれば比較的均質な病態をもつ群が統合失調症と診断されるが，病因を共通する周辺群が除外されるであろう．基準を広くとれば異質なものが含まれる率が高くなる．

これらの病態について，ICD-10 と DSM-Ⅳ-TR の分類を示した（**表2-30**）．統合失調症と区別される主な点は，① 経過が急性一過性であるか，② 統合失調症様症状があるかないか，③ 感情障害の症状が強く混在しているか，である．

A 急性一過性精神病性障害 acute and transient psychotic disorders（ICD-10）

急性に発症する精神病状態であり，精神病状態に至るまでの期間は 2 週間以内であり，一過性に経過し，2, 3 カ月のうちに完全寛解する．早いものでは数日〜数週のうちによくなってしまう．

発症には誘因として急性ストレス（死別，失業，結婚，虐待など）を契機とすることもあり，また，誘因が認められないこともある．

誘因の認められるものは，素質と環境の相互作用のうち環境要因，とくに心理的影響が発症の主因となるものである．その意味で心因反応 psychogenic reaction または異常体験反応 abnorme Erlebnisreaktion ともよばれる．広義の心因反応には神経症や心身症が含まれるが，狭義の心因反応にはこれらを含まず，症状が高度で人格の統合が崩れ，病識に乏しい精神病状態をさす．狭義の心因反応は反応性精神病 reactive psychosis とほぼ同義語である．

従来，心因反応とされたものの特徴は次のとおりである．
① 心因として十分に納得できる情動体験があり，これによって精神障害が起こっていること．
② 原因となった体験と症状との間に了解可能な関連があること．
③ 心因と関連する環境の動きに症状や経過が影響されること．
④ 経過が可逆的で残遺状態を呈さず完全によくなること．

ICD-10 では，反応性精神病の独立した項目は設けず，急性一過性精神病性障害 acute and transient psychotic disorders の各型を，関連する急性ストレスを伴うもの with associated acute stress と，関連する急性ストレスを伴わないもの without associated acute stress に分けるようにしている．

急性一過性精神病性障害の各病型について，ICD-10 と DSM-Ⅳ-TR の分類を対比して**表2-30**に記載した．

表 2-30 急性一過性精神病性障害—ICD-10 と DSM-Ⅳ-TR

ICD-10	DSM-Ⅳ-TR
F23 急性一過性精神病性障害 　　　急性ストレスを伴わないもの 　　　急性ストレスを伴うもの 　F23.0 統合失調症状を伴わない急性多形性精神病性障害 　F23.1 統合失調症状を伴う急性多形性精神病性障害 　F23.2 急性統合失調症様精神病性障害 　F23.3 妄想を主とする他の急性精神病性障害 　F23.8 他の急性一過性精神病性障害 　F23.9 急性一過性精神病性障害，特定不能のもの	298.8 短期精神病性障害 　　　著明なストレス因子のないもの 　　　著明なストレス因子のあるもの（短期反応精神病） 　　　産後の発症（分娩後4週間以内） 295.4 統合失調症様障害
F24 感応性妄想性障害 F25 統合失調感情障害 　F25.0 統合失調感情障害，躁病型 　F25.1 統合失調感情障害，うつ病型 　F25.2 統合失調感情障害，混合型 　F25.8 他の統合失調感情障害 　F25.9 統合失調感情障害，特定不能のもの	297.3 共有精神病性障害 295.7 統合失調感情障害
F28 他の非器質性精神病性障害 F29 特定不能の非器質性精神病	298.9 特定不能の精神病性障害

●急性一過性精神病性障害（ICD-10）

① **統合失調症状を伴わない急性多形性精神病性障害** acute polymorphic psychotic disorder without symptoms of schizophrenia：急性に発症する精神病状態であり，幻覚，妄想，周囲の状況の誤認，情動混乱，困惑，不安，焦燥，抑うつ，多幸，恍惚などが出没，急変する．統合失調症，躁病，うつ病のいずれにも該当しないような変化に富む症状である．3カ月以内には病前に復する．

② **統合失調症状を伴う急性多形性精神病性障害** acute polymorphic psychotic disorder with symptoms of schizophrenia：上述に典型的な統合失調症状をもつもの．1カ月以上持続すれば統合失調症と診断を変更する．

DSM-Ⅳ-TRでは①，②と同様なものを短期精神病性障害 brief psychotic disorder とし，経過は1日以上1カ月未満のものとしている．このうち著明なストレス因子のあるものを DSM-Ⅲ-R では，短期反応精神病 brief reactive psychosis としていた．発症が分娩後4週間以内であるときは「産後の発症」と特定することにしている．

③ **急性統合失調症様精神病性障害** acute schizophrenia-like psychotic disorder：統合失調症と同じ症状であるが，持続が1カ月以内のもの．DSM-Ⅳ-TR では持続が6カ月以内のものを統合失調症様障害 schizophreniform disorder とする．統合失調症状に加えて，多少の情動混乱を伴うことがある．

④ **妄想を主とする他の急性精神病性障害** other acute predominantly delusional psychotic disorders：比較的固定した妄想や幻覚を主症状とする．妄想は被害・関係妄想が多く，幻覚は幻聴が多い．妄想が3カ月以上持続するならば持続性妄想性障害と診断を変更する．

情動ストレス下で起こる特殊な内容をもつ**急性妄想反応**に次のようなものがある．

拘置所，刑務所などに拘禁された状況で起こる拘禁反応として，あるいは言語，文化の異なる国

への移住に際して起こりやすい(文化ショック culture shock)．拘禁反応には釈放されるという赦免妄想 delusion of amnesty が起こることがある．

　加持，祈禱を受けて急性に起こる精神病は祈禱性精神病(森田正馬)という．狐，神仏などが自分に憑いたという憑衣妄想を抱き，神または動物になったように振る舞う．

　[治療]　抗精神病薬の投与と，環境調整を行う．

B　感応性妄想性障害(感応精神病) induced delusional disorder (induced psychosis)

　精神障害者と強い感情的結びつきをもつ近親者が，精神病者と同じ妄想を示すもので，発端者である精神病者から隔離することで妄想から脱出することができる．DSM-Ⅳ-TR では共有精神病性障害 shared psychotic disorder あるいは二人組精神病 folie à deux という．

C　統合失調感情障害 schizoaffective disorder

　統合失調症状とともに，顕著な躁病性，あるいはうつ病性症状が同時的に認められ，経過は挿間性，あるいは周期性であり，持続性欠陥を残さず寛解することが多いが，再発もしばしば起こる．DSM-Ⅳ-TR では，病相期のうちで，少なくとも2週間の間，優勢な感情症状の存在なしに妄想や幻覚があったことを本障害の条件としている．統合失調感情障害はその病像によって，躁病型，うつ病型，混合型に分けられる．

　この疾病学的位置づけは明らかではない．統合失調症圏内疾患とする説のほか，周期性経過をとりやすいことや家系研究から躁うつ病圏内に属するとする見解もある．

　[治療]　抗精神病薬に併用して lithium carbonate, valproate, carbamazepine などの気分安定薬が有効なことが多い．

第4章　気分障害（感情障害）
mood disorders（affective disorders）

気分（感情）障害の基本は，感情の抑うつ，あるいは高揚への変化をきたし，これがある期間持続する状態である．それぞれの病相をうつ病相（あるいはうつ病エピソード），躁病相（あるいは躁病エピソード）という．持続的な感情の状態を気分というので，診断名として最近では気分障害のほうが用いられることが多い．

気分障害は反復する傾向が強く，個々の病相の発来にはさまざまなストレス状況が影響することが多い．また，さまざまな精神症状や身体症状があっても，気分障害に伴う症状として理解可能なものが多い．

気分障害には，従来，**躁うつ病** manic-depressive psychosis として，統合失調症とともに内因精神病に属する主要な精神病とされてきたものが中核となるが，その周辺にあって症状の程度が軽く神経症とか正常範囲に近いものもすべて含んでいる．

気分障害の分類としては，躁病相をもつ双極性障害と，うつ病相のみを示すうつ病性障害に2大別するのが最近の趨勢である．

A　歴　史

躁病とうつ病が同一個人に起こってくることについて，すでに古代小アジア，カッパドキア Cappadocia のアレテウス Aretaeus（1〜2世紀）の記載があった．これはその後長年にわたって無視されてきた．19世紀フランスの精神科医たち（FalretやBaillarger）は躁うつ両病相が交代する病気を循環精神病 folie circulaire あるいは複形精神病 folie à double forme と名づけた．

Kraepelin（1899）は，これらの影響のもとに，躁病とうつ病をまとめて躁うつ病 manisch-depressives Irresein という疾患単位を立て，これを早発認知症 dementia praecox と対比させた．躁うつ病の特徴は主症状が感情障害であること，病相は周期的，循環的，あるいは単発的に起こりさまざまであるが，いずれにしても人格荒廃を残さず完全に正常に復帰することであるとした．

その後の研究の主なものは遺伝と病態生理，病前性格と誘因の問題である．気分障害には遺伝傾向の強いものがあるが，遺伝的に単一か，あるいは異種のものの集合かについて諸説がある．異種説のうち最近注目されているのは単極型と双極型の区別（unipolar and bipolar type）である．単極型

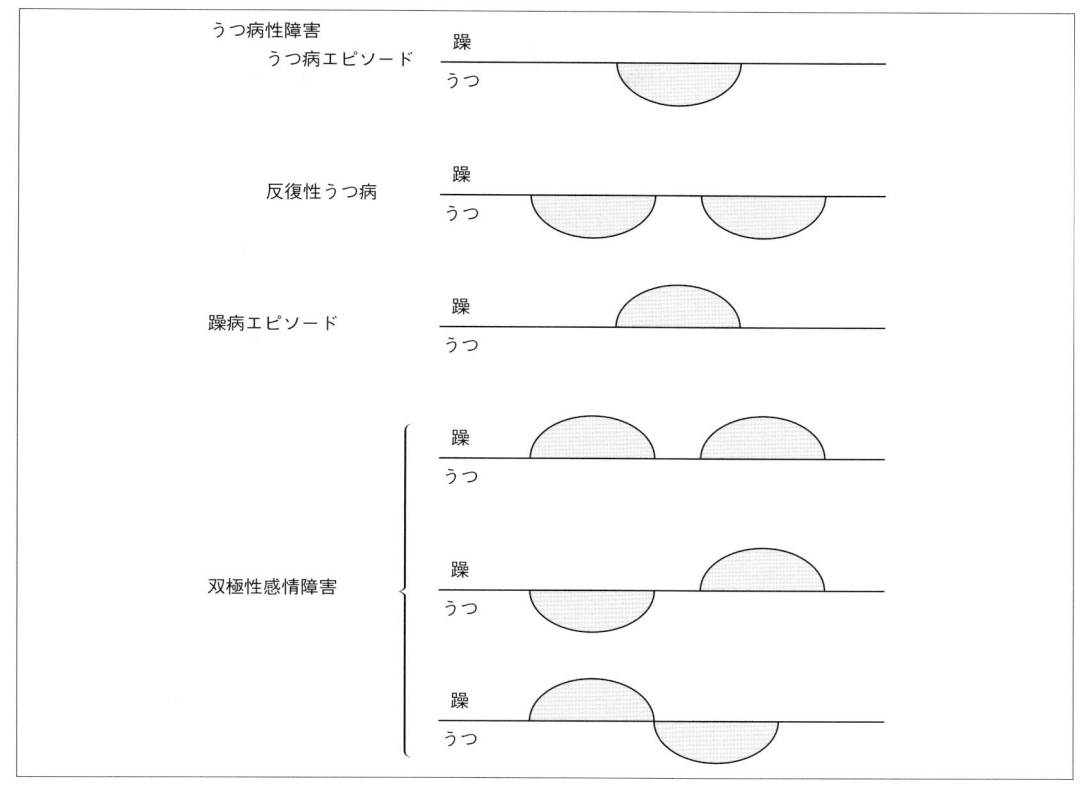

図2-41 気分障害の諸型の経過

はうつ病相のみを示す型(うつ病,あるいは抑うつ型)であり,双極型は躁うつ両病相を示す型である.躁病相のみを示すものはまれであるが,一般に双極型に分類される(図2-41).また最近では,持続的に気分が軽い抑うつから軽躁へと変動し,以前は人格障害とされたものを,気分循環症 cyclothymia とし,また,慢性的な軽度の抑うつを示し,以前は抑うつ神経症とされたものを,気分変調症 dysthymia として,気分障害の項に一括されるようになった.

病態生理,生化学では抗うつ薬が脳内アミン(とくにセロトニンとノルアドレナリン)活性に影響することから,アミン代謝との関係が活発に研究されている.また,抗躁作用をもつリチウムの発見は病態生化学研究をより促進させている.

性格と誘因の研究では,Kretschmer(1925)の循環気質,下田光造(1941)の執着性格,Tellenbach(1961)のメランコリー型 typus melancholicus などの病前性格との親和性がわかっている.これらの性格者が発病に至る心因や状況因について多くの知見が追加されてきている.

B 発病年齢と頻度

発病年齢:初発年齢は主に思春期以後であり,加齢とともに発症が増加する.発症の加齢に伴う

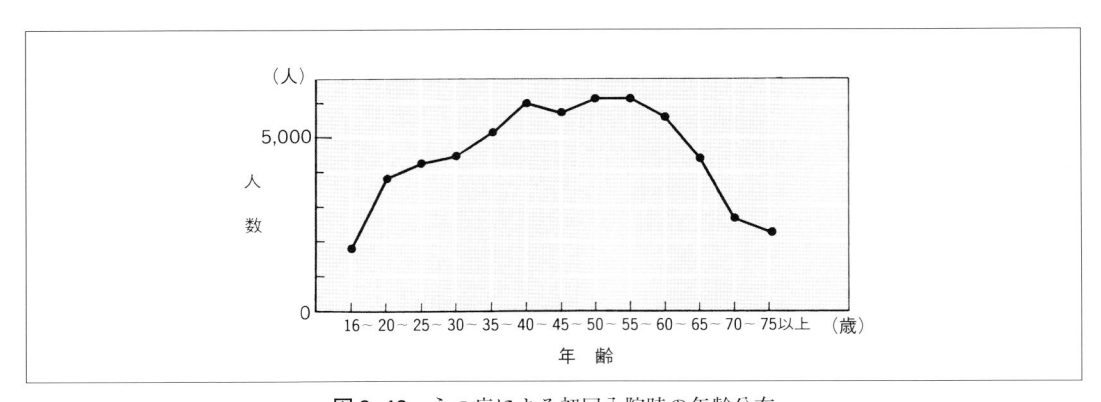

図2-42　うつ病による初回入院時の年齢分布
(Hare, E. H., et al. : Br. J. Psychiatry 119 : 445-448，1971より：本文は表のみ)

増加傾向はとくに抑うつ型で著明であり，Hareらのイギリスでの集計を**図2-42**に示した．以前は45歳以降に初発する抑うつ型を退行期うつ病としたが，最近ではこの亜型を区別しないようになった．

双極型は抑うつ型(単極型)よりも初発年齢が若い傾向がある(**表2-31**)．

頻度：1960年代までは，一般人口における罹病危険率は0.3～0.4％とされ，厚生省実態調査(1963年)の時点有病率は0.02％であった．これは軽症例の取り扱い方で異なるもので実際はこれより高い．米国のDSM-Ⅳ-TRの記載では，地域標本での大うつ病の生涯有病率は男性5～12％，女性10～25％，成人の時点有病率は男性2～3％，女性5～9％で，女性の頻度は男性の2倍という．双極Ⅰ型障害では生涯有病率は0.4～1.6％とされ，男女差はない．わが国での調査結果は少ないが，うつ病の生涯有病率は3～5％で女性にやや多い傾向があり，躁病の生涯有病率は0.1％という報告がある(川上憲人，1999)．うつ病の有病率は近年増加の傾向にあり，WHOによれば人類の健康を損なう最も重要な因子(2002年，15～44歳の年齢層では第2位)としてあげられている．

抑うつ症状の頻度は躁病症状よりもはるかに高く，約80％は抑うつ症状のみを示す．

C　原　因

発病しやすい遺伝的素質と環境要因との複合である．

1．遺　伝

経験的遺伝予後の調査では**表1-8(94頁)**の躁うつ病の欄に示すような罹病危険率を示し，気分障害に遺伝負因が認められている．一卵性双生児の一致率は50～96％(平均70％)，二卵性双生児の一致率は15～26％(平均20％)である．

単極型，双極型の区別では，双極型に著明に遺伝負因が高い(**表2-31**)．しかし，これには異論があり，双極型の家族には双極型の頻度が高いが，家族の単極型うつ病の頻度では両者の間に明ら

表2-31 双極型と単極型の比較(初発年齢と遺伝歴)

		双極型	単極型
躁病相		有	無
初発年齢	中央値(Winokur)	28歳	36歳
	平均値(Perris) 男性	33歳	49歳
	女性	30歳	39歳
初回入院年齢	平均値(Brodie) 男性	38歳	45歳
	女性	34歳	44歳
両親の気分障害		52%	26%
二世代続く気分障害		54%	32%
近親者の気分障害		63%	36%
一親等の双極型		3.7〜10.8%	0.29〜0.35%
一親等の自殺率		多い	少ない

(Winokur, G. : J. Nerv. Ment. Dis. 156 : 82-96, 1973 より改変)

かな差がないとする報告もある．気分障害は遺伝的に単一のものではなく，異種なものの集合であるとする意見が優勢である．

遺伝形式は確定していない．環境因子も関与する多因子性遺伝が推定されている．遺伝子研究はとくに双極性障害について盛んに行われているが，決定的な結果はいまだ得られていない．うつ病性気分障害や気分変調症のなかには不安障害との間に遺伝生物学的共通性を認める意見もある．

2．器質因

a．脳内アミン

抗うつ薬の作用機序は神経伝達物質である脳内アミン(主としてセロトニンとノルアドレナリン)の作用と関係する．すなわち，抗うつ薬のうち，モノアミン酸化酵素(MAO)阻害薬はアミンの分解を阻害する．逆に脳内アミンを涸渇させるreserpineによって，うつ状態が起こることがある．三環系抗うつ薬や選択的アミン再取り込み阻害薬は，神経細胞から遊離したアミン(セロトニンとノルアドレナリン)の再取り込みを阻害することによって，アミンのシナプス間隙内濃度を上昇させる作用がある．しかし，抗うつ薬の効果は投与開始2〜3週後から現れるので，臨床効果は急性効果ではなく，持続的なアミン濃度上昇の結果として，受容体数の適応的減少(down regulation)が起こることによると推定されている．すなわち，各アミンニューロンのシナプス前にあって，アミンの合成と遊離に抑制的に働いている自己受容体(セロトニンでは$5\text{-}HT_{1A}$など，ノルアドレナリンではα_2)や，シナプス後受容体では，$5\text{-}HT_{2A/2C}$，β_1などの適応的減少である．うつ病ではこれらシナプス前自己受容体やシナプス後受容体に過感受性が存在し，そのうちでもとくにシナプス前$5\text{-}HT_{1A}$の過感受性が重視され，抗うつ薬はこれを脱感作することが推定されている．なお，同様なことが不安についても推定されている．あるいは，気分障害では受容体と共役するG蛋白質の機能変化とか，細胞内情報伝達による遺伝子発現の変調があり〔たとえば神経修復と関係する脳由来神経栄養因子(BDNF)〕，抗うつ薬はこれらを変化することで効果を現すという考えもある．

① インドールアミン仮説：トリプトファンから生成するアミンであるセロトニンが躁とうつ状態に共通して脳内で欠乏しているとする説である．うつ状態による自殺者の脳内セロトニン，あるいはその代謝物質である5-ヒドロキシ酢酸(5-HIAA)が低値とする報告があるが，否定的報告もある．髄液中5-HIAA低値と自殺傾向や衝動性との関連を認めた報告もある．

② カテコールアミン仮説：チロシンから生成するカテコールアミンがうつ病で減少し，躁病で増加するという説である．しかし，うつ状態による自殺者脳では脳内カテコールアミンは正常値を示す．髄液あるいは尿で，中枢神経系のノルアドレナリン代謝を反映するとされている3-メトキシ-4-ヒドロキシフェニルグリコール(MHPG)がうつ病で低値，躁病で高値とする報告があるが，いずれも正常値とする報告もある．ドーパミンの代謝物質であるホモバニリン酸(HVA)についても，髄液中濃度がうつ病で低く，躁病で高いという報告もある．

以上のアミン仮説では，気分障害では共通して脳内セロトニンの欠乏とその受容体の感受性亢進があり，カテコールアミンの減少がうつ病相を起こすと推定するが，検査結果には不一致な点が多い．気分障害の脳内アミン代謝が直接的に調べにくいところから，アミンの摂取，貯蔵，分解や，受容体が脳の神経終末におけるものと類似している血小板についての研究が行われている．その結果，セロトニンの細胞内取り込み部位と関係のあるimipramine（三環系抗うつ薬の一種）の特異的結合部位の減少，$5-HT_2$受容体の感受性亢進によるCa増加反応の亢進などが認められている．

b．無機イオン代謝

神経伝達機構にはNa^+，K^+，Ca^{2+}，Mg^{2+}などの無機イオンの移動が関係しているが，気分障害でこれが障害されている可能性が考えられる．細胞内Na^+の貯留の報告がある．また，リチウム・イオンの作用機序が無機イオン代謝やアミン代謝，あるいは細胞内情報伝達系であるイノシトールリン脂質代謝との関係で調べられている．

c．内分泌機能

内分泌機能と気分障害とは密接な関係がある．たとえば，甲状腺機能亢進と躁状態とか，ステロイド投与時の感情障害などがある．うつ病で血中ステロイドホルモンが増量し，副腎皮質刺激ホルモン放出ホルモン(CRH)も高値を示す．これらのことから視床下部-下垂体-副腎皮質系の機能亢進が推定され，この系の上位抑制系である海馬の機能障害が考えられている．ストレスにより生じた過剰なグルココルチコイドは海馬に神経毒性的に働くことが知られている．デキサメタゾン抑制試験(DST)とはdexamethasone投与で血中コルチゾールが減少する反応であるが，うつ病の一部で，この抑制が弱いことが認められている(Carroll, B. J.ら，1981)．また，甲状腺刺激ホルモン(TSH)放出ホルモン(TRH)に対するTSH分泌反応の低下しているうつ病も報告されている．

d．脳の局所的機能障害

気分障害は脳のストレス系の調節機構の乱れと深く関連している．この系は神経系，内分泌系，免疫系からなる複合系であり，とくに密接に関係する脳部位とその相互関係の大略は次のようである．ストレス反応は脳幹の青斑核（ノルアドレナリン性），および視床下部室傍核(CRH産生性)から始まり，中脳辺縁系ならびに中脳前頭皮質ドーパミン系（動機づけや強化と関係）や，扁桃体，海

馬(ストレス誘発事象についての情動・記憶の分析に関係)に投射され，視床下部を介して，これが情動行動，内分泌機能，免疫機能として発揮される．脳幹縫線核から広範な脳部位に投射されるセロトニン系による調節も受けている．気分障害ではこれら脳部位の機能障害が推定される．

e．生体リズム

睡眠・覚醒リズムのような概日リズムの乱れが想定されている．うつ病では入眠後REM睡眠期が早く起こりやすい(REM潜時短縮)といわれている．

f．体　型

肥満型との強い親和性がKretschmerによって認められた．体型と性格との関係では，肥満型と循環気質との関係が密接である．

3．性格と誘因

a．性　格

病前性格では循環気質，執着性格，メランコリー型との親和性が認められている．

循環気質(Kretschmer)：基本的特徴は社交的，善良，親切，情味深いことである．このうえに，明朗，諧謔性，活発，熱しやすいものと，寡言，静穏，気重，もの柔らかなものがある．これらの傾向が増幅されたものが躁うつ病であるという．

執着性格(下田光造)：仕事熱心，凝り性，徹底的，正直，几帳面，強い正義感と義務責任感が特徴である．これらの共通点として一度湧き起こった感情が持続することに注目して執着性格とした．下田はこの性格特徴から発病に至る機制を次のように説明している．執着性格の人は，仕事の過重負担や軽い身体不調があっても，疲労に従って休むことができない．疲労に抗して働き続け，疲労がますます強まった時点で，突如として躁あるいはうつ病を発するという．

メランコリー型(Tellenbach)：下田の執着性格とほぼ同様なものを少し異なった観点からとらえている．メランコリー型性格の中心に，仕事と対人関係における秩序性をあげている．仕事においては綿密，几帳面で，1日に予定した仕事はしてしまわないと気がすまない．対人的には，他者のためにつくすという基本的態度の秩序があり，誠実，奉仕的で頼まれると断わりきれず，引き受けたことはやりとげる．このような秩序性が病気とか状況の変化で脅かされるとき，容易に自責的，抑うつ的となる．

英米では執着性格，メランコリー型とほぼ同じ性格を強迫性格としている．このような性格はとくに中年以後に初発するうつ病者にしばしば認められる．

b．誘　因

何ら誘因なく発症し，しかも時計じかけのように定まったときに病相を繰り返す例もある．しかし，多くの症例では誘因が認められ，内因性と反応性とを厳密に区別することは本質的問題ではない．**反応性**(心因性)とは体験と症状との関係が，時間的-内容的に緊密であるものをいうが，最近では状況因も重視されている．**状況因**とは，患者の体験として心理的な因果関係が明瞭には意識されないような状況の変化が精神状態に影響することである．誘因の心理学説として学習性無力

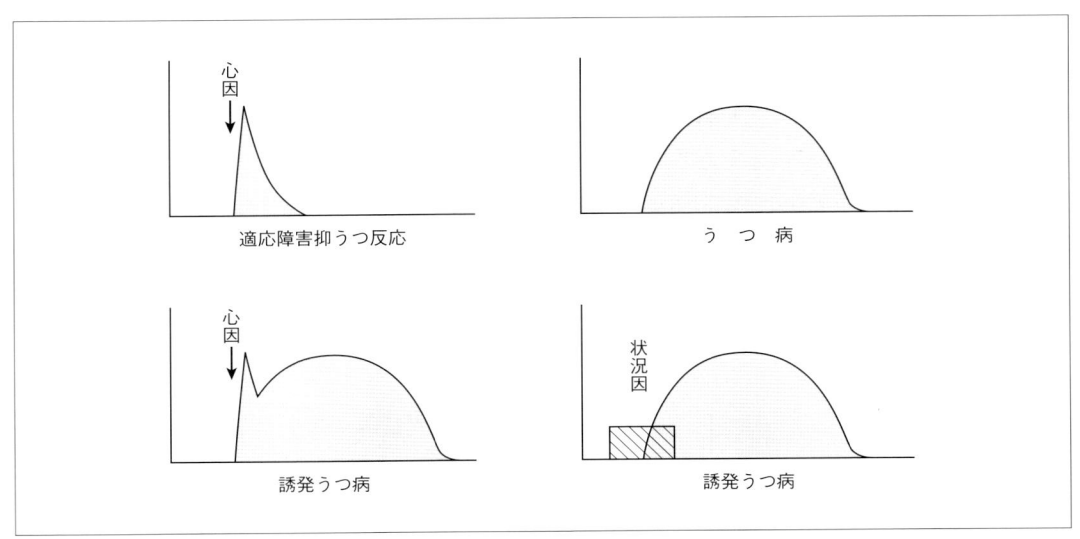

図 2-43 誘因の有無によるうつ病の発症と経過の模式図

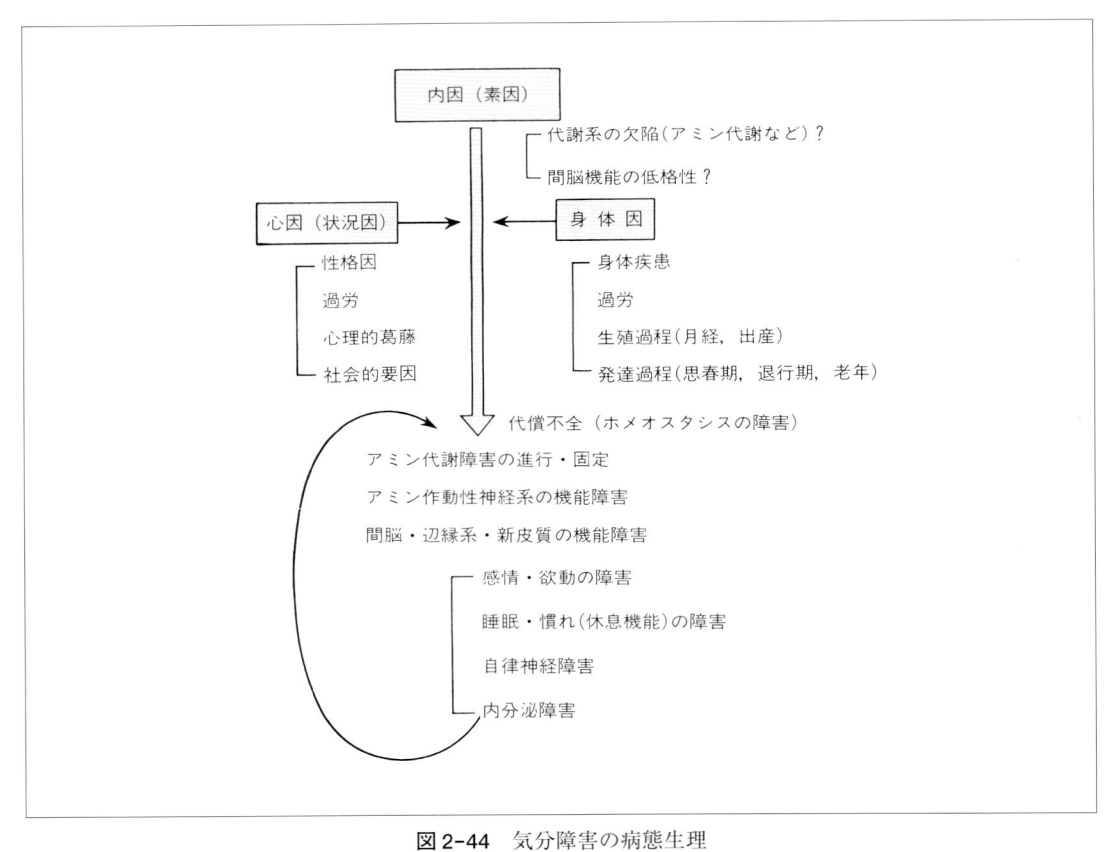

(左上) 適応障害抑うつ反応　(右上) うつ病
(左下) 誘発うつ病　(右下) 誘発うつ病

図 2-44 気分障害の病態生理
(大熊輝雄：医学のあゆみ，1975 より，一部改変)

内因（素因）
- 代謝系の欠陥（アミン代謝など）？
- 間脳機能の低格性？

心因（状況因）　身体因

心因（状況因）:
- 性格因
- 過労
- 心理的葛藤
- 社会的要因

身体因:
- 身体疾患
- 過労
- 生殖過程（月経，出産）
- 発達過程（思春期，退行期，老年）

代償不全（ホメオスタシスの障害）
アミン代謝障害の進行・固定
アミン作動性神経系の機能障害
間脳・辺縁系・新皮質の機能障害

- 感情・欲動の障害
- 睡眠・慣れ（休息機能）の障害
- 自律神経障害
- 内分泌障害

(Seligman, M. E.)が重要とされる(**116頁**参照).

　心因としてあげられるのは種々の喪失体験であり，肉親の死亡，事業の失敗などである．状況因では転勤，昇進，退職，転居，身体の軽い病気や外傷などがある．男性では仕事に関係する問題が，女性では家庭内の問題が誘因となることが多い．

　誘因の有無によるうつ病の発症と経過の模式図(**図2-43**)を示した．参考のために適応障害に属する抑うつ反応も示した．抑うつ反応は正常者の悲嘆反応と同様なものがある程度強く現れるものと考えられ，悲哀感情は時間経過とともに軽減し一過性である．これに対して，誘発うつ病では心因に引き続き，あるいは状況因が続くうちに発症するが，いったん発症した後は，抑うつ状態の発展と消退は病気自身の自律性に従って経過する．

　以上の諸要因の相互関係を模式図で示すと**図2-44**のようになる．すなわち，内因として推定脳部位(間脳など?)に代謝的脆弱性をもつ個体が，心理的あるいは身体的誘因によって代償不全が顕在化して気分障害の症状を発するものと考えられる．

D　症　状

　感情の抑うつ，あるいは高揚への変動が基本障害であり，意欲，思考は感情障害に伴って二次的に変化する．障害される感情は**生気感情** Vitalgefühl とされる．生気感情とは身体にみなぎった感じであり，体感と区別しがたく，身体感情ともいう．生気感情の低下は全精神活動の制止として，生気感情の亢進は全精神活動の亢進として現れる．

1．躁状態(躁病) manic state (mania)

　躁状態の特徴は次のとおりである．
　① 感情：気分爽快，自我感情の亢進
　② 思考：観念奔逸と誇大的・楽天的な思考内容
　③ 意欲：活動性の亢進，行為心迫，多弁
　④ 睡眠時間の短縮，疲労性の減退

軽い躁状態を軽躁 hypomania という．

　感情：生気感情の亢進である．気分爽快で，身体にみなぎった活力を感じ，健康感にあふれ，疲労感を覚えない．表情は活発，爽快，態度は無遠慮，尊大で，ときに横柄である．

　自我感情の亢進があり，好悪の感情を露骨に現す．自分の意のままにならないときには不機嫌，刺激性となり，易怒的である．しかし，注意の転導性に富むので，機嫌をとるようにすれば爽快，多幸性気分に戻ることも早い．情動の動きがはなはだしい．まれには上機嫌な多幸性がなく，不機嫌，刺激性のみが強いこともある．

　思考：思路の進行が速やかで多弁である．話題は豊富であるが，話の筋は脱線しやすく(観念奔逸 flight of ideas)，駄洒落や音連合も混じる．これが極端になり，何を話しているのかよくわから

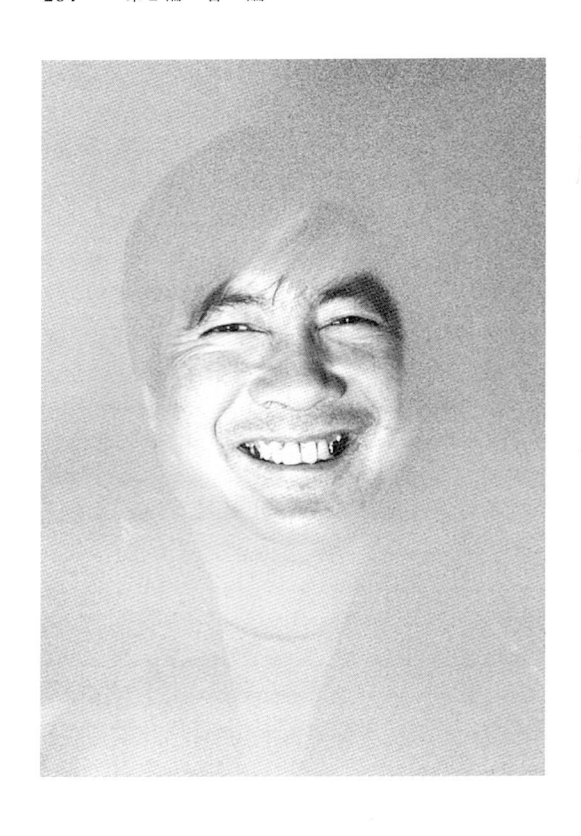

図 2-45 躁病の爽快な表情

なくなれば観念奔逸性錯乱という．

　思考内容は誇大的である．自己の能力，財産，身分について過大評価し，誇張的に吹聴する．大法螺，大風呂敷といった程度から，常識を逸した誇大妄想に至るものまである．しかし，統合失調症に認められるような了解不能な妄想や幻覚は認められない．

　意欲：活動性が亢進し，抑制がない．多弁，多動で身なりも派手，態度動作も大げさである．室内を飾りたて，手紙やメモを書きなぐり，放歌高吟する．むやみに人を訪問し，他人に干渉し，世話をやきすぎる．無遠慮，無作法である．性的逸脱行為や過剰飲酒もしばしば起こる．意欲亢進と注意散乱から，あれもやりこれもやるがまとまった仕事ができないのを行為心迫 Tatendrang という．躁病性興奮 manic excitement とは行為心迫，脱抑制，注意散漫，周囲の状況への過度の反応性からなる．軽躁状態ではよりまとまった活動性の亢進があり，面接場面などでは礼容を保つことが可能である．

　精神病像：激しい興奮，まとまらない行動，妄想や幻覚の存在する症状を精神病像という．幻覚は一般的には認めないが，しかし，病相の極期に，興奮，妄想とともに幻覚を一過性に認めることもある．その場合，誇大妄想とともに，能力を称える幻声を聞くというように，感情の高揚から理解しうるようなものは，**気分と調和した精神病像** mood congruent psychotic feature という．これに対して，妄想の内容や幻聴の内容が被害的内容を示すなど，感情の高揚から理解しにくいようなものは，**気分と調和しない精神病像** mood incongruent psychotic feature という．気分と調和しない精神

病像が顕著で長続きするような症例では，統合失調感情障害や，統合失調症との区別が問題となってくる．しかし，気分障害では精神病像は病相の極期に限定される．

　身体症状：① 睡眠時間の短縮：不眠は訴えないが，夜おそくまで眠らず，早朝覚醒する．「熟睡するので 3 時間眠れば十分です」などと言う．② 疲労感の減弱：多弁，多動で疲れを覚えず，寒冷時にも寒さを感じない．顔面も紅潮している．③ 食欲は亢進することもあるが，興奮が激しいときには低下する．多飲多尿をみることが多い．④ 性欲亢進し，性的関心，表出が増加する．

　病識：一般に欠如している．軽躁状態ではある程度の病識をもつことがある．意識障害は認められない．

　検査所見：特異的な検査所見はない．

2．うつ状態（うつ病）depressive state（depression）

　うつ状態の特徴は次のとおりである．
　① 感情：抑うつ，悲哀感，意気消沈，いらいら感
　② 思考：思考制止と悲観的・自責的思考
　③ 意欲：活動性減退，行為制止
　④ 食欲低下と体重減少，性欲減退
　⑤ 不眠，とくに早朝覚醒
　⑥ 日内変動：症状が全般的に朝方に悪く，夕方には改善する

　感情：抑うつ気分とは，暗い気分で意気消沈し，悲哀感，絶望感を抱くものである．自我感情は沈滞し，自信を喪失し，自分の存在意義を否定し，過去の些細な失敗に罪責感を抱き，将来に対して悲観的となる．一方，この状態からぬけ出したくてもぬけ出せないという焦燥感，苦悶感も種々の程度に認められる．表情は沈うつ，不活発で，ときに涙する．強い抑うつ状態では，感情の動きは重苦しく平坦となり，泣くことすらできないという程度に達する．

　思考：思考制止，すなわち考えが頭に浮かばず，話が進まず，単調である．頭の回転が鈍いのは惚けたためだろうか，身体の不調は重大な身体疾患ではないかなどの心気念慮，心気妄想を伴いがちである．自己の能力を過小評価し，生きていくだけの値打ちのない，つまらない人間と考え（微小観念），自責感が強く，とりかえしのつかない罪を犯したと考えたりする（罪業妄想）．関係念慮がみられることもあるが，これも自分がつまらない人間だから悪口を言われても当然だという．食費にも困るようになるといった貧困妄想もある．自殺念慮はしばしばあり，ときに自殺企図に及ぶ．うつ状態にみられる妄想は，抑うつ気分から起こったことが心理的に了解できる内容をもち，統合失調症の一次妄想とは異なる．幻覚はないのが普通である．妄想や幻覚があるとき，その内容が上述のように抑うつ性の主題と一致しているものは**気分と調和した精神病像**である．典型的な抑うつ性主題を含まないもの，たとえば抑うつ性内容でない被害妄想とか，思考伝播などがあれば，**気分と調和しない精神病像**である．

　意欲：活動性が低下し，自発性減退し，精神運動制止 psychomotor retardation の状態である．仕

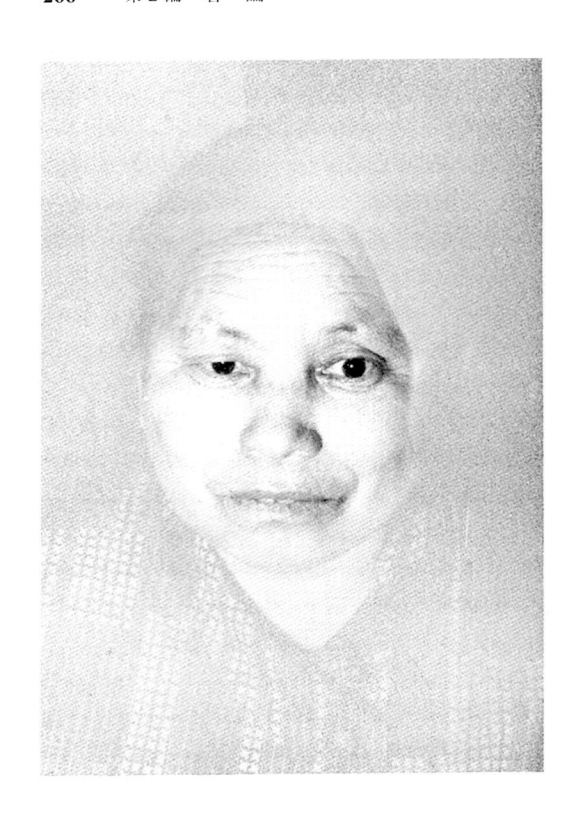

図2-46 うつ病の沈うつな表情

事がなんとかできるときでも，余分の努力を払ってやっとできると感ずる．動作は緩徐で，口数も少ない．話しかければ努力して返答するが，低声で，話は途絶えがちである．強度の制止では行動，発語が全く起こらず，無表情となる．これを抑うつ性昏迷 depressive stupor という．

軽症では，他人と接するときには努めて笑顔を浮かべたりするために，態度，表情にさほど異常を認めないが，話が途切れたときとか，1人でいるときには沈うつの色が隠せない．

一方，不安，苦悶の強い場合には，自己の苦痛を堰をきったように話し（談話心迫），いらいら歩きまわることもある．これは意欲制止の少ない激越うつ病 agitated depression に多い．

身体症状：抑うつ感情が身体症状を必ず伴うことが特徴である．そのために，身体的抑うつ somatic depression ともいわれる．

① 睡眠障害：必発する症状である．特徴的な睡眠障害の型は早朝覚醒である．就眠は比較的よいが，夜半あるいは早朝に覚醒し，再び寝つくことができない．眠れないままに過去を悔やみ，将来を懸念し，転々反側することが多い．熟眠障害，すなわち眠りが浅く，多夢を伴うことも多い．例外的には過眠を訴えることがある．

② 易疲労性，身体違和感：全身の疲労感，違和感がある．胃部不快感，便秘，頭重，頸すじや肩のこり，口渇など，自律神経症状が強い．これらの体感異常は心気念慮と結びつく．

③ 食欲減退，体重減少：必発する症状である．食欲がない，食べても味がない，欲しくはないが無理して少し食べるなど．体重は5〜10 kg以上減少することがある．例外的に多食することが

表 2-32 人格と抑うつ症状との関係

人格特性	A の例		B の例	
	病前レベル	抑うつ症状	病前レベル	抑うつ症状
基本的機能				
睡眠パターン	普　通	不　眠	普　通	不　眠
食　欲	普　通	不　食	気にしがち	強度不食
体重調節	普　通	体重減少	普　通	著明な体重減少
性　欲	普　通	性欲減退	低　い	訴えなし
発達的機能				
良心性	高　い	罪業感	低　い	訴えなし
身体的関心	低　い	訴えなし	著　明	心気性
責任性	高　い	落伍感，無能感	低　い	訴えなし
社交性	高　い	とじこもり	低　い	訴えなし

ある．

④ 性欲減退：必発する．陰萎，月経不順ないし停止もみられる．

⑤ 症状の日内変動：精神症状，身体症状ともに午前中に強く，夕方になるとよくなるという日内変動がみられることが多い．起床時，気分が重く，身体も不調で，床から離れる元気が起こらずぐずぐずする．まれには午後に不調を訴える例もある．

症状と病前性格との関係：うつ病の症状は各個人の病前からの人格特性によって，多少とも症状の色あいを異にするものである．これを**表 2-32** に示した．すなわち，病前の機能レベルが高かったものでは喪失感が強く症状が強く出るが，病前の機能レベルが低かったものではさほどの訴えが起こらない．

病識：精神的あるいは身体的な不調に対する強い病感があるが，種々の妄想や妄想観念に対する病識はない．意識障害は認められない．知的機能が一次的に障害されることはないが，思考制止，意欲制止から，記憶，計算，判断が低下することはある．これの強いものを**うつ病性仮性認知症**という．

E 病　型

1. 気分障害，躁病エピソード（躁病） mood disorders, manic episode（mania）

単発性の躁病エピソードに対してのみ，この病型をあてる．以前のエピソード，あるいは以後のエピソードがうつ病性，躁病性，あるいは軽躁病性であるときは双極性感情障害とする．DSM-IV-TR では単発性躁病エピソードも双極性障害に含める．

2. 軽躁病 hypomania

程度の軽い躁状態が，ある期間持続する．高揚気分，活動性亢進があり，身体は快調で，疲労感

はなく，社交的で多弁である．ときには刺激性亢進の場合もある．いずれにしても社会的に大きな逸脱はなく，妄想などもない．

3．双極性感情障害（躁うつ病）bipolar affective disorder（manic-depressive psychosis）

躁とうつの両病相が交代する型である．躁病相のみを反復するものがまれにあるが，これも双極性に分類される．各病相期の間には正常気分normothymiaの完全寛解期をはさむのが普通であるが，この間歇期なしに，うつから躁へ，あるいは躁からうつへ転換するものもある．

躁病相は一般に急性発症し，持続は2週間～4,5カ月（中央値4カ月）である．うつ病相はより長く，中央値は約6カ月であり，ときには1年以上に及び，高齢者では持続が長い傾向がある．加齢とともに寛解期が短縮し，うつ病相が増加し，長期化する傾向があるという報告がある．

DSM-Ⅳ-TRでは，大うつ病エピソードを伴う1回以上の躁病または混合性エピソードをもつものを双極Ⅰ型障害，1回またはそれ以上の大うつ病エピソードに少なくとも1回の軽躁病エピソードをもつものを双極Ⅱ型障害とする．ICD-10では双極Ⅱ型障害は「他の双極性感情障害」に含める．

双極性感情障害，混合性 bipolar affective disorder, mixed（躁うつ病，混合型manic-depressive psychosis, mixed type）：躁とうつ症状が混在したり，躁とうつの転換がきわめて早く，数日あるいは1日のうちに転換するようなものをいう．1年に4回以上の躁，うつエピソードをもつものを**急速転換型** rapid cycler という．

4．気分障害，うつ病エピソード（うつ病）mood disorder, depressive episode（depression）

軽重さまざまな程度の身体化された抑うつ症状"somatic" symptomsを示すエピソードが単発したものである．気分の抑うつ，活気のなさ，活動性低下に，早朝覚醒のような睡眠障害，食欲減退，易疲労性などの身体症状を伴い，症状に日内変動を認める状態が一定期間，少なくとも2週間以上持続する．症例によって，不安，苦悩，焦燥が強く，不穏，多動，興奮などの激越症状を示すこともある（**激越うつ病** agitated depression）．また，アルコールの多飲，演技的行動とか，恐怖性，強迫性など以前からあった傾向が増強したり，著しい心気症状を示したりすることがある．激越うつ病では自殺あるいは他殺（まきぞえ自殺）の危険が大である．

軽症の場合，抑うつ感情が目立たず，身体的不調の訴えのほうが目立つ場合もあり，このようなものを**仮面うつ病** masked depression とよぶこともある．

5．反復性うつ病性障害 recurrent depressive disorder

うつ病エピソードは一生のうちでしばしば反復性に起こる．反復性のもので躁病エピソードを認めないものを反復性うつ病 recurrent depression という．しかし，うつ病エピソードに直接引き続いて，うつ病治療によって誘発されたかのような短期間で消退する一時的な軽躁状態は双極Ⅱ型ではなく，ICD-10，DSM-Ⅳ-TRともに反復性うつ病に含める．

一般に反復性うつ病の初回エピソードは双極性よりも遅く，40歳代が多い．個々のエピソード

表 2-33 気分障害の ICD-10, DSM-Ⅳ-TR 分類

ICD-10	DSM-Ⅳ-TR
F3　気分(感情)障害　　　F30　躁病エピソード　　　F31　双極性感情障害［躁うつ病］　　　F32　うつ病エピソード　　　F33　反復性うつ病性障害　　　F34　持続性気分(感情)障害　　　　　　F34.0　気分循環症　　　　　　F34.1　気分変調症　　　F38　他の気分(感情)障害　　　F39　特定不能の気分(感情)障害	気分障害　　うつ病性障害　　　296.xx　大うつ病性障害　　　296.2x　単一エピソード　　　296.3x　反復性　　　300.4　　気分変調性障害　　　311　　　特定不能のうつ病性障害　　双極性障害　　　296.xx　双極Ⅰ型障害　　　296.0x　単一躁病エピソード　　　296.40　最も新しいエピソードが軽躁病　　　296.4x　最も新しいエピソードが躁病　　　296.6x　最も新しいエピソードが混合性　　　296.5x　最も新しいエピソードがうつ病　　　296.7　　最も新しいエピソードが特定不能　　　296.89　双極Ⅱ型障害　　　301.13　気分循環性障害　　　296.80　特定不能の双極性障害　　　293.83　…［一般身体疾患を示すこと］による気分障害　　　　　　　■物質誘発性気分障害　　　296.90　特定不能の気分障害

の持続は3〜12カ月(中央値6カ月)であり，完全に回復するのが普通であるが，少数例では完全寛解せず，長続きすることがある．とくに高齢者でその傾向がある．

退行期うつ病 involutional melancholia：45歳以後に初発するうつ病であり，従来，独立した病型とされたが，最近はうつ病に含められ，その多くは反復性うつ病に属する．症状はしばしば激越性であり，不安，苦悶を強く示す．心気的，微小的内容の妄想も多い．たとえば，胃腸は全く働いていないので，食べることも排泄することもできないといった身体的虚無妄想とか，貧困妄想，破局妄想を示したりする．自殺の危険性は高い．微小妄想，虚無妄想とともに，死ぬことのない永劫の苦しみが続くとする不死妄想をもつものを **Cotard症候群** という．また，知的機能の低下を強く訴える仮性認知症の状態を示すこともある．

6．持続性気分(感情)障害 persistent mood(affective) disorders

長年(2年以上)にわたって軽い躁あるいはうつへの気分変動が持続し，その間によい時期があったとしても2カ月以上は続かないような状態をいう．これには気分循環症と気分変調症があり，従来，気分循環症は人格障害として，気分変調症は抑うつ神経症として扱われてきたが，定型的な気分障害と遺伝的，あるいは治療反応性に共通性が認められることから，気分障害としてまとめられるようになった．経過中に定型的なうつ病エピソード，あるいは躁病エピソードが起こることはありうる．

a. 気分循環症 cyclothymia

長年にわたって軽い抑うつと軽躁を交代する．抑うつ気分では悲観的で，活動力が低く，心労が絶えず，無意味感がある．軽躁では楽観的で人生に興味・関心が強く，自信に満ちて活動的である．気分の変動に誘因はないことが多い．

b. 気分変調症 dysthymia

2年あるいは数年以上続く慢性的な軽い抑うつであり，その程度は変動しやすく，気分のよいときがあっても，数日〜数週以上は続かない．若年成人期から発症することが多いが，また中年以後に発症することもある．後者では，誘因として何らかの喪失体験があってうつ病エピソードを経過したあとに，気分変調症が持続することがある．

症状は抑うつ気分が中心となり，不安，焦燥感をしばしば伴う．うつ病にみられる身体化された抑うつ（生気抑うつ）はみられない．すなわち，抑うつ気分はあるが，興味関心の消失，思考制止，意欲制止，早朝覚醒，日内変動，食欲・性欲減退などを伴った定型的な抑うつ病像を呈さない．症状の動揺は日によって著明なことが多く，不眠，易疲労性，精神的・身体的な訴えが多いが，基本的な日常生活には支障がない程度である．

● **ICD-10 と DSM-Ⅳ-TR**（表 2-33）

ICD-10 と DSM-Ⅳ-TR はほぼ同じであり，上述のすべてをまとめて気分（感情）障害とし，これを双極性障害とうつ病性障害に2大別する．また，両者ともに**精神病像**（幻覚，妄想）の有無，精神病像があればそれが気分と調和した精神病像であるか否かを記載する．気分と調和した精神病像とは，うつ病では罪責感や病気や死などに関するもの，躁病では誇大的な内容のものであり，そうでない被害妄想とか思考伝播などがあればこれを気分と調和しない精神病像とする．

うつ病症状の特性として**身体化された抑うつ**の有無を，IDC-10 では"somatic"syndrome，DSM-Ⅳ-TR ではメランコリー型として記載する．これは，いわゆる**内因うつ病像**といわれるもので，活動における興味や喜びの喪失，良いことが起こっても気分が良くならない，抑うつは朝が悪い，早朝覚醒，精神運動制止または焦燥，食欲減退，体重減少などである．

また，DSM-Ⅳ-TR では双極性障害と反復性うつ病であって，1年のうちの決まった季節に再発するものを**季節型** seasonal pattern とする．季節型は高緯度地方で認められており，発症は秋から冬に多く，春から夏に回復する．日照時間の短縮が関係すると考えられている．うつ病の症状では過眠，過食が多く，治療には光線療法（2,500 ルックスの光照射，2〜3時間）が試みられている．

● **Kielholz の分類**

Kielholz, P. (1974) はうつ状態の疾病学的分類として，① 身体因性，② 内因性，③ 心因性うつ病の3群を区別した．これらの間には重なり合う部分があり，この関係を図示した（図2-47）．この分類は基本的な治療法，臨床経過，予後の推定に有用である．

● **笠原・木村のうつ状態の分類**

笠原嘉，木村敏は従来の内因性，反応性の区別が不十分であることから，病前性格，発病前状況，病像，治療への反応性，経過などを考慮して，6類型に分類した（1975）．

　　　Ⅰ型：性格（状況）反応型うつ病
　　　Ⅱ型：循環性うつ病
　　　Ⅲ型：葛藤反応型うつ病
　　　Ⅳ型：偽循環病性総合失調症

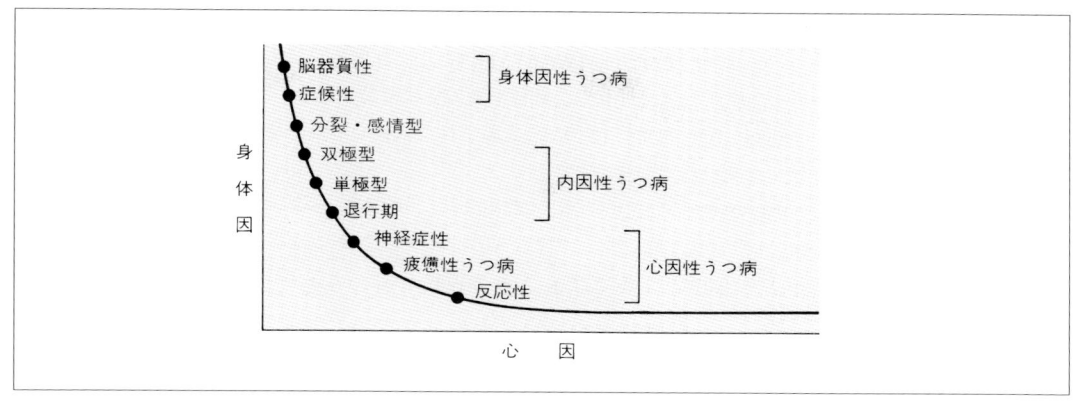

図2-47 うつ状態の疾病分類
(Kielholz, P. 編, 高橋　良監訳：一般医のためのうつ病診療の実際. 医学書院, 1982 より)

　　Ⅴ型：悲哀反応
　　Ⅵ型：その他，この分類原理によってとらえられないうつ状態
　Ⅰ型は病前性格が執着性格あるいはメランコリー型との親和性が強く，状況因の関与する頻度の高いものである．Ⅱ型は病前性格が循環気質で，双極型も単極型もある．Ⅲ型は神経症性性格に精神的負担がかかったときに起こり，慢性化・遷延化の傾向が強い．従来の神経症性抑うつである．Ⅳ型は統合失調気質者が個別化の危機(恋愛，孤立，自立，旅行など)に際して発症しやすい．統合失調症に近縁なものである．Ⅴ型は正常あるいは異常な悲哀反応である．Ⅵ型には器質性，医薬原性など，身体因をもつものが含まれる．

F　発病状況と経過

　躁うつ両病相ともに，ある期間持続する病相を形成することが特徴である．病相は全く誘因なく発症することもあるが，心理的誘因に引き続き，あるいは仕事の過重負担などの心身過労が続くうちに，突然に躁病あるいはうつ病を発することも多い．このうちには，心因との関係が明らかなものや，その背景にある状況因が影響しているとされるものなどがある．

　反応性うつ病 reactive depression：従来から心因反応として注目されているもので，悲哀，挫折，失望の体験に直接引き続く抑うつである．症状の日内変動に乏しく，思考内容は体験と密接な関係をもち，抑制症状は少なく，不安，焦燥，激越症状が強く，自殺企図が高頻度に起こる．
- 根こぎうつ病 Entwurzelungsdepression(Bürger-Prinz, H.)：自分の生活の拠り所を失って起こるもの．強制収容所，移民など．
- 引越しうつ病 Umzugsdepression(Lange, J.)：中年以後に多く，住み慣れた住所を変更して起こるもの．
- ストレスうつ病：長く続く精神的重荷から起こるもの．
- 荷おろしうつ病 Entlastungsdepression(Schulte, W.)：長い感情ストレスが続いた生活から，急に感情緊張のとれた生活に入って起こるもの．

うつ病の内因性，反応性(心因性)の区別は必ずしも明瞭でない．両者の中間に位置するものもあ

る．下記のようなものがこれに該当するが，ICD-10では気分変調症に分類される．

- 内因反応性気分変調 endoreaktive Dysthymie（Weitbrecht, H. J.）：身体的・精神的な持続的ストレスのあとに無力性の人格の人に不機嫌，心気，抑うつ，身体不調の症状を呈するものをいう．
- 背景抑うつ Hintergrunddepression（Schneider, K.）：意識された精神的緊張や身体的不快感の体験を背景として起こる不機嫌，怒りっぽい気分変調をいう．
- 基底抑うつ Untergrunddepression（Schneider, K.）：意識された背景によらない，ひとりでに起こる抑うつ状態をいう．

躁病相の持続はうつ病相よりも短い．多くは1，2カ月〜数カ月のうちに回復する．まれに慢性経過をとる（慢性躁病 chronic mania）．軽躁状態を続けるものである．

うつ病相の持続は数カ月から長いものでは1年内外に及ぶ．まれに数年間持続する慢性うつ病 chronic depression もある．

うつ状態から躁状態へ，あるいは躁状態からうつ状態へ移行することがある．一般的にうつから躁への転換は急激であり，数時間から一両日のうちに躁転することがある．躁からうつへの移行は比較的徐々に起こりやすい．移行期には混合状態 mixed state がしばしばみられる．

予後：① 病相（エピソード）は治療を加えなくても，そのうちに完全寛解に至り，何ら精神的欠陥を残さない．② うつ病相ではしばしば自殺の危険がある．自殺は，うつ病相の極期よりも，精神運動抑制が軽くなった回復期あるいは病初期の不安定な時期に起こりやすい．激越うつ病は自殺の危険が最も大である．③ うつ病相の回復期に不安，心気症状など神経症性症状がだらだらと続くことがある．

G 診 断

1．躁病の診断基準

次の1），2），3）の項目が認められる．
1) 気分高揚（ときにいらいら感）
2) 下記のうち3つ以上がある
    (1) 活動性亢進（多動，社会活動の過度，性的関心の増加など）
    (2) 多 弁
    (3) 観念奔逸
    (4) 誇大観念（誇大妄想）
    (5) 睡眠時間の短縮
    (6) 注意散漫，転導性亢進
3) 上記1），2）が数日以上持続し，他の精神障害に続発したものでなく，一次性に発来したもの

2. うつ病の診断基準

次の1), 2), 3)の項目が認められる.
1) 気分抑うつ(悲哀, 沈うつ, 意気消沈, 失望, 落胆, いらいら感など)
2) 下記のうち4〜5つ以上がある
   (1) 食欲減退, 体重減少
   (2) 睡眠障害(とくに早朝覚醒)
   (3) 身体不調感(易疲労性, 頭重, その他)
   (4) 精神運動制止, あるいは激越
   (5) 興味・関心の喪失, 性欲減退
   (6) 自責感, 罪業感(妄想的となりうる)
   (7) 思考渋滞, 集中力低下
   (8) 自殺念慮, 希死念慮
3) 上記1), 2)が2週間以上持続し, 他の精神障害に続発したものでなく, 一次性に発来したもの. また, 症状の日内変動(午前に悪く午後によい傾向)に留意する.

3. 鑑別診断

統合失調症：統合失調症における感情の障害は感情鈍麻と易変性であり, 気分障害における持続的な抑うつ, あるいは高揚ではない. 躁病性興奮が行為心迫であるのに対して, 緊張病性興奮はまとまりのない運動心迫である. 統合失調症の急性期症状がおさまったあとに, 抑うつや無力性症状を持続することがある. これを統合失調症後抑うつ post-schizophrenic depression という. 経過によって鑑別する. ただしこの抑うつは, 統合失調症を病んだことによる心理・環境的反応とする説がある.

統合失調感情障害：統合失調症状とともに顕著な躁病性, あるいはうつ病性症状が同時的に認められるものである. 気分障害では気分症状なしに精神病症状が存在することはないが, 統合失調感情障害では優勢な気分症状がなくて妄想や幻覚が認められる期間がある(少なくとも2週間の間). なお, 統合失調症では精神病症状の期間のほうが気分症状の期間よりも長い.

神経症：抑うつと不安はしばしば共存するが, 不安が基礎にあって二次的に抑うつを呈していると理解されるときには, 不安障害とする. このような抑うつには生気抑うつ(身体化した抑うつ)はない. 不安, 恐怖, 強迫傾向をもっていた人がうつ病の発症によってこれらの症状が顕著になることがあるが, この場合にはうつ病の寛解に伴ってこれらの症状も消退する.

適応障害, 抑うつ反応：これを起こすに足る精神的原因があり, 症状の内容が心因と深く関係し, 経過は環境の影響に強く左右され, 一般に短期間のうちに回復する. うつ病にしばしばみられる症状の日内変動はない.

器質・症状精神病：脳動脈硬化症, 進行麻痺, 脳腫瘍, Parkinson症候群, アルコール中毒, 内

分泌疾患（甲状腺機能亢進あるいは低下など），ステロイド剤投与，全身性エリテマトーデスなどで躁状態，あるいはうつ状態がくる．基礎疾患の鑑別が必要である．reserpine 投与でうつ状態を呈することがある．

逆に，うつ病による身体不調（食欲減退，体重減少，活力低下など）を身体疾患と間違えることはまれでない．精神的な抑うつ症状に乏しく，身体症状を主として示すうつ病を**仮面うつ病** masked depression とよぶことがある．

初老期，老年期のうつ状態では神経学的症状は認めず，CT，MRI などで初めて発見される程度の多発性脳梗塞などの脳血管障害を伴うことがある．うつ状態が器質性脳障害によるのか，いわゆる内因うつ病かの区別が困難であり，**血管性うつ病**とよぶことがある．一般的に器質性脳障害によるうつ病は病相の予後が不良とされるが，血管性うつ病では抗うつ薬療法で完全に寛解する場合が少なくない．なお老年期のうつ病では思考制止が強く認知症に似た病像を示し，これを**偽認知症**という．鑑別診断上，注意を要する．

H 治療

1．躁病の治療

lithium carbonate は確実な抗躁作用がある．1日量 600〜1,200 mg 投与し，血清濃度 0.4〜1.0 mEq/l に保つ．中毒量（1.5〜2.0 mEq/l 以上）との幅が狭いため，中毒症状発現に十分な注意が必要である．中毒症状は粗大振戦，筋緊張亢進，腱反射亢進，運動失調，意識障害，けいれんなどである．腎機能障害のある人には禁忌である．リチウムは躁うつ病の再発を予防する効果があり，注目されている．

そのほか，抗てんかん薬である carbamazepine（テグレトール®）や valproate も抗躁作用と再発予防効果をもつ．

また，鎮静作用の強い抗精神病薬を投与する．フェノチアジン系薬剤では，chlorpromazine，levomepromazine，この類似化合物である zotepine，ブチロフェノン系薬剤では haloperidol，ベンザミド系薬剤では sultopride がよく用いられる．最近の非定型抗精神病薬，とくに olanzapine が有効という報告がある．

入院治療を行うかどうかは，躁状態の程度と，生活の乱れ，他人への迷惑の有無による．

2．うつ病の治療

薬物療法：抗うつ薬による薬物療法が奏効する．

抗うつ薬には三環系抗うつ薬とモノアミン酸化酵素（MAO）阻害薬があるが，主として用いられるのは三環系抗うつ薬（imipramine，amitriptyline など）である．制止の強いものには imipramine，不安・焦燥には amitriptyline が比較的よく用いられ，症状によって適した薬剤が選択される（治療の

項；364頁参照）．重症うつ病や激越症状には効果の出現の速いchlomipramineの点滴静注が有効な場合がある．三環系抗うつ薬の副作用は，抗コリン作用による口渇，尿閉傾向，認知機能の抑制である．この副作用について，あらかじめ患者に説明し，症状の増悪でないことを納得させる必要がある．緑内障，心筋梗塞の回復期には禁忌である．

　三環系抗うつ薬の効果は，セロトニンやノルアドレナリンの再取り込み阻害作用による．最近これらの作用の選択性が強く，副作用のもととなる抗コリン作用やアミン受容体の遮断作用のない薬物が開発された．選択的セロトニン再取り込み阻害薬（SSRI）としてfluvoxamine, paroxetineがあり，セロトニン・ノルアドレナリン再取り込み阻害薬（SNRI）にはmilnacipranがあり，頻用されている．不安症状や不眠に対して，抗不安薬がしばしば併用される．

　MAO阻害薬は肝障害を起こしやすく，わが国では用いられていない．

　lithium carbonateの維持量の服用は，うつ病の再発に対しても予防効果があるとされている．

　電気けいれん療法：精神病のうちでうつ病に最も有効であるが，薬物療法に取って代わられ，激越型や難治例に限定して使用されている．

　精神指導：心理的負担の軽減を図り，病気は必ずよくなることを保証する．激励や，気晴らしに人なかに連れ出すことは逆効果を生む．うつ病回復後に神経症性の適応不全を起こすことがあるが，これには支持的・説得的な精神療法を行う．この1つに認知療法がある．これは，実生活や症状について否定的に考えてしまうという認知過程が抑うつ症状を増悪させているので，この認知過程（思考やイメージ）を修正することで症状の改善を図るものである．

　執着性格やメランコリー型の人に対しては，仕事に熱心すぎて過労となったり，気持ちの弾力性に欠けるところが発病と関係することを自覚させ，余裕のある生活態度をとるように指導する．

　激越型では自殺防止の取り計らいが必要である．

第5章 神経症，ストレス関連障害，心身症，人格障害

I．神経症 neurosis

　神経症，神経症性障害 neurotic disorders とは器質的基盤のない精神障害であり，障害は人格全般に及ぶことはなく部分的であり，障害の程度も軽いものである．すなわち，比較的よく保たれた人格のもち主が，不安，恐怖，強迫，身体症状などを示すものである．病的な自覚的体験や空想があっても，これを真に実在するものと混同することはなく，病識は保たれている．行動の乱れがあっても，社会的許容範囲にとどまっている．

　原因としては心因が重視されるが，生来性の素質に環境因子が加わって神経症の準備状態（神経症性人格発展）をつくり，これに結実因子が働いて発症するものである．

A 歴史

　神経症 neurosis という用語は，最初 Cullen, W. (1769) がすべての神経疾患と精神障害の総称として用いたものである．19世紀後半，フランスの著名な神経科医 Charcot, J. M. が粗大な解剖学的変化の証明できない機能上の障害を神経症とした．このころから，神経症は心理的原因によって生ずる病態であり，暗示や感動によって引き起こされることが重視されて始めた．18世紀末，Mesmer, F. A. は動物磁気 animal magnetism の存在を主張し，心理的治療や催眠への関心が高まっていたが，1880年代，フランスの Bernheim, H. は催眠もヒステリーもともに暗示によるものとした．Sommer, R. (1889) はヒステリーに相当するものを心因症 Psychogenie とし，これ以来，ドイツにおいて心因反応 psychogene Reaktion という言葉が盛んに使用されるようになった．神経衰弱 neurasthenia はアメリカの Beard, G. M. B. (1868) が過労からきた神経系統の刺激性衰弱状態をさすものとして使用した．

　神経症の概念には，① 器質的障害がないこと，② 心因の積極的関与を認めること，の2つがある．また，十分な現実検討能力が保たれていることも特徴である．神経症の心因説が認知されたの

は第一次大戦中に多発した戦争神経症の検討に負うところが多い．その際に認められた神経症性麻痺症状について，Oppenheim, H.は脳の局在する分子構造的な微細な器質的変化を基盤として機能障害が起こったものとして体因説を唱え，Nonne, M.は身体的外傷を伴わない場合にも発症すること，催眠や暗示で治すことができることからこれに反対した．この論争は結果として心因説を優勢に導いた．

現代の神経症学に大きな影響を与えたのは，Janet, P., Freud, S., Pavlov, I. P.などであり，わが国では森田正馬である．

> 従来，神経症という用語は記述的な精神症状群について用いられるとともに，特定の心理的な病因仮説に基づいている場合もある．このような神経症概念の曖昧さを避け，記述的な用法に徹するために，1980年のDSM-Ⅲ以来，国際的には神経症という統括病名を廃止して，臨床症状による類型別分類をするようになっている．しかし，わが国では神経症を記述的な意味で用いてきたので，これをそのまま存続する意見が現在のところ強い．
>
> また，近来の神経精神薬理学の進歩に伴い，不安や強迫などの生物学的研究が盛んとなり，不安とセロトニン，ノルアドレナリン機能，あるいはベンゾジアゼピン受容体の機能との関係が推定されている．ベンゾジアゼピン受容体はGABA$_A$受容体，Cl$^-$イオンチャネルと複合体を形成していて，ベンゾジアゼピン系薬剤は神経抑制物質であるGABAの作用を強化する作用がある．不安と関連する大脳部位には，前頭前皮質，辺縁系の扁桃体，海馬，海馬傍回，帯状回など，強迫症状ではこのほか大脳基底核がある．セロトニン機能の低下がパニック障害や強迫性障害で強調されているが，全般性不安障害も含めてうつ病と一部共通した機序が推定されている（259頁参照）．ノルアドレナリンでは起始細胞である青斑核の過活動などが推定されている．

B 症状と類型

神経症の症状は，正常人が折りにふれて体験するような現象が，その強さ，あるいは持続において異常なものであり，正常人が体験できないような質的異常現象は認められない．

症状の中核をなすものは不安である．病的不安とは，不安の強さが異常に強いか，あるいはその持続が異常に長いものであり，病的不安がそのままの形で現れるのが不安障害である．病的不安がさまざまな精神症状，あるいは身体症状に加工されて現れるのが，その他の類型の神経症であると理解できる．この関係を図2-48に示した．

しかし，前述のように神経症の各類型が不安という共通の生物学的基盤をもつという推定には多くの疑問が生じている．不安のうちでも，全般性不安とパニック発作（不安発作）とは異質なものである可能性も示唆されている．

従来の診断とICD-10およびDSM-Ⅳ-TRでの分類・診断では表2-34のようにさまざまな相違点があり，ICD-10およびDSM-Ⅳ-TRの分類・診断においてもいくつかの相違点がある．例えば従来の強迫神経症は，ICD-10では単独に強迫性障害として，DSM-Ⅳ-TRでは不安障害の一つに分類されている．従来のヒステリー転換型は，ICD-10では解離性（転換性）障害と身体表現性障害に，DSM-Ⅳ-TRでは身体表現性障害のみに，離人神経症は，ICD-10では他の神経症性障害に，DSM-

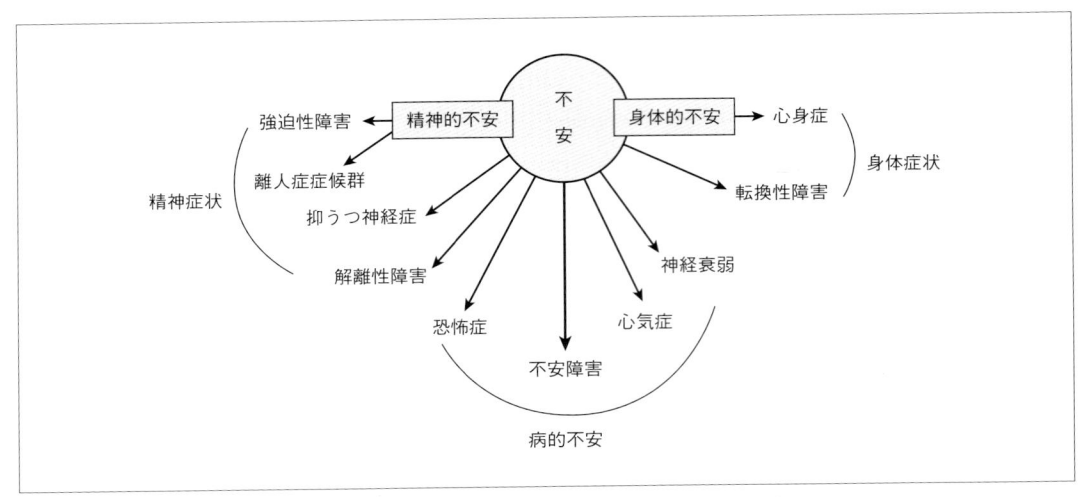

図 2-48 神経症における不安のさまざまな現れ方
精神症状や身体症状に完全に加工された場合には不安の自覚を伴わないことが多い．

Ⅳ-TR では解離性障害に，外傷後ストレス障害は，ICD-10 では重度ストレス反応および適応障害に，DSM-Ⅳ-TR では不安障害に分類されている．

1．不安障害（不安神経症）anxiety disorders

　不安とは漠然とした対象のない恐れをいう．不安の精神的ならびに身体的表出は，現実的な危険とは無関係に湧き起こるものであり，パニック発作（不安発作）の形（パニック障害），あるいは持続的不安の形（全般性不安障害）をとる．強いパニック発作では死の恐怖や自制を失ってしまうのではないかという恐怖から，救急外来に運ばれることもまれでない．

　不安の身体的表出としては，心悸亢進，胸内苦悶，呼吸困難感，咽頭のつまる感じ，口渇，上腹部不快感，手足のしびれ，発汗，のぼせ，ふらつき，めまい感，振戦，頻尿など多彩な自律神経症状がある．心電図，脈拍数，呼吸数，筋電図，皮膚電気抵抗などを同時に記録するポリグラフィによって，パニック発作時の身体症状の程度を記録することが可能である．また，パニック発作時には血中乳酸値が上昇する．

　精神的には落ち着きのないいらいら感，死の恐怖や苦悶が起こる．身体症状の自覚が強く，精神的不安の自覚に乏しいこともある．パニック発作時でない間歇期においても，絶えず何とはなしに落ち着かなかったり，パニック発作が起きることを恐れる予期不安が強く，ひとりでは家にいられないほど日常生活が制限されることが多い．

　発症は，何も誘発因子がなく突然に起こる場合もあるが，一般的には，日常生活での不愉快な体験とか，孤立状態に類する状況，偶発的な生理的現象（たとえば動悸など）を契機として病的不安が起こることが多い．病的不安が起こると，不安が不安をよび，予期不安も加わり，不安はますます増強する．

表 2-34 従来診断と ICD-10 および DSM-Ⅳ-TR 診断と分類

従来の診断	ICD-10	DSM-Ⅳ-TR
神経症		
不安神経症	他の不安障害 F41 　パニック［恐慌性］障害 F41.0 　全般性不安障害 F41.1	不安障害 　広場恐怖を伴わないパニック障害 　　300.01
恐怖症	恐怖症性不安障害 F40 　広場恐怖［症］ F40.0 　社会恐怖［症］ F40.1 　特定の（個別的）恐怖症 F40.2	広場恐怖を伴うパニック障害 300.21 　全般性不安障害 300.02 　社会恐怖 300.23 　特定の恐怖症 300.29
強迫神経症	強迫性障害［強迫神経症］ F42	強迫性障害 300.3
心気神経症	身体表現性障害 F45 　心気障害 F45.2 　身体表現性自律神経機能不全 F45.3	身体表現性障害 　心気症 300.7
ヒステリー転換型	身体化障害 F45.0 解離性（転換性）障害 F44 　解離性運動障害 F44.4 　解離性けいれん F44.5 　解離性知覚麻痺［無感覚］および 　　知覚［感覚］脱失 F44.6	身体化障害 300.81 転換性障害 300.11
ヒステリー解離型	解離性健忘 F44.0 　他の解離性（転換性）障害 F44.8 　　多重人格障害 F44.81	解離性障害 　解離性健忘 300.12 　解離性同一性障害 300.14
離人神経症	他の神経症性障害 F48 　離人・現実感喪失症候群 F48.1	離人症性障害 300.6
抑うつ神経症	持続性気分（感情）障害 F34 　気分変調症 F34.1	気分障害 　気分変調性障害 300.4
ストレス関連障害		
適応障害	重度ストレス反応および適応障害 F43 　適応障害 F43.2	適応障害
急性心因反応	急性ストレス反応 F43.0	不安障害 　急性ストレス障害 308.3
外傷神経症	外傷後ストレス障害 F43.1	外傷後ストレス障害 309.81
心身症		
心身症	他に分類される障害あるいは疾患に関連した心理的および行動的要因 F54 身体表現性障害 F45 　身体表現性自律神経機能不全 F45.3 　など	一般身体疾患に影響を与えている心理的要因 　［一般身体的疾患を示すこと］に影響を与えている［特定の心理的要因］

［発症機制］　パニック誘発物質（乳酸ナトリウムや二酸化炭素など）への反応などから，不安を起こしやすい生物学的素因が考えられる．精神分析的には自我の防衛機制である抑圧が十分にきかず，不安がそのまま症状として現れるものと考えられている．行動療法学派は，刺激に対する反応の汎化と考えている．

a．パニック（恐慌性）障害 panic disorder

最初のパニック発作（不安発作）は，何の誘因もなく突然起こることが多い．ときに情動興奮，身体運動で誘発される．発作は一般に20～30分で終わるが，当初は月に数回起きることが多い．症状は心血管系，呼吸器系に強く，心悸亢進，呼吸困難，めまい感，死の恐怖などを伴う，耐えられないような苦しみである．発作時，過呼吸を伴えば，手足のしびれ，失神などの過換気症候群を示す．発作を重ねるうちに，発作間歇期においても発作が起きることを恐れる予期不安 anticipatory anxiety を生じやすく，それが，広場（空間）恐怖 agoraphobia や外出恐怖に発展することがある（広場恐怖を伴うパニック障害）．

パニック障害には遺伝的素因が関係し，青年期に初発することが多く，生涯有病率は1～3％である．経過の前後や間にうつ病エピソードを合併しやすい．

［治療］　薬物療法では，SSRI（paroxetine など），三環系抗うつ薬（とくに clomipramine, imipramine）や，抗不安作用の強いベンゾジアゼピン系薬剤（alprazolam, cloxazolam）の有効性が認められている．また，森田療法，認知行動療法がしばしば有効である．

b．全般性不安障害 generalized anxiety disorder

何についても過度に心配し，将来への懸念があり，慢性的な不安状態である．交感神経優位の状態を示しやすい．不安の症状は上述と同様であるが，呼吸や心臓の症状がパニック障害ほど強くはなく，胃腸症状，手掌発汗，震えや筋緊張，入眠困難のような睡眠障害が多い傾向がある．

診断ではカフェイン中毒，覚醒剤中毒，アルコールや鎮静薬の離脱症状を鑑別する必要がある．

［治療］　ベンゾジアゼピン系抗不安薬が有効である．しかし，この薬物は依存性があるので，依存性のない薬物が探索されている．セロトニン系のSSRIや $5-HT_{1A}$ 部分作動薬である tandospirone（セディール®）が有効なことがあり，これらには依存性はない．また，森田療法，認知行動療法がしばしば有効である．

2．恐怖症性不安障害（恐怖症） phobic anxiety disorders (phobia)

特定の対象，あるいは状況に対して強度の恐れを起こすものである．症状は不安と全く同じである．特定の対象や状況が回避されやすく，予期不安もしばしば認められる．恐怖内容による系列化としては，次の3つがある．

a．広場恐怖（空間恐怖） agoraphobia

ひとりになること，あるいは公共の場所で，もしも何かが起きたときに逃げ出したり助けを求めることができないような場所（雑踏の中，列車，公共機関など）にいることにきわだった恐怖をもち，それを避ける行動が目立つものである．わが国では外出恐怖とよばれることが多い．

多くはパニック障害を伴う広場恐怖 agoraphobia with panic disorder であるが，ときにパニック障害を伴わない広場恐怖 agoraphobia without panic disorder がある．

b．社会恐怖（対人恐怖） social phobia (anthoropophobia)

比較的少人数の集団内で他の人々から注視される恐れを中核とするものである．青年期に好発す

る（332頁参照）．

c．特定の（個別的）恐怖症（単一恐怖）specific (isolated) phobia (simple phobia)

ある限定された対象ないし状況に対する持続的な恐怖である．恐怖の対象はさまざまである．高所恐怖，閉所恐怖，動物恐怖（ヘビ，虫，ネズミなど），先端恐怖などで，自分でもこの恐れが無意味なことはわかっている．

［心理機制］　精神分析では，無意識の葛藤による不安を外界の特定対象に対する恐れに置換することによって内的不安を処理しているものと理解している．

行動療法学派では，条件反射的に学習された誤った習慣であるとし，系統的脱感作法や段階的曝露などの行動療法の最もよい適応症としている．森田正馬はヒポコンドリー性基調をもつ素質者が偶発的事象から症状に気づき，自己観察と症状克服の努力から起こる精神交互作用によって恐怖症状が固定化されるものとしている．

3．強迫性障害（強迫神経症）obsessive-compulsive disorders

強迫観念を主症状とし，しばしば強迫行為を伴うものである．強迫観念とは不必要な，あるいは考えたくない考えが繰り返し浮かび，これを意志で打ち消すことができず，打ち消す努力をすればするほど不安が増強するものである．患者は考えの内容が無意味あるいは不合理であることを自覚しているが，それでもその考えが繰り返し気になる．たとえば，子供を見て「自分が子供の首を締めて殺すかもしれない」とか，厳粛な場所で「馬鹿やろう」などとその場にそぐわない言葉を出しはしないか，高所に立つと飛び降りはしないかなどである．自分の行為について見落とし，誤りがなかったかどうか確信がもてない疑惑癖，物事の原因，理由などをあくまでせんさくするせんさく癖（たとえば空という字はなぜこう書くかなど）や，目に触れるものは何でも計算する計算癖などさまざまである．ある対象に限られた恐怖の形をとる強迫観念を強迫性恐怖 obsessional phobia という．よくみられるものに洗っても汚いものがついている恐れの強迫観念として不潔恐怖がある．

強迫行為は強迫観念から起こるものが多いが，強迫行為のみが起こることもある．たとえば，蒲団に針があったらいけないという疑惑の起こる人が，何回も蒲団を確かめないと寝られないなどは前者であり，就眠時に必ずある一定の順序で一定の行為をしないと就床できない（就眠儀式）などは後者である．強迫性恐怖に伴う強迫行為もしばしば起こり，不潔恐怖の人の強迫洗浄などがある．

強迫観念と強迫行為によって，日常生活が極度に制限され，妨げられることが多い．

強迫性障害では小児のころから強迫的傾向を示すことがしばしばある．このような傾向が持続するのは強迫性人格（制縛性格）anankastic personality である．

強迫症状は統合失調症やうつ病の部分症状として認められることがあり，鑑別が必要である．

［心理機制］　精神分析では，根底にある攻撃衝動の取り消し undoing，あるいは情動（攻撃衝動や性衝動）と判断の分離 isolation などの自我の防衛機制を考えている．森田療法では，完璧主義や完全主義が関係していると考えている．遺伝研究では強迫性格の遺伝的傾向が認められており，また Cloninger の損害回避との関係も示唆され（68頁），素質的因子の高いものと考えられている．

［治療］　SSRI（fluvoxamineやparoxetineなど）や，三環系抗うつ薬のclomipramine（アナフラニール®）が有効とされる．また，曝露-反応妨害法などの行動療法や，強迫観念などをあるがままに受け入れる森田療法などがしばしば有効である．

4．抑うつ神経症 depressive neurosis

これは，ほとんどの場合，気分変調症dysthymia（270頁参照）と診断される．抑うつ気分，外界への興味や関心の低下，自信の喪失などが認められるが，その程度は軽く，周囲の出来事や対人関係の影響を受けて変化しやすい．うつ病にみられる身体化された抑うつ（生気抑うつ）はみられない．すなわち，早朝覚醒，日内変動などのまとまった病像を呈さない．症状は慢性化の傾向を示したり，日によって変動が著明であったりする．

誘因として近親者の死，大事な物を失うなどの喪失体験のあるものは，適応障害と診断し，本状態には含めない．

5．身体表現性障害 somatoform disorders

主な病像は身体症状であり，身体所見が明らかに否定されても，医学的検査を求めるような状態をいう．発症が明らかに生活上の不快な出来事に引き続いている場合もあるが，患者の関心はそのことよりも身体症状のほうに向いている．DSM-Ⅳ-TRでは転換性障害も身体表現性障害に含められている．

a．心気症 hypochondriasis

自己の健康，あるいは特定の臓器の機能や身体的外見について病気ではないかと思いわずらう状態である．健康に対する過度なとらわれや過度な観察によって，生理的現象とか微細な異常が強く自覚されるとともに，現象自体も増強する（森田のいう精神交互作用）．身体の外見に欠陥があると思いこみ，過剰に心配するものを身体醜形障害body dysmorphic disorderという．

心気症では正常と診断されると不満であり，次々と医師を変えて診察を求めることが多い．また医学関係の情報を収集し，民間治療，売薬，通信販売などあれこれ試みる傾向が強い．

心気症に近縁な障害として，**体感異常症**（セネストパチーcénesthopathie）がある．これは奇妙な身体感覚の異常，たとえば筋肉がねじ切られるような痛みを感ずるとか，腹部臓器の異様なひきつり感など，患者自身が形容に苦しむような体感の異常を訴えるものである．

b．身体化障害 somatization disorder

発症は多くは30歳以前である．訴えは漠然としていたり，演技的，誇張的である．1859年，フランスの精神科医Briquetによって報告され，ヒステリーの一型と考えられていた（Briquet症候群）．多彩な反復する身体症状が数年にわたって慢性あるいは浮動性に持続し，絶えず病気がちと思い込んでいるものである．

症状は嘔吐，腹痛，鼓腸，四肢や背中の疼痛，息切れ，動悸，めまい，嚥下困難，健忘，歩行困難，性器痛，月経痛などあらゆる種類に及ぶ．転換症状もあるが，症状が多彩で慢性に経過するこ

とで診断する．女性に多い．

c. 身体表現性自律神経機能不全 somatoform autonomic dysfunction（ICD-10）

精神的要因によって起こる種々の身体症状または生理的機能障害で，組織病変を伴わず，一定の自律神経系を介して症状が出現するものである．心身症の一部である．

① 心臓と心血管系：心臓神経症，神経循環無力症，Da Costa 症候群，頻脈，胸部痛，失神．
② 食道と胃：心因性空気嚥下症，しゃっくり，胃神経症，口渇．
③ 下部消化管：過敏性腸症候群，心因性下痢，鼓腸．
④ 呼吸器系：過換気，呼吸困難．
⑤ 泌尿生殖器系：心因性頻尿，排尿困難．
⑥ 皮膚：紅斑．

d. 心因性疼痛 psychogenic pain（持続性身体表現性疼痛障害 persistent somatoform pain disorder；ICD-10）

長期にわたる疼痛の訴えがあると共に，疼痛を説明できるような身体的所見がないものである．

身体の特定部位の疼痛が器質的原因なく起こり，情動ストレスあるいは疾患への恐れとの関係が推定されるものである．心気症に近縁なものである．鑑別には諸種の器質性疾患を否定することが重要である．例えば視床性疼痛 thalamic hyperpathia では，疼痛は身体片側に限局されるが，心因性疼痛では身体片側に限局することはまずない．

心因性疼痛から，頻回の再手術（開腹手術など）を希望してこれを受けるのをポリサージェリー polysurgery という．

［治療］　心因性疼痛には鎮痛性麻薬は禁忌である．薬物依存を形成しやすいからである．抗不安薬，抗うつ薬，抗精神病薬などの投与と精神療法を行う．

6. 転換性障害と解離性障害 conversion disorders and dissociative disorders

運動系または感覚系機能の障害（転換性障害），あるいは記憶や人格の全体としてのまとまりの障害（解離性障害）を主症状とするもので，以前は一括してヒステリーとよばれていた．Freud は，患者にとって何らかの心理的意味，あるいは象徴としての価値をもつと推定したが，現代においては必ずしも妥当ではないと考えられている．

ヒステリーの語源はギリシャ語の子宮であり，かつては女性に特有なものと考えられていたが，実際には男女ともに起こりうる．ヒステリーという用語はさまざまな誤解や偏見を生みやすく，近年はこの用語の使用を避けるのがよいとされ，症状から転換性障害と解離性障害に分けられている．

a. 転換性障害 conversion disorder

主症状が心因性の身体症状であるものをいう．運動障害としては麻痺，失調，失立失歩 astasia abasia，失声，振戦などがあり，感覚障害としては知覚脱失，視力低下，管状の視野狭窄，聴力低下などがある．けいれん発作はときに身体を弓なりに反らせる後弓反張（opisthotonus）を示すが，

発作中意識障害を認めず，けいれん強度は周囲の環境によって影響を受け，人目を引く方向に強調される．**過換気症候群**（過呼吸と手足のしびれ，失神）をきたすこともある．極度の頭痛を訴え，泣き叫ぶこともある．限局性の爪をたてるような頭痛を **clavus**（ヒステリー性頭痛）という．症状は生理解剖学的法則に合致せず，暗示により症状が動揺，出没し，演技的傾向がある．しかし，これらの身体症状が患者の自覚的な意志や意図によってつくられているものではないことが特徴である．

b. **解離性障害** dissociative disorder

解離とは，心的外傷や解決困難なストレスにさらされた場合に，記憶や人格などの一部が切り離され，全体としてまとまりが失われることをいう．

解離性健忘では，ストレスとなった出来事や自分の経歴などの自分に関する重要な記憶が突然失われるが，一般的な記憶は保たれている．一定期間の出来事を忘れるものや記憶の一部分が欠如するものを部分健忘といい，自己の氏名，年齢，住所，職業などのすべての履歴を忘れるものを全生活史健忘という．全生活史健忘は自己の現実と過去をすべて否定するものであり，心理的自殺と考えられる場合がある．しかし同時に，異なった自分を新たに生きようとする契機となることもある．家庭や職場から突然に失踪し，諸所をさまよい，その間の記憶を失った状態で発見されるものを解離性遁走という．

大人びた人格と子供人格が交替するなどの2人の人格に分かれるものを二重人格，さらに複数の人格に分かれるものを多重人格という．

小児症 puerilism（小児のような甘えた態度や舌たらず言語）と，的はずれ応答（当意即答 Vorbeireden：質問に対して即座にでたらめな返答をする）を示す偽認知症を **Ganser 症候群** という．これは拘禁反応として起こることが多い．

発症は不快な情動体験に直接的に引き続いて起こることが多い．一部には，子供時代に心的外傷，とくに児童虐待を受けたものがある．好発年齢は小児から若年成人にかけてであるが，中年以降にもみられる．女性に多い．演技性性格 histrionic personality の人がなりやすい．転換性障害・解離性障害の多くは心因性であるが，脳器質疾患の際にも起こってくることがある．これは高次脳機能の低下によって，葛藤処理能力が低下し，転換症状を呈しやすくなるためである．転換症状は脳器質疾患を除外診断する必要がある．

［心理機制］　精神分析的には無意識的な抑圧のみでなく，転換機制，解離機制などの自我の防衛機制が関係していると考えられている．不安が身体症状，たとえば四肢麻痺に完全に転換されたときには，精神的苦悩を示さず病的状態に安住する．これを **満足しきった無関心** la belle indifférence という．このように，症状を起こすことで不安を引き起こす葛藤から自我が解放されることを一次利得 primary gain とよぶ．引き起こした症状，たとえば四肢麻痺のために働かずに世話をしてもらって生きていけるなどの現実的な利益を得ていれば，これを二次利得 secondary gain（疾病利得 Krankheitsgewinn）という．

転換性障害・解離性障害の心理機制には上述の転換と解離のほかに，**原始反応** primitive reaction として理解しうるものもある．強い恐れにさらされたとき，叫ぼうにも声が出ず（失声），逃げよう

にも足が立たず（失立失歩），あるいは外界刺激に対する精神的反応（応答）を失う（**解離性昏迷・擬死反射**）など，人類が動物と共有している原始的な反応様式が転換性障害・解離性障害の一部では現れやすくなっていると考えるものである（Kretschmer, E.）．

［治療］　転換性障害に対して，Freudは精神分析療法を創始し適用したが，実際には支持的精神療法と身体的リハビリテーションの併用が有効なことが多い．解離性障害では背景にしばしば困難な状況があり，環境調整が可能な場合は試みる．安全で安心できる生活に向けてともに考えることも大切となる．健忘の内容や交替した人格について詳細に問診することは，しばしば症状を悪化させるので注意を要する．

7．離人症候群 depersonalization syndrome

自己の実在感あるいは外界の対象から受ける感覚，あるいは自己の身体に生ずる感覚が変化し，生き生きとした実感が湧かず，現実感に乏しくなる．非現実化 derealization，疎隔化 alienation の体験である．

離人-現実感喪失症状を唯一の症状とするものをこの項目に含める．離人-現実感喪失症状は統合失調症，うつ病，神経症の他の型（不安障害，強迫性障害など）の部分症状としても現れる．また，高熱，感冒などの身体疾患，中毒の際にも起こる．

8．神経衰弱 neurasthenia

精神的あるいは身体的な易疲労性を中心として，易刺激性，頭痛，不眠，集中力低下などの症状を示す．慢性的な情動緊張下で起こる．また，感染性疾患，消耗性疾患の回復期，器質性脳障害や中毒などでしばしば認められる状態であるので，基礎疾患の除外がとくに重要である．器質精神症候群の項（**75，130頁**）を参照のこと．

> **慢性疲労症候群** chronic fatigue syndrome（CFS）：生活が著しく損なわれるような激しい強い疲労感・倦怠感が6カ月以上持続，あるいは再発を繰り返し，微熱ないし悪寒，咽頭痛，頸部あるいは腋窩リンパ節の腫脹，筋肉痛などをみるもので，羞明，健忘，抑うつなどの神経精神症状を伴うこともある．原因不明であるが，何らかの感染症との関係が推測されている．神経衰弱や不安・抑うつ混合性障害との鑑別が必要となる．

9．その他

職業神経症 occupational neurosis：職業としての仕事の遂行に不都合な症状のみが起こる神経症をいう．**書痙** writer's cramp では事務職の人がペンを持つと手がこわばり，震えて字が書けない．それ以外では手の運動障害は認められない．このほか，電話交換手が仕事のときだけ発声ができないが，平素の会話は可能であったり，製図工に手掌多汗症が起こったりする．

精神衰弱 psychasthénie：精神力の低下が起こり，現実を誤り，疑って不安，強迫を起こす状態を Janet は精神衰弱とよんだ．Janet は総括的名称として精神神経症とし，これを精神衰弱とヒステリ

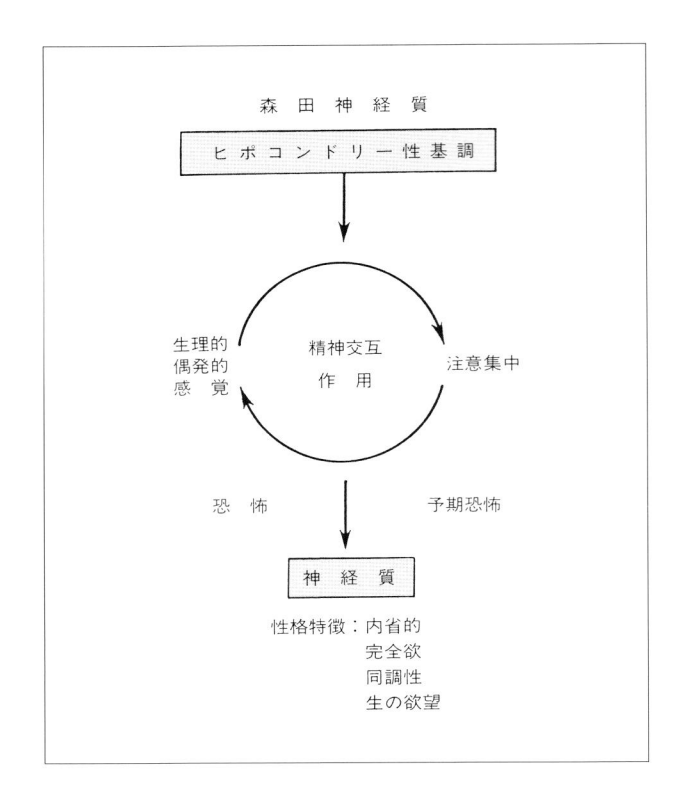

図2-49 神経質の発症機制(森田正馬)

一に分けたが，現在では精神衰弱なる用語はほとんど用いられない．しかし，抑うつでも離人症でも神経衰弱でもないような，無気力，無関心で積極的な意欲を失う状態を示す場合がある．とくに学生に認められ，student apathy とよぶことがある（アパシー症候群）．

　知因神経症 noogene Neurose（Frankl），あるいは実存神経症 existential neurosis などとよばれるものは，人間存在の意味や価値を見失って実存的危機に陥るものをいう．上記のアパシー症候群と同様なものである．

10．森田神経質

森田正馬は神経症を次のように分類した．
　　a．神経質：① 普通神経質，② 発作性神経症，③ 強迫神経症
　　b．ヒステリー

このうち，普通神経質とは，頭痛，頭重，全身疲労感，記憶力，理解力の低下などの心身の不調と，対人関係での赤面恐怖や緊張感，羞恥心を主症状とするものである．全般性不安障害にほぼ該当する．発作性神経症はパニック障害と同じものである．

森田は神経質の発症機制を次のように理解した（**図2-49**）．すなわち，生来性，体質性に心身の機能や状態に過敏な人（**ヒポコンドリー性基調**）が，偶然の機会に心身の不調を自覚するような体験をすると，これに注意が集中し，心身の不調を鋭敏に感じとるようになる．その結果，ますます注

意が集中するという悪循環が形成される．これを精神交互作用とよび，これが症状を発展させるとするものである．精神交互作用の起こるゆえんは，よりよく生きたいという完全欲と「生の欲望」であり，それの挫折としての不全感である．したがって，治療は精神交互作用をとり，現実を「あるがまま」に認めて，「なすべきことをなす」方向に導くことであるとした．

C 原因と学説

神経症は，遺伝的素質に心理的環境のうちでとくに精神発達段階における心理的環境が加わって神経症準備状態（神経症性性格）を形成し，これに精神的あるいは身体的な出来事が結実因子となって発症するものである．持続的環境と結実因子における心理的要因が重要であるところから，神経症は心因性精神障害であるとされる．このうち，明らかな心理的誘因の認められるものでは説明が容易であるが，長期間の心理的環境要因を病因として認めることは証明性に欠けることが多く，これを認めるためには諸種の学説に基づいた仮説を必要とする．したがって，神経症に関する多種多様な学説が乱立することになった．

1．遺伝素質

神経症になりやすい素質に，ある程度遺伝傾向があることを否定できない．強迫性障害や不安障害，とくにパニック障害では家系内出現頻度が一般より高いとされている．強迫性障害では病的遺伝子の関与が推定されている．

2．心理学説

神経症研究の主流は，精神療法と直接的に結びついて発展した諸学派の仮説である．このうち代表的なものは，Freudに始まる精神分析学（力動精神医学），Pavlovの条件反射理論やSkinnerのオペラント条件づけから発展した行動療法学派，これにわが国では森田正馬の神経質理論がある．これらについては心理学諸派と行動科学の項（総論；**109頁**）を参照されたい．

D 診 断

神経症者の面接においては，症状以外の面では正常人と接する場合と異なった印象を与えない．すなわち，神経症では症状は全人格を巻き込むものではなく，部分的障害である．ただし，解離性障害は例外である．

器質性疾患でないという除外診断を必要とする．心理的要因が器質性障害を増強あるいは修飾しているときには**神経症性加重** neurotic overlay という．積極的に心因性疾患であるという証明は神経症のすべてに可能なことではない．しかし，精神的・身体的な困難や恨みの感情などが認められることが多く，また，症状が心理的環境に応じて動揺しやすい．幼児期からの軽い神経症的傾向の持

続(神経症性性格)がある場合が多く，これも参考になる．

E 治療

神経症の治療方針には，①治療目標を症状自体の改善におくものと，②神経症性人格の改善におくものとがある．前者には支持的精神療法，行動療法などの精神療法と，抗不安薬を主とする薬物療法がある．後者には精神分析療法，ロゴテラピー，森田療法などがある．実際の治療では，神経症の型や，その人格によって適した方法を柔軟に使い分けることが必要となる．

神経症治療では，治療者が診断に自信があることと，予後について楽観的であることがよい治療経過をもたらす．神経症であるという診断に治療者自身が曖昧なときには，患者は敏感にそれを感じとり，身体疾患として世話をしてもらえるというような二次利得を除くことが難しい．神経症の予後は，もともとの人格が健康である人ほどよく，神経症性の人格の偏りのある人は長期にわたることが多いが，治療者が神経症の予後を楽観視して，無用な焦燥感を起こさず，余裕ある態度をもって患者の伴侶となることが治療的に働く．神経症者の多くは，両親，同胞に不満をもち，環境を恨み，あるいは自己憐憫に陥っている．これは自己中心的な感情・思考態度といえる．何らかの契機によって，このような感情や態度が変わり，素直に相手の気持ちをくみとり，他人の立場に立って考えることが可能になるとともに，弱点のある自分を許すことができるようになり，神経症は改善していく．

医師-患者関係と適切な薬物治療を通じて，患者がとらわれから自由となり自己実現を可能にすることが神経症治療の要諦である．各種の精神療法の技法は，これを可能にする個々の手段にすぎない．

1．薬物療法

不安，緊張の緩和を主作用とする抗不安薬を用いる．ベンゾジアゼピン系薬剤〔diazepam(セルシン®，ホリゾン®)，cloxazolam(セパゾン®)，bromazepam(レキソタン®)など〕が主であり，抗不安力価の高さはalprazolam＞cloxazolam≒bromazepam＞diazepamの順である．

神経症の型別では，不安障害に最もよく奏効し，ついで恐怖症性不安障害である．強迫性障害や転換性障害・解離性障害に対する効果は劣る．

強迫性障害に有効なものとしては，SSRIのfluvoxamine(ルボックス®，デプロメール®)とparoxetine(パキシル®)，三環系抗うつ薬のclomipramine(アナフラニール®)，5-HT_{1A}部分作動薬であるtandospirone(セディール®)あるいは抗精神病薬がある．

パニック障害には，SSRIのparoxetine，三環系抗うつ薬のclomipramine，imipramine(トフラニール®)が有効とされる．抗不安力価の高いベンゾジアゼピン系薬剤も有効である．

2. 支持的精神療法

　医師が患者の気持ちの支えとなることで，不安・緊張を軽減し，現実に対処できるように指導する．医師は患者の苦痛と困難を受け入れて認め（受容），症状の説明，説得，あるいは暗示を加え，患者の建設的努力を激励し，可能ならば環境調整を援助する．すなわち，支持的精神療法の過程は，医師としての専門的権威の使用と，患者の依存欲求の満足を通じて，患者の独立性の回復の時機をとらえて，これを促進させることである．日常臨床では支持的精神療法と薬物療法を併用することが多く，支持的精神療法はすべての神経症治療の基本となる（376頁参照）．

3. 特殊精神療法

　薬物療法と支持的精神療法によって十分な効果の得られない神経症に対して，精神療法の項（376頁）に記載したような技法のうち，患者に適するものを選んで行うことがある．

　自律訓練，行動療法，認知療法，精神分析療法，精神分析的精神療法，森田療法，内観療法，ロゴテラピーなどがある．

〔付〕**虚偽性障害** factitious disorders

　虚偽性障害とは，本人の意図的な操作によって生じた身体的あるいは精神的な症状を示すものである．その行為は強迫性の性質をもち，苦痛を伴う検査とか手術などのように，自らに有害で危険をもたらすことでも受けてしまう．

　類似の状態に詐病があるが，詐病では環境状況のなかで，病気であることによる利得（経済的利得，法的責任の免除など）を目標としていることが理解できるものである．これに対して，虚偽性障害ではその目標が「患者」という役割を演じることにあるとしか理解しようがない，病人になることを唯一の目的とした状態である．無意識の欲求や人格障害に根ざした障害であろうと考えられる．

　精神症状を伴う虚偽性障害 factitious disorder with psychological symptoms：偽認知症，当意即答，幻覚，転換症状，解離症状など多彩である．非暗示性に富み，問診される症状を次々に肯定したり，逆に，極端な拒絶，非協調の態度をとる．これらの症状は，患者各個人の心に抱く精神障害のイメージによって左右される．

　身体症状を伴う虚偽性障害 factitious disorder with physical symptoms：意図的な操作によって身体症状を起こすもので，たとえば，体温計の摩擦による発熱，腐食液による皮膚炎，検尿に際して血液を混入させるとか，腹痛などの激しい痛みの訴えなどである．

　身体症状を伴う慢性虚偽性障害 chronic factitious disorder with physical symptoms では，このような身体症状によって長期間にわたり，多数の病院に入退院を繰り返すものである．ホラ吹き男爵物語の主人公 Münchhausen にちなんで **Münchhausen（Munchausen）症候群** ともよばれる．多くは急性腹症，吐血，失神など劇的な身体症状で入院し，患者の述べる病歴には虚偽と真実がおりまぜられ

ている（空想的虚言症）．虚偽性の立証を強く否定，あるいは急に退院して他の病院へ入院したりする．手術を頻回に受けるポリサージェリーも多い．

II．ストレス関連障害（精神反応性障害）
stress-related disorders（psychoreactive disorders）

　生活上の激しいストレスへの反応として，あるいは生活上の出来事や環境の変化に対する不適応として起こるものである．強い精神的あるいは身体的ストレス状況のもとで，直ちに著しい全般性不安を中心とした精神症状を起こし，速やかに回復するものを急性ストレス反応，非日常的な極度なストレス後しばらくしてから発症するものを外傷後ストレス障害，生活の変化や環境ストレスに対応しきれないで発症したと考えられるものを適応障害として区別する．

A　急性ストレス反応（急性心因反応）acute stress reaction（acute psychogenic reaction）

　地震，火災，水害などの突発的災害，戦時下の爆撃，戦場で，あるいは近親者の急死，事業の破局など重度ストレスに直面したとき，すなわち体験が急激かつ強烈であるときに，その直後に起こる反応である．通常数時間か数日以内で速やかに回復してゆく．

　急性ストレス反応は，正常者が誰でも起こしうるような強度の全般性，浮動性不安反応から，原始反応 primitive reaction や短絡反応 short circuit reaction と考えられるものまである．

　急性ストレス反応は個人差の少ない画一的な徴候を呈しやすい．Lindemann, E.によると，①身体的虚脱感が起こり，咽頭部の緊張，呼吸促迫，深いため息，腹部充満感，筋の脱力などが発作的に20分〜1時間ぐらい襲ってくるのを繰り返す，②死んでしまいたい，生きる望みがない，どうなってもよいなどの死に関する考えに没入する，③罪意識にとらわれ，自分の落ち度を責める，④敵対反応を起こし，他人を責め，恨む，⑤その人の通常の行動パターンがとれなくなる，などをあげている．このような状態は正常悲嘆反応 normal grief reaction としても起こり，比較的速やかに消えていく．

　屈折反応：正常悲嘆反応からある程度質的に異なった反応が起こるものである．これには，①喪失感を伴わない過剰な行動，②死者に認められていたのと同じ症状の出現，③心身症（潰瘍，喘息など）への発展，④友人や親族など親しい人との間でも疎遠となり孤立，⑤特定の人に対する激しい敵意，⑥統合失調症様症状，⑦社会的相互関係の持続的喪失，⑧刺激性のうつ状態，などがある．

　原始反応：運動乱発，動物の擬死反射 death feigning に似た身体の硬直や，脱力，昏迷，無感動で恐怖も不安も起こらない情動の麻痺などがある．驚愕反応 fear reaction ともいう．

　短絡反応：激しい情動が人格的統制を受けないまま衝動行為として現れる反応をいう．たとえば，

教師に叱られた生徒が学校へ放火するなどである．これは一般に知的水準の低い者や，未熟な性格者に起こりやすい．

● 戦闘疲労 combat fatigue

戦場における生命の危険，疲労，睡眠不足，飢餓などで起こるストレス反応である．拘禁状態とともに，Ganser 症候群（偽認知症，当意即答，小児症，軽度の意識混濁）をきたすこともある．

B　外傷後ストレス障害 post-traumatic stress disorder（PTSD）

極度に苦痛な体験，たとえば，自然災害，事故，暴力などに自分，あるいは家族が巻き込まれる，あるいは殺人や拷問の現場を目撃するなどの外傷体験の後，直後の急性反応としてではなく，遅延反応として1～2週間から数カ月経過したあとに起こるものである．発症後は長短さまざまに経過するが，多くは次第に回復する．

外傷後ストレス障害（PTSD）とは，重大なストレスに対する遅延した，あるいは遷延した反応と考えられ，出来事の持続的な再体験（フラッシュバック，夢など），外傷と関連した刺激の持続的な回避，持続的な覚醒亢進などの症状で特徴づけられる障害である．

心的外傷（トラウマ）とは，客観的に生命や身体を著しく脅かされるような出来事であり，そのとき同時に主観的にも激しい恐怖や無力感を感じるものである．

症状としては，次のようなものが認められる．

① 再体験症状（侵入症状）：その人の意思に反して，外傷体験に関する記憶が侵入的に繰り返し回想され再体験される．フラッシュバックとは再体験の程度が最も強いものであり，今まさにその出来事を体験しているかのような現実感を伴うものである．

② 回避・麻痺症状：外傷体験に関係する事項や場面を避けようとするものが回避であり，苦痛となる刺激を避けようとして，一切の感情を遮断してしまうようになった状態が麻痺である．

③ 覚醒亢進症状：些細な刺激に過剰な驚愕反応を示すなど，慢性的に自律神経系が過緊張状態となっており，睡眠障害，易刺激性，集中困難，警戒心の高まりなどが認められる．

心的外傷には，1回限りの出来事への反応と，虐待などの繰り返される出来事への反応と考えられるものがあり，前者を単純性 PTSD，後者を複雑性 PTSD とよぶことがある．

診断については，不安障害，解離性障害，気分障害などとの鑑別が必要になるが，前述した外傷体験の再体験，回避・麻痺，覚醒亢進の認められることが PTSD の診断には不可欠である．

心的外傷が明らかに一次的病因であるが，同様の心的外傷を受けた人のすべてが発症するわけではなく，発症には個人の生物学的・心理的要因，および外傷後の出来事が関与しているものと考えられる．その点から考えると，心的外傷を受けたあとの支持・支援体制が発症を防ぐためには重要になる．

[治療]　外傷体験は，人間の生きている基盤を根本的に揺るがす体験であり，無力感，不信感，悲しみや怒りなどさまざまな感情が生じやすい．まずは，その人が「自分はひとりではない．支え

られ護られている」という安心感，安全感を取り戻すことが大切であり，そのために，何が求められているかを周囲がキャッチし，環境を整える必要がある．また，1回の単発的な外傷と，慢性・持続的な外傷では，その後の経過も援助も異なってくる．

いずれにしても個人精神療法だけでなく，前述したように不安で孤独な状況に対しての支持・支援体制が不可欠である．薬物としては，抑うつ症状や不安発作には三環系抗うつ薬やSSRIがよく用いられる．不安にはベンゾジアゼピン系抗不安薬が効くが，依存に注意する．

C 適応障害 adjustment disorders

生活上の出来事や変化，たとえば，死別，分離体験，移転，入学，退職，職場環境の変化などの心理的・社会的ストレスに対する不適応な反応である．適応障害の起こりやすさには個体差があるが，ストレッサーがなければ発症しなかったと考えられるものである．

はっきりした既存の精神障害はなく，いかなる年齢にも起こる．症状は軽度で，比較的限定された精神面に現れやすく，また，症状は年齢や社会文化的影響を受けやすい．ストレスがなくなったとき，またはストレスが持続していても新しい適応水準に達したときには，障害は消失する．症状は多様であるが，抑うつ気分と不安が中心である．ICD-10では，短期的抑うつ反応（持続は1カ月以内），遷延性抑うつ反応，混合性抑うつ反応などに分類される．また，情緒や行為の障害を伴うものもある．原因となる出来事から1カ月以内に発症し，通常は6カ月以上持続しないものをいう．

各年齢層である程度特徴のある症状があり，これを記載する．

1．青年期適応障害 adjustment disorder of adolescence

思春期から青年期（12～30歳）の適応障害では，成人期のものよりも症状が強く，①権威（親や教師，大人）に対する暴言，暴行，ふてくされなどの反抗，非行，気分の激しい動揺，自傷行為，自殺企図など攻撃的傾向の強いものと，②孤独を好み，無気力，心気的，あるいは家出など逃避的行動を示すものがある．

両親との意見の衝突，学校での失敗などを契機として急性の精神的混乱が起きやすい．これをしばしば反復するが，1回1回の精神的混乱は，その程度がいかに激しくても数時間〜数日でいちおうはおさまる．また，全体の経過においても，一過性に経過するところが精神病や神経症と異なるところである（思春期危機，317頁参照）．

● 青年期適応障害と精神病，神経症との鑑別

青年期は内因精神病，とくに統合失調症の好発年齢である．青年期後期になると躁うつ病の発病も起こってくる．したがって，青年期の精神障害では，精神科医による医学的診察によって鑑別診断することが重要である．

青年期適応障害の特徴には次のようなものがある．

① 青年期に学校，家庭，同輩間の問題が持続するうちに比較的急性に発現する．
② 遺伝負因，精神病質的負因，小児期の神経症的傾向などが本質的な前提とならない．
③ 自然治癒が多い．
④ 心的葛藤をそのまま表現しており，神経症的な抑圧を欠いている．

青年期適応障害は成長の過程における一過性の混乱であって，時期がくれば，すなわち成長が進めばひとりでにおさまる性質をもっている．しかし，実際には精神病，神経症と鑑別しにくいものもある．予後調査では治癒しないで神経症や人格障害に移行したものもあり，また，自閉的傾向を示すものでは統合失調症の前駆症状であったものがあることが知られている．

2．成人期適応障害 adjustment disorder of adult life

その人のもつ人格傾向によって，さまざまな反応が一過性に起こる．抑うつ，無気力，注意散漫，統制のとれない行動，不機嫌，易刺激性，暴力行為などの攻撃的傾向などがある．

3．晩年期適応障害 adjustment disorder of late life

老年期の生活状況で一過性に起こるもので，無気力，認知症様状態，せん妄などである．

［治療］　ストレスへの反応や適応障害はそのままで自然におさまることが多いが，周囲の対応の仕方によっては頻回に異常状態を繰り返したり，神経症性発展をきたしたりする．精神療法は各年齢層における特有な心性の理解と，各個人の心理的状況の洞察が必要である．ストレッサーに対する適応力と抵抗性を育てる集団療法がよいとされるが，治療によってはかえって二次利得（症状のために現実の苦痛から逃避できること）を生じる危険があり，注意する．

比較的急性に起こる精神的混乱に対しては，危機介入の一般的方針に従うのがよい．

危機介入 crisis intervention の原則には，軍隊精神医学の経験から Brockopp, G. W. があげた，① 即時，② 接近，③ 委任，④ 繋留，⑤ 見通しがある．

① 即時 immediacy：時を移さず直ちに治療に入ることである．自殺，非行，家出などいずれも速やかな対応が必要である．

② 接近 proximity：問題の核心にできるだけ迫ることである．問題の起こった場所ないしその近くで治療し，場所を移したり環境を変えたりすることを避けることが，再適応に有利である．

③ 委任 commitment：危機にある人が治療者に問題を委ねることである．通常は危機にある人は苦痛や不安が強いから委任は比較的容易である．場合によって治療者に拒否的なことがあるが，その場合には積極的な委任に導くのが治療への過程となる．

④ 繋留 concurrence：危機にある人を周囲の人につなぎとめることである．家族や友人，隣人，職場などの精神的つながりを回復させて，精神的な支援をもたせることである．

⑤ 見通し expectancy：治療者が結果を予測することである．本人の潜在能力と，本人をとりまく状況を把握して，どの程度まで問題を解決できるかを見通すことである．この際，本人の否定的な面，消極的な面よりも，積極的な面，肯定的な面を見出すことが治療的に効果がある．

危機介入は即時性が重要であるので，学校，職場，地域などの相談室や，電話相談がその機能を発揮できる．治療者は状況を迅速に把握して，簡潔で積極的な指導と説得を行うのがよい．とくに青年期適応障害では，治療者が思春期心性に理解があることが前提条件となる．患者に応じた柔軟な対応をとることも必要である．治療者が患者にとって信頼にたる人間であり，自分がそうなりたいような人間(同一化の対象)であると感じとられた場合には，説得と激励，ときには叱責さえも有効な手段となる．

III．心身症 psychosomatic disorders（PSD）

　心身症(PSD)とは，心理・社会的因子が，発症および病像，経過に強く影響している身体疾患，病態をいう．症状は主に自律神経系，内分泌系，免疫系などを介して，特定の器官・系統に固定して，はっきりとした器質病変や機能障害を呈するものである．したがって，心身症の分類は障害された身体系統によってなされる．

> 　従来，日本心身医学会の定めた心身症の定義では「身体症状を主とするが，その診断や治療に，心理的因子についての配慮がとくに重要な病態である」としている．これをさらに分けて，① 発病と経過に心理的因子の影響が明らかに認められるもの(狭義ないし本来の心身症)，② 身体的原因によって発病したものでも，その経過に心理的な因子が重要な役割を演じているもの，③ 神経症で身体症状を主とするもの，を含めている．しかし，最近の定義では神経症やうつ病など他の精神障害に伴う身体症状は除外することになっている．
> 　DSM-Ⅳ-TRで心身症にほぼ相当するのは「一般身体疾患に影響を与えている心理的要因」の項目である．

A　歴　史

　身体疾患が心理的原因によって発病し，あるいはその経過が心理的影響を強く受けることは古くから知られていた．情動と身体機能との密接な関係についての知見の発展に大きな貢献をしたのは，Pavlov, I. P.(1903)[条件反射]，Cannon, W. B.(1932)[情動の自律神経系を介した反応とホメオスタシス]，Selye, H.(1945)[内分泌機能の関与したストレス下の汎適応症候群]などである．近代医学では物理・化学的手段を主とする生物学的方法による病因と治療の探索が主流であった．身体疾患における心理的要因に注目したのは米国の精神分析療法家(Alexander, F., (1937)など)であったが，のちに内科医その他の科の医師も心身医学に対して関心をもつようになった．近年では，心理的ストレスによる悲哀や不安状態では免疫細胞の数や活性が低下し，感染症や，自己免疫疾患，アレルギー疾患の発生率が増加することが明らかとなり，感情は脳，とくに視床下部を介して免疫に結びついているという精神免疫学が発展してきた．心身医学とは，心身相関の立場から，病気を総合的，全人的に理解しようとするものであるが，最近ではすべての疾患は生物学的，心理学的，そして社

会的側面をもつという理解に加え，生命倫理bioethicsを考慮したbio-psycho-socio-ethical approachが強調されるようになった．したがって，広義の心身医学は医学の理想像と同義語であるが，実際的には積極的な精神療法を行うことに意味のある身体疾患を扱うのが心身医学である．

対象となる疾患は，生活習慣life styleがその発症と経過に深く関与する慢性疾患が多く，そのために単に精神療法的方策をとる医学の領域というよりも，行動科学に基づいた医学である必要性が近年とくに認識されてきている．

B　主な心身症

身体疾患のうち心理・社会的因子，生活習慣が発症と症状の増悪に強く関係することの多い疾患には下記のようなものがある．これらがすべて心身症というわけではなく，診療上しばしば心身医学的な対応が必要という意味である．ICD-10の身体表現性障害のうちの身体表現性自律神経機能不全somatoform autonomic dysfunctionも心身症に含まれる(283頁参照)．

① 気管支喘息，過換気症候群
② 本態性高血圧症，虚血性心疾患(狭心症，心筋梗塞)，神経性循環無力症
③ 消化性潰瘍，過敏性腸症候群
④ 摂食障害，肥満，糖尿病，心因性多飲症
⑤ 頭痛，痙性斜頸，書痙，慢性疼痛，不眠症
⑥ 夜尿，頻尿，月経困難，インポテンス
⑦ 慢性じんま疹，円形脱毛症

C　心身症と神経症の区別

心身症も神経症も症状に心理的因子が強く影響する点で共通しており，両者の間に明瞭な境界線を引くことはできないが，臨床的には次のようなことで区別する(表2-35)．

① 一般的に，心身症では身体症状が主体であり，神経症では精神症状が主体である．ただし，転換性障害は例外である．

表2-35　心身症と神経症の区別

	心身症	神経症
発症要因	心因	心因
主症状	身体症状	精神症状
身体症状	自律神経系：系統的，器官固定	多系統
身体症状の持続	持続性機能障害，器質的変化をきたしうる	一過性，移動性機能障害
心因以外の因子	身体的因子：自律神経系，内分泌系，免疫系の異常素因	なし，不定
社会適応	過剰適応傾向	不適応傾向

② 心身症では症状が特定の器官に固定するが，神経症の身体症状は多系統にわたり，一過性あるいは移動しやすい．

③ 心身症では機能障害にとどまらず器質的変化に至りうるが，神経症では機能障害にとどまる．

④ 心身症では身体的因子，たとえば自律神経系とか内分泌系あるいは免疫系の異常素因の存在を否定できない．したがって，急性・慢性ストレスとの関連において自律神経系，内分泌系，免疫系の反応性の研究が近年盛んとなり，心身相関の機序の理解が進んでいる．

1．アレキシサイミア（失感情症）alexithymia

心身症の心理構造を神経症から区別する特徴として，Sifneos, P. E.(1973)が提唱した概念である．感情の言語化に欠けることを意味している．すなわち，感情や葛藤を言葉で表現できず，空想生活も貧弱である．面接者に内的な気持ちよりも外的な出来事に関したことばかり述べる傾向があるという．これに対して，神経症では一般的に内的な感情やその言語表現は豊かである．

2．生活習慣や行動様式

神経症の患者は些細なことに感情的となり，社会的な不適応を起こしやすい．これに対して，心身症の患者は真面目人間，仕事中毒，頑張りや，自己犠牲的，よい子などと表現されるような過剰適応の傾向が多くみられる．すなわち，外見は何事もないように見えても，内的感情を抑えて周囲の期待に応える過剰な適応努力をはらっている．

好ましい日常生活というものは，適度な緊張と弛緩のある無理のない生活リズムをもつものである．これに対して，食事，睡眠などが不規則，不適切で，身体的な疲労と心理的な過度の緊張があり，これを過量な飲酒，喫煙，過食でまぎらすような生活習慣が形成され，自然な形の緊張の発散が行われないと，これらが慢性ストレスとなって心身症を発生しやすくなる．

A型行動様式：虚血性心疾患の危険因子としてFriedmanとRosenman(1959)によって提唱された概念で，野心的，競争的，攻撃的，精力的，せっかちで仕事熱心といった特徴を示す行動様式である．片頭痛でも類似の行動様式が認められている．

D　診　断

まず身体の検査を十分に行い，器質的変化の有無を調べる．次に発症と関係のあるストレスの有無，性格傾向，生育歴，生活史などを，心理・社会的な面についての面接，心理テストなどによって調べる．精神生理学的検査として，脳波，心電図，呼吸曲線，皮膚電気抵抗，筋電図などを組み合わせたポリグラフィや自律神経機能検査(メコリール，アドレナリン，ピロカルピン，アトロピン試験)が補助的に用いられる．

E 治療

　心身症の治療には身体的治療と精神療法を併用する．心身症では，神経症と比べて性格の偏りが小さいので，精神療法のうちでは自律訓練，バイオフィードバック法，行動療法などがよく行われる．これらの身体的な手段から精神的なものに迫る治療法がよい理由は，前述のアレキシサイミア仮説にも矛盾しない．

　抗不安薬はしばしば有効である．このような治療法によって，心身相関の現象を体得させ，心身両面でのセルフコントロールができるようにしていく．

F 精神医学的に重要な心身症

　心身症は心血管系，胃腸系，内分泌系，呼吸器系，皮膚系，泌尿生殖器系に出現することが多い．慢性じんま疹，関節リウマチ，気管支喘息，本態性高血圧症，過敏性腸症候群，糖尿病，胃・十二指腸潰瘍などがその代表的なものである．これらの記載は内科書などに詳しいので，ここでは精神科受診の機会の多いものについてのみ記載する．

　心身症のうちで持続的な機能障害にとどまり，器質障害を認めないものは，症状の固定した臓器の名を冠した神経症（臓器神経症 organ neurosis：心臓神経症，胃神経症，膀胱神経症など）とよばれることがある．自律神経失調症（ICD-10では主として身体表現性自律神経機能不全）ともいわれる．

1. 頭痛 headache

　頭痛はさまざまな病態，原因によって起こるが，国際頭痛学会による分類（1988）を簡略にしたものを示す（**表2-36**）．頭痛が原発する一次性頭痛と症候性頭痛に2大別される．一次性の機能性頭痛は，片頭痛，緊張型頭痛，群発頭痛，その他に分けられる．症候性のものには頭蓋内病変，頭蓋周辺の病変，薬物，感染症，代謝疾患によるものがあるので，鑑別が重要である．

a. 片頭痛 migraine

　発作性，再発性に起こる片側の拍動性頭痛であり，中等度から強度の頭痛が数時間～2, 3日続く．日常の身体動作で頭痛は増強し，嘔気・嘔吐を伴い，光や音に敏感となることが多い．頭痛は頭蓋領域の血管の収縮に引き続く過度の拡張による．完全主義的，野心的な性格者で，A型行動様式をとる人に多いとされ，遺伝的傾向が認められる場合がある．女性に多い．

　前兆の有無により2大別される．

　前兆を伴わない片頭痛：従来，普通型片頭痛とよばれたもので，前兆なく頭痛を生じる．

　前兆を伴う片頭痛：従来，古典型片頭痛とよばれたものである．前兆として，大脳皮質あるいは脳幹の局所症状が数分～数十分（1時間以内）持続し，ついで拍動性頭痛が起こる．前兆には閃輝暗

表 2-36　国際頭痛学会による頭痛の分類の概略

一次性頭痛
1. 片頭痛 migraine
　1.1　前兆を伴わない片頭痛 migraine without aura
　1.2　前兆を伴う片頭痛 migraine with aura
　1.3　眼筋麻痺性片頭痛 ophthalmoplegic migraine
　1.4　網膜動脈片頭痛 retinal migraine
　1.5　小児周期性症候群（片頭痛との関連が示唆されるもの，小児良性発作性めまいなど）
2. 緊張型頭痛 tension-type headache
　2.1　発作性緊張型頭痛 episodic tension-type headache
　　　　頭部筋群の異常を伴うものと伴わないもの
　2.2　慢性緊張型頭痛 chronic tension-type headache
　　　　頭部筋群の異常を伴うものと伴わないもの
3. 群発頭痛および慢性発作性片頭痛 cluster headache and chronic paroxysmal hemicrania
　3.1　群発頭痛 cluster headache
　3.2　慢性発作性片頭痛 chronic paroxysmal hemicrania
4. その他の非器質性頭痛
　　　頭部圧迫，寒冷刺激，咳，労作性，性行為などによる頭痛

症候性頭痛
5. 頭部外傷に伴う頭痛
6. 血管障害に伴う頭痛
7. 非血管性頭蓋内疾患に伴う頭痛
8. 薬物あるいは離脱に伴う頭痛
9. 頭部以外の感染症に伴う頭痛
10. 代謝性疾患に伴う頭痛
11. 頭蓋骨，頸，眼，鼻，副鼻腔，歯，口，あるいは他の頭部・頭蓋組織に起因する頭痛あるいは顔面痛

点 scotoma scintillans や同側半盲（後頭葉視中枢），半身の知覚障害，片麻痺（大脳皮質性），眼筋麻痺，視力障害（網膜動脈性），構語障害，めまい（脳底動脈性）などがある．これらの前兆は脳内血管の収縮によると考えられる．

　片麻痺および眼筋麻痺型では症候性の可能性があるので，とくに検査が必要である．片麻痺性はほとんどが家族性であることが参考になる（家族性片麻痺片頭痛）．

　頭痛発作の誘因として，物理的・身体的因子（人混み，空腹，疲労，睡眠不足），食事性因子（アルコールあるいはチーズ，チョコレートなどチラミン含量の多いもの），精神的因子（不安，緊張，葛藤など情動ストレス）がある．

　[治療]　頭痛発作時の治療には，血管収縮薬である ergotamine tartrate を用いる．これとカフェインの合剤にはカフェルゴット®がある．また 5-$HT_{1B/1D}$ 受容体作動薬であるトリプタン製剤 sumatriptan succinate（イミグラン®），zolmitriptan（ゾーミック®），eletriptan hydrobromide（レルパックス®）なども用いられる．頭痛発作の間隔が短いときは間歇期の治療として，精神緊張を避けるように指導し，抗不安薬，抗セロトニン薬 dimetotiazine（ミグリステン®），カルシウム拮抗薬 lomerizine（テラナス®，ミグシス®），dihydroergotamine（ジヒデルゴット®）などを用いる．

b．緊張型頭痛 tension-type headache

従来，筋収縮性頭痛とか緊張性頭痛とよばれたものであるが，頭部の筋（項筋，側頭筋）の収縮を伴うものと，伴わないものがあるので，緊張型頭痛と改称された．両側の締めつけるような，お椀をかぶせたような頭痛とか，後頭から頸，肩に及ぶようなびまん性の痛みである．日常動作で増悪せず，嘔気・嘔吐はなく，光や音への過敏性もない．慢性持続性あるいは発作性・再発性に起こる．発作性緊張型頭痛では30分～1週間程度持続する．

緊張型頭痛をきたす要因には，仕事上の姿勢などの身体的なものや，持続的ストレス下の心理的緊張があるが，多くは身体的・心理的因子と性格因子との総合作用による．性格としては，緊張しやすく，くよくよしがちでリラックスできない傾向があげられる．

この型の頭痛は，うつ病，神経症性の不安や心気症状の部分症状として頻発する．また，頸椎症にもみられるので鑑別が必要である．その他鑑別を要するものとして，転換性障害にみられる頭に爪を立てるような激烈な発作性頭痛（clavus），統合失調症やセネストパチーでの幻覚や体感異常がある．

［治療］抗不安薬（ベンゾジアゼピン系薬剤）や筋弛緩薬の使用と支持的精神療法，抗うつ薬が有効なことがある．心身のリラクゼーションとストレス管理の目的で自律訓練やバイオフィードバック法も行われる．

c．群発頭痛 cluster headache

男性に多く，一側性の眼の奥や側頭部の強烈な頭痛で通常夜間に起こり，春，秋などに群発し，頭痛側の眼の発赤，流涙，縮瞳，眼瞼下垂，眼瞼浮腫，鼻粘膜の腫脹，顔面の発赤，発汗を伴う．アルコール飲料などが誘因となる．

［治療］片頭痛に準じる．難治例には lithium carbonate も用いられる．

2．心因性斜頸 psychogenic torticollis

頸部筋の痙性収縮による斜頸は，錐体外路疾患である痙性斜頸 spasmodic torticollis と転換性斜頸とに2大別される．しかし，その中間に転換性障害と断定しにくいような斜頸があり，これを心因性斜頸とする．

3．書痙 writer's cramp, Schreibkrampf

書字の際にのみ手指がひきつって字が書けないものである．神経学的には正常である．書くことへの恐怖，予期不安に基づく．書字を職業とする人に起こり，職業神経症 occupational neurosis の一種である．

［治療］自律訓練，催眠療法，行動療法（嫌悪条件づけ技法），抗不安薬投与などである．

4．過換気症候群 hyperventilation syndrome

呼吸切迫とともに，頭がぼんやりして気が遠くなる感じ，咽頭-胸部のつまる感じ，動悸，空気

欠乏感などが起こる．過呼吸の持続によって，手足末端のしびれ感，テタニー様強直が起こる．過換気がなお続くと顔面蒼白，冷汗を伴った意識消失やけいれんを起こす．多くの症例では自分が過呼吸をしているという自覚を欠く．

過呼吸は不安に伴う生理的現象であり，過換気症候群はパニック発作（不安発作）として理解されるものが多いが，ときに転換性障害やうつ病などで起こることがある．過換気症候群にみられる症状は，動脈血中の二酸化炭素分圧の低下，酸塩基平衡の乱れ（呼吸性アルカローシス）によるものであり，これが神経筋興奮性の上昇，脳波の高電圧徐波化などを引き起こす．

発症は急性の情動ストレス下で起こりやすく，女性に多い．

患者が手足のしびれ感，息切れ，めまい感，冷汗，動悸などが発作的に起きることを訴えた場合には，診察時に**過呼吸試験**を行うとよい．これは深呼吸をできるだけ速く繰り返させるものである．坐位で約2分間以上持続させ，このときの自覚症状が発作時の症状と同じかどうかを確かめる．過呼吸試験によって症状が再現しうることを体験することが，治療上有効な場合がある．すなわち，症状の発現機制を本人が理解する助けとなる．

発作時の処置としては紙袋を口にあてて呼吸すると，呼気中の二酸化炭素が袋内に蓄積し，これを吸うことによって呼吸性アルカローシスを軽減させる．その他の治療は神経症と同様である．

Ⅳ．性関連障害

A　性機能不全 sexual dysfunctions

a．**性的欲求の低下** lack or loss of sexual desire，**性行為の嫌悪** sexual aversion，**性的快感の喪失** lack of sexual enjoyment

本態的あるいは心理・環境的なものがある．

b．**性的興奮の障害** sexual arousal disorders

男性では勃起障害，女性では潤滑膨張反応の欠如である．

勃起障害 erectile dysfunction：70〜80％が心理的要因によるものであり，性交に対する不安，緊張，相手の女性に対する嫌悪，妊娠させることへの怖れなどさまざまな心理的要因で起こる．特定の相手（たとえば妻）に対してのみ選択的に起こるものもある．重要なのは，性的に健康な男性に性交初体験のときから始まるものである．MastersとJohnsonは治療における男女の協力を強調し，女性による男性の性感帯の刺激を徐々に進め，性感の高まりが生じないときには，それより先には進まないことを推奨している．

c. オルガズム障害 orgasmic disorders

男女ともにある．男性では早漏が問題となる．

早漏 premature ejaculation：自分が欲するより以前に射精することをいう．腟挿入前，腟挿入直後，あるいは挿入後まもなく射精する．自信喪失，不安から勃起不全を伴うこともある．治療はコンドーム使用による刺激の減弱あるいはSemans法がある．Semans法は女性が指で男性器を刺激し射精感が生じる寸前に刺激を中止することを繰り返して刺激に対する耐性を増していく方法である．

d. 性交疼痛障害 sexual pain disorders

性交疼痛症 dyspareunia：性交時，性器に痛みなど不快を感じる．

腟けいれん vaginismus：腟筋の不随意的攣縮が起こる．

これらは配偶者との間の感情的不和を改善することが治療的となる場合が多い．

e. 過剰性欲 excessive sexual drive

性衝動の亢進 hypererotism である．男性では satyriasis，女性では nymphomania とよばれる．躁病エピソードでの性欲亢進や，認知症やアルコール酩酊時のような抑制の低下，判断力・羞恥心の低下の状態で起こる二次性のものはここに含めない．通常，10歳代後半から成人初期である．

B 性同一性障害 gender identity disorder

反対の性になりたいという願望，自分の身体的な性（sex）と心理・社会的な性（gender）とが一致していないという感覚とともに，自分の性に対する不快感，性役割遂行に対する不適切感をもった状態である．

身体的な性と心理・社会的な性の不一致感は，確固とした感覚から違和感の程度まで多様であるが，反対の性になりたいという欲求から，異性の服装をしたり，振る舞いや態度を異性らしくみえるようにしたりする．しかし，本人の願望とは異なり，周囲は身体的な性に一致した振る舞いや態度を求めるために，本人は悩み，社会にうまく適応できないことが少なくない．これらのため，不一致感が強い場合はホルモン療法や外科的な治療などを受けて，自分の身体を好む性に一致させたいと思うようになる．

現在のところ，精神療法やホルモン療法の時期を十分に経て，はじめて外科手術を考慮するとのガイドラインが示されている．実際に，施設内の倫理委員会の承認のもとに外科手術が施行されているところもあるが，今後も慎重で専門的な検討と対応が必要である．

なお，ICD-10では，ICD-9の同性愛の項目を除いており，同性愛を障害とはとらえていない．個人の性的な方向づけは障害とは考えず，方向づけが不確かなことに悩む性成熟障害などが障害として取り上げられている．社会文化の変化のなかで，精神障害のとらえ方が変わることの一例である．

C　性嗜好障害 disorders of sexual preference

不適切な対象，あるいは不適切な手段によって性的興奮を起こすものである．

フェティシズム fetishism：異性の肌着，靴，毛髪などに性的興奮を起こすものである．男性が女性の下着を盗んで自室に集める行為などで刑事事件と関係することがある．

フェティシズム性服装倒錯 fetishistic transvestism：異性の服を着ることで性的快感を得るものである．終始一貫して異性と同一化したり，異性の行動をとろうとすることはない．

露出症 exhibitionism：男性に多く，公衆とくに女性の面前で陰部を露出するもので，強迫的に反復されることが多い．

窃視症 voyeurism：他人の性行為や裸体，性器をみることで性的快感を起こすものである．

窃触症 frotteurism：同意していない人にさわったり，身体をこすりつけることで性的快感を起こす．

小児性愛 pedophilia：成人が性的に未成熟な子供と性交するものである．老年期に起こる小児性愛には脳器質性疾患によるものがある．

性的サディズム sexual sadism：相手に痛みや屈辱を与えることで性的快感と満足を得ることである．フランスの作家 Marquis de Sade の名前に由来する．

性的マゾヒズム sexual masochism：相手から痛みや屈辱を受けることで性的快感と満足を得ることである．オーストリアの作家 Leopold von Sacher-Masoch の名前に由来する．サディズムとマゾヒズムが共存することも多く，これをサドマゾヒズム sado-masochism という．

獣姦 bestiality（zoophilia）：動物との性交を欲するものである．家畜や愛玩動物が対象となる．

死体性愛 necrophilia：死体との性交によって性的満足を得るものである．死体置場をおそったり，犠牲者を殺したのち性行為を行うものがある．

V．病人の心理的危機

身体疾患であると精神疾患であるとを問わず，病人であるということは，本人ならびに家族にとって急性あるいは慢性のストレス状況となり，さまざまな適応障害を生じやすい．病気の予後に対する不安，身体的苦痛，家庭的・社会的な困難，病院や医療関係者などとの対人関係を含めた治療環境への適応の問題など，さまざまなものが要因としてあげられる．近年，医療技術の高度化，専門化とともに，患者の心理的ストレスも増加しており，心身両面の理解に立った総合医学的診療の重要性が認識されてきている．

コンサルテーション・リエゾン精神医学 consultation-liaison psychiatry：精神科医が他科の診療に

協力して精神衛生サービスを行う領域である．相談 consultation とは従来から行われているように，他科からの要請に応じて患者の精神状態についての診断や治療に関与することである．リエゾン liaison とは精神科医が他科と緊密な連携をとり，患者の悩みや期待，相談をもちかけた主治医の動機や期待，その患者に関わるすべての医療従事者との人間関係や状況などを把握しながら，患者の治療や看護について，主治医や医療従事者に精神医学的な助言を与えていくことである．

病人であるという状況で生ずる精神症状は，急性ストレス反応，適応障害，反応性精神病などで，それぞれの項に記載したが，とくに問題となる行動には自殺や興奮がある．また，強いストレス状況下の患者の例として，臨死患者，ICU・CCU 患者，人工透析患者，慢性疼痛患者などがある．

1. 自 殺

慢性的な身体疾患による苦痛が原因と考えられる自殺は，高齢者に著明に増加する傾向がある．病苦に加えて，家族への気がねや孤独感などの心理・環境要因が働く．自殺の疫学，社会・環境要因については精神保健の項で述べる（**390 頁参照**）．

自殺の危険兆候として，次のような事柄がいわれている．① うつ状態の存在，とくに不眠，焦燥がある，② 自殺念慮：自殺をほのめかす，死場所を確かめるために外出する，処方された薬物を服用しないでためておく，など，③ 自殺企図の既往がある，④ 自殺の家族歴がある，⑤ その他困難な家庭的・社会的状況がある，などである．

自殺願望をもつ人については，その訴えを受容的な態度で十分に聞き，孤立無援ではなく，自分を理解し支えてくれる人があると感じさせることが必要である．患者との信頼関係を確立するとともに，自殺をしない約束，あるいは，自殺をしたくなったら，それを打ちあけることを約束させる．

うつ状態の治療が必要な場合は，これを行う．

2. 興 奮

恐怖，不安，困惑，怒りなど主として情動障害に伴う興奮と，意識障害を伴ったせん妄やもうろう状態があるので，両者の鑑別が重要である．

情動障害に伴う興奮には，状況の把握ができないことや誤解に基づく恐怖や怒りから起こっているものもあるので，予防ならびに対策として，患者に与える医学的処置などについてわかりやすく説明する必要がある．

意識障害には，身体疾患や服用中の薬物による器質性のもののほかに，急性ストレス反応のように情動ストレスによって引き起こされた意識混濁や運動乱発もある．

3. 臨死患者 dying patients

身体疾患によってすでに回復が不可能となり死が近づいている患者に対する対応は，医学の重要な問題の 1 つである．

臨死患者の問題には，患者自身，患者家族，対応する医療関係者の問題がある．

a. 臨死患者の心理

死にゆく患者の心理過程について，Kübler-Ross, E.は次のような段階を経るとしている．

　　第1段階：否認．予期しない衝撃的な知らせに対して，自分に限ってそんなはずはない，診断が間違っている，他人の検査結果と取り違えられたのだ，などという反応が起こる．

　　第2段階：怒り．死に直面していることを否認しきれなくなったとき，なぜ自分がこのような不幸に遭わねばならないのかという怒りが生じ，他人に対する羨望，攻撃，八つ当たりが生ずる．

　　第3段階：取り引き．自分の運命を認めざるをえなくなると，それを認める代わりに取り引き条件をつける．せめて長男の結婚式に出席できるように体力をつけてくれるなら，その後ではどんな手術でもする，など．

　　第4段階：抑うつ．病状が進行し，衰弱が加わってくると抑うつとなる．これには，身体機能の喪失，家族や経済の問題などによって引き起こされる**反応性抑うつ**と，愛するもの一切を含む世界との訣別を覚悟するための**死の準備的悲歎**とが区別されるという．反応性抑うつに対しては，原因によって解決できるものは解決し，安心感や励ましを与えるのがよいが，準備的悲歎に対しては，その悲しみを表現させ，それを静かに見守り手を握るなどしてあげるほうがよい．

　　第5段階：受容．以上のような死に対する苦悩の段階を経て，最後の休息ともいえる段階に達する．患者は疲れきり，衰弱しきっているが，絶望的な生の放棄ではなく，ある程度平和で静かな期待をもって死を受容するようにみえる．最後にはうとうとまどろみ，ひとりでそっとされたいと望み，周囲の対象に対する執着がなくなった状態（デカセクシス decathexis：精神集中解除）となって，死を迎える．

このような心理過程のいずれの段階においても，患者は新薬の発見や自然治癒など，回復への希望をもち続けるものであるので，その気持ちを支えることが必要である．

わが国でも近年は，予後不良な疾患の場合でも，患者に病名，治療，予想される経過などについて説明，告知することが原則となりつつある．確かに，がんではなかろうかと疑念を抱き，疑念からいらだち，怒りに発展したり，不信から沈黙などさまざまな精神状態を生じる場合，患者によっては病名の告知により，かえって静かに自分自身をみつめ，心の準備のできる人もある．しかし，患者の受容能力などによって異なり，一律にはいかないことにくれぐれも留意する．

b. 医療関係者の対応

医療関係者の態度の基本は，受容と支持によって人間らしい死を迎えることができるようにすることである．死にゆく患者を全人的に理解し，患者の尊厳に満ちた死を全うするには，必要に応じて，主治医，精神科医，看護者，ソーシャル・ワーカー，臨床心理士などからなる医療チームで対応することが望ましい．

医療チームにおいては，各メンバーはそれぞれの専門分野を担当するが，連携をとって情報を交換し，対応方針を確認，調整することが必要である．この時，精神科医はまとめ役となる．

近年，末期がんの患者などに対して，必要以上の延命的治療を行わず，疼痛やその他の不快な症状を緩和し，少しでも心安らかな時間と空間をもつことを目標とした緩和ケア病棟（ホスピス）がつくられ，その数が増えてきている．

c. 残された家族

家族の心理的困難は，患者の予後が不良で死が近いことを知らされたときから始まる．患者の心理と同じように，否認，怒り，抑うつ，受容などの段階を経過することが多い．また，自分の不注意で手遅れになったのではないかなどの罪責感を抱くこともある．

患者の死による悲嘆反応は，正常範囲のものでは時間の経過とともに軽減する．患者の死の直後の一時期には，医療者を含めた周囲の人は残された家族を励ますよりも，その悲しみの訴えをそのまま聞き，家族が自分自身で立ち直っていくのを支えるようにする．うつ状態が重症であったり，長期間持続するときには，遷延性抑うつ反応あるいは，うつ病の誘発を考慮して治療する．

4. ICU，CCUの患者

ICU（集中治療室 intensive care unit），CCU（冠疾患集中治療室 coronary care unit）では，種々の医療機器に囲まれ，医療者は白衣やマスクなどで識別しにくく，家族との面会は制限され，昼夜の別なく照明されている．これらは不安，恐怖，孤立感，感覚遮断，睡眠遮断の条件となり，意識水準が低下し，錯覚，幻覚を生じやすく，せん妄，錯乱状態あるいは不安，焦燥，抑うつ状態を起こしやすい．呼吸・循環機能低下や薬物の影響も加わって，精神障害の誘因となる．高齢，脳動脈硬化，性格傾向が敏感，依存的でストレス耐性が低いもの，知的水準の低いものなどに起こりやすい．

［対策］ 医療関係者は治療についてわかりやすく説明し，患者との心理的接触を図り，許される範囲で面会時間を増加する．部屋の明るさ，配色に留意する．睡眠がとれるようにし，必要に応じてベンゾジアゼピン系睡眠薬ないし抗不安薬を投与する．

5. 人工透析患者

人工透析に依存して生きるという状況で，将来を悲観して抑うつ状態となったり，自信喪失から現実回避的，依存的となったり，逆に医療を拒否し，自棄的，攻撃的になったりする．器質性症候については症状精神病の項（**171頁**）に記載した．

腎移植では，腎提供者に家族のうちの誰がなるかとか，被移植者が提供者に対してもつ負い目など，さまざまな心理的葛藤がある．また，移植後，拒絶反応防止のために用いるステロイド剤などによる影響も加わって精神障害を起こすことがある．

6. 慢性疼痛患者

痛みは患者に大きな苦痛を与えるものであり，また，痛みの強さは痛みへの注意の集中度や状況によって変化するものである．慢性的な疼痛では，痛みによる生活制限や社会的役割の低下をきたし，この状況が痛みを増強するという悪循環を生じる．また，痛みに逃避し，疾病利得をもたらしたり，鎮痛薬依存を起こしたりする．

慢性疼痛を伴う疾患には，① 頭痛（**297頁**），② 腰背痛，③ 神経痛，④ 脊髄，末梢神経障害，⑤ リウマチ，⑥ がん性疼痛，⑦ 視床痛，⑧ 幻肢痛，⑨ 心因性疼痛（**283頁**），⑩ セネストパチー

(282頁)などがある．心因性疼痛から頻回の手術を受けるポリサージェリーもある．

[対策] 慢性疼痛には身体因から心因までさまざまな関与があるが，共通して，患者の精神状態によって痛みの強さは左右される．医療者や周囲の人の態度などの心理・社会的影響も大である．したがって，その治療には身体面だけでなく，心理・社会的背景などについてもよく理解したうえで，痛みをもちながらも実生活が送れるように指導する．薬物では鎮痛薬は依存を形成しやすいので，使用は短期間にとどめる．抗不安薬，三環系抗うつ薬(amitriptyline, imipramine)，抗てんかん薬のcarbamazepine，抗精神病薬のlevomepromazineなどが有効なことがある．

VI. 人格障害 personality disorders

人格personalityとは個人の特徴的な行動や思考様式の型，すなわち人柄である．性格characterとは感情，意欲の反応傾向の特性を示す言葉である．人間の行動様式の決定には感情，意欲の特性が最も重要な役割を果たすが，知的機能(知性)も無縁ではない．したがって，人格とは性格と知性の総合的特性である．しかし，人格という概念には知的能力の高低は含まないので，人格と性格とは同義語と考えてよい．性格のうち，とくに感情特性をさす言葉として気質temperamentがある．

人格障害とは行動の不適応状態が顕著なものであり，これが思春期あるいはそれ以前から成人期を通じて，恒常的に認められるものをいう．

人格について，平均概念と価値概念がある．平均概念では平均的人格からはずれた人は人格障害となる．価値概念では平均以上に優れた人格は人格障害とはいわない．Schneider, K.は，人格の異常性のために本人自らが悩みとするか，あるいはそのために社会が煩わされるものを精神病質人格psychopathic personality(精神病質psychopathy)とよんだ．人格障害と精神病質は臨床的には同義語である．

何らかの疾患に基づく人格変化，あるいはその後遺症としての人格変化は，狭義の人格障害から区別される．

A 原因

人格は遺伝と環境の相互作用の結果である．人格を構成する各要素の遺伝と環境(心理・社会的環境)の作用の比重について，一卵性双生児研究が参考になる．これを表2-37に示した．活動性や気分に関する特性は遺伝的要因が強く，感情表現の仕方や意志に関する特性は心理・社会的に育成される要因が強い．

心理・社会的環境による人格障害の発展に重点をおけば，人格障害と神経症との区別は漠然としたものである．人格障害は持続的な神経症状態とすることもできる．この意味において，人格障害

表 2-37 人格における遺伝と環境の相互作用：一卵性双生児研究からの推定（井上）

	遺伝的	環境的
1. 活動性：活発，精力的，もの静か，落ち着き	⧺	−
2. 気　分：朗らか，憂うつ，不機嫌，敏感で感情易変性	⧻	＋
3. 感情表現：怒りっぽさ，同情心	＋	⧻
4. 意　志：ねばり強さ，丁寧，倦きやすく投げやり	±	⧺

を性格神経症 character neurosis であるとする人もある．また，人格障害では心因反応や神経症を起こしやすい．

　人格障害の一部は，統合失調症あるいは躁うつ病の不顕性状態として理解できるものがある．このほか性染色体異常である XYY とか，長 Y（long Y）と攻撃的性格との関係が研究されている．

B　類　型

　人格障害を，あらかじめ定めた観点によって理論的に類型を分ける体系的分類と，人格特性のうちの特徴的なものによって非体系的な類型分類をする方法がある．いずれにしても，人格障害の分類はあれかこれかの二者択一ではなく，おおむねどの型にあてはまるかということである．

　体系的分類で有名なものには，Kretschmer の分類がある．これは統合失調症，躁うつ病などの病気をモデルとして，その親和性を考慮し病的症状が希釈されたものとして，統合失調質，循環病質などに分ける．しかし，最近では循環病質（気分循環症 cyclothymia）は気分障害として分類されるようになった．また，DSM-Ⅳ-TR で人格障害に分類されている統合失調型人格障害 schizotypal personality disorder は，ICD-10 では統合失調症に近縁なものとしてまとめられている．

　非体系的分類で有名なのは後述する Schneider, K. の類型である．

1．妄想性人格障害 paranoid personality disorder

　何事にも不当な邪推を抱き，人を信用しない傾向が強く，挫折体験とか他人から受けた屈辱や拒絶に過度な感受性をもつ性格である．他人のちょっとしたしぐさや，好意から発したやり方すらも曲解する傾向があり，自己の権利を主張し，過度に自尊心が強いか，嫉妬深い．だまされたと感じるとき，意気消沈してくよくよ考える人と，攻撃的・強要的な人とがある．

2．統合失調質人格障害 schizoid personality disorder

　他人との感情的接触を避け，楽しみを感じない（快楽消失 anhedonia），孤立的，空想的，内向的である．感情表現に乏しく，冷たく，温かみや優しさを欠き，共感性がない．他人の賞賛や批判に敏感である．

3. 統合失調型人格障害 schizotypal personality disorder

考え方や行動が奇妙である．関係念慮，疑い深さがあるが，妄想様観念の程度にとどまる．対人関係での過度な不安や落ち着きなさがあり，奇異な空想や思い込み，わざとらしい動作や独り言，会話があいまいで不適切である．感情も不適切，不自然である．

統合失調症者の血族に頻度高く認められる．統合失調症の顕性症状は認められず，潜伏統合失調症とされたものである．ICD-10 では統合失調症型障害の項にまとめられている．

4. 反社会性人格障害（非社会性人格障害）antisocial personality disorder（dissocial personality disorder）

社会的義務を無視し，他人を思いやることをせず，激しい冒瀆，攻撃性あるいは冷淡な無関心を示し，その行動は一般的社会通念からはずれているものである．行動異常は経験や処罰などで矯正しにくい．欲求不満に対する耐性は低く，他人を責め，行動異常についても，もっともらしい言い逃れをする．

5. 情動不安定性人格障害，衝動型（爆発性人格障害）emotionally unstable personality disorder, impulsive type（explosive personality disorder）

些細な動機から突如とした怒り，激情など過度な感情がこみあげ，自制が困難で攻撃行動として表現されやすい．激情にかられたあとには気が鎮まり反省もするが，再びこれを繰り返す．感情不安定，易変性である．

6. 境界性人格障害（情動不安定性人格障害，境界型）borderline personality disorder（emotionally unstable personality disorder, borderline type）

感情や行動が不安定で，予測しがたいところが目立つ．感情易変性で抑うつ，焦燥，不安，怒りなどを容易に起こす．慢性的な空虚感があり，衝動的な浪費，非行，自傷行為，物質常用などを起こしやすい．自我同一性の障害があり，自己イメージ，職業選択，価値感などが不確実でゆれ動き，対人関係のパターンでも，他人を理想化したり，一変して軽蔑したり，自己の目的のために他人を利用したりする．孤独に耐えられず，常に誰かを引きつけておこうとしたりする．

このような人格障害について，精神分析学派の Kernberg, O. らは，原始的な防衛機制である，分裂 splitting や，投影性同一視 projective identification などが働いている，根深い自我同一性の形成障害であるとしている（**115 頁参照**）．しかし，思春期には大なり小なり境界性人格障害のような感情や行動が生じやすく，診断には慎重さが求められる．治療では，安定した対人関係をもつことができるようになるために，粘り強く一貫した対応が重要となる．

7. 演技性人格障害 histrionic personality disorder

　感情表現が誇張的，演技的である．被暗示性に富み，他から影響されやすい．感情浅薄で易変性，自己中心的で，虚栄心が強く，他人の注意を引きたがり，自己の欲求を満たすために操作的行動をとる．

8. 自己愛性人格障害 narcissistic personality disorder

　自己の業績，才能，特殊性などを強調し，絶えず人の注意や賞賛を求め，それに見合うだけの責任を負わずに特別の好意を期待したり，他者を利用したりする．他者の感情は無視し，自己の挫折に際しては，憤激，劣等感，屈辱感，空虚感など過度な感情を起こしやすい．

9. 強迫性人格障害 anankastic (obsessive-compulsive) personality disorder

　制縛性ともいう．自己不確実感，疑惑感，不完全感などで特徴づけられる．過度に誠実，念入り，頑固で注意深い．細部にわたる正確さを期し，柔軟性に乏しい．軽い強迫観念，強迫行為があることもあるが，強迫神経症の程度には至らない．

10. 不安性（回避性）人格障害 anxious (avoidant) personality disorder

　対人関係で不安や緊張が強く，臆病である．悪い評価や，人前で失敗することを恐れ，そのような機会を避ける．無批判に受け入れてもらえるのでなければ，親密な人間関係を結ぶことを避ける．

11. 依存性人格障害（無力性，不適合人格障害）dependent personality disorder (asthenic, inadequate personality disorder)

　依存的で服従的な行動パターンである．自分で物事を決めることができず，重要なことはすべて他人にしてもらう．他人が間違っているときでも，拒絶されることを恐れて同意する．ひとりになると不安や無力感を起こし，見捨てられることを恐れる．

12. その他

　そのほかに次のようなものがある．
　受動-攻撃性人格障害 passive-aggressive psersonality disorder：職業的・社会的機能を適切に遂行することに間接的，受け身的に抵抗する人である．抵抗の表出としては，引き延ばし，時間の空費，頑固さ，意図的な非能率，「忘れっぽさ」などがある．より効果的な行動が可能な状況でも，このような行動パターンが持続する．
　DSM-Ⅳ-TRでは人格障害をその特徴から次の3群にまとめている．
　　A群：奇異，風変わり．妄想性，統合失調質，統合失調型人格障害がこれに属す．
　　B群：情動不安定で劇的．反社会性，境界性，演技性，自己愛性人格障害がこれに属す．

C群：不安，恐れが強い．回避性，依存性，強迫性人格障害がこれに属す．
● Schneider, K.の分類
　① 発揚者 Hyperthymische：気分が快活で活動性に富む．好争的，干渉的，お節介，軽率である．
　② 抑うつ者 Depressive：重苦しい気分が持続する．厭世的，懐疑的で，楽しみがない．このうちに，情にもろくて善良，落胆しがちな型と，不平不満，不機嫌，猜疑的な型とある．
　③ 自信欠乏者 Selbstunsichere：自信のない人である．このうち，易感性のもの（敏感者）は過度な良心性で自己をせんさくし，妄想的曲解や関係念慮を起こしやすい．また，些事に拘泥する強迫性の人もある．
　④ 狂信者 Fanatische：個人的，あるいは集団的な理念に支配される．熱狂的に主張行動する人（誇大的狂信者）と，闘争的傾向のない，静かで偏屈な現実逃避的・空想的狂信者とがある．
　⑤ 顕示欲者 Geltungsbedürftige：自己を実際以上にみせたいという欲求の強い人である．誇張，虚言，芝居がかった行為が目立つ．演技性人格障害と同義である．
　⑥ 気分易変者 Stimmungslabile：これといった動機もなくて，突然，不機嫌な抑うつ気分が発作的に起こる．このような気分変調から，徘徊，家出，大量飲酒，窃盗，放火など思いがけない行為が起こることがある．
　⑦ 爆発者 Explosible：些細な動機で激昂する．爆発的な暴行，暴言，器物破壊などを起こす．
　⑧ 情性欠如者 Gemütlose：人間らしい同情，羞恥心，名誉感情，良心，後悔の念などの情性に欠け，冷淡，陰険，残酷である．
　⑨ 意志欠如者 Willenlose：意志が弱く，影響，誘惑されやすい．保護矯正施設では模範生となるが，実生活では誘惑のままに逆戻りする．
　⑩ 無力者 Asthenische：自己の心身の機能の不全感，不充足感に悩む．このうち，心的能力の不足を感ずる人は，作業能力の低下，精神集中困難，記憶力減退など神経衰弱症状を訴えやすい．他の型では身体機能に対する自己観察が強く，易疲労性，不眠，頭痛，その他心気的な身体的愁訴を生じやすい．神経質 Nervosität とほぼ同じである．
● Kretschmer の分類
　① 統合失調質 Schizoid
　② 循環病質 Zykloid
　これらについては人格の障害の項（**66頁**）を参照されたい．
● Kraepelin の分類
　① 神経質 Nervosität：精神身体的に感受性が強く，疲れやすい人．
　② 興奮者 Erregbare：些細なことで激情し，乱暴や自殺を図る．
　③ 軽佻者 Haltlose：目標に向かって努力を持続できず誘惑されやすい．
　④ 好争者 Streitsüchtige：他人との摩擦が多く争いやすい．
　⑤ 衝動者 Impulsive：欲求のままに，意志による抑制のできない衝動行為を起こしやすい．
　⑥ 虚言詐欺者 Lügner und Schwindler：空想的虚言者 Pseudologia phantastica（空想を真実のごとく

述べて人を騙す人）である．
⑦ 反社会者 Antisoziale：道徳性がなく，冷血で，悪事を働いて罪を感じない．
⑧ 奇矯者 Verschrobene：奇妙で，ひねくれて，偏屈である．

C 診 断

　人格障害は思春期あるいはそれ以前から恒常的に持続する人格特性の偏倚である．生活史のうえで，発病に由来する生活態度の変化（屈折）が認められないことで，精神病とは区別される．
　人格障害には，異常性を自ら悩みとするものと，社会的または職業的機能の著しい障害があり社会が煩わされるものの2群がある．
　前者に属するものの多くは，日常生活のさまざまなストレスのもとで，人格障害を基盤とした反応，すなわち神経症の症状を呈したときに精神科医を訪れるものである．したがって，人格障害と神経症との鑑別は本質的に不明瞭であり，治療は神経症に準じる．
　人格障害のために社会が煩わされるものでは，自ら受診を希望することはほとんどない．家族，職場の人，司法関係者からの診察依頼が主である．この際，限られた診察場面においてのみでは，特定の異常性を認めうることは少なく，生活態度や生活史における出来事を聞き，これが精神病によるものでないことを確かめる．自己の異常行動に対する反省や，問題意識がないことが神経症と異なっており，診察場面において，何ら精神病的症状がない点が精神病と異なっている．
　人格障害の類型別診断は，その人格特性のうちで顕著なものをあげるにとどまり，比較的この型に近いといったものである．
　人それぞれの個性と人格特性の偏倚には明確な区別があるものではない．人格障害の診断は主観的な要素が入りやすく，人の個性を人格障害と診断しないように，診断はできる限り狭く，慎重に行う．
　［鑑別診断］　とくに問題になるのは，統合失調症の単純型と統合失調質人格障害との鑑別である．前者では徐々にではあるが発病と進行，あるいは寛解という経過をたどることで鑑別する．
　器質性脳障害：器質性疾患では，きわめて高頻度に人格変化をきたす．発病の経過，器質性徴候によって鑑別する．

D 治 療

　環境調整，教育，矯正訓練，神経症治療に準じた精神療法が行われるが，治療は困難である．精神療法を含めた治療は，本人の動機が重要であり，あくまでも本人の同意のもとで行われる必要がある．
　人格障害を基盤とした神経症，心因反応，あるいはアルコール依存その他の薬物依存には，それぞれの治療を行う．

効果ありとして報告された治療には，集団療法，治療的共同社会(Jones, M.)，内観法，その他宗教的なものもある．

Ⅶ．習慣および衝動の障害 habit and impulse disorders

　自分あるいは他人の利益を損なうような行為が，明らかな動機なしに反復されるものである．衝動制御の障害 impulse control disorder であり，衝動に対して抵抗できなくて行為に駆り立てられる．衝動行為はしばしば嗜癖的な性格をもち，精神刺激物質なしの嗜癖行動と考えることもできる．平素は明らかな人格障害は認められず，また，幻覚や妄想に基づいた行為ではない．原因は不明である．

　① 病的賭博 pathological gambling：賭博をやめようと努力はするが耽溺してしまう．
　② 病的放火（放火癖）pathological fire-setting(pyromania)：明らかな動機なしに放火を繰り返す．放火直前の緊張感，火事を見ること，騒ぎに加わるときの歓びや解放感がある．
　③ 病的窃盗（窃盗癖）pathological stealing(kleptomania)：物を盗むという衝動に何回も負けてしまう．自分で用いたり，金銭を得るためではない．
　④ 抜毛癖 trichotillomania：毛を抜く直前の緊張感と抜いたときの満足感，解放感がある．
　⑤ 間歇性爆発性障害 intermittent explosive disorders：平素とは異なったひどい暴力行為，破壊行為を起こし，これが数回反復される．行為は誘因があったとしても，それの引き起こした心理・社会的ストレスに不釣り合いである．平素は全般的な衝動性や攻撃性は認められない．

第6章 児童期，青年期の精神障害

　小児は成人の小型ではなく，精神や人格が発達している段階にあるので，精神症状には成人とは異なった特徴がある．そのため，児童精神医学 child psychiatry として独立した専門分野となりつつある．小児から成人への移行期である青年期には心身両面の大きな変化が生じ，特徴的な精神障害を呈し，またその年代に応じた治療や援助を必要とするので，青年期精神医学 adolescent psychiatry として専門化する傾向がある．

I．子供の発達

A　乳幼児期

　新生児は親の助けなしでは生きていけず，全く無力な状態で生まれてくると考えられていた．しかし近年では，生後まもなくから，授乳やほおずりなどの母親から子供への働きかけに対して，子供の側からも母親に反応や働きかけがあることがわかってきた．生後3カ月ごろには周囲のものを視覚的にとらえることができるようになり，誰かがあやしたり微笑み返すことに反応し，自分も微笑む(3カ月微笑)．この**母子相互作用**の繰り返しのなかで母子関係の絆が形成される．

　生後8カ月ごろになると乳児は母親とそれ以外の人物を区別できるようになる．母親であると安心し，知らない人であると泣くなどの反応が表れるようになる．これを，**人見知り**または**8カ月不安**とよぶ．

　とくに，乳児期においては，乳児の泣く・むずかるなどに対して母親が適切に授乳・おむつ交換・抱っこなどで応え，乳児が満足と安心感を得ることによって，**基本的信頼感**(周囲の世界や対人関係に安心して身をまかせることができるという感覚，Erikson)を獲得することが発達課題となる．これが，安定した人間関係を築く基盤となる．

　生後1年ごろになると乳児は母親に対して強い結びつきができ，母親がいなくなると後追いなど

の行動がみられるようになる．これは乳児の母親への**愛着**(attachment, Bowlby)が形成されたことを示す．養育者の不在や不適切な対応によって母性的な養育が行われなかったとき(**母性的養育の剥奪** maternal deprivation)，愛着は形成されない．乳幼児期にさまざまな原因により閉ざされた施設などに収容された結果，乳幼児の情緒面に重篤な障害を引き起こすことがあり，これを**ホスピタリズム** hospitalismとよぶ．

（なお，女性と男性の平等化が進み，母親と父親の役割が変化している現代においては，単純に母親の役割を規定できないことに留意する）

1. 幼児期前期(1歳半〜3歳)

1歳半〜3歳ごろまでは家庭内での社会化が進む時期である．この時期の発達課題は**自律性**の獲得(自己コントロール)と**言語の習得**である．

1歳前後から食事・排泄などの基本的生活習慣のしつけを受け始める．とくに幼児期前期のうちに，自分で食事を摂取し，自分の排泄をコントロールすることを学ぶ．具体的には，排便・排尿をがまんし，適切なときに排泄できるようになることであり，ほどよいコントロールを身につけることが課題になる．幼児に自律性が発達するためには，この時期にはとくに過不足のないしつけが必要となる．養育者の完璧主義が子供の完璧主義となりやすく，養育者の放任は子供の抑制力を育まない．

この時期に，言語の発達は著しく，知っている単語の数が増え，構文が複雑になり，言語によるコミュニケーションが可能になる．また，歩行の発達により，身体的に親から離れることが可能になる．幼児自身が動くことによって，新しいものを見たり経験したりすることは，幼児の世界を広げ，能動性を育む．

2. 幼児期後期(3〜6歳)

家庭外の子供との交流が活発になり，**社会性の発達**が課題となる．友だち同士での「ごっこ遊び」が可能になり，遊びを通してさまざまな役割を経験できるようになる．子供の独立心が旺盛になり，それをうまく達成できるように援助すると子供に自発性や冒険心が育まれる．家庭では，ときに同性の親への反発がみられることがあるが，両親の関係が安定していると同性の親のさまざまな面を真似るようになる．

> 発達を考えるとき，文化の違いを絶えず考慮に入れる必要がある．わが国は母子関係が密接な社会で母子が基本の単位となりやすく，欧米では夫婦が基本の単位となりやすい．また，現代の子供たちは乳幼児期から，親だけでなく，テレビやテレビゲームなどの機械を介した遊びのなかで成長している．子供の発達には，社会文化的影響を絶えず考慮する必要がある．

B 学童期（小学生年代）

　学童期は，身体的にも精神的にも比較的安定した時期である．児童青年期の精神障害も，幼児期と思春期・青年期に頻度が高く，学童期は精神障害の少ない時期と考えられてきた．しかし，この時期の過ごし方がその後の思春期・青年期に与える影響は決して少なくない．

　競争：学童期には勝つことの喜びと負ける悔しさを十分に体験することが必要で，とくに負けた悔しさをしっかりと心の中で味わうことが大切になる．それが，思春期以降の挫折や失敗に対して心理的意味での抵抗力となる．

　体験の質：身体を通した遊びには，触覚や痛覚などの身体感覚を伴う．痛みを感じることが，他人に痛みを与えることへのブレーキとなる．ファミコン遊びは触覚・痛覚などの身体感覚を伴わないだけでなく，すぐにリセットすることにより，負ける悔しさを味わう時間を奪う．

　ほめる・叱る：自己評価の基礎はこの時期につくられる．叱られたり注意されたりすることが多いと，低い自己評価が形作られることがある．注意や叱責がほめることを上回らないようにすることが，ほどよい自己評価が形成されるためには重要である．低い自己評価は学童期にはそれほど目立った形で表れないが，思春期に至ったとき，それは虚無感や自暴自棄などになって表れることがある．思春期での問題の芽はしばしば学童期にある．

C 思春期・青年期

　思春期とは，第二次性徴の発現（成長速度の加速現象の出現）をもって始まり，長骨骨端線の閉鎖（17〜18歳）をもって終わる身体的成長期を意味する．それに対して，**青年期**とは，学童期と成人期の中間にあたり，主として精神発達上の時期を意味する．近年では高学歴志向，専門職志向などの社会の変化に伴って青年期は延長し，10〜30歳くらいの間を青年期とよぶようになっている．

　身体的成熟という点からいえば，10歳前後から成長は加速し，第二次性徴が出現し始める．男子では喉頭軟骨の発達，変声，外陰部の変化，外陰部・腋窩の発毛，精通を，女子では乳房の発達，外陰部・腋窩の発毛，女性的な丸みを帯びた体型への変化，初潮を体験する．

1．前青年期（約10〜12歳，小学校高学年，学童期から思春期への移行期）

　身体面では成長の加速が特徴であり，概して女子の成長加速は男子よりも1, 2年早い．

　精神面では，Sullivanのいう**同性同年輩との親密な関係**（親友や仲間）を獲得することが重要で，また，それが得られないときに子供は強い孤独感を感じる．

2．青年期前期（約12〜15歳，中学生年代）

　身体面では，第二次性徴が発現し始める．身体は部分によって異なった速度で成長するため，不

均衡な体型となりやすい．

精神面では，同性同年輩の友人と親密な関係をもつことが引き続き重要な課題となる．青年期全体の課題の1つは親からの**心理的独立**であるが，これは同性同年輩の友人との親密な関係ができ，その関係に支え導かれて，親から心理的に離れていくという過程をたどる．

自身の身体の性的な変化や成熟に伴って，子供たちは何か漠然とした不安や衝動を感じるようになるが，これらの変化を肯定的に受けとめることが重要となる．

私たちは，自分と自分の身体は一体のものと自然に感じながら生きている．しかし，身体は自分自身の一部であると同時に，自分が観察する対象でもある．そういう意味で，思春期は身体の変化がめざましく，自分と身体が離れたもの，ときには身体が自分にとって異物のようにさえ感じられる時期である．ダイエットや美容などは，思いのままにならない自分の身体を自分でコントロールしようとするものと考えることができる．

また，自分の言動，容姿や服装など，人から見られる自分を意識し，ファッションや美容などに興味をもち始める．これは子供が自分を客観的にみることができ，人から見られる自分を意識するようになることと関係している．

3. **青年期中期**（約15〜18歳，高校生年代）

精神面では，同性同年輩の友人のもつ凝集力は前期よりも弱まり，恋愛など，異性と親密になることがしだいに魅力的となって，具体的な異性関係が模索され始める．

また，「自分とは何者か？」「自分らしさとは何か？」「自分はどのように生きるべきなのか？」という自分に対する疑問が生じ，それを通して自我同一性（自己が一貫し連続しているという主体的な感覚，Erikson）が獲得されていく．自我同一性は，人から見ても自分が同様に認知されているという感覚と，自分が社会のなかで是認される道を歩んでいるという自己評価に支えられている．それは，幼児期や学童期の重要な人物への同一化とは異なり，それまでの同一化をもとにしながら，現実社会のなかでさまざまな役割を試すことを通して新たに獲得される感覚である．

4. **青年期後期**（約18〜23，24歳，大学生年代），**後青年期**（約23，24〜30歳）

引き続き，自我同一性の獲得が課題となる．青年期後期は，成人社会に青年が参入するということに対して社会が与える心理社会的猶予期間 psychosocial moratorium（モラトリアム）とも考えられる．このモラトリアム期間が，後青年期まで延長する場合も往々にして認められる．スチューデント・アパシー student apathy とは，自分の本業（たとえば学生なら勉学）以外は元気にやれるが，本業だけはどうしてもできない状態をいう．

親の職業を世襲的に継ぐのが当たり前であったとき，また，わが国が高度成長期にあったとき，青年は自身の生きる意味や目標を比較的容易に見出すことができた．しかし，社会が豊かになった今，青年は逆に自身の生きる意味や目標を見出すことが困難になっている．たとえ平凡であるとしても自分の人生というものはかけがえのないものであることに気づき，そして自分なりに人生を生

きることに意味を見出すことが課題となっている.

> 1948年，Kretschmerは青年の混乱を**思春期危機** Jungend-Krise とよび，身体的成熟と精神的成熟のズレから生じるものと考え，思春期危機とは「決して疾病でも神経症でもなく，むしろ局限された体質的な時間経過である」とした．また，1959年，Eriksonは青年期の自我同一性の獲得が困難という意味での同一性の危機 identity crisis（自分らしさを見つけられないという危機）が生ずることについて述べた．
>
> わが国の思春期危機という用語は，この2つの危機概念が混じったようなイメージで用いられていた．すなわち，思春期危機という用語には「思春期とは誰にとっても大なり小なり危機的である」というような健康な青年との連続性のイメージ，「思春期に悩むことは精神的な成長に不可欠である」というような肯定的位置づけ，そして「嵐のように過ぎゆくもの」というような一過性というイメージが内包された概念であった．

II．児童期の精神障害

A　広汎性発達障害 pervasive developmental disorders

対人接触や言語交流，興味や活動に持続的な障害が認められ，幼児期，多くは5歳までには異常が明らかになってくるものである．

1．小児自閉症 childhood autism

小児自閉症は，1943年にKannerによって「情緒的接触の自閉性障害」を示す症例報告がなされ，1944年に早期幼児自閉症 early infantile autism と名づけられたことに始まる．ほぼ同時期，1944年にAspergerは同様の症例を自閉性精神病質と名づけた．Kannerのものは現在の小児自閉症であり，Aspergerのものは，近年，Asperger症候群として見直されている．

発症率は自閉症の診断基準によっても異なるが，厳密な診断基準によると1,000人あたり約2人である．また，軽症例を含む広汎性発達障害全体（Asperger症候群などを含む）の発症率は100人あたり約1人と考えられている．男女比は3～4：1で，男子に多い．

a．症　状

1）社会性・対人関係の障害（対人的相互反応の質的な障害）

周囲の人との間の感情的な交流がない．両親に対しても周囲の人に対しても感情的接触がなく，人と視線を合わせない（impairment in the development of eye-to-eye gaze）．人見知りや遠慮はなく，協調性は欠如し，交友関係はできない．人の気持ちを理解することや暗黙のルールを理解することができず，適切な反応ができない．孤立し，ひとり遊びをする．自分に欲求が起こると，たとえば棚の上の物が取りたいと思うときには，母親であろうと，見知らぬ人であろうと，何の区別もなく

その人を引っ張ってきて取らせようとする（クレーン現象）．こうした社会性・対人関係の障害は，子供がある程度成長してから気づかれることが多いが（3歳以前にはっきり現れる），あとで振り返ってみると，出生後まもなくから，抱いたりおんぶしたとき，体重の割に重くて石ころでも抱くような感じであったということがある．

2）コミュニケーションの障害（意志伝達の質的障害）

聴覚や触覚刺激などに対する反応性の異常や，言語の理解と発達に障害が認められる．

重いものでは言語が出ない．言語のあるものでも意志を伝える道具として用いることがない．質問されるとそれをおうむ返しにしゃべる（反響言語 echolalia），抽象的言語が使えない，たとえば自分が水が欲しいとき，「お水が欲しい」という代わりに「お水欲しいか」という疑問文による要求，人称の逆転などの特徴的な言語の異常が認められる．あとになって反響言語が起こるのを遅発反響言語 delayed echolalia という．言語的伝達だけでなく非言語的伝達も障害される．

3）同一性の保持・変化への抵抗・興味の限局（行動や精神活動の限局性と常同反復）

日常生活の習慣，遊びなどで，同じことを絶えず繰り返す常同的行動 stereotyped behaviour やこだわり行動が目立つ．これをとめるように働きかけると，かんしゃくを起こして抵抗する．しかし，この反応はその場かぎりであって，あとあとまで禁止されたことを憎んだり恐れたりはしない．絵画や紙切り細工など，何かに興味を示すとそればかりを反復して行う．部屋の中の家具とか，電話番号，その他何かのものに対して異常な関心を示し，驚くほどの記憶力を示すこともある．抽象的，空想的な遊びなどは不得手である．

4）知的能力

機械的暗記などに優れているものもあるが，自分の欲求を外界に適合させたり，周囲の状況を正しく認識することはできない．知的能力はきわめて劣るものから，正常，あるいは優秀なものまでありうるが，いずれにしても知的能力を活用することはできない．75～80％は精神遅滞を合併しているといわれていたが，軽症例が診断されるようになり，精神遅滞の割合はもっと低いものと考えられている．知的レベルの高いものを高機能自閉症 high functioning autism という（広義にはIQ≧70）．

b．原因および基本障害

小児自閉症の病因仮説は，当初は幼児期発症の精神病と考えられ，次いで両親の不適切な養育などによる心因性の情緒障害と考えられていたが，1960年代の後半に行われたRutterによる臨床観察と疫学的調査から，自閉症の基本障害は言語/認知機能の障害であり，脳の機能の障害または成熟の遅れが主要な原因である発達障害へとその理解が大きく変わった．さらに近年では，基本障害は言語/認知機能の障害から広範なコミュニケーションの障害へとその理解が変わってきている．

双生児研究では一卵性双生児の自閉症の一致率は高く，二卵性双生児の一致率は低いことから，何らかの遺伝的要因の関与しているものが多いと考えられている．また，一部の例では，乳児けいれん，胎児性風疹，結節性硬化症，脳リピドーシス，脆弱X染色体異常などから二次的に発症しているもののあることがわかってきた．しかし，どのような障害があるのか，脳のどの部位にどの程

度の障害があるのかは今のところ不明である．

鑑別すべきものを以下にあげる．

① 聴覚障害：聴覚障害の結果，言語理解や言語発達の遅れが認められることがある．しかし，対人関係の障害は認められないことが多い．

② 精神遅滞：精神遅滞と小児自閉症を合併していることが多いが，小児自閉症ではない精神遅滞児は人とのかかわりを普通にもち，こだわり行動も目立たない．それに対して，小児自閉症の子供にみられる精神遅滞はまだら状で，特別な機能に限定される傾向がある．

③ 発達性言語障害：この子供たちは，人とのかかわりを普通にもち，非言語的手段を用いてコミュニケーションを行うことができる．

c．治療・療育

治療・療育は，それぞれの発達領域について発達段階を正確に評価し，短期間（数カ月）に到達可能な段階を設定し，その達成に向けて家族と専門家が協力していくことである．視覚を通して理解しやすいことなど，自閉症の子供の認知特性を理解し，医療のみでなく，福祉，教育と連携し，包括的かつ計画的に個々の子供に応じた療育を考える必要がある．また，検診などによる早期発見・早期療育が予後を改善するのに役に立つ．

d．経過と予後

予後調査をみると，1980年後半を境に，長期転帰における良好・準良好群は増加し，50％前後となっている．とくに高機能自閉症は年齢とともに発達し，しだいにAsperger症候群や非定型自閉症に移行したり，さらには自閉症の症状が目立たなくなったりするのではないかという推測がある．しかし，ときに思春期になって周囲の言動に反応しやすくなり，被害念慮などの精神症状を呈することがある．また，思春期（13歳前後）にてんかんを発症することがある（20～30％）．

2．非定型自閉症 atypical autism

3歳以降の発症，あるいは，① 社会性・対人関係の障害，② コミュニケーションの障害，③ 同一性の保持・変化への抵抗・興味の限局，の3領域のうちいずれか1，2の領域での異常が認められないものをいう．

3．Rett症候群

女児例のみ報告されている原因不明の進行性病態である（Rett, A., 1966）．正常に発育していた乳児が生後7～24カ月で発症し，手の目的動作と言語を失い，対人交流がなくなり，自閉的かつ重度の精神遅滞となる．頭蓋の発達も遅れ小頭症となる．特徴的症状として常同的に手をもみ合わす動作が認められる．しばしば過呼吸発作，てんかん発作が認められる．運動失調，体幹失調，脊椎側彎が進行する．

4. Asperger症候群

コミュニケーションの障害は軽微であるが，その他の小児自閉症の特徴（社会性・対人関係の障害および同一性の保持・変化への抵抗・興味の限局）をもつものである．精神遅滞は認められない．小学校低学年まではさほど問題になりにくいが，集団の暗黙のルールを理解することができず，しばしば集団行動をとりにくい．とくに思春期に至り，対人関係面で問題が生じて初めてAsperger症候群と診断されることがある．

小学生の間に社会的なルールの理解が可能になる場合が多く，問題行動はしだいに減るが，一部には自己不全感や対人関係における被害関係念慮が出現することがある．

5. 小児崩壊性障害 childhood disintegrative disorders

少なくとも2〜5歳までは正常に精神発達をした幼児において，数カ月にわたってそれまでに獲得していた言語や社会性が失われるという発達退行を起こし，その後，徐々に発達的変化が生じるものをいう．最初の報告者の名前をとって，Heller病ともいわれる．

6. その他の精神病状態

a. 小児統合失調症 childhood schizophrenia

学童期に発症する統合失調症は成人統合失調症と同様な自閉，思考障害，幻覚，妄想を特徴とするが，思考内容は空想的，白昼夢的であり，幻覚も同様な性質をもち，幻視も比較的多い．感情の易変性に富み，パニック状態になりやすい．行動も，極度の無動とひきこもりから，興奮・多動へと急変しやすい．10歳以前の発症はきわめてまれである．

b. 気分障害（躁うつ病）

思春期以前に発症することは比較的まれである．成人期と病像が異なり，抑うつ感情の訴えが乏しく，頭痛や腹痛などの身体症状が前景に出る．また，双極性の場合では周期が短く，不規則になりやすいといわれる．

B 心理的発達の障害 disorders of psychological development

特殊な心理的発達障害を主要徴候とする一群の障害であり，一般的な精神発達遅滞とか，不十分な学校教育などに基づくものではない．発達とは生物学的成熟と関連したものであるが，心理社会的な影響も受けるものである．

1. 会話および言語の特異的発達障害 specific developmental disorders of speech and language

a. 特異的構音障害 specific speech articulation disorder

子供が精神年齢に即した水準以下の語音を使用するが，言語能力は正常な水準にある．

就学時ごろになっても発音ができない音がある．たとえば，サ行がタ行になるような置換，リンゴがインゴになるような音の脱落，ヒコーキがコーキになるような音の省略，オニギリがオニリギになるような音の転倒，イスがイシュになるような音の歪曲などがある．多くの場合，8歳ごろまでに自然になくなるが，その年齢になっても続くようなら治療の必要がある．

b．**表出性言語障害** expressive language disorder

話し言葉の理解は年齢相応に可能だが，話す能力（表出言語）が年齢相応に発達していない．

c．**受容性言語障害** receptive language disorder

話し言葉の理解と表出の両方の能力が年齢相応に発達しない．

2．学習能力の特異的発達障害 specific developmental disorders of scholastic skills（SDDSS）

特異的読字障害 specific reading disorder，**特異的書字障害** specific spelling disorder，**特異的算数能力障害** specific disorder of arithmetical skills，**その他の学習能力の発達障害** other developmental disorders of scholastic skills もある．読字あるいは書字能力の発達における遅れを主要徴候とする．発語や言語困難，左右識別の障害，知覚-運動性の障害，言語の音声的表現の障害を伴うことがある．左半球の角回の障害が関係し，男子が女子よりはるかに多い．言語的特性による影響もあり，同じアルファベットの発音が種々ある英語圏に多く，ついでドイツ語，ラテン語系で少なくなり，1つの仮名文字は1つの発音しかない日本語ではまれである．

● **学習障害** learning disability

米国では約30年前から，知的な遅れがなく，しかもその他の障害や環境要因にも問題がないのにもかかわらず読み書き障害などを呈し，学習成績の悪い子供たちを学習障害 learning disability とよんでいた．しかし，わが国では日本語が仮名文字（表音文字）と漢字（表意文字）の組み合わせでできているために，読み書き障害という形で表れてくる子供の数は少なく，主に教育の問題と考えられていた．

1995年に，文部省は学習障害について「基本的には，全般的な知的発達に遅れはないが，聞く，話す，読む，書く，計算する，推論するなどの特定の能力の習得と使用に著しい困難を示す，さまざまな障害を指すものである」と定義した．中枢神経系に何らかの機能障害があると推定されているが，今のところ原因は不明である．

3．運動機能の特異的発達障害 specific developmental disorders of motor function

協調運動の発達の遅れである．不器用症候群 clumsiness syndrome とか総合運動障害症候群 dyspraxia syndrome などを含む．一般に不器用さは知覚性障害を伴っている．

4．混合性特異的発達障害 mixed specific developmental disorders

読書，計算，言語，協調運動など特別な技能がとくに障害されているというのでなく，技能遅滞の混合があるもの．

C 小児期および青年期に通常発症する行動および情緒の障害
behavioural and emotional disorders with onset usually occurring in childhood or adolescence

1. 多動性障害 hyperkinetic disorders

　幼児期より多動と注意散漫が目立つ状態である．米国の研究では，学齢時の子供の3～5％，男子に圧倒的に多く，男女比は約4～9：1といわれている．ICD-10では多動性障害，DSM-Ⅳ-TRでは注意欠陥/多動性障害 attention-deficit/hyperactivity disorder(ADHD)とよばれ，不注意，多動性，衝動性が主要症状であり，早期発症(7歳以前)，持続性(6カ月以上の持続)，広汎性(複数の場面で観察されること)を条件としてあげている．以前は，微細脳機能障害 minimal brain dysfunction とよばれたが，曖昧な表現なので用いられなくなった．外界からの入力刺激を適切に統御し，出力(反応)を状況に合わせるように統御することができないために起こっているのではないかと考えられる．原因として，脳の微細な構造的，機能的，発達的異常などの生物学的要因と環境要因の両者が関与している可能性があり，個々の例によってその比率は異なるものと考えられる．

　精神症状の特徴は以下のとおりである．

　① 不注意：勉強でも遊びでも，一つのことを続けてやることができない．また，しばしば不注意な過ちをおかす．人の話をじっと聞いていられない．外からの刺激に容易に注意をそらされるなど，注意の持続が短いだけでなく，注意の転導性も高い．

　② 多動性：落ち着きのなさで，たとえば，教室の椅子にじっと座っていられず立ち上がって動き回る．椅子に座っていたとしても絶えず身体のどこかを動かしている．走り回ったり高いところに上がったり，じっとしていることができない．

　③ 衝動性：順番を待つことができない．自分の思いどおりにならないことがあると，腹を立てたり，人を攻撃したりするなどで，情緒も不安定で攻撃的となりやすい．

　診断に際しては，小児自閉症(社会性の障害の有無で鑑別)，精神遅滞，てんかん，などを鑑別診断する．特定の場面で多動や不注意が認められるということのみで診断するというような，安易な診断にならないように留意する．

　[**治療**]　薬物療法としては，中枢神経刺激薬である methylphenidate(半減期2～3時間)が用いられることが多い．朝に1回，5～10 mg 服用する．副作用として，興奮，不眠，食欲不振，成長障害，動悸，頭痛，腹部けいれんなどがある．薬物への依存性が生じる可能性も含めて，投与は慎重に検討する必要がある．週末や夏休みなどはできる限り休薬する．

　精神療法および環境調整としては，学校はさまざまな刺激が多いので，子供に入る外部刺激を少なくするような環境を作ること(たとえば子供と教師の距離を近くするなど)，また，症状のため叱られたり注意されたりすることが多く自己評価が下がりやすいので，子供のよいところを見つけ，家族や教師が十分にほめること，などが重要となる．

　[**経過と予後**]　早くて2,3歳ころから認められるが，顕著になるのは4,5歳から小学校の低学年

で，10歳ごろになると多動は改善する．その一方で，不注意や衝動性などの問題は持続しやすく，一部は反抗挑戦性障害と診断されるものがある．さらに，思春期においては一部に抑うつ，学業不振，反社会的行動が認められ，行為障害などと診断されることがあること，また成人になってからも反社会的人格障害の頻度が比較的に高いことなどが報告されているため，長期的な視点で子供の成長を援助する必要がある．

2．行為障害 conduct disorders

行為障害は，反復し持続する反社会的，攻撃的あるいは反抗的な行動パターンを呈するものをいう．これは司法行政的な概念で非行とよばれていたものとほぼ同一のものである．

反抗挑戦性障害 oppositional defiant disorder は広くは行為障害のなかに含まれるが，9, 10歳未満の児童に認められ，きわめて挑戦的，不従順，挑発的な行動が存在するが，重大な反社会的あるいは攻撃的行動が存在しないものをいう．

司法用語として，**犯罪少年**は14歳（刑事責任年齢の下限）以上20歳未満の罪を犯した少年，**触法少年**は14歳未満で刑罰法令に触れる行為をしたが刑事責任年齢に達しないために刑法上の責任を問われない少年のことをいう．

男児に多く，欧米では12～16歳の男児の約10％に認められるといわれているが，わが国ではそれよりも少ないと考えられている．成因は，一般的には体質的要因や環境的要因などの多要因が関与していると考えられるが，個々の例によってそれぞれの要因を慎重に検討する必要がある．

［症状］　① 人や動物に対する攻撃的な行動，② 他人の所有物の破壊，③ 嘘をつくことや窃盗，④ 重大な規則違反などがある．具体的には，過度のけんかやいじめ，動物や他人への残虐行為，所有物へのひどい破壊行為，放火，盗み，繰り返し嘘をつくこと，学校のずる休みと家出，たび重なるひどいかんしゃく，反抗的で挑戦的な行動，持続的で激しい反抗などである．

［治療］　行為障害は少年非行として，教育，福祉，司法などのさまざまな領域で対応されてきた．精神科医の基本的な役割は，子供と家庭，それを取り巻く環境（学校や学校外での対人関係など）について情報を得て，評価・診断すること，そして現在，子供に関与している教育，福祉，司法の領域の専門家の相談にのり支援すること（コンサルテーション consultation）である．子供の悪いところを見つけることは容易であるが，援助としては子供のよいところを見つけ伸ばしていくことが重要となる．

18歳を過ぎても持続する場合は，反社会性人格障害と診断されることが多い．

3．チック障害，Tourette 症候群

チック tic とは，不随意的，突発的，急速，反復的，非律動的，常同的な運動あるいは発声を呈するものである．成人よりも児童に多くみられ，女子よりも男子に多い．一過性の軽症例を含めると，約10人あたり1人という高頻度である．Tourette 症候群は10,000人の児童に4～5人の頻度といわれている．

家庭や学校における心理的緊張やストレスは，チック症を引き起こす準備状態をつくったり，チック症を著しく増強したりするが，単純な心因性障害ではなく，遺伝的要因と環境要因の両者が関与しているものと考えられる．

[**チック症状**]　運動チックと音声チックに分かれ，それぞれが単純チックと複雑チックに分かれる．
① 単純運動チック：まばたき，首の急激な動き，肩すくめ，顔しかめ，など．
② 単純音声チック：咳をする，鼻をくんくんさせる，鼻をならす，など．
③ 複雑運動チック：顔の表情を変える，跳ねる，触る，物の臭いをかぐ，など．
④ 複雑音声チック：状況に合わない単語や句の繰り返し．汚言症 coprolalia（社会的に受け入れられない言葉，ときに卑猥な言葉が選ばれる）．

類型としては以下のものがある．
① 一過性チック障害：4～5歳前後に最も頻度が高い．チックの持続期間は1年未満である．
② 慢性運動性または音声チック障害：1年以上持続する運動チックあるいは音声チックを特徴とするが，両者のどちらかである．
③ Tourette症候群：多発性の運動チックと1つまたはそれ以上の音声チックを特徴とする．ただし，両者は同時に存在しなくてもよい．症状はしばしば思春期に増悪し，成人期まで続く．重症例ではしばしば汚言症を伴う．

チックには，強迫性障害，多動性障害が比較的高率に合併する．また，Tourette症候群では衝動性や攻撃性を伴いやすく，器物破壊，他害，自傷を起こすことがある．

[**治療**]　単純チックであれば，チック症状をなくすことよりも，子供の環境的なストレスの軽減を図ることが大切である．Tourette症候群であれば，薬物療法として，抗ドーパミン作用の強い神経遮断薬である haloperidol や pimozide が有効なことが多い．同時に環境調整や精神療法も症状の改善に役立つ可能性がある．

チックの始まりは1～15歳の間，ピークは7歳である．多くのチックは子供の発達過程において一過性に出現し，治療することなく消失していく．Tourette症候群や慢性運動性または音声チック障害であれば，思春期が最も症状の増悪する時期となる．

4．児童虐待 child abuse

親または親に代わる保護者より子供に加えられる身体的暴行，心理的虐待や性的虐待などをいう．主なものは以下のとおりである．
① 身体的虐待 physical abuse：子供に対する身体的暴力．しばしば打撲傷，内出血，骨折，頭部外傷，火傷などを起こす．食事を与えない，狭いところに閉じこめるなども含まれる．
② 心理的虐待 psychological abuse：子供への心理的暴力．子供への無視，非難，拒絶，脅迫，差別など．
③ 性的虐待 sexual abuse：子供への性的行為や性的目的のために子供を使うことなど．

④ 養育の拒否・保護の怠慢 neglect：衣食住の世話をしない，保育所や幼稚園に行かせないなど．

[成因] 望まない子であったり，両親の関係がうまくいっていなかったり，子供に対する要求水準が高かったり，親自身が安心できる子育てを受けていなかったり，などの多様な要因によって引き起こされる．また，単に親の問題だけでなく，核家族化し周囲からのサポートを受けることができず，若い両親と子供が孤立した状態にあることも誘因の一つである．

[虐待された子供に認められる症状] 子供には発育の遅れや新旧の外傷などのほか，さまざまな身体症状が，また，過食や多飲などをはじめ，便や尿の失禁などの行動面での症状，情緒や言語発達の遅れをはじめとする精神症状が認められることがある．とくに，① 感情や衝動のコントロールが困難になること，② 否定的な自己評価をもちやすいこと，③ 対人関係が不安定になること，④ 自分や他者を傷つけやすいことなどが問題となりやすく，外傷後ストレス障害，多動性障害，行為障害，反抗挑戦性障害，うつ病性障害などの精神障害を呈しやすい．

児童虐待は，ていねいな問診と身体診察でわかる場合も少なくない．しかし，親は自身の行っていることを虐待とは感じていないことや，子供も警戒して事実を話せないことがある．児童相談所への一時保護や病院への入院により，保護されたなかで初めて子供は事実を語ることがある．

● 援助指針

① 児童虐待によって生命の危険などが生じ緊急介入が必要な場合には，発見した者は児童相談所に通告する義務がある．そして，まずは子供の安全が確保されなければならない．

② 被虐待児が「虐待」をどのように体験しているかを知る必要がある．子供が幼ければ幼いほど，虐待を「親の問題」ととらえることは難しい．多くの場合，子供は「自分が悪い」「自分がダメだ」と自責的にとらえ，親に好かれる「いい子」になろうとする．それと同時に親に対する恐怖を強く抱き，孤立無援感，無力感とともに，親以外の人間全般に対しても不信感を抱いていることが多い．

③ 子供自身の不信感や警戒心を取り除くために，安全で安心できる環境や対人関係を提供することが重要になる．しかし，子供の心に安全感，安心感が根づくのは容易なことではなく，しばしば子供の対人関係や行動は不安定なものになりやすい．

④ 被虐待体験を言葉では話さない子供のほうが多い．体験を言葉で話す子供に対しては，その体験を聴き，本人自身の心の中で整理していくことも大切となるが，治療者のほうから子供に言語化を促すことには慎重さが求められる．

⑤ 親は虐待という意識に乏しく，「しつけ」などと理解していることや，また気持ちのうえで十分に子育てをするゆとりがないことも少なくない．まず，「虐待」という言葉を使う前に，親から十分に子育てやその苦労を聴く必要がある．親が気持ちのゆとりを取り戻すことが，子供への態度を変える可能性をもたらす．

5．その他の行動および情緒の障害

a．場面緘黙（選択緘黙）elective mutism

特定の生活領域でのみ自発的な発語が困難になる状態であり，一般的には学校では全く話さず，

家ではよく話すというものが多い．3歳前後の幼児期から発症することが多く，診断は，言語の理解に大きな障害がなく，発語の障害がもっぱら心因性であることを確認することである．患児は学校内での不安・緊張から，緘黙によってかろうじて自身を護っているところがあるので，無理に話させるようなアプローチは慎まなければならない．言葉以外のコミュニケーションの可能性を探り，教室内で孤立しないような工夫が必要となる．

b．吃音 stuttering

吃音とは話し言葉の流暢さ障害である．語音または音節の繰り返しや引き伸ばし，ブロック，回避などによって，言葉の正常な流れが妨げられる．3歳前後，遅くとも就学年齢までに発症する．小学生では10％にみられるが，成人では1％に減ずるといわれている．成因はいまも不明であるが，自然治癒の傾向は非常に高い．しかし，患児が自分の話し方と流暢な話し方の差を意識することが，より患児に緊張をもたらし，吃音を悪化させることがあるので注意を要する．

c．遺尿症，遺糞症 enuresis, encopresis

3〜4歳に自立的排泄行動がほぼ可能になる．

1）遺尿症

遺尿症は，夜間睡眠中に無意識的に排尿する夜尿症と，昼間に生じる昼間遺尿症に分類される．5歳男児で7％，女児で3％に認められるが，以後，直線的に減少していく．

夜尿症 enuresis nocturna：神経内分泌機能の発達障害を基盤に，膀胱機能の未熟性，自律神経系の障害などの身体レベル問題が加わり，さらに心理環境的要因が複雑に関与し，状態が固定化したものと考えられる．単純に心因性ということはできないが，夜尿に対する過度の叱責や否定的扱いが患児に不安や罪悪感をもたらし，症状を悪化させることには留意する．自然治癒傾向が強いものなので，無理をせず子供の成熟を待つのが一般的にはよい．三環系抗うつ薬（imipramineなど）の就寝前服用が効果的なことがある．

昼間遺尿症 enuresis diurna：5歳児で約2％に認める．これも夜尿症と同様に自然治癒傾向の高いものであり，ほぼ同様なアプローチがよい．

2）遺糞症

遺糞症は，自律的排便機能が成立するべき年齢以降に不随意に便を漏らす状態をいう．5歳以降の昼間遺糞の出現は約1％である．遺尿と同様に身体的要因，心理的要因，遺伝要因が複雑に絡み合い発症する．遺糞症では，遺尿以上に異臭，不潔などの問題が強く，家族が必要以上に叱責し，それが悪循環を形成することがあるので留意する．

d．食欲不振と偏食，神経症性嘔吐・下痢

母親との情緒的関係の乱れによって，食欲不振や偏食が起こりやすい．子供が自分に注意を引くための拒食と考えられるものもある．神経症的傾向が強いものでは，壁土とか毛髪などを食べる異食症picaもある．ときには心理的原因による過食もある．神経症性嘔吐，下痢などは比較的よく起こる．

e．睡眠障害

不安，緊張による不眠，夢遊症 somnambulism（睡眠中に歩き回ったりして，本人は全く覚えていない），夜驚症 night-terrors（睡眠中，大声をあげて怖がるが，本人は覚えていない）などがある．

f．息止め発作 breath-holding spells

5歳くらいまでの子供に起こる．欲求不満，怒り，恐怖などで激しく泣いているうちに呼気の状態で急に呼吸が停止し，チアノーゼ，苦悶状となる．呼吸停止が長引くと意識消失，四肢の硬直，間代けいれんをきたす．わがまま，易怒性の子供に多い．

III．青年期の精神障害

1960年ごろより増加しているものに，不登校（不登校は社会現象であり，ほとんどの不登校は精神障害ではない）と摂食障害がある．不登校は小学校高学年から増加し，摂食障害は中学生の中頃から高校生年代に好発する．両者は現在でも増加中であり，社会文化的な要因が強く関与しているものと考えられる．

対人恐怖（社会恐怖）は中学生年代から好発する．強迫性障害は児童期から認められるが，成人期と異なる点は強迫症状の確認などに親を巻き込むことが多いことであり，家庭内暴力を伴うことがある．解離性障害・転換性障害もしばしば起こる．転換性障害は，親しい友人や仲間に伝わり集団ヒステリーの形をとることがある．いずれの神経症性障害も，学校のみで起こる，あるいは家庭のみで起こる，というような場面性の認められることが多い．大量服薬，手首自傷などの自己破壊行為，そして暴力や破壊などの攻撃行動は中学生年代から認められるが，その頻度はそれほど増加してはいない．青年期から前成人期での家庭へのひきこもりが増加しているといわれているが，その実態は定かでない．

高校生年代の後半から，統合失調症・破瓜型の好発年齢となる．神経症圏内の症状にみえる場合でも，また抑うつ症状の場合でも，統合失調症の発症の可能性を念頭に入れておく必要がある．広汎性発達障害の子供が思春期になり，統合失調症様の反応性症状を呈することがあり，鑑別診断が困難な場合がある．

気分障害の双極性障害は前青年期から認められる．成人と比して，周期が数日～1, 2週という短い期間で躁とうつを繰り返すことが多い．女性の場合は性周期と一致する場合もある．単極性うつ病も双極性うつ病も，抑うつ気分が不明瞭で非定型となりやすく，不安症状や行動の症状を伴いやすい（注意欠陥/多動性障害，行為障害，不安障害が合併することがある）．

A 不登校 school non-attendance

　不登校は，当初は神経症的登校拒否などとよばれ，神経症圏内の疾患と考えられていた時代もある．しかし，年々増加していく不登校を個人や家族の病理にその主要な原因がある神経症圏のものとしたら，わが国の子供や家族に急速な病的・病理的な変化が進行していることになるが，そのような著明な変化は認められない．多くの不登校は精神障害ではなく，学校をはじめとする社会文化的要因に基づく社会現象と考えられる．

　しかし，不登校の結果として，子供の環境と子供の内的な規範などとの間で葛藤が生じ，二次的に精神医学的な症状を呈することは少なくない．また，不登校が長期化した結果，周囲からのさまざまな対人刺激や社会体験が乏しくなり，それによる二次的な問題や障害が生じる場合がある．また，ごく少数の不登校は一次的な精神障害(統合失調症，うつ病)から二次的に引き起こされている場合があり，精神医学的な治療の必要な場合がある．

　不登校は一般に次のように経過しやすいとされている．

a．心気的時期

　初めは朝になると頭が重い，頭が痛い，お腹が痛い，気分が悪い，疲れたといった心気的訴えとともに登校をいやがる．訴えの内容は漠然としている．午後になるとこのような訴えは軽くなるか，あるいは消えてしまい元気になる．夜になると念入りに翌日の準備をするが，翌朝はまた同じことの繰り返しに終わる．親は身体の病気と考えて医師の診察を受けさせるが，そのうちに親は身体の病気でないことに気づく．

　子供はしだいに学業が遅れることへの不安，先生や級友からずる休みと思われはしないかという負い目が強くなり，「学校に行きたい」「行かなければならない」と思うが行けないという葛藤的な状態となっていく．

　［対応］　学校の雰囲気に馴染めないこと，友人関係での何らかの不本意な出来事，学業面での理想と現実の格差などの，困っている問題がある場合には，それを早期に見つけ，現実的に対応すること(早い時点での教師の家庭訪問，友人からの電話など)が一助となることがある．

b．攻撃的時期

　子供が登校しないために，親はいらいらして怒ったり，なだめたり，たしなめたり，説教したり，折檻したりするが，子供は学校と聞いただけで怒り，器物を破壊したり，ひとことも口をきかなくなったりする．登校するからその代わりにといって高価な品物を買ってくれと要求したりする．要求が入れられないと乱暴する．また，起床が昼ごろになり，夜半まで起きているといったふうに，生活リズムの乱れも強くなる．

　［対応］　子供は前述したような学校をめぐる葛藤のために，不安と緊張を抱きながら毎日を過ごしていることが多いので，まずは安心して休める環境をつくる．そのためには，親，教師をはじめとする周囲の大人の理解が必要となる．

c. 内閉的時期

そのうちに子供は自室に閉じこもり，家族との接触を断つようになる．家族のほうも腫れ物にさわるようにそっとしておくようになることがある．

［対応］　子供は周囲からの働きかけに拒否的であるが，一方では何とか現状を変えたいと願っている．周囲の大人は，子供を脅かさないように配慮しつつ，外に出て何かをするための実際的な援助を考える必要がある．中・長期的にみれば，多くの不登校の社会的予後は良好である．

B　摂食障害 eating disorders

摂食障害で最も重要なのは神経性無食欲症と神経性大食症であり，いずれも思春期から成人早期を中心に発症する．この両者は互いに移行することがあり，生物的，心理的，社会文化的要因が関与した病態である．わが国では 1960 年ごろより認められるようになったが，近年増加の傾向が著しい．神経性無食欲症も増加しているが，とくに神経性大食症の増加が著しい．

1. 神経性無食欲症 anorexia nervosa

思春期やせ症ともいう．主な発症年齢は思春期であり，14～18 歳が最好発年齢である．女性は男性の 10～20 倍を占める．主症状は自発的で極端な摂食制限と体重減少であり，これが既知の医学的疾患なしに起こるものである．

摂食，あるいは体重に関する頑強で歪んだ態度が特徴である．体重は標準体重から 15％以上の減少があるもの，あるいは body mass index〔BMI ＝（体重 kg）／（身長 m）^{2}〕が 17.5 以下をいう．この減少した体重を維持したいために食事を拒否する．自分が低栄養の状態であることを否認し，むしろ過活動であることが多い．極度にやせた状態が患者にとって好ましい身体像 body image であり（身体像の歪み），やせていても，もっとやせたいというやせ願望が認められる．単に食欲不振というだけではなく，食物に関する関心は強く，食物を貯めこんだり，料理やお菓子を作って家族に食べさせたりしようとする．いつも食物と体重のことを考えていることが多い．わが国ではとくに米飯を食べず，おかずや間食はとる例が多い．ときに発作的に大食 bulimia したり，隠れて食べたりすることがある．食後，自ら嘔吐したり（自己誘発性嘔吐），下剤や利尿薬を飲んでやせを保とうとする例がある．

無月経は必発症状である．無月経は約半数は不食とともに始まり，20％は不食前に始まり，20％は不食後 3 カ月のうちに無月経となるとされている．不食前から無月経が始まる例があることから，体重減少，栄養障害の結果としての無月経ではなく，不食と同様に精神的原因による視床下部の黄体形成ホルモン放出ホルモン（LHRH）分泌低下によるものであり，下垂体の反応性は正常とされている．

やせ状態は，さまざまな身体的変化，精神的変化を引き起こす（表 2-38）．

まず，やせに対して，身体は甲状腺ホルモンの分泌を抑え，エネルギー代謝を抑える．その結果，

表 2-38 摂食障害（とくにやせ）に伴う身体症状

内分泌代謝	・低 T_3 症候群：代謝を抑えるための二次的な甲状腺機能低下症 ・徐脈，低血圧，低体温，寒がり ・高コレステロール血症
循環器	・徐脈，低血圧 ・心電図異常：低電位，ST 低下，平坦 T 波，QT 延長など ・僧帽弁逸脱，心囊液貯留 ・うっ血性心不全：脱水に隠れ，治療開始後に現れやすい
血液	・貧血：脱水に隠されやすく，治療開始後に顕在化する ・白血球減少：感染症に罹患すると重篤化しやすい ・血小板減少 ・紫斑，出血傾向：肝機能障害が著しいと播種性血管内凝固症候群（DIC）の危険もある
消化器	・便秘：下剤乱用に陥りやすい ・耳下腺腫脹：過食の時期に血清アミラーゼ上昇を伴う ・肝機能障害：飢餓による脂肪肝，または治療による栄養負荷による．どちらもときに重篤化する ・急性胃拡張：過食によるもので，まれにあり
神経	・脳萎縮：やせと脱水による．軽度で長期でなければ可逆的
腎	・尿素窒素上昇：脱水や異化を反映する ・浮腫：低蛋白血症による ・低カリウム血症：嘔吐，下剤や利尿薬乱用の場合．偽性 Bartter 症候群
皮膚	・皮膚炎：亜鉛やニコチン酸欠乏のため ・皮膚黄染：高カロチン血症のため ・うぶ毛の密生：体温保持のため ・頭髪の脱毛：治療開始後に新陳代謝の一環としてみられやすい

低 T_3 症候群となり，徐脈，低血圧，低体温，寒がり，うぶ毛の密生などが起こってくる．やせと脱水のために，頭部 CT にて脳萎縮がみられることも多い．そのほかに貧血，白血球減少，肝機能障害，血清蛋白質の低下，高コレステロール血症，電解質異常，血清アミラーゼ値の上昇などが認められることがある．やせが著しくなると，肝臓，腎臓，心臓などすべての臓器が障害され，死に至る例もある．

　発症の心理機制は複雑である．些細な契機で，やせ願望が刺激されダイエットを始めることが多い．ダイエットによって着実に体重が減少していくことは，患者に達成感や自己制御感を与え，それが心理的な支えとなり，やせが継続する．経口摂取，栄養補給，点滴などの治療の拒否は，やせることによって得られた達成感や自己制御感を失うことへの不安や恐怖と関係している．また，食べると体重が増えてしまうのではないかという肥満恐怖が同時に認められることが多い．成熟した女性になることへの拒否，母親への慢性的敵意，あるいは同胞間の反発が認められる例がある．

　性格傾向としては，完璧主義，コントロール欲求が強い，自己主張が苦手で人の顔色を察知して動く，などがいわれている．「わがまま，自己中心的，未熟，頑固，強情，反抗的，負けず嫌い」などを性格傾向として挙げる文献もあるが，これらは病前の性格ではなく，やせの進行とともに認

められることが多い．やせが進むほど認知や食行動は歪む．1940年代に米国のミネソタ大学で行われた実験で，36名の健康な男性に半年間にわたり摂食量を通常の半分にさせたところ，平均25％の体重減少のほかに，食事に2時間も費やすなど終日の強迫的な食べ物へのとらわれ，重症の焦燥・不安・抑うつ，注意集中困難，ひきこもりなどが観察され，食事制限解除後は多くの者に過食，情緒不安定，焦燥感などが認められたという報告がある．

うつ病，不安障害，強迫性障害，社会恐怖が高率に合併する．

［予後］　米国の発症後10年の調査では，約75％が正常あるいはほとんど良好，25％が不良（栄養障害，感染，自殺などでの死亡を含む）であった．数カ月～数年のうちに自然寛解するものも少なくない．

［治療］　身体状態の改善を図ること（経鼻経管栄養，中心静脈栄養などを含む）と患者の気持ちに配慮しながら摂食を促すことが治療の主体となる．外来治療が原則であるが，極度のやせや血液検査所見の異常が進行する際には入院治療を要する．

治療への導入としては，やせに伴う身体の変化と血液学的検査所見の結果などを説明し，身体の危機，生命の危機であることを伝える．繰り返していねいに説明をしているうちに，患者は自分の身体の危機をしだいに実感できるようになる．回復への転機はこの危機感の自覚であることが多い．患者は自らの意志で自分の身体を制御しようとしているが，身体はそもそも多くの器官が連動して一定の恒常性を保っているものであり，自分の身体とほどよく折り合うことが課題となる．

患者の身体や摂食に対する歪んだ認知の修正や体重の増加を目標とした認知行動療法が国際的には最も用いられている精神療法である．

2．神経性大食症 bulimia nervosa

短時間に多量の食物を食べる過食（むちゃ食い）があり，自らの意志でこれをやめられない．心理は神経性無食欲症と同様で，肥満恐怖ややせ願望が認められ，過食後に自己誘発性嘔吐や下剤の乱用などがみられる．むちゃ食いと不食が交代することもある．神経性無食欲症の場合には達成感があるが，神経性大食症の場合は自己制御の挫折感が基本にある．そのため，抑うつ気分と自己嫌悪に陥りやすい．衝動を制御できず，盗み，自傷，自殺企図などを伴うことがある．嘔吐や下剤乱用が著明な例では，低カリウム血症などの電解質異常がみられ，不整脈による突然死が起こることもある．うつ病，アルコール依存症を合併しやすい．

発症は成人早期で，女性に多い．神経性無食欲症に引き続く例と，独立に起こる例がある．

［予後］　米国の報告では，発症後5～10年で50％は完全に回復，30％は軽い症状の持続，20％は症状が持続するという．しかし，回復・軽快した患者のいくらかに再発する傾向がある．

3．肥満 obesity

標準体重より20％以上の増加をいう．単純肥満症とは内分泌・代謝疾患などに起因しないものをいう．体質的なもののほかに，生活習慣や欲求不満の代償としての過食によるものがある．

C 社会恐怖(対人恐怖) social phobia (anthropophobia)

他人から見られているような状況下で，恥をかいたり，ばかにされるようなことをするのではないかという恐怖が強いものをいう．強い不安が起こっても何とか耐えている場合もあるが，このような状況を回避し，ひきこもった生活となる例もある．人前で顔が赤くなるのではないかと意識し不安になる**赤面恐怖**，人に見られているのではないかと意識し不安になる**視線恐怖**，自分の表情がぎこちなくおかしいと思われているのではないかと意識し不安になる**表情恐怖**などがある．そのような恐怖のために，実際，人前で話すとき，緊張が高まり，動悸，息切れ，赤面，汗が出て話が続けられない，人前では食事が喉を通らない，公衆便所で排尿できない，人前で字を書くと震える，などの症状が出ることもある．本人は気にしているが，他人は気づいていないことが多い．

それだけではなく，わが国独特のものとして，自分の視線，表情，容姿などが周囲の人を不快にさせ，そのため周囲の人が嫌がり自分を避けていると直感し，緊張するという対人恐怖がある．しばしば，自分には直接にはわからないが，周囲の人の言動からわかると訴える．周囲の人の言動が自分に関係しているという関係念慮から関係妄想に近いものが認められ，対人恐怖のなかでも重症例と考えられる．

例として，自分から嫌な臭い(口臭，おなら，体臭など)が出ているために皆が嫌がって避けていく，自分では臭わないが周囲の人のしぐさや態度でわかると訴える**自己臭妄想症**，自分の容姿の一部が醜いと思い，そのために人が嫌がっていると訴える**醜形恐怖**，自分の視線がきつく，人に嫌な思いさせていると訴える**自己視線恐怖**などがある．

これらは重症対人恐怖ともよばれ，神経症と統合失調症の境界にまたがる障害という意味で境界例とよばれることもある．また，思春期の妄想性障害と診断したほうが適切な例もあるし，心気症と近縁なものと理解できる例もある．

対人恐怖は，小学校高学年から中学校になるころに，他人から自分がどのように見られるか，どのように評価されるかという自己意識が発達することと関係している．対人恐怖の特徴は，症状が限局された対象や場面で起こることである．すなわち，肉親や親しい友人という近い距離の人や，逆に通行人，電車の乗客，デパートの店員などの遠い距離の人では緊張感は生じず，学校の友人，先生，職場の同僚などの，ある程度の付き合いをしなければならないが，それほど親しくはないという中間的な距離で生じやすい．

[治療] 緊張はあっても，できる限り学校や仕事などの社会生活を続け，生活範囲や対人関係などが狭くならないように助言し，支持する．同年輩集団の中で「ありのままの自分」を受け入れられるという体験が改善の契機となることがある．また，対人緊張の生ずる場を上手に避けることができるようになることも重要である．森田療法や行動療法がしばしば有効である．時間とともに軽快することが多いが，一部が統合失調症の前駆段階である場合があるので注意を要する．

D 青年期情緒障害 emotional disorder in adolescence

　思春期から青年期にかけて，抑うつ，不安，両価性，依存性，気分の激しい動揺，ふてくされなどを示し，**自殺・自傷行為**を繰り返すものをいう．近年増加しており，人格に問題があり，自尊心に乏しく，衝動性，攻撃性に富み，対人関係における困難がある場合が多い．

　自殺行為は，強い自殺意図からというよりも，悩みを訴え，ストレスから逃避し，周囲の人たちを操作することが目的のようにみえる．

　自傷行為は手首や前腕の切傷 self-laceration が多い（手首自傷症候群 wrist-cutting syndrome）．女性に多く，緊張と苛立ちが自傷前に増強し，自傷によって一時的に軽減する．薬物あるいは洗剤などの大量服用などもある．

　このような真に自殺を目的としない自殺行為や自傷行為をまとめて，deliberate self-harm とよぶ．青年期に多いが，この年代に限られたものではない．人格障害，慢性的な家庭内の心理的問題，現実的な家庭，学校，社会における適応障害，気分障害（とくに気分変調症），社会文化的風潮など，さまざまな要因が考えられる．

　[治療]　自己評価が低く，自分に自信をもてなかったり悲観的に考えたりしやすいので，青年のよいところを見つけ支持したり，よい現実体験をもつことが意味をもつ．そして，心理社会的困難を自分自身で対処し，解決する方向に援助していくことが大切となる．

第7章 精神遅滞
mental retardation

　精神遅滞 mental retardation（精神発達遅滞あるいは知的障害）とは，精神発達の停止あるいは遅滞であり，とくに知的能力が劣り，そのために医学的治療あるいは身辺処理や社会適応に対する援助を必要とする状態である．

　精神遅滞は先天性あるいは早期後天性のさまざまな原因によって起こる症候群である．

　精神遅滞の程度は一般に知能指数（IQ）によって分けられ，IQ 70未満を精神遅滞とする（**表2-39**）．しかし，IQと日常生活能力とは必ずしも一致しない．また，知能テストの種類によって，IQは多少異なった数値を示すものである．したがって，IQによる分類はおおよその目安を与えるにすぎないものであることを理解しておく必要がある．

A　発現頻度

　一般人口における発現頻度は2～3％である（**図2-50**）．正常と精神遅滞との境界は連続的であるので，この数値は確実なものではない．精神遅滞のうちでは，軽度精神遅滞が最も多く約75％を占め，中度20％，重度・最重度5％といわれる．

B　原　因

　精神遅滞の原因は次の3つに大別できる．① 特発性，② 病理的原因，③ 心理・社会的原因．

1．特発性要因

　知能の正規分布の下のほうに属するもので，正常知能から連続的に移行する．器質的，代謝的異常は認められない．特発性精神遅滞 idiopathic mental retardation，生理的精神遅滞 physiological mental retardation，内因性精神遅滞などとよばれるものである．精神遅滞の約75％を占め，多くは軽度精神遅滞である．軽度精神遅滞の約4/5はこれに属する．

　家族内に精神遅滞が多く現れ（**表2-40**），多因子遺伝（ポリジーン遺伝），すなわち知能に関係する多くの遺伝子の組み合わせによると考えられる．

表2-39 精神遅滞の程度による分類

ICD-10				知能年齢
IQ				
50〜69	軽　度精神遅滞	mild		9〜12歳
35〜49	中　度　〃	moderate		6〜9歳
20〜34	重　度　〃	severe		3〜6歳
20未満	最重度　〃	profound		3歳未満

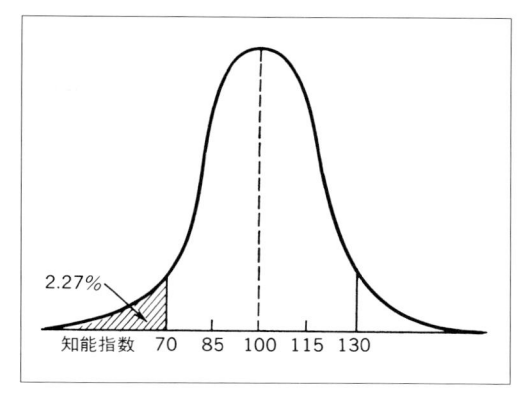

図2-50 知能指数の分布

表2-40 外因の認められない精神遅滞の家族内精神遅滞出現率(%)

報告者	資　料	両親の組み合わせ		
		正常×正常	正常×精薄	精薄×精薄
Brugger	同　胞	17.2	41.3	93.2
Lokay	〃	13.0	33.0	100.0
Hecker	〃	20.0	33.3	45.9
Wildenskow	〃	13.8	40.3	93.6
Kreyenberg	〃	15.9	33.9	82.5
Juda	子	25.0	29.1	61.5
林	同　胞	36.5	54.7	62.9
	おじ, おば	4.9	13.1	11.7
	いとこ	3.5	3.0	4.2

(管　修編：精神薄弱医学. 医学書院, 1972より)

　双生児研究では，一卵性双生児の一致率は100％，二卵性双生児の一致率は58％である(Juda, A.)．

2．病理的要因

　出生前あるいは出生後の感染，中毒，外傷とか発生異常，先天代謝異常，染色体異常などによるものである．病理的精神遅滞ともよばれる．中度以上の精神遅滞を示すことが多く，身体的所見を伴う．中度以上の精神遅滞の約4/5は病理的要因をもつといわれる．

3．心理・社会的要因

　学習過程を刺激するような家庭的・社会的環境を欠いて育ったために精神遅滞を生じたと考えられるものである．極端な例では，生後まもなくから人間社会から隔離されて育った野生児がある．普通の社会で成長する場合は学習刺激の極端な剝奪はなく，また，刺激の乏しさが精神遅滞の唯一の原因と考えられる場合はまれである．学習刺激そのものに欠けるところはないが，刺激を受容す

る感覚器障害があると知能発達が損なわれる．盲，聾などの場合である．

C 分類と症状

1．身体所見

生理群に属する特発性精神遅滞では，身体的には正常である．さまざまな病因によるものでは，後述のような身体所見がある．

2．精神症状

幼児と小児では知能の程度は，鈴木・ビネー式あるいは田中・ビネー式知能検査によく反映される．しかし，実際生活における適応能力と知能指数とは完全に一致するものではない．感情の安定性，意欲が関係し，教育・訓練の仕方によって適応度は異なってくる．

a．軽度精神遅滞 mild mental retardation（IQ 50～69，知能年齢9～12歳）

正常人との明瞭な限界はない．国際疾病分類ICD-8では正常人との間に，さらに境界精神遅滞 borderline mental retardation を設けていた．しかし，ICD-9以後では境界精神遅滞は削除された．

小学校の教科は何とか学習できるが，中学校の課程は難しい程度である．

着衣，洗面，食事など，基本的な日常生活の自立が可能である．教育によってある程度の知識と技術を習得でき，単純作業には適している．抽象的思考能力に乏しく，新しい状況を判断し，適当に処理する適応力に欠けている．気分不安定で意志薄弱であり，環境の影響を受けやすく，非行，犯罪を起こしたり，怠惰な生活者，浮浪者になることがある．

b．中度精神遅滞 moderate mental retardation（IQ 35～49，知能年齢6～9歳）

小学校の低学年の教科の学習はできるが，それ以上は困難な程度である．

基本的な日常生活において，ある程度の介助が必要である．知識は乏しく，判断は単純である．言語と運動機能の発達はさまざまであり，日常の単純な会話が可能なものから強く制限されているもの，動作の拙劣なものからさほどでないものまである．教育効果は限られているが，指導のもとでの単純作業は可能となる．

c．重度精神遅滞 severe mental retardation（IQ 20～34，知能年齢3～6歳）

言語と運動機能の発達程度はきわめて低く，身辺処理に介助を要する．落ち着きのない多動，感情の不機嫌，易刺激性，衝動性のみられる興奮型と，発動性に乏しく，活気がなく，感情面での感受性も低い遅鈍型がある．器質性原因によるものが多い．

d．最重度精神遅滞 profound mental retardation（IQ 20未満，知能年齢3歳未満）

言語の発達がなく，単なる叫び，音声のみのものや，単純な単語を発するのみである．無意味な徘徊や常同行動を繰り返す興奮型と，動きの乏しい遅鈍型がある．大小便の失禁がしばしばあり，基本的日常生活はすべて介助を要する．就学不能である．種々の身体的異常，神経学的所見がみら

れる．てんかん発作の頻度も高い．

e．精神遅滞者の精神病

　精神遅滞ではしばしば挿間性精神病状態を呈することがある．一時的な恐慌や苦悶・興奮状態を示したり，幻覚・妄想を伴った統合失調症様状態を示したりする．これらには，心因反応として理解できるもの，統合失調症を発症したもの，その他不明要因によるものなどがある．躁あるいはうつの気分変調を示すこともある．

D　診　断

　精神遅滞は種々の原因による症候群であるので，身体的所見と心理学的所見を総合的に考える必要がある．とくに治療と予防が可能な精神遅滞（フェニルケトン尿症，ガラクトース血症，クレチン病など）では早期発見が必要である．

　重度の精神遅滞ほど生後早期に診断可能である．外界の対象への反応性，頸定，歩行開始，尿便の自律的調節など発育歴の遅れが参考になる．軽度の精神遅滞では知能検査が有用である．軽度のものでは，精神遅滞であるという決定は 2 歳以後から学童期にかけて初めて可能なものが多い．

　鑑別診断では，注意散漫や感情の障害によるみかけ上の精神遅滞，小児自閉症などが問題になる．

E　治　療

　精神遅滞の治療には，① 医学的治療，② 教育，③ 福祉がある．

　医学的治療は，治療可能な精神遅滞の早期発見・早期治療によって精神遅滞を予防することが主体となり，これに精神症状，てんかん，身体障害に対する対症療法が加わる．フェニルケトン尿症に低フェニルアラニン食，ガラクトース血症に低ガラクトース食，甲状腺機能低下症に甲状腺ホルモンの投与，水頭症に髄液ドレナージ手術，核黄疸の予防に交換輸血，先天梅毒に駆梅療法などである．知能を積極的に向上させる方法はない．

　知能程度に適した教育，生活指導，職業訓練はきわめて重要である．能力に応じた生活が送れるような福祉対策が必要である．

　精神遅滞者に対して，各人のもつ能力以上のものを期待してはならないが，一方では，そのもてる能力を認め，人間としての尊厳性を認めることはきわめて重要なことである．社会には単純反復作業が多数あり，このような単純作業に対して，精神遅滞者は教育と訓練によって有能性を発揮しうる．そしてこのような有能性を発揮するためには，社会ならびに家族が，精神遅滞者を社会の有用な一員として遇することが必要である．

F 原因的分類

1. 感染

出生前の感染では，風疹，梅毒，トキソプラズマ症，サイトメガロウイルス感染症がある．

先天性風疹症候群 congenital rubella syndrome：妊娠3カ月ごろまでの胎内感染によって，難聴，白内障，心奇形，精神遅滞を起こす．

先天梅毒：Hutchinson三主徴〔実質性角膜炎，迷路障害，永久歯の異常（門歯の半月状陥凹）〕があれば注意する．若年性進行麻痺として後に発症するものもある．

トキソプラズマ症 toxoplasmosis：わが国ではまれである．精神遅滞のほかに，てんかん様けいれん，水頭症，脳内石灰化像，網脈絡膜炎などが起こる．

出生後の感染では，脳炎，とくに日本脳炎，脳腫瘍がある．種痘後脳炎，その他各種ワクチン（百日咳，日本脳炎など）の接種後脳症によるものもある．

先天性サイトメガロウイルス感染症 congenital cytomegalovirus infection：胎内感染により低出生体重児，小頭症，脳内石灰化，網膜症，肝脾腫，血小板減少性紫斑病などが発症する．

2. 中毒

核黄疸，鉛中毒，有機水銀中毒，妊娠中毒症など．

核黄疸 kernicterus（ビリルビン脳症 bilirubin encephalopathy）：新生児重症黄疸で大脳基底核，小脳，脳幹の核がビリルビン色素で染まるものである．多くは**新生児溶血性疾患** neonatal hemolytic disease による．これは母子間のRh型血液型の不適合（母がRh−，子がRh＋）により，ときにABO型血液型の不適合による．その他，未熟児に起こることもある．死亡率が高いが，生存例で筋強剛，アテトーゼなどの錐体外路症状を伴う精神遅滞を残す．しかし，日本人ではRh抗原−の頻度は1％以下であるので，Rh不適合によるものはきわめてまれである．

3. 外傷または物理的作用

出産時の脳損傷，低酸素症．出生後の脳外傷，低酸素症．ただし，出生後の脳外傷で精神遅滞を起こすことはまれである．

4. 先天代謝異常

先天代謝異常は精神遅滞，神経症状など中枢神経障害を起こす．このうちにはフェニルケトン尿症のように，早期発見・早期治療によって精神遅滞を予防あるいは治療することが可能なものがあるので，医学的にきわめて重要である．現在，心身障害の発生防止のため，新生児スクリーニングが実施されているものに，①フェニルケトン尿症，②メープルシロップ尿症，③ホモシスチン尿

症，④ ガラクトース血症，⑤ クレチン病，⑥ 副腎過形成症(21-水酸化酵素欠損症)がある．

多くの疾患で変異遺伝子の染色体上の座位が決定されてきている．

a．アミノ酸代謝異常

精神遅滞を起こす先天性アミノ酸代謝異常を表2-41に示した．このうち最も重要なものはフェニルケトン尿症である．

フェニルケトン尿症 phenylketonuria (PKU)：Föllingによって1934年に発見された疾患である．精神遅滞，赤毛と色白などのメラニン色素欠乏が主症状である．精神遅滞は生後半年～1年で現れ，治療しないで放置すればIQ 50以下の重症となる．精神遅滞が軽度の場合には統合失調症様の人格障害を示し，外界への関心に乏しく，感情不安定，爆発性，興奮性で，常同的行動を示しやすい．

けいれん，脳波異常が頻発する．

身体症状では，赤毛のほかに，湿疹，ネズミ尿様の尿臭・体臭がある．これはフェニル酢酸の臭いである．

遺伝は常染色体劣性であり，両親がともにヘテロ接合体である．頻度は10万人あたり10人である．

[原因]　肝におけるフェニルアラニン水酸化酵素の欠損により，フェニルアラニンからチロシンへの代謝が障害され，組織と血中にフェニルアラニンの蓄積が起こるとともに，フェニルアラニンの異常代謝物質であるフェニルピルビン酸，さらにフェニル乳酸，フェニル酢酸などが尿中に排泄される(図2-51)．フェニルピルビン酸は尿に5％塩化第二鉄を点下すると深青緑色を呈する．塩化第二鉄をひたした濾紙(phenistix)を尿につけても検出される．

脳障害の発生機序が活発に研究されているが，セロトニンとかGABA(γ-アミノ酪酸)の欠乏，高フェニルアラニン血による他のアミノ酸の脳内輸送の減少から，蛋白合成能の低下などがいわれている．

[診断]　臨床所見は生後半年以上たたないと現れないので，生化学的所見による早期スクリーニングが必要である．早期スクリーニングに塩化第二鉄反応(Fölling反応)も用いられるが，フェニルピルビン酸は不安定な物質であるほか，生後1カ月くらいでは反応が陽性化しないことがある．最もよい方法は血中フェニルアラニン濃度が高いことを証明することである．これに**Guthrie法**がある．これはフェニルアラニン拮抗物質であるβ-2-thienylalanineを含む培地にフェニルアラニン依存性の枯草菌を植えたものに，被検血液をしみこませた濾紙を重ねて培養する方法である．正常の血液ではフェニルアラニン拮抗物質のために菌の発育が起こらないが，フェニルケトン尿症の血液にはフェニルアラニンが大量に含まれているので，抑制物質に打ち勝って菌が発育する．Guthrie法は生後1週間の新生児で早期スクリーニングが可能である．

[治療]　低フェニルアラニン食による．ロフェミルクおよびフェニトールがある．生後2～3カ月までに治療を開始すれば，ほぼ正常に発育できる．生後6カ月以後に治療を開始したものでは，多少とも脳障害が永続する．年長児では大きな効果は期待できない．

フェニルケトン尿症変異型 phenylketonuria variant (BH_4欠乏症)：低フェニルアラニン食による治

表2-41 精神遅滞を起こす先天性アミノ酸代謝異常

病　名	遺　伝	欠損酸素または障害部位	生化学的所見	主要臨床症状（精神遅滞以外）
フェニルケトン尿症*	常染色体劣性	フェニルアラニン水酸化酵素	血液・尿：フェニルアラニン↑，尿：フェニルピルビン酸	メラニン色素減少，けいれん，湿疹，ネズミ尿様臭
メープルシロップ尿症*	常染色体劣性	分枝アミノ酸のケト誘導体の酸化的脱炭酸酵素	血液・尿：ロイシン，イソロイシン，バリン↑，尿：これらのケト酸	新生児発症の脳障害，痙縮，ミオクローヌス，てんかん，メープルシロップ様尿臭
高バリン血症*	常染色体劣性？	バリントランスアミナーゼ	血液：バリン↑	嘔吐，発育障害，眼球振盪
Hartnup病	常染色体劣性	中性アミノ酸の腸管および腎細尿管での吸収不全	尿：中性アミノ酸↑	ペラグラ様皮疹，失調
トリプトファン尿症	常染色体劣性？	トリプトファンピロラーゼ	血液・尿：トリプトファン↑	ペラグラ様皮疹，失調
ヒドロキシキヌレニン尿症	常染色体劣性	キヌレニナーゼ	尿：キサンツレン酸，3-ヒドロキシキヌレニン，キヌレニン↑	ペラグラ様皮疹
B₆依存性キサンツレン酸尿症*	常染色体劣性	キヌレニナーゼ	尿：キサンツレン酸，3-ヒドロキシキヌレニン，キヌレニン↑	けいれん，歩行障害，失調，ペラグラ様皮疹
ホモシスチン尿症*	常染色体劣性	シスタチオニン合成酵素	血液・尿：ホモシスチン↑，血液：メチオニン↑，尿：ニトロプルシド反応(+)	水晶体脱臼，けいれん，血栓症，Marfan症候群
シスタチオニン尿症*	常染色体劣性	シスタチオナーゼ	尿：シスタチオニン↑	先天奇形
メチオニン吸収不全症*	常染色体劣性？	腸管でのメチオニン吸収不全	尿：α-ヒドロキシ酪酸↑，アミノ酸尿，ケト酸尿	白髪，けいれん，下痢，乾燥セロリ様尿臭
高グリシン血症*（ケトーシス型）	常染色体劣性	プロピオニルCoAカルボキシラーゼ	血液：グリシン，プロピオン酸↑	筋緊張低下，嘔吐，けいれん
高グリシン血症（非ケトーシス型）	常染色体劣性	グリシン分解酵素	血液：グリシン↑，尿：シュウ酸，グリオキサル酸↑	けいれん
高サルコシン血症	常染色体劣性	サルコシン脱水素酵素	血液・尿：サルコシン↑	哺乳困難，身体発育不良
高プロリン血症Ⅰ型	常染色体劣性	プロリン酸化酵素	血液：プロリン↑，尿：プロリン，ヒドロキシプロリン，グリシン↑	腎障害，けいれん，聾
高プロリン血症Ⅱ型	常染色体劣性	Δ'-ピロリンカルボン酸脱水素酵素	血液：プロリン↑，尿：プロリン，ヒドロキシプロリン，グリシン，ピロリン-5-カルボン酸↑	けいれん
ヒドロキシプロリン尿症	常染色体劣性	ヒドロキシプロリン酸化酵素	血液・尿：ヒドロキシプロリン↑	

高リジン血症（リジン不耐性）	常染色体劣性	リジンオキソグルタル酸脱水素酵素	血液・尿：リジン↑，リジン負荷後アンモニア，アルギニン↑	嘔吐，意識障害，ヒポトニー
カルバミルリン酸合成酵素欠損症（高アンモニア血症I型）	常染色体劣性	カルバミルリン酸合成酵素	血液・髄液：アンモニア↑，血液・尿：グリシン↑	嘔吐，意識障害
オルニチントランスカルバミラーゼ欠損症（高アンモニア血症II型）	伴性優性X連鎖	オルニチントランスカルバミラーゼ	血液：アンモニア↑，尿・髄液：グルタミン↑	嘔吐，興奮，意識障害
シトルリン尿症	常染色体劣性	アルギニノコハク酸合成酵素	血液・尿・髄液：シトルリン↑，食後アンモニア↑	嘔吐，意識障害，けいれん
アルギニノコハク酸尿症	常染色体劣性	アルギニノスクシナーゼ	血液・尿・髄液：アルギニノコハク酸↑，食後アンモニア↑，血液：シトルリン↑	嘔吐，けいれん，運動失調，毛髪異常（結節性裂毛症）

*治療効果の認められるもの．
（大浦敏明：アミノ酸代謝異常総論．代謝 Vol.19 臨時増刊号「先天性代謝病免疫病ハンドブック」．中山書店，pp.348-349，1982 より改変）

療が無効なフェニルケトン尿症のうちに，フェニルアラニン水酸化酵素の補酵素であるテトラヒドロビオプテリン（BH_4）の欠乏症がある．これには2型あり，ジヒドロプテリジン還元酵素欠乏症とジヒドロビオプテリン合成系障害症である．BH_4はまたチロシン水酸化酵素やトリプトファン水酸化酵素の補酵素でもあるので，BH_4欠乏によりドーパミン，ノルアドレナリン，セロトニンなど神経伝達物質の欠乏をきたし，重篤な精神神経症状を発現する．

治療はBH_4，L-DOPA，L-5-ヒドロキシトリプトファンを投与する．

b．糖質代謝異常

ガラクトース血症 galactosemia：ガラクトースからグルコースへの転換が酵素欠損によってできないものである（図2-52）．ガラクトキナーゼ欠損症とガラクトース-1-リン酸ウリジルトランスフェラーゼ欠損症がある．出生後，乳を飲み始めて症状が現れる．嘔吐，下痢，肝腫大，黄疸，尿中ガラクトースの排泄．激症例は乳児期早期に死亡する．ガラクトキナーゼ欠損症では精神遅滞はなく白内障をほぼ唯一の臨床症状とするが，ガラクトース-1-リン酸ウリジルトランスフェラーゼ欠損症では肝脾腫大，白内障，精神遅滞を残す．いずれも常染色体劣性遺伝を示す．

治療はガラクトースを含まないミルク（カゼイン水解ミルクおよび大豆乳）を与える．乳児期早期に治療を開始すれば，ほぼ正常に発育する．

遺伝性果糖不耐性 hereditary fructose intolerance：わが国の発見例はない．乳児に蔗糖や果汁を与えると，嘔吐，発汗，けいれん，意識障害を起こす．常染色体劣性に遺伝する．

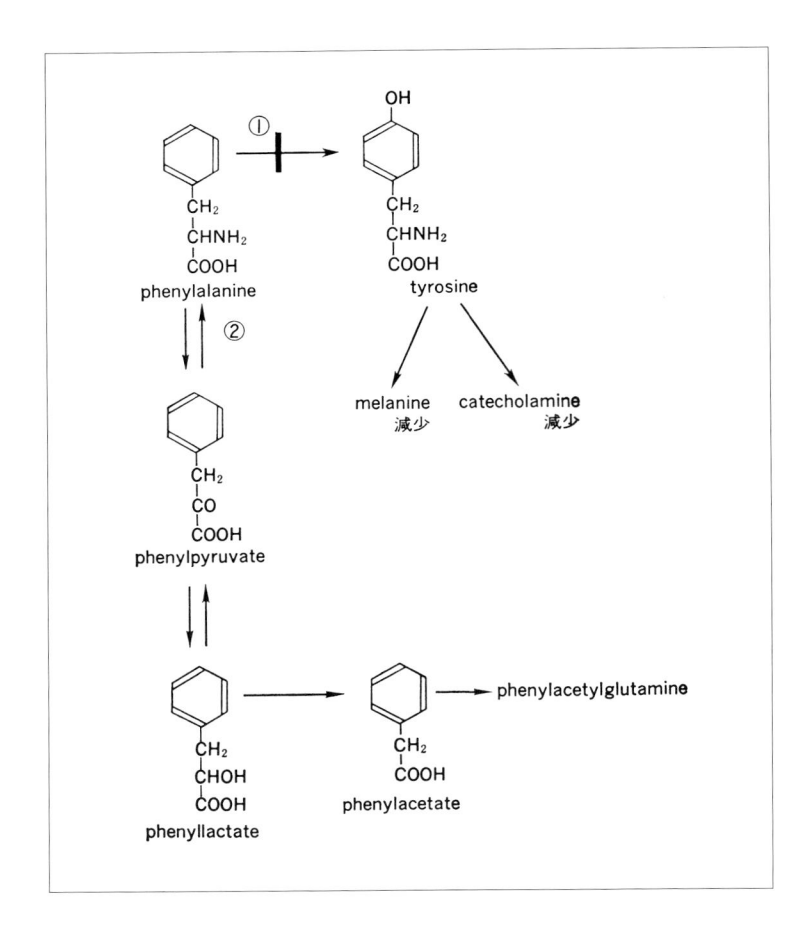

図 2-51 フェニルアラニンの代謝
① phenylalanine hydroxylase：フェニルケトン尿症で欠損
② aminotransferase

　ロイシン過敏性低血糖症 leucine-sensitive hypoglycemia：ロイシンを含む高蛋白食やカゼインの摂取によって誘発される低血糖症状（意識障害，けいれん）である．生後6カ月までに発症し，脳性麻痺，脳波異常，精神遅滞を残す．

　糖原蓄積病 glycogen storage disease：欠損酵素の部位によってⅠ～Ⅶ型に分けられる．常染色体劣性遺伝する．Ⅰ型（von Gierke病）はグルコース-6-ホスファターゼ欠損であり，グリコーゲンが肝，腎に蓄積する．生後6カ月ごろから肝腫大，低血糖けいれんとこれに由来する精神遅滞を起こす．

c．脂質代謝異常

　遺伝性脂質代謝異常で中枢神経系障害をきたす数多くの疾患がある．スフィンゴリピドーシス sphingolipidosis に属するものには家族性黒内障性白痴，Gaucher病，Niemann-Pick病，異染性白質ジストロフィー metachromatic leukodystrophy，Fabry病などがある．これらはライソゾーム lysosome 内加水分解酵素の遺伝的欠損によってスフィンゴリピドが蓄積するものである（ライソゾーム病）．

　家族性黒内障性白痴 familial amaurotic idiocy（**図 2-53**）：進行性認知症，視力障害，ミオクローヌ

図 2-52 ガラクトースの代謝経路
① galactokinase
② galactose-1-phosphate uridyl transferase

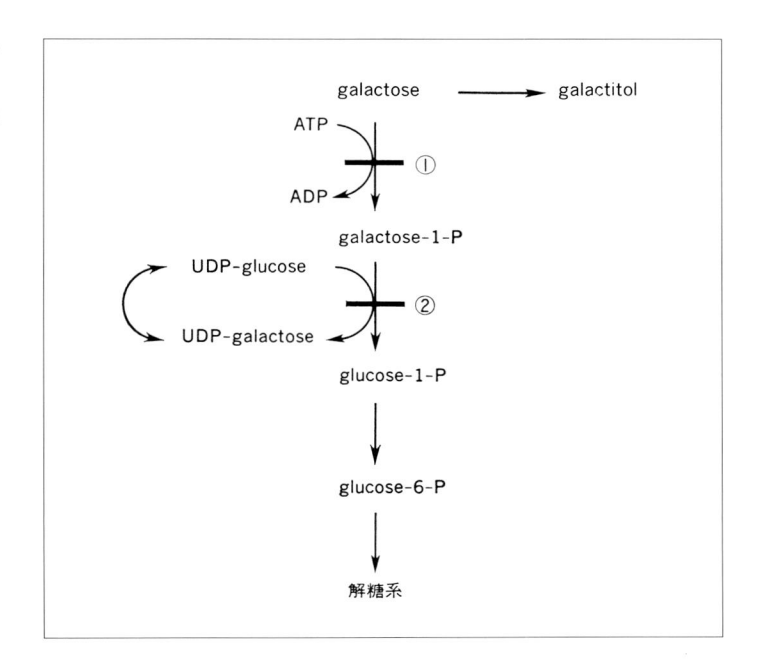

図 2-53 黒内障性白痴（若年型）
11歳，男児．小脳のPurkinje細胞の脱落，残ったものは腫脹，顆粒層の脱落（ヘマトキシリン・エオジン染色）．

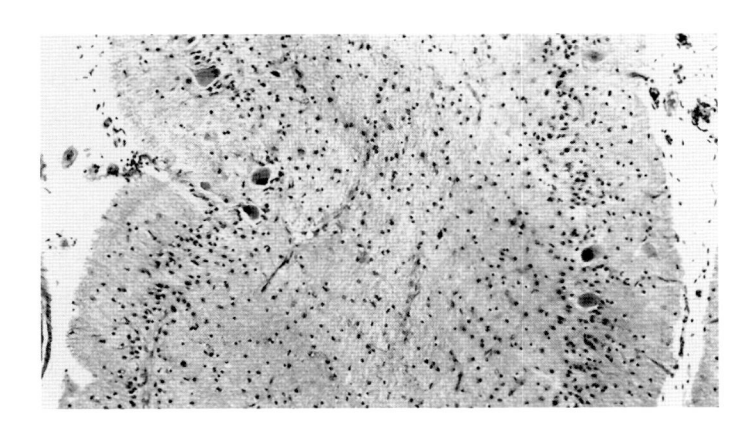

ス，その他けいれん発作を示す遺伝性疾患である．常染色体劣性遺伝を示す．以前は発病年齢と臨床症状による下記のような分類が行われていたが，最近の脂質化学の進歩により，欠損酵素と蓄積するリピド（ガングリオシド）の種類による生化学的分類に変わってきている．

① Tay-Sachs病（幼児型 infantile form，G_{M2}-gangliosidosis）：4〜8カ月の乳児期に発病する．周囲に関心を示さなくなり，音に驚きやすくなる（startle reaction）．全身けいれん，視力障害を起こす．眼底には黄斑部に桜実紅斑 cherry-red spot が特徴的である．しだいに除脳強直，全くの認知症となって2〜3歳で死亡する．

② Jansky-Bielschowsky病（年長幼児型 late infantile form）：Tay-Sachs病と若年型のSpielmeyer-Vogt病の中間（early juvenile or late infantile form），すなわち，2〜4歳で発病し，Tay-Sachs病より

表2-42 ガングリオシド蓄積症gangliosidosisの分類

		リピド蓄積	欠損酵素
Ⅰ. G_{M2}-gangliosidosis			
Tay-Sachs Type Ⅰ	classical Tay-Sachs ('B' variant)	G_{M2}-ganglioside	hexosaminidase A
Tay-Sachs Type Ⅱ	Sandhoff variant ('O' variant)	G_{M2}-ganglioside, globoside	hexosaminidase A and B
Tay-Sachs Type Ⅲ	juvenile form	G_{M2}-ganglioside	hexosaminidase Aの部分欠損
Tay-Sachs Type Ⅳ	late infantile form	G_{M2}-ganglioside	hexosaminidase A,Bとも正常
Tay-Sachs Type Ⅴ	adult form	G_{M2}-ganglioside	hexosaminidase Aの部分欠損
Ⅱ. G_{M1}-gangliosidosis			
	generalised gangliosidosis	G_{M1}-ganglioside	β-galactosidase

もゆるやかな経過をとり，7歳以前に死亡する．進行性認知症，失調性歩行，ミオクローヌス，その他種々のてんかん発作をきたし，視力喪失し，除脳硬直となって死亡する．黄斑部の網膜色素変性あり．cherry-red spotは出現しないことが多い．

③ Spielmeyer-Vogt病（若年型juvenile form）：3〜10歳で発病し，15歳前後で死亡する．初発症状は視力低下，知能障害，けいれんなどで，しだいに進行し，筋強剛，振戦，痙性麻痺，錐体外路症状，小脳症状などが加わり，起立歩行が不能となり，けいれん，ミオクローヌスが頻発して，除脳強直となって死亡する．眼底所見は視神経萎縮と黄斑部の色素変性である．

④ Kufs病（late juvenile and/or adult form）：15歳以後に発病するまれな型である．症状の主体は失調であり，これに種々の錐体外路症状，ミオクローヌス，視力障害（夜盲，視野狭窄），軽度認知症などがみられる．

以上，発症が遅れるほど症状は軽く，進行もゆるやかとなる．

[**Tay-Sachs病と変異型の生化学的分類**] 欠損酵素と蓄積するガングリオシドの種類によって表2-42のように分類する．generalized gangliosidosisは幼児の急性型で肝脾腫あり，2歳までに死亡する．ヘキソサミニダーゼA, Bともに正常なものはセロイドリポフスチノーシスceroid-lipofuscinosisとされ，その代謝過程は明らかでない．

[**診断**] 眼底のcherry-red spot，末梢血中の空胞化リンパ球，直腸の生検標本の病理学的検査，白血球，血清，組織球のヘキソサミニダーゼ活性の測定などによる．

[**予後と治療**] 対症療法のみであり，予後不良．

Gaucher病：発症は乳児から成人まで．肝脾腫，知能低下，行動異常が起こる．常染色体劣性遺伝が主であるが，幼児型の少数例に優性遺伝がある．グルコセレブロシドの蓄積，グルコセレブロシド-β-グルコシダーゼ欠損である．血清の酸ホスファターゼ上昇が特異的であり，他のリピドーシスとの鑑別に利用される．

Niemann-Pick病：発症は乳児から成人まで．乳児型で精神遅滞，黄斑部にcherry-red spotを認め，聴力も低下する．肝脾腫あり．スフィンゴミエリンの蓄積，スフィンゴミエリナーゼ欠損である．常染色体劣性遺伝．

```
                                    polysialogangliosides
                                              ↓
ceramide-glc-gal-gal-galNAc    ceramide-glc-gal-galNAc-gal  ←  ceramide-glc-gal-galNAc-gal  G_M1
       (globoside)                                                         |
                                                                          NANA
      ⑨ ┼                              ⑦ ┼                         ⑦ ┼
ceramide-glc-gal-gal           ceramide-glc-gal-galNAc       ←   ceramide-glc-gal-galNAc   G_M2
                                                                           |
                                       ⑨ ┼                         ⑨⑧ ┼  NANA
                    ⑥
                    ┼ ↘        ceramide-glc-gal              ←    ceramide-glc-gal-NANA
                                       ⑤ ┼
                                ceramide-glc                       ⑥
                               (glucocerebroside)                  ┼ ↘      ceramide-gal-gal
                                       ② ┼
ceramide-phosphorylcholine
    (sphingomyelin)          ↘       ceramide   ┼ ←  ceramide-gal       ┼ ← ceramide-gal-SO_4
                              ┼                 ③   (galactocerebroside) ④     (sulfatide)
                              ①      ⑩ ┼
                                    sphingosine        NANA : N-acetylneuraminic acid
```

病　名	欠損酵素
① Niemann-Pick disease	sphingomyelinase
② Gaucher disease	glucocerebroside-β-glucosidase
③ Krabbe disease	galactocerebroside-β-galactosidase
④ metachromatic leukodystrophy	arylsulfatase A
⑤ lactosylceramidosis	lactosylceramide β-galactosidase
⑥ Fabry disease	α-galactosidase
⑦ G_{M1}-gangliosidosis	β-galactosidase
⑧ Tay-Sachs Type Ⅰ, Ⅲ, Ⅳ, Ⅴ	hexosaminidase A
⑨ Tay-Sachs Type Ⅱ (Sandhoff)	hexosaminidase A and B
⑩ Farber disease	ceramidase

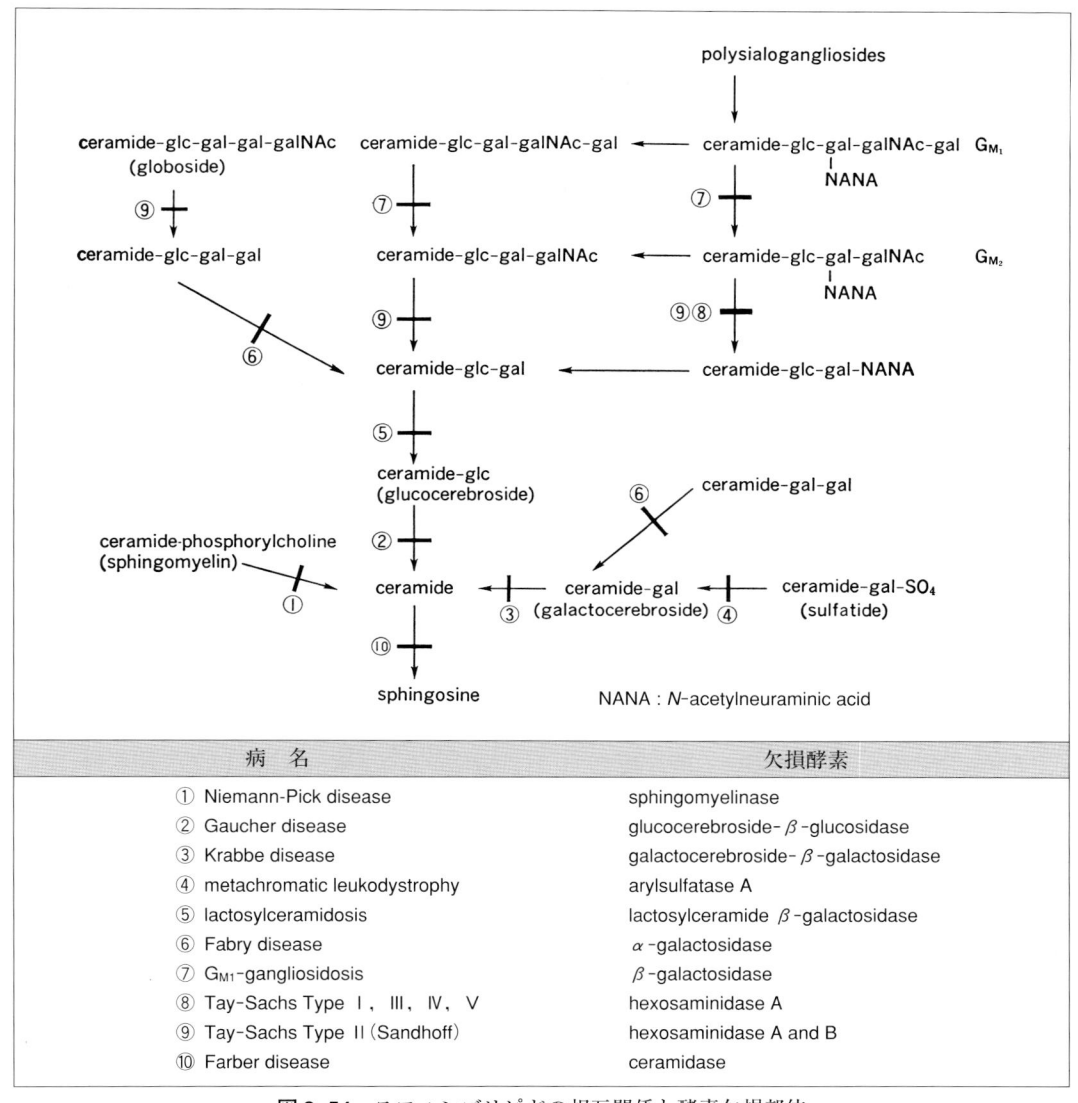

図 2-54　スフィンゴリピドの相互関係と酵素欠損部位
（鈴木邦彦：糖脂質の代謝異常．代謝 11：57, 1974 より）

白質ジストロフィー leukodystrophy：汎発性硬化症，すなわち大脳白質の広範な髄鞘形成不全とマクログリアの増殖をきたす症候群である．異染性白質ジストロフィー metachromatic leukodystrophy は主として幼児期，ときに若年期，成人期に発症し，除脳硬直，高度の認知症をきたす．スルファチドが蓄積する．Krabbe 病（グロボイド細胞白質ジストロフィー globoid cell leukodystrophy）は生後 3〜6 カ月に発症し，痙性-伸展性除脳硬直となる．両疾患はいずれも常染色体劣性遺伝．

以上のスフィンゴリピドーシスの相互関係をまとめて**図 2-54** に示した．

Schilder 病：幼児の脱髄性脳疾患であり，進行性認知症，痙性麻痺，失明（皮質盲），聾（皮質聾）

をきたす．疾患単位としては不明確なものである．

副腎白質ジストロフィーadrenoleukodystrophy：Schilder 病の病変と Addison 病（副腎機能不全）を伴うものである．伴性劣性遺伝（X 染色体連鎖劣性 X-linked recessive）を示し，男性にのみ発症する．男性の Schilder 病はほとんど本症であろうとされている．長鎖脂肪酸の異常が認められている．

膜形成脂質異栄養症 membranous lipodystrophy（那須・Hakola 病）：四肢の長管骨をはじめ諸臓器の脂肪組織に膜嚢胞変性を生じ，脳には白質変化を生じる．10 ～ 20 歳代に発病し，四肢の長管骨の病的骨折，X 線上嚢胞状透明巣を示す．数年後，人格変化，認知症を呈し，30 ～ 40 歳代で死亡することが多い．

d．ムコ多糖体沈着症 mucopolysaccharidosis

ムコ多糖が蓄積するものには，さまざまな病気がある．**Hurler 病**（ガーゴイリズム gargoylism）は特異な顔貌（前額の突出，両眼の間隔の離反 hypterolism），小人症，脊柱後彎，角膜混濁，著明な精神遅滞を示す．常染色体劣性遺伝．**Hunter 病**は角膜混濁を欠き，Hurler 病が生後数カ月から発症するのに対して，Hunter 病は発症時期も遅く（2 ～ 6 歳），経過もゆるやかである．伴性劣性遺伝（X-linked recessive）であり，男性のみ罹患する．

e．ミトコンドリア脳筋症 mitochondrial encephalomyopathy

ミトコンドリアの電子伝達系酵素群の異常によるさまざまな病態がある．このうち，mitochondrial myopathy, encephalopathy, lactic acidosis and strokelike episode（MELAS）は正常に発育していて幼児期から若年成人期に発症する．低身長でけいれん発作があり，卒中様発作，すなわち，片麻痺，半盲などを一過性に起こす．血中，髄液中の乳酸とピルビン酸の高値，筋生検で ragged-red fiber を認める．

f．核酸代謝異常

Lesch-Nyhan 症候群：組織のヒポキサンチン-グアニンホスホリボシルトランスフェラーゼ（HGPRT）の欠損による高尿酸血症である．精神遅滞，脳性麻痺，自己咬傷（自分の指や口唇などを咬む）を示す．患者はすべて男性であり，伴性劣性遺伝（X-linked recessive）をとる．

g．内分泌代謝異常

先天性甲状腺機能低下症 congenital hypothyroidism（**クレチン病** cretinism）：地方病性クレチン病と散発性のものがある．地方病性はヨード摂取の欠乏による．散発性には甲状腺形成不全によるものや，甲状腺ホルモンの合成経路の障害によるものがある．

生後 6 カ月ごろから症状が現れる．身体発育の遅れ，粘液水腫の症状（皮膚は乾燥し脹れぼったく，巨大舌，低体温），遅鈍型の精神遅滞である．甲状腺ホルモンの投与が有効である．生後早期に治療開始するほどよい．

h．金属代謝異常

肝レンズ核変性症（Wilson 病）が幼少期に発病すると精神遅滞を起こす．

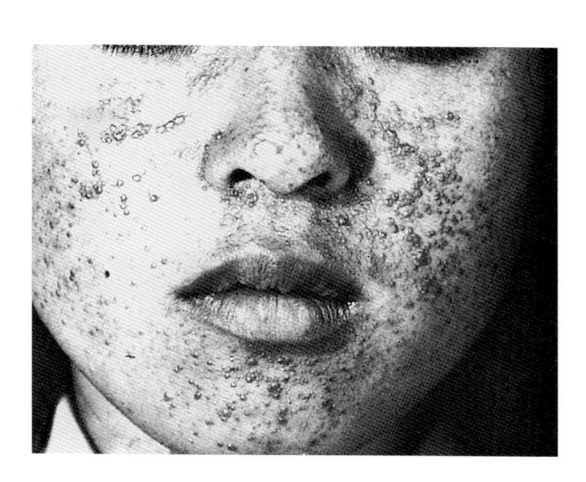

図 2-55 結節硬化症の顔面の脂腺腫
（岡大皮膚科　野原　望氏提供）

5．粗大な脳疾患に伴うもの

結節硬化症 tuberuos sclerosis（Bourneville-Pringle 病）：精神遅滞，てんかん発作，顔面の脂腺腫 adenoma sebaceum を三主徴とする（**図 2-55**）．遺伝性疾患である．優性遺伝と考えられている．脂腺腫は 4 〜 5 歳ごろから出現し，両頰部に左右対称性にみられる．症例によって三主徴がすべてそろうとは限らない．脳にも結節があり，石灰沈着を起こすと頭部単純 X 線写真によって認められる．

Sturge-Weber 病：顔面および大脳皮質の血管腫，てんかん発作，ときに精神遅滞を伴う．頭蓋内血管腫は石灰沈着を起こし，頭部単純 X 線写真で特有な二重輪郭像として認められる．

Recklinghausen 病（神経線維腫症 neurofibromatosis）：ときに精神遅滞を伴うことがある．優性遺伝をとる．

Laurence-Moon-Biedl 症候群：精神遅滞，網膜色素変性，多指症，肥満，性器発育不全を示す．男性に多く，常染色体劣性遺伝をとる．

Friedreich 病：遺伝性変性疾患に属する脊髄性失調症であるが，ときに精神遅滞を伴う．

6．出生前の影響による疾患

小頭症 microcephaly：原発性（劣性遺伝）のものと，胎生期障害（放射線照射その他）によるものとがある．高度の精神遅滞が多い．

その他，先天性水頭症 congenital hydrocephalus，脳奇形，頭蓋狭窄症 craniostenosis などがある．

7．染色体異常によるもの

a．常染色体異常

これでは精神遅滞，身体発達障害，奇形を三主徴とする．

Down 症候群：Langdon Down（1866）によって蒙古症 mongolism と命名されたが，現在では Down

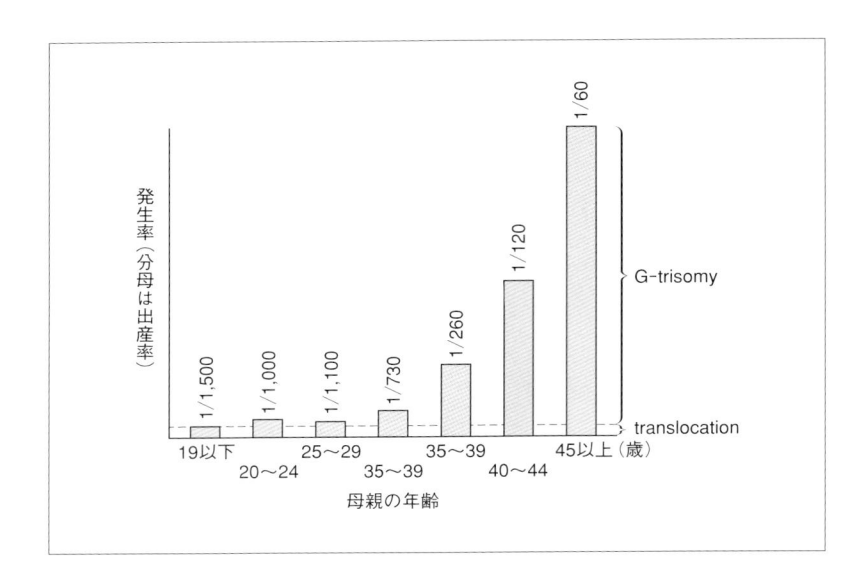

図 2-56 母親の年齢とDown症候群の発生率（村上　仁ほか編：精神医学．第3版，医学書院，1976より）

症候群とよばれる．特殊型の精神遅滞のうちで最も多いもので，新生児600人あたり1人の割合にみられる．しかし乳幼児期の死亡率が高いので，一般人口では1,000人あたり1人程度である．全精神遅滞者の1〜2％にみられる．

大多数例（94〜95％）で常染色体G群21-トリソミー21-trisomy（三染色体性）があり，染色体数は正常46個に対して，本症では47個である．このほか染色体数46の転座（G群21番染色体とD群13番染色体との間：D／G転座，あるいはG群の染色体同士の間：G／G転座）とか，モザイクmosaicism（染色体構成の違った細胞が混在する）が認められるものもある．

母親が高年で出産するほど，トリソミーが多く出現する（図2-56）．

確定診断には染色体検査が必要である（図2-57）．

顔貌の特徴は眼裂は狭く，つり上がっている．両眼の間隔が広い（両眼隔離ocular hypertelorism）（図2-58）．内眼角贅皮epicanthusがみられる．幅広く扁平な鼻根部．舌は大きく，しばしば口から舌を出している．耳介の変形もみられる．頭は短頭型brachycephalus（頭蓋の前後径が短い）．身長は低く，手指が短い．とくに第5指中指骨の形成が悪い．皮膚紋理では猿線が多い．手は軟らかく，ぐにゃぐにゃしており，手指は過度に伸展する．筋緊張の低下がある．先天性心疾患の合併も多い．

精神遅滞の程度は中度から重度である．患児の性格は，上機嫌で人なつっこく，模倣性や音楽のリズム感にすぐれ，従順，活発，おしゃべりで愛嬌のあるものが多い．

感染症その他一般に疾病に対する抵抗力が弱いが，近年，医療の進歩によって成人に達するものが増加した．この際，Down症候群では早期老化を示し，脳病理所見がAlzheimer病と全く同様な病変を示すことが注目されている．

18-トリソミー（Edwards症候群）：精神遅滞，発育障害，先天性心疾患，骨格筋の低形成，手足の奇形などを示す．

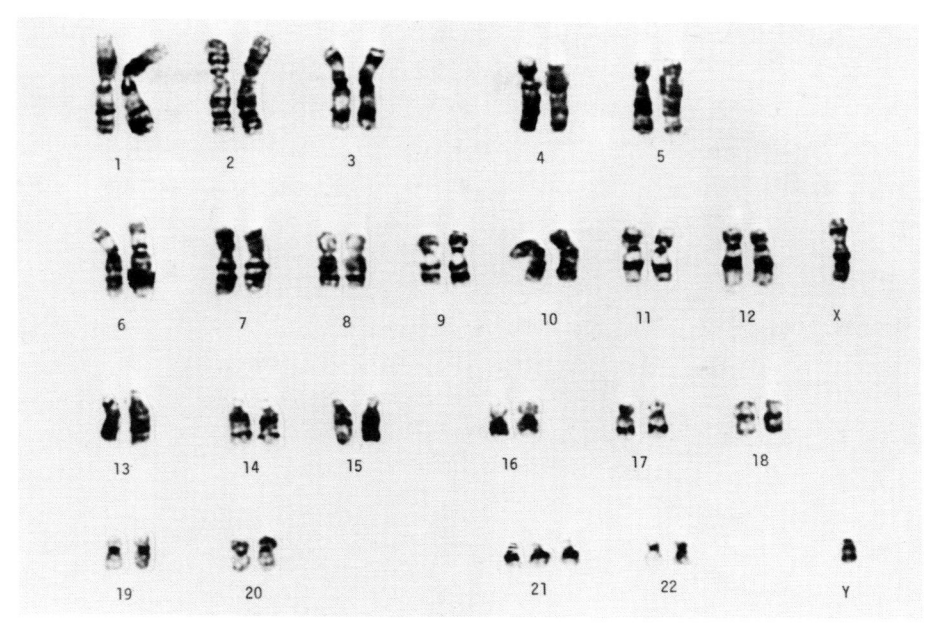

図 2-57a　Down症候群の染色体異常
核型：21-トリソミー（G-band法）
（岡大小児科　木本氏提供）

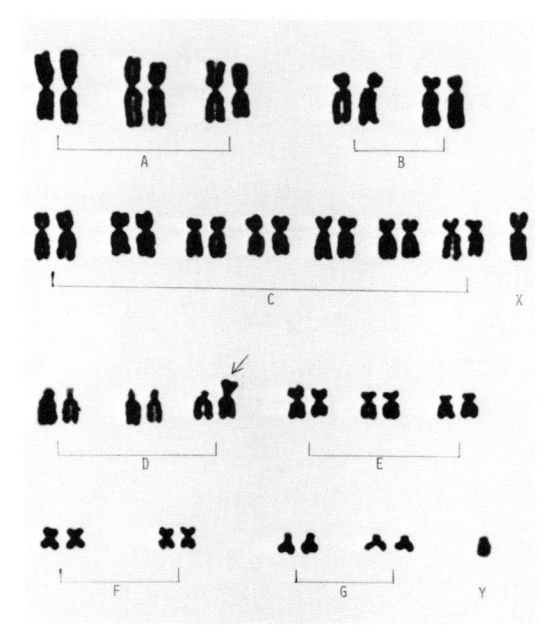

図 2-57b　Down症候群の染色体異常
核型：D／G転座

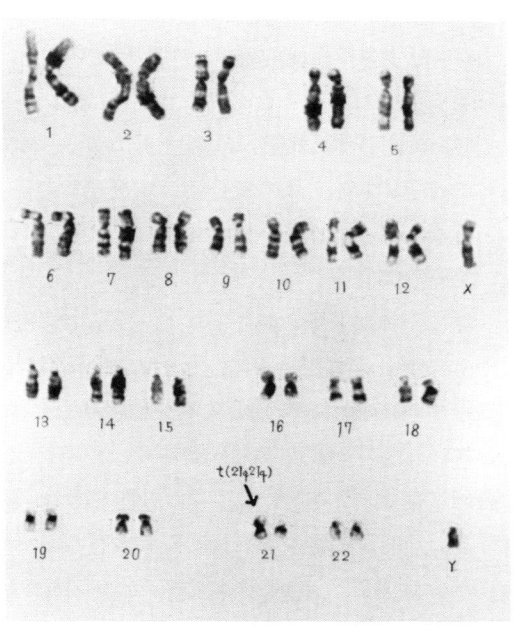

図 2-57c　Down症候群の染色体異常
核型：21／21転座（G-band法）
（岡大小児科　木本氏提供）

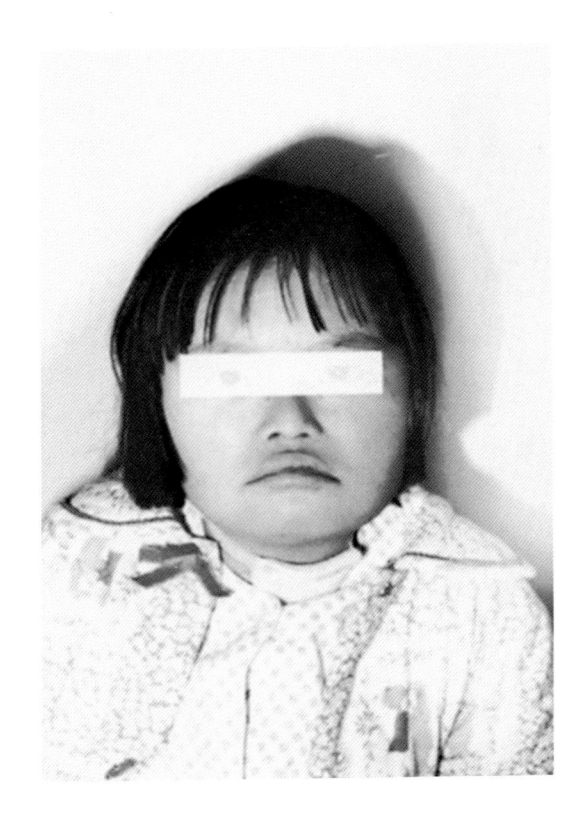

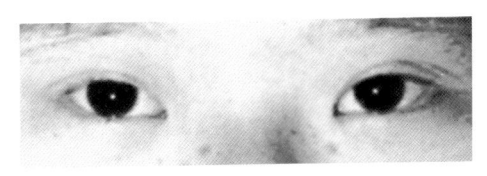

図 2-58 Down 症候群の特有な顔貌

13-トリソミー(Patau 症候群)：前頭脳の形成不全が著明で，口蓋破裂，眼や心臓の異常を伴う．18-，13-トリソミーともに自然流産は 90〜95％と高率である．

5 番染色体の部分的欠損(猫鳴き症候群 cri-du-chat syndrome, cat-cry syndrome)：咽頭部異常によって，泣き声が猫のようである．重度精神遅滞と小頭症，両眼隔離，その他 Down 症候群にみられるような奇形を伴う．

b．性染色体異常

一般に精神遅滞は必発ではなく，あっても軽度である．ときに知的に優秀なものもある．

Klinefelter 症候群：XXY の核型をもつ長身の男性である．精神遅滞，性格偏倚の出現率が一般よりも高い．神経症や統合失調症様症状を示すものもある．X 染色体が 3 個以上のもの(XXXY, XXXXY)ではすべて精神遅滞があり，その程度も重い．

過剰 Y 症候群：XYY は長身の男性である．非行傾向のあるものが一般の出現率よりも高いといわれる．知能が正常の下限程度のものがあるが必発ではない．

Turner 症候群：XO の個体である．外陰は女性型であるが，卵巣は形成不全である．短軀のことが多く，頸や指趾間に水かき膜状形成をみたり(翼状頸，翼状指)，心，腎，骨格などの奇形を伴ったりする．精神遅滞はまれである．

Y 染色体のみを有する個体はない．X 染色体の完全な欠損は致死的である．

脆弱X症候群 fragile X syndrome（Sutherland, G. L., 1977）：伴性劣性遺伝を示す精神遅滞（男性）の重要な部分を占めるとされている．大きな性器ないし大きな睾丸をもつことがあるが，必発ではない．女性保因者にも精神遅滞をみることもある．染色体分析のため，リンパ球を葉酸欠乏培養液中で培養すると，X染色体の分染バンド上Xq27に相当する部位に切断ないしギャップを示すものである．変異遺伝子には蛋白質をコードする領域に，塩基配列の過剰な繰り返しの異常が認められている．葉酸による治療の可能性が示唆されている．

8. 未熟児に伴うもの

未熟児では精神遅滞の出現が比較的多い．出産後高濃度の酸素を吸入させると，未熟児網膜症を起こし，失明し，精神遅滞をきたすことがある．

9. 精神障害に引き続き起こったもの

幼児期に発病した精神障害に引き続き精神発達が遅滞したものである．小児自閉症では潜在的な知的能力はあるが，自閉的孤立と強迫的同一性保持などの精神症状によって，対人接触によって発達すべき精神機能が育たない場合がある．

10. 心理・社会的遮断に伴うもの

不良な環境要因によるものである．生育の初期に，家庭的環境から隔離されたときには正常な精神発達が遅れることはあるが，まもなく正常に追いつくといわれる．

第3編
治療と予防，その他

第1章 治療

精神障害の治療法は，身体的療法と精神療法ならびに環境療法に大別される．精神療法と環境療法はいずれも心理的影響を治療的に用いる点で，身体的療法と区別されるものである．

近年，薬物療法を主とした身体的療法が著しく進歩しているが，精神障害の治療は身体的療法のみ，あるいは精神療法のみですむといった二者択一的なものではなく，これらすべてを活用した総合的なものである．

I．身体的療法

A　向精神薬療法

向精神薬 psychotropic drugs とは，中枢神経系に作用して精神状態に一次的影響を及ぼす薬物をいう．これには精神障害の治療薬として用いられるものと，精神異常を発現させるものがある．

向精神薬療法は現在の精神科治療に不可欠であり，治療形態を革新したものである．向精神薬の歴史を**表3-1**に示した．現在の向精神薬時代の幕開けは1952年，フランスの Delay, J., Deniker, P. らによってフェノチアジン誘導体の chlorpromazine が抗精神病作用をもつことが認められたことに始まる．その後，imipramine の抗うつ作用，ベンゾジアゼピン系薬剤の抗不安作用が認められ，1960年代になって以前に発見されていたリチウムの抗躁作用が確実に評価されるようになって，主な精神状態に対する治療薬が出そろったことになる．今後も新しい型の薬物の開発によって，精神疾患に対する治療の可能性はさらに広がるであろう．向精神薬の作用機序にはまだ不明なところが多いが，これの解明が精神疾患の病因究明につながることが期待されている．

1．向精神薬の分類

向精神薬は作用特性によって**表3-2**のように分類される．

表3-1 向精神薬の歴史

発見年	薬物	作用
1943	LSD-25	精神異常発現作用
1949	lithium	抗躁作用
1952	chlorpromazine	抗精神病作用
1952	reserpine	抗精神病作用
1955	meprobamate	抗不安作用
1957	モノアミン酸化酵素(MAO)阻害薬	抗うつ作用
1958	imipramine	抗うつ作用
1959	haloperidol	抗精神病作用
1960	benzodiazepine	抗不安作用
1966	clozapine	非定型抗精神病薬
1983	fluvoxamine	抗うつ作用(SSRI*)
1984	risperidone	非定型抗精神病薬

*SSRI：選択的セロトニン再取り込み阻害薬

表3-2 向精神薬の分類

1. 抗精神病薬
   1) フェノチアジン誘導体
   2) ブチロフェノン誘導体
   3) ベンザミド誘導体
   4) その他
2. 抗うつ薬
   1) 三環系抗うつ薬
   2) 四環系抗うつ薬
   3) SSRI*，SNRI**
   4) モノアミン酸化酵素(MAO)阻害薬
   5) その他
3. 抗躁薬，気分安定薬
   1) lithium
   2) carbamazepine
   3) valproate
4. 抗不安薬
   1) ベンゾジアゼピン誘導体
   2) SSRI*
   3) その他
5. 精神刺激薬(amphetamine，methylphenidate，pemoline など)
6. 精神異常発現薬(LSD，mescaline，psilocybin，cannabis，phencyclidine など)
7. 睡眠薬
   1) ベンゾジアゼピン誘導体
   2) バルビツール酸系，その他
8. 認知促進薬(donepezil)
9. その他(抗てんかん薬，抗酒薬など)

*SSRI：選択的セロトニン再取り込み阻害薬
**SNRI：セロトニン・ノルアドレナリン再取り込み阻害薬

2．各群の薬物の特徴

a．抗精神病薬 antipsychotics

抗精神病薬は臨床的に抗幻覚妄想作用，精神運動症状の改善，思考障害の改善，情動の安定化をもたらす薬物である．neuroleptics(神経遮断薬)あるいはmajor tranquilizerともよばれる．一次選択される病気は統合失調症と躁病である．このほか退行性，老年性，器質性，中毒性の精神病の治療に用いられる．

この群の薬物はバルビツール酸系薬剤などの鎮静睡眠薬と異なって，大量投与しても意識喪失をもたらしたり，生命中枢を抑制しないことが特徴である．主な薬効である抗精神病作用のほかに，

表3-3 抗精神病薬と抗不安薬の作用比較

	抗精神病薬	抗不安薬
一般活動性の抑制	++	+
動物馴化作用	+	++
条件反射抑制	++	+
多シナプス脊髄反射	不定	抑制
筋緊張	亢進	弛緩
錐体外路症状	+	−
カタレプシー作用	+	−
けいれん	増強	抑制
脳　波	徐波化	速波化
自律神経		
抗コリン作用	+	−
抗アドレナリン作用	+	−
薬物依存性	−	+

錐体外路症状，鎮静作用，自律神経症状，脳波の徐波化とけいれん閾値の低下を起こす．また薬物依存を起こさない．これを後述する抗不安薬の作用と比較すると表3-3のようになる．抗精神病薬のうちでも，錐体外路症状，鎮静作用，自律神経症状を引き起こす作用が強いものと弱いものがある．一般的に従来薬（定型抗精神病薬）では，mg あたりの抗精神病作用が強いものは錐体外路症状を起こす作用もまた強い．最近開発された新規薬（非定型抗精神病薬）では，共通して抗精神病効果は強くても，錐体外路症状を起こす作用が弱いことが特徴となっている（図3-1）．

抗精神病薬の中枢作用のうち，作用機序との関係で最も重要なのはドーパミン受容体の遮断作用である（図3-2）．これは，薬物投与によりドーパミン代謝物質の増加を認め，これを受容体遮断からのフィードバックによるドーパミン代謝回転の促進と推定したことから始まる（Carlsson, A. et al., 1963）．受容体遮断作用については，その後に受容体結合実験により直接的に証明された．ドーパミン受容体にはアデニル酸シクラーゼ促進系であるD_1受容体と，アデニル酸シクラーゼ抑制系のD_2受容体とがあるが，抗精神病作用の強さはD_2受容体遮断作用の強さに並行する．

抗精神病薬の種類によって，比較的選択的なD_2受容体遮断薬（ベンザミド系，ブチロフェノン系など）や，非選択的なD_1，D_2受容体遮断薬（フェノチアジン系など）がある．最近では分子生物学的研究により，D_1ファミリーにD_1，D_5の亜型，D_2ファミリーにD_2，D_3，D_4の亜型が存在することがわかり，また，ドーパミン以外の脳内アミン（ノルアドレナリン，セロトニン，ヒスタミン）やアセチルコリンも含めて，これらの受容体の遮断作用に薬物による強弱がある．これらが効果や副作用の特性に関係している（表3-4, 5）．

抗精神病薬の受容体遮断作用と臨床効果とその作用部位との関係は，おおよそ次のように考えられる．ただし，D_1と$5-HT_{1A}$は作動作用についてである．

① ドーパミン受容体………D_1：賦活効果（前頭葉），D_2：抗精神病効果（辺縁系），錐体外路症状発現（線条体），プロラクチン増加，乳汁分泌，無月経（視床下部），

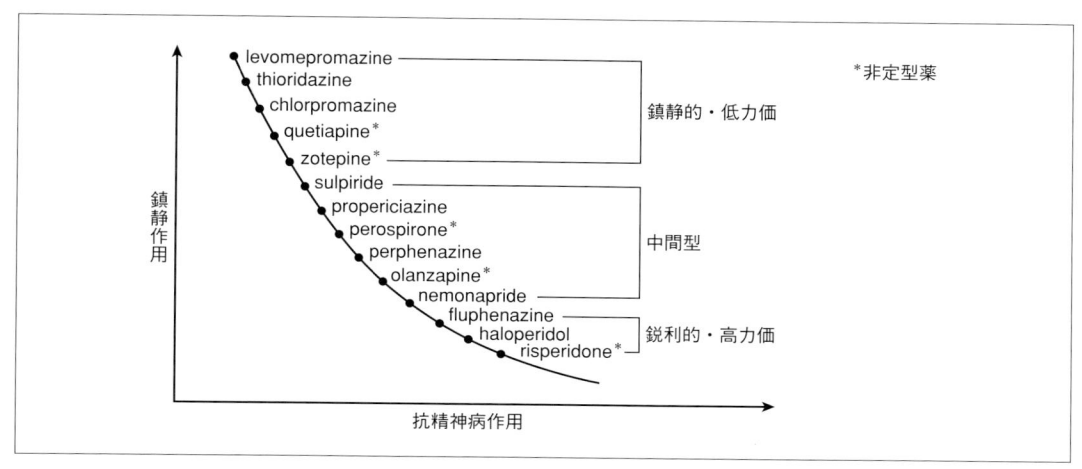

図 3-1 各種抗精神病薬の鎮静作用と抗精神病作用の強さによる位置づけ

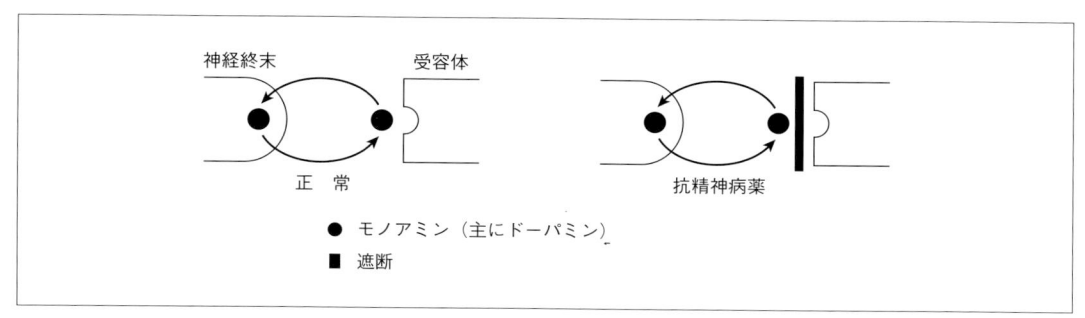

図 3-2 抗精神病薬の生化学的作用機序
モノアミン受容体の遮断．

D_3：抗精神病作用(辺縁系)，D_4：？(前頭葉)，D_5：？(海馬)
② アドレナリン受容体……α_1：鎮静作用，低血圧
③ セロトニン受容体………5-HT_{1A}：抗不安・抗うつ効果(皮質，海馬，視床下部)
　　　　　　　　　　　　　5-$HT_{2A/2C}$：抗うつ・抗不安効果，賦活効果，食欲亢進(皮質，辺縁系，視床下部)
④ ヒスタミン受容体………H_1：鎮静催眠効果，抗不安効果，食欲亢進
⑤ アセチルコリン受容体…mACh：錐体外路症状軽減，認知障害増強，せん妄惹起作用(皮質，線条体)

1) 定型抗精神病薬(従来薬)

a) フェノチアジン系薬剤(表 3-4)：フェノチアジン系薬剤はその側鎖の化学構造から，① 脂肪族 aliphatic 化合物，② ピペリジン piperidine 化合物，③ ピペラジン piperazine 化合物の3群に分けられる．

① 脂肪族化合物：フェノチアジン系薬剤の原型である chlorpromazine がその代表的薬剤である．

表 3-4　定型抗精神病薬の薬理作用と 1 日用量

	mg/日	D$_1$	D$_2$	D$_3$	D$_4$	D$_5$	a$_1$	5-HT$_{1A}$	5-HT$_{2A}$	H$_1$	mACh
フェノチアジン系											
chlorpromazine（コントミン，ウインタミン）	30～450	◎	○	○	○	○	◎	△	◎	◎	◎
levomepromazine（ヒルナミン，レボトミン）	25～200	◎	○	○	○	○	◎	△	◎	◎	○
thioridazine（メレリル）	30～400	◎	○	○	○	○	○	△	◎	○	◎
propericiazine（ニューレプチル）	10～60	◎	◎	○	○	-	●	△	◎	◎	△
perphenazine（PZC，トリオミン，トリラホン）	6～48	◎	◎	◎	◎	○	○	△	◎	○	○
fluphenazine（フルメジン）	0.25～10	◎	●	◎	◎	○	○	△	◎	○	△
fluphenazine enanthate 持効性注射薬（アナテンゾールデポー）											
fluphenazine decanoate 持効性注射薬（フルデカシン）											
ブチロフェノン系											
haloperidol（セレネース，ケセラン，ハロステン，リントン）	0.75～20	○	◎	◎	◎	○	○	△	△	△	△
haloperidol decanoate 持効性注射薬（ハロマンス）											
bromperidol（インプロメン）	3～36	○	◎	◎	◎	○	○	△	◎	△	△
pipamperone（プロピタン）	50～600	△	○	△	○	-	○	△	◎	△	△
spiperone（スピロピタン）	0.5～4.5	○	●	●	●	○	○	-	◎	△	△
timiperone（トロペロン）	0.5～12	○	◎	○	○	○	○	△	◎	△	△
moperone（ルバトレン）	10～30	-	◎	-	○	-	△	-	○	-	-
ジフェニルブチルピペリジン系											
pimozide（オーラップ）	1～6	△	◎	○	○	○	○	△	△	△	△
イミノジベンジル系											
carpipramine（デフェクトン）	75～225	○	○	○	○	○	○	△	◎	○	△
clocapramine（クロフェクトン）	30～150	○	◎	◎	○	○	○	△	◎	○	△
mosapramine（クレミン）	30～300	○	◎	◎	◎	○	○	△	◎	○	△
インドール系											
oxypertine（ホーリット）	40～240	○	○	△	○	○	○	○	△	△	○
ベンザミド系											
sulpiride（ドグマチール，ミラドール，アビリット）	150～1,200	△	○	○	○	△	△	△	△	△	△
sultopride（バルネチール，バチール）	300～1,800	△	◎	○	○	△	△	△	△	△	△
nemonapride（エミレース）	9～60	△	●	●	●	-	△	◎	△	△	△
tiapride（グラマリール）	75～150										

D：ドーパミン，a：アドレナリン，5-HT：セロトニン，H：ヒスタミン，mACh：ムスカリン性アセチルコリンの各受容体亜型の阻害能．阻害強度は降順で●，◎，○，△．－は不明．（　）内は商品名．

（原田俊樹：Schizophrenia practice，抗精神病薬の使い方と副作用．診療新社，2001 より改変）

表3-5 非定型抗精神病薬の薬理作用と1日用量

	mg/日	D_1	D_2	D_3	D_4	D_5	$α_1$	5-HT$_{1A}$	5-HT$_{2A}$	H_1	mACh
クロザピン類似物質											
clozapine（市販品なし）	100〜300	○	○	○	◎	○	◎	○	◎	●	◎
zotepine（ロドピン，ロシゾピロン）	75〜450	○	○	○	○	−	◎	○	◎	○	○
olanzapine（ジプレキサ）	5〜20	○	○	−	○	−	○	△	◎	◎	◎
quetiapine（セロクエル）	25〜750	○	○	−	△	−	○	△	○	◎	○
リスペリドン類似物質											
risperidone（リスパダール）	1〜8	△	◎	○	◎	○	◎	○	●	◎	△
perospirone（ルーラン）	4〜48	△	◎	○	◎	−	◎	○	●	◎	△

ジベンゾジアゼピン系
clozapine

チエピン系
zotepine

チエノベンゾジアゼピン系
olanzapine

ジベンゾチアゼピン系
quetiapine

ベンゾイソキサゾール系
risperidone

ベンズイソチアゾール系
perospirone

D：ドーパミン，α：アドレナリン，5-HT：セロトニン，H：ヒスタミン，mACh：ムスカリン性アセチルコリンの各受容体亜型の阻害能，ただしperospironeの5-HT$_{1A}$は作動能．阻害強度は降順で●，◎，○，△．−は不明．（ ）内は商品名．

（原田俊樹：Schizophrenia practice，抗精神病薬の使い方と副作用．診療新社，2001より改変）

強い抗精神病作用とともに鎮静作用や自律神経症状の出現傾向が強く，錐体外路症状の出現は中程度である．levomepromazineはとくに鎮静作用が強い．

② ピペリジン化合物：鎮静作用が強く，とくにthioridazineは錐体外路症状を起こしにくいが心毒性があり，注意が必要．propericiazineもこの化合物である．

③ ピペラジン化合物：抗精神病作用と錐体外路症状，血中プロラクチン上昇を起こす作用がともに強力であり，鎮静作用は弱い．ピペラジン化合物のうちfluphenazine enanthate, fluphenazine decanoateは薬物代謝が遅いため，持効薬として約2週間あるいは4週間に1回筋肉内注射すれば作用が持続する．拒薬傾向のある患者や外来維持療法に用いられる．perphenazineもこの化合物である．

b）ブチロフェノン系薬剤（表3-4）：ブチロフェノン系薬剤はピペラジン系フェノチアジンに類似した薬効をもち，強力な抗精神病作用と錐体外路症状，血中プロラクチン上昇を起こす作用をもち，催眠作用や自律神経症状を起こすことは少ない．強い抗ドーパミン作用が主体である．この群の薬剤の原型であるhaloperidolは速効性があり，血圧低下などの循環器系に対する影響が少ないこ

と，けいれん閾値に関係しないことなどから，急性期治療に広く用いられる．またTourette症候群，Huntington病などの不随意運動症にも少量を用いて効果がある．spiperoneはhaloperidol以上に錐体外路症状であるアカシジアakathisiaが出やすい．pipamperoneは抗セロトニン作用が強く，感情調整作用がある．

c) レセルピン系薬剤（図3-3）：脳のモノアミン（ドーパミン，ノルアドレナリン，セロトニン）を遊離させ，シナプス小胞への取り込みを防ぐため，モノアミンはモノアミン酸化酵素（MAO）によって分解され脳内アミンの著明な減少をきたす薬物である．抗精神病作用は緩徐で遅効性であるので，近来ほとんど用いられない．

d) その他の薬剤（表3-4）

① ジフェニルブチルピペリジン系薬剤：ブチロフェノン類似化合物である．pimozideは選択的抗ドーパミン作用がある．心電図異常（QT延長）作用に注意が必要．

② イミノジベンジル系薬剤：抗うつ薬と同じ三環系化合物であり，意欲増進，感情調整作用がある．

③ インドール誘導体：oxypertineは受容体遮断よりもノルアドレナリンを減少させる作用がある．

④ チエピン誘導体：zotepineは鎮静，抗躁作用をもつ（表3-5）．大量でけいれん発作を誘発することがある．ヨーロッパでは非定型抗精神病薬とされているので非定型薬として表示した．

⑤ ベンザミド系薬剤：いずれも選択的D_2遮断作用をもつ．sulpirideは鎮静作用は弱く，抗精神病作用のほかに，意欲，接触性の改善，抗うつ効果がある．副作用として，錐体外路症状は少ないが，高プロラクチン血症による月経異常や乳汁分泌が起こりやすい．sultoprideは強い鎮静，抗躁作用をもつ．

2) 非定型抗精神病薬（新規抗精神病薬）

非定型抗精神病薬あるいは新規薬とは，従来薬（定型薬）が錐体外路副作用をもつのに対して，この副作用がないか弱い薬物をいう．1966年，clozapineが開発され，強い鎮静効果と陰性症状を含めた幅広い抗精神病効果があるが，錐体外路症状は起こさなかった（表3-1, 5）．しかし，重篤な副作用に無顆粒球症があり，諸外国では他剤による難治例に限って血液像検査のもとで使用されている．わが国では市販されていない．

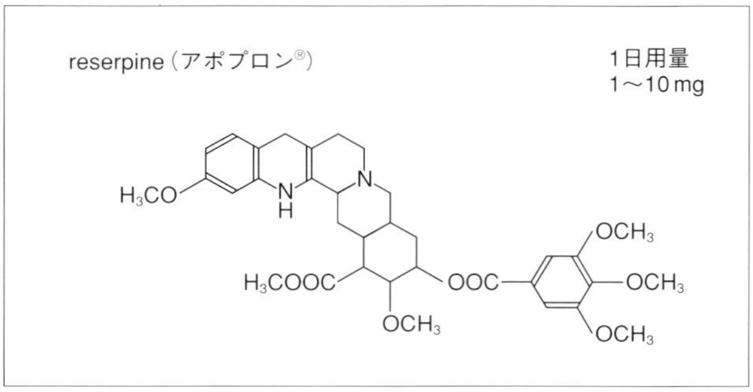

図3-3 レセルピン系薬剤

ついでhaloperidolを開発したJanssen, P.らは，ドーパミン(D_2)，セロトニン($5-HT_2$)両アミン受容体の遮断作用をもち，遮断作用が$5-HT_2 > D_2$であるrisperidoneを合成し，非定型薬の特徴をもつことを認めた(1984年)．その後いくつかの非定型薬が開発され，共通して$5-HT_2 > D_2$の特性があり，**セロトニン・ドーパミン拮抗薬** serotonin-dopamine antagonist(**SDA**)とされた．このうちrisperidone, perospironeはSDAの特徴が目立つが，clozapine, olanzapine, quetiapineでは他の多くのアミン受容体遮断作用ももっていて，**多受容体作用薬** multi-acting receptor targeted agent(**MARTA**)ともよばれている．

セロトニン($5-HT_{2A}$)受容体遮断は，グルタミン酸機能低下を修正するとか，あるいは前頭皮質のドーパミン遊離を増加させ，ドーパミン(D_1)受容体機能を高めて，認知機能や陰性症状の改善に関与するとの報告がある．

一方，定型薬の副作用である錐体外路症状は，線条体の背外側部のD_2受容体遮断が関係する．錐体外路症状のうち，行動抑制(akinesia)は精神的活力低下(anergia)にも関係するので，非定型薬では錐体外路症状が起こらないことで二次的に認知や陰性症状の増悪がないとする考えもある．定型薬から非定型抗精神病薬に切り替えることによって，この抑制が緩和して，晴れたような気持ちとなることを**目覚め現象** awakeningsという．この現象が自らの苦しい立場を自覚させ，絶望感から自殺に走ることもありうるので注意が必要といわれる．

精神病性障害の薬物療法では，個々の抗精神病薬の効果と副作用を総合して薬物を選択する．その際，客観的根拠(**エビデンス**)に基づいた薬物選択の手順(**アルゴリズム**)があれば参考となる．最近では効果は同等あるいは優れ，副作用は軽い非定型抗精神病薬が第一選択となり，これが無効な場合に定型薬を用いるというアルゴリズムが一般的となっている．

3) 抗精神病薬治療の特徴

抗精神病薬による薬物療法には，他の疾患の薬物療法と比べていくつかの特徴がある．

a) 用量と使用法

① **急性期療法**：急性期の幻覚妄想状態には定型薬では抗幻覚妄想作用の強いhaloperidolなどを用い，興奮，不穏状態にはchlorpromazineなどの鎮静作用の強い薬物を用い，症状の速やかな軽快を図っていた．現在では非定型薬を第一選択として用いることが多くなっている．一般的に統合失調症では，神経症あるいは正常者と比べて，抗精神病薬に対する耐性が著明に強い．

② **維持療法**：急性期症状が軽快したあとは，社会復帰を促す方向の治療を行いやすくし，異常な過敏性や意欲低下を改善させる目的で，長期間の維持療法を行う．各症例に適した薬物を比較的少量の用量で持続する．過鎮静による活動性低下を起こさないように投与法の工夫も必要であり，朝夕2回，あるいは夕1回のみの投与にする．

③ **再発防止療法**：上述の維持療法はまた，統合失調症の再発を防止する作用があることが認められている(図2-39；247頁参照)．再発は薬物中断後3～6カ月以内に起こりやすい．再発のきざしがあるときは薬物用量の増加が必要である．しかし，患者は逆にこのときに薬物服用をやめる傾向があるので，十分な指導が必要である．再発防止が不十分で，頻回の入退院を繰り返す現象を

回転ドア現象 revolving door phenomenon という．

　b）**長期連用の必要性**：抗精神病薬は精神病の原因を断ち切るものではなく，一種の対症療法であるので，維持療法や再発防止療法の期間を限定できない場合が多く，長期間連用する必要がある．

　c）**服薬指導の必要性**：精神病では病識がないことが多いので，服薬は患者の意志に反して，治療者の症状評価に基づいて行われることが多い．

　d）**副作用評価の困難性**：副作用により起こった症状と本来の精神症状との区別が紛らわしいものがある．たとえば，錐体外路症状であるアカシジアと，本来の精神症状である不穏や落ち着きなさとが混同されやすい．また，副作用の自覚症状を患者が訴えないために重篤化して初めて発見されることもある．たとえば，便秘や鼓腸が見逃されていて麻痺性イレウスとなって気づかれるなど．

4）**副作用**

a）**投与初期から起こる副作用**

錐体外路症状：①パーキンソニズム：仮面様顔貌，手足の振戦，筋強剛，無動，小刻み歩行，流涎．②急性ジストニア：眼球上転発作 oculogyric crisis，頸の痙性捻転，舌の突出，嚥下困難などが急性に起こる．③アカシジア akathisia（静坐不能）：座っていることも立っていることもできず，絶えず落ち着きなく足を動かす症状．

　錐体外路症状の治療には抗コリン性抗 Parkinson 薬（trihexyphenidyl，biperiden など）が有効である．非定型薬では一般にアカシジアを除いて錐体外路症状の発現は少ない．risperidone では 6 mg/日を超えると発現してくる．

自律神経症状：鼻閉，口渇，かすみ目，便秘，麻痺性イレウス，起立性低血圧や失神などである．治療にはフェノチアジン系の抗ヒスタミン薬である promethazine（ピレチア®，ヒベルナ®）がよい．promethazine は抗コリン作用をもち，抗 Parkinson 作用と鎮静・催眠作用もある．

代謝・内分泌症状：高プロラクチン血症がある．これがほとんどみられないのは quetiapine である．

　非定型薬のうち，とくに clozapine，olanzapine，quetiapine では，投与初期からの著明な肥満，高脂血症，急激な 2 型糖尿病の発症あるいは増悪，糖尿病性ケトアシドーシスが報告されている．極度の高血糖，悪心，嘔吐，呼吸促迫から昏睡となり致死的となる．直ちに服薬を中断し，インスリンを投与する．糖尿病では禁忌である．甘味飲料の多飲は避け，血糖値に注意する．

> 　なお，現在開発中の非定型薬として aripiprazole がある．この薬には上記の代謝・内分泌副作用がすべて認められず，薬理学的には，ドーパミン系・セロトニン系の安定薬 stabilizer，すなわち，それぞれの低活動状態には作動的に，過活動状態には拮抗的に働くとされ，次世代の新しい非定型薬として注目されている．

薬物アレルギー：発疹，アレルギー性肝障害，まれに顆粒球減少がある．非定型薬の clozapine はこの副作用のためわが国では市販品はない．肝障害は閉塞性黄疸の型をとる．

悪性症候群 syndrome malin, neuroleptic malignant syndrome：突然に起こる発熱（過高熱），発汗，筋強剛，意識障害であり，しばしば死亡する重篤な副作用である．血清クレアチンキナーゼの著明な上昇を伴う．激しい精神運動興奮の状態に抗精神病薬の大量投与，あるいは筋肉内注射したときに起こりやすい．また，抗精神病薬を大量，長期間投与していて，何らかの原因で身体的衰弱をきたしたときに起こりやすい．直ちに抗精神病薬を中断し，補液などの一般的処置を行う．筋弛緩薬である dantrolene，ドーパミン受容体刺激薬である bromocriptine が有効である．

鎮静・催眠作用：精神運動抑制，眠気，ふらつき，倦怠感などである．行動の抑制，緩徐化を起こす作用を行動毒性という．

b）長期連用による副作用：肥満，乳汁分泌，月経周期の障害など代謝・内分泌障害がみられる．抗ドーパミン作用により血中プロラクチン高値を起こす．

皮膚や角膜への色素沈着，網膜色素変性症，角膜硝子体混濁，肝機能障害，心電図異常などもある．肝障害は投与初期にみられるアレルギー性のものとは異なり，薬物の肝実質への毒性による．

心毒性：心房性頻脈が最も多いが，ときに心筋障害もみられる．重要なものは QTc 延長を伴う心室性頻脈性不整脈 torsades de pointes であり，突然死が起こる．QTc 延長を起こしやすいのは，thioridazine，pimozide である．

遅発性ジスキネジア tardive dyskinesia：抗精神病薬を連用して数年以後に，老年者に高率に認められるものである．症状は口の周囲の不随意運動が多く，口部ジスキネジア oral dyskinesia，舌の回転運動，口のもぐもぐ運動である．手足や体幹の舞踏病様運動も起こる．老年者には口部ジスキネジア，若年者には手足，体幹の不随意運動が多い．この症状は他の副作用と異なって抗精神病薬を中断しても改善せず，かえって症状が悪化することが多い．いったん発症すると改善しにくい．薬物の抗ドーパミン作用から起こった大脳基底核のドーパミン受容体の過敏性が関係すると推定されている．抗精神病薬の増量が一時的に症状を軽快させるが，長期的には増強因子となるので，用量は可及的少量にとどめるべきである．徐々に減量することにより改善する例がある．

遅発性ジストニア tardive dystonia：頸部，体幹，四肢などのジストニアであり，苦痛が強い．若年発症し，持続性である．薬物の減量，または起こしにくい薬物への変更が必要である．

非定型薬では一般に遅発性ジスキネジア，遅発性ジストニアの発生は少ないと考えられている．

水中毒：低ナトリウム血症に基づく脳浮腫である．極度の多飲，全身倦怠，頭痛，悪心，嘔吐，重症では全身けいれん，意識障害を起こす．抗精神病薬による口渇からの多飲に加えて，抗精神病薬の長期投与による抗利尿ホルモン不適合分泌症候群 syndrome of inappropriate secretion of antidiuretic hormone (SIADH) との関連が推定されている．多飲を防止する必要がある．

c）薬物相互作用に関する注意事項：抗精神病薬使用では併用薬との相互作用に留意が必要である．抗精神病薬は α_1 遮断作用をもつため，epinephrine（ボスミン®）投与は β 受容体のみを刺激して強い低血圧という逆反応を起こすため，併用禁忌である．

抗精神病薬や抗うつ薬は肝臓の薬物代謝酵素である**チトクローム P450（CYP）**で代謝されるが，このうち CYP2D6，CYP3A4，CYP1A2 などの基質，あるいは阻害薬であるものが多い．このこと

は薬物の併用で抗精神病薬の血中濃度が上昇し，強い副作用を起こす可能性がある．とくに上述のQTc延長を起こす薬物，thioridazine や pimozide などでは突然死の危険性が増加する．個々の薬物の相互作用について添付文書など薬物情報書を参考にする必要がある．

b．抗うつ薬（表3-6）

抗うつ薬の薬効は，① 抑うつ気分の改善，② 精神運動抑制の除去，③ 不安・焦燥の鎮静の3方向にわたり，薬物によってそれぞれの効果に強弱がある．代表的な三環系抗うつ薬である imipramine と amitriptyline の比較では，imipramine は抑うつ気分の改善作用が強く，amitriptyline は不安・焦燥を鎮静する．MAO阻害薬は精神運動抑制を除く作用が強い（図3-4）．

1）三環系抗うつ薬

三環系抗うつ薬の作用機序としては，シナプス間隙に放出されたモノアミン（とくにセロトニンとノルアドレナリン）の神経終末への再取り込みを阻害することによって，シナプス間隙内のモノアミン濃度を増加させる作用と，シナプス内モノアミン濃度の上昇に対する適応的変化と考えられるセロトニン受容体（$5-HT_2$）とノルアドレナリン受容体（β_1）との結合部位数の減少（down regulation）がある（図3-5）．シナプス前部では自己受容体（$5-HT_{1A}$, α_2）を抑制し，アミンの合成・遊離を増加させる．また，シナプス後の細胞においては，蛋白質リン酸化のような細胞内シグナル伝達系の変化を起こし，遺伝子発現が調節されるというような緩徐に進む慢性的な細胞内変化が想定されている．抗うつ効果は，抗うつ薬投与を開始して2～3週間経過したあとに現れるので，効果との関係は緩徐に進む変化のほうに強いと推定されている．

三環系抗うつ薬はまた強い抗コリン作用をもち，これが口渇，尿閉，便秘などの副作用と関係している．また，抗ヒスタミン作用をもつものも多い．最近開発された lofepramine，amoxapine や四環系薬剤（maprotiline, mianserin, setiptiline），trazodone では抗コリン作用が比較的弱い．

三環系抗うつ薬のうち，セロトニン再取り込み阻害作用の強い薬物（imipramine，clomipramine）は不安やパニック障害にも有効である．clomipramine は強迫性障害にも有効である．ノルアドレナリン再取り込み阻害作用の強い薬（nortriptyline, amoxapine, maprotiline など）は比較的意欲低下に有効とされるが，他の受容体（ヒスタミンやアセチルコリン受容体）遮断作用の強弱との関係で必ずしもそうとはいえない．

MAO阻害薬の作用機序はMAOの阻害によってモノアミンの分解が抑制され，アミン濃度が上昇する．この薬物は薬理学的興味は高いが，臨床的には肝障害や高血圧クリーゼなどの副作用を起こしやすい．わが国では現在市販品はない．

［副作用］　抗コリン作用によるものが主である．口渇，便秘，かすみ目，尿閉，起立性低血圧が起こる．前立腺肥大のある人ではとくに尿閉が起こりやすい．緑内障には禁忌である．

うつ状態は相性経過をとるので，抗うつ薬は長期間連用する必要がないのが普通である．しかし，うつ状態が長期にわたって遷延する例があり，この場合には長期間服用が行われるため，薬物の心毒性による心電図異常に留意する必要がある．

表3-6 抗うつ薬の薬理作用と1日用量

	mg/日	アミン再取り込み阻害 NAT	5-HTT	受容体遮断 mACh	構造式
三環系					
イミノジベンジル系					
imipramine（トフラニール，イミドール）	25～200/300	□	○	◎	
clomipramine（アナフラニール）	50～225	□	●	◎	
trimipramine（スルモンチール）	30～200/300	△	○	◎	
lofepramine（アンプリット）	20～150	□	−	△/□	
ジベンゾシクロヘプタジン系					
amitriptyline（トリプタノール，ミケラン，ラントロン）	30～150/300	△	◎	●	
nortriptyline（ノリトレン）	30～150	○	□	○	
その他					
dosulepin（プロチアデン）	75～150	□	○	○	
amoxapine（アモキサン）	25～300	◎	△	□	
四環系					
maprotiline（ルジオミール）	30～75	◎	−	□	
mianserin（テトラミド）	30～60	□	−	−/△	
setiptiline（テシプール）	3～6	□	−	−/△	
その他					
trazodone（デジレル，レスリン）	75～200	−	●	△/□	
選択的アミン再取り込み阻害薬					
SSRI					
fluvoxamine（デプロメール，ルボックス）	50～150	−	●	−	
paroxetine（パキシル）	10～40	−/△	●	△	
SNRI					
milnacipran（トレドミン）	50～100	◎	◎	−/△	

NAT：ノルアドレナリン再取り込み阻害，5-HTT：セロトニン再取り込み阻害，mACh：ムスカリン性アセチルコリン受容体遮断．阻害強度は降順で●，◎，○，□，△．−：なし．（ ）内は商品名．

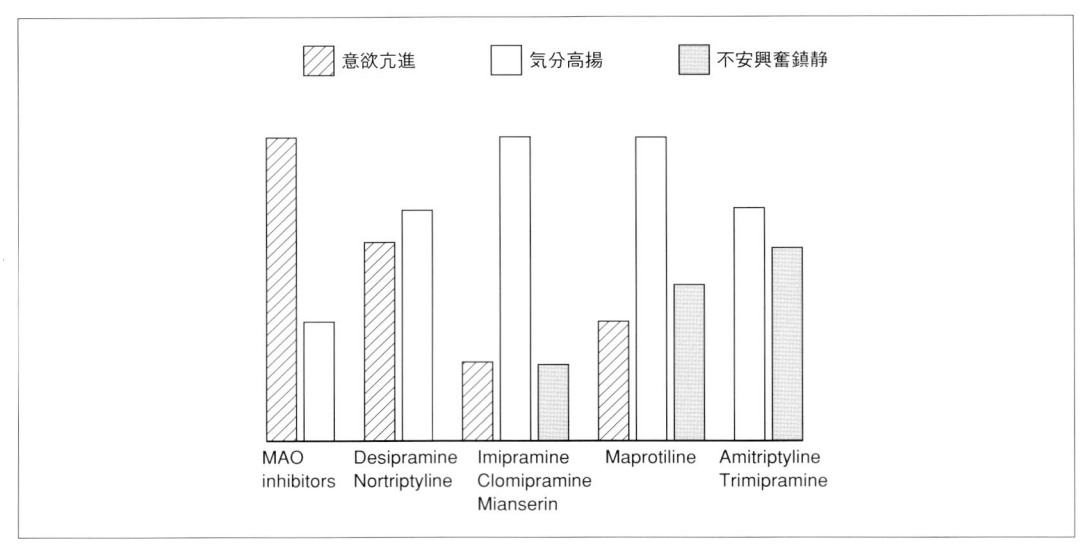

図3-4 抗うつ薬とその作用方向
(Kielholz, P. 編, 高橋 良監訳:一般医のためのうつ病診療の実際. 医学書院, 1982 より一部改変)

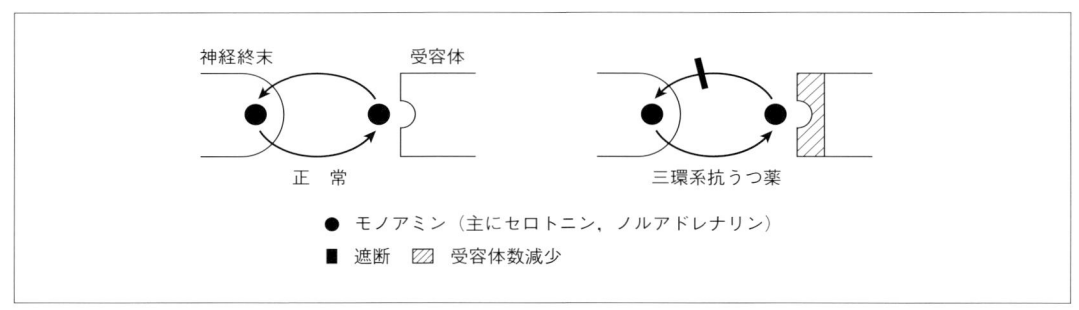

図3-5 三環系抗うつ薬の生化学的作用機序
モノアミンの再取り込み阻害と受容体数減少.

2) アミン再取り込み阻害薬

近年,アミンやアセチルコリンなどの受容体遮断作用をもたず,選択的なアミン再取り込み阻害作用をもつ抗うつ薬が開発され,副作用が少なく頻用されている.

a) **選択的セロトニン再取り込み阻害薬** selective serotonin reuptake inhibitor (**SSRI**): paroxetine と fluvoxamine がある.使用初期に悪心・嘔気などの消化器症状と不安症状が起こることがあるが,服薬持続で消失する.不安障害(不安,パニック,強迫症状)はセロトニン量低下が関係しているので,これらにも有効である.まれにセロトニン過剰によるセロトニン症候群が起こる.**セロトニン症候群**は急性に発症する錯乱,発熱,発汗,ミオクローヌス,振戦である.これには5-HT_2遮断薬が有効である.SSRIの中断あるいは減量により,**離脱症状**が起こることがある.特にparoxetineで報告され,焦燥,自殺企図,攻撃性,知覚過敏などであり,再服薬で速やかに回復するものである.

併用薬との**薬物相互作用**として，肝ミクロソームの薬物代謝酵素チトクローム P450（CYP）の活性阻害によるものがある．三環系抗うつ薬や paroxetine は CYP2D6 阻害薬である（**363 頁参照**）．fluvoxamine は CYP1A2, CYP3A4 を阻害し，thioridazine, terfenadine, cisapride などとの併用は禁忌であり，三環系抗うつ薬やベンゾジアゼピン系薬剤などとの併用も注意する．

b) セロトニン・ノルアドレナリン再取り込み阻害薬 serotonin-noradrenaline reuptake inhibitor（**SNRI**）：milnacipran がある．副作用に排尿困難がある．milnacipran の代謝は CYP とは関連しない．

抗うつ薬治療の**アルゴリズム**では，選択的アミン再取り込み阻害薬が効果と副作用の総合的評価から第一選択薬とされてきている．

c．気分安定薬（抗躁薬）

1) リチウム

lithium carbonate〔Li_2CO_3〕が用いられる．躁病に対する治療効果と，躁うつ両病相の予防効果がある．

[**躁病治療**]　lithium carbonate は躁病治療の第一選択の薬物である．用量は 1 日 600 ～ 1,200 mg であり，有効血清リチウム濃度は 0.4 ～ 1.2 mEq/l である．中毒濃度は 1.5 mEq/l であるので，1.2 mEq/l を超えないように注意する．治療初期は数日ごとに血清リチウム濃度を測定する必要がある．後述の維持量服用中は血清濃度を 1 ～ 2 カ月に 1 回測定すればよい．

[**双極性障害の予防**]　躁うつ両病相の予防には，lithium carbonate 1 日量 200 ～ 800 mg が持続的に用いられる．血清リチウム濃度は 0.3 ～ 0.8 mEq/l である．

予防効果は病相の発来を全く止めてしまうというよりは，病相が出現しても軽症にとどめる作用によるようである．躁病相のほうがうつ病相よりも予防効果が優れているとされている．

[**副作用と中毒症状**]　投与初期にみられる副作用は，悪心，嘔吐，下痢などの消化器症状が最も多く，ついで口渇，多尿，手指の微細な振戦である．

長期投与でみられる副作用には，振戦，甲状腺機能低下，非中毒性甲状腺腫がある．

中毒症状は重篤であり，厳重な注意が必要である．血清リチウム濃度 1.5 ～ 2.0 mEq/l 以上で現れる．リチウム療法中は中毒の切迫症状の発現に対して常に注意し，もし切迫症状が現れた場合は直ちにリチウム投与を中止する必要がある．

中毒の切迫症状は，倦怠・脱力感，傾眠，粗大振戦，筋攣縮，発語不明瞭，食欲不振，嘔吐，下痢である．

中毒症状は中枢神経系，神経筋系に現れるものが主であり，粗大振戦，筋攣縮，筋緊張亢進，腱反射亢進，傾眠，昏睡，発語障害，けいれん発作，失調などである．

リチウム中毒に対する特異的な解毒剤はない．直ちに投与を中止し，水分と塩分を補給し利尿を図る．

[**禁忌**]　腎疾患，心血管系疾患，脳障害を有する患者には禁忌である．リチウムは主として尿中に排泄されるので，腎疾患には絶対禁忌である．また，リチウムの体内蓄積は食塩摂取量が少ないとき起こるので，減塩食をとっている患者には禁忌である．

[作用機序]　リチウムは一価のアルカリ金属であり，これが選択的な抗感情障害作用を有することはきわめて興味がある．アミン代謝と電解質代謝の面から調べられている．セロトニンの細胞外濃度を上昇させるという報告がある．リチウムは細胞内情報伝達系に属するイノシトールリン酸ホスファターゼを阻害してイノシトール生成を抑制するが，臨床効果との関係は不明である．

2）carbamazepine

抗てんかん薬であるcarbamazepine（テグレトール®）に抗躁効果があることは，わが国で最初に認められ，確認された（竹崎ら，1971；大熊ら，1979）．抗躁効果とともに躁うつ両病相の予防効果がある．病相の頻回発来例（rapid cycler）や非定型例などにはリチウムよりも有効とする意見もある．躁病治療には400〜1,000 mgが用いられる．失調，発疹，白血球減少症に注意する．carbamazepineはCYP3A4の強力な活性誘導物質であるので，valproateなど他の抗てんかん薬や，三環系抗うつ薬，抗精神病薬などの代謝を促進し，血中濃度を低下させる．併用の際に注意が必要である．

3）valproate（バルプロ酸）

抗てんかん薬であるvalproate（GABA増強作用あり）はcarbamazepineと同様に気分安定，抗躁作用があり，広く用いられている．副作用として高アンモニア血症によるせん妄を起こすことがあり注意が必要である．

4）抗精神病薬

抗精神病薬には躁病に対する鎮静効果に優れるものがある（zotepine, sultopride, olanzapine, quetiapineなど）．リチウムより即効性であり，リチウムの効果が出るまでの治療薬としても有用である．

d．抗不安薬（表3-7）

抗不安薬は臨床的に不安・緊張を緩和する目的で，不安障害，うつ病の不安などに用いられる．主としてベンゾジアゼピン系薬剤が用いられるが，抗うつ薬のうちSSRIの使用が増加している．

ベンゾジアゼピン系薬剤は，抗不安作用のほかに，軽い催眠作用，筋弛緩，失調作用，多シナプス反射の抑制，動物に対する馴化作用があり，脳波は速波化し，抗けいれん作用がある（表3-3）．自律神経系に対する末梢性作用はないが，中枢性の安定化作用がある．軽度ながらバルビツール酸型の薬物依存を生ずるので，長期使用は注意が必要である．大量を持続している人が急に中断した場合には離脱症状として，けいれん，意識混濁をきたすことがある．

[副作用]　眠気，ふらつきが最も多い．とくに老人では筋弛緩作用による脱力が起きやすい．長期連用では薬物依存が起こる．すなわち，連用によって用量が増加し，歩行時の失調，手の振戦，舌もつれ，健忘，深味のない上機嫌を示す性格変化などが現れ，服薬を中断すると，数日以内に不安・焦燥などの精神症状や，発汗・悪心・嘔吐などの自律神経症状が現れ，ときにせん妄や全身性けいれん発作をきたす．以前用いられていたmeprobamateは薬物依存の形成が強いため，現在では用いられない．

抗不安薬の生化学的作用機序としては，脳内にベンゾジアゼピン受容体が存在し，これがGABA受容体，Clイオンチャネルと複合体を形成していて，ベンゾジアゼピンの受容体への結合によってGABA作用の増強，Clイオンの細胞内への流入を起こすとされている．ベンゾジアゼピン受容

表 3-7 抗不安薬

1. ベンゾジアゼピン系薬剤

chlordiazepoxide（コントール，バランス）
1日用量
10〜60 mg

medazepam（レスミット）
10〜30 mg

〔2-keto benzodiazepine〕
diazepam（セルシン，セレナミン，セレンジン，ソナコン，ホリゾン）
6〜20 mg

mexazolam（メレックス）
1.5〜3 mg

fludiazepam（エリスパン）
0.75 mg

clorazepate dipotassium（メンドン）
9〜30 mg

bromazepam（レキソタン）
3〜15 mg

ethyl loflazepate（メイラックス）
2〜4 mg

oxazolam（セレナール）
30〜60 mg

cloxazolam（セパゾン，エナデール）
3〜12 mg

prazepam（セダプラン）
1日1回 10〜15 mg
または 10〜20 mg
（分 2〜3）

flutoprazepam（レスタス）
2〜4 mg

〔3-hydroxy benzodiazepine〕
lorazepam（ワイパックス）
1〜3 mg

〔triazolo benzodiazepine〕
alprazolam（コンスタン，ソラナックス）
1.2〜2.4 mg

2. チエノジアゼピン誘導体

clotiazepam（リーゼ）
15〜30 mg

etizolam（デパス）
1.5〜3 mg

3. その他

hydroxyzine（アタラックス）
75〜150 mg

tandospirone（セディール）
30〜60 mg

（　）内は商品名．

体には，これと結合する内在物質があるはずであるが，そのうちの1つβ-carbolineは，受容体と結合して不安を引き起こす逆作動薬 inverse agonist である．

　ベンゾジアゼピン系薬剤の代表はdiazepamであり，2-keto体に属し，長い半減期をもつ活性代謝物質に変化する特徴がある．連用によって活性代謝物質が体内に蓄積し，不活発，健忘を呈することがある．3-hydroxy体（lorazepam）は活性代謝物質をもたずグルクロン酸抱合により不活性化されるので，他の薬物との相互作用がない．体内蓄積も少なく，老人や肝障害をもつ人によいとされる．triazolo体（alprazolam）は半減期が短い．半減期の短いものでは離脱症状が出やすく，依存性が強い傾向がある．

　チエノジアゼピン系はベンゾジアゼピン類似化合物である．このうちclotiazepamの作用は緩和である．etizolamは抗不安作用が強く，依存性も強い．

　非ベンゾジアゼピン系薬剤のうち，hydroxyzineは抗ヒスタミン作用をもつ．

　5-HT$_{1A}$受容体の部分作動薬であるtandospironeは，抗不安作用は緩和でその発現も遅いが，筋弛緩，鎮静作用がなく，依存を生じない特徴がある．

e．精神刺激薬

　　　d-amphetamine（ベンゼドリン®）
　　　methamphetamine（ヒロポン）
　　　methylphenidate（リタリン®）

d-amphetamine　　　　methamphetamine　　　　methylphenidate

　疲労感，倦怠感をとり，覚醒作用をもつ薬剤である．d-amphetamine，methamphetamineは覚せい剤取締法の対象であり，治療的に用いられることはない．治療的に用いられるのはmethylphenidateのみである．ナルコレプシーの睡眠発作の除去と，小児の多動性障害 hyperkinetic disorder に対して鎮静的作用がある．

　これらの薬物は慢性使用により薬物依存（精神的依存）を生ずる．また，慢性中毒者は意識清明な状態で幻覚妄想状態を呈し，統合失調症の妄想型に酷似することが知られている．幻覚妄想状態を呈した患者は，長期間薬物摂取を中断したあとでもこの薬物に対する過敏性を持続し，1～2回の覚醒剤の摂取で再び幻覚妄想状態を起こす傾向がある．薬物に対する逆耐性 reverse tolerance の形成である．

　［作用機序］　覚醒剤はカテコールアミンに近い化学構造を有し，カテコールアミンのシナプス小胞からの放出を増加させ，その再取り込みを阻害することによってカテコールアミンの作用を増強する．この作用は統合失調症のドーパミン仮説の基礎となったものであり，動物におけるamphetamineあるいはmethamphetamineの慢性投与は，実験的な統合失調症モデルになりうる．

表3-8 精神異常発現薬

天然物	地方	有効成分	化学構造	参考
ペヨーテ Peyote ウバダマ (サボテン科)	メキシコ	mescaline	(構造式)	カテコールアミン (構造式) dopamine
		DMPEA (3,4-dimethoxy phenylethylamine)	(構造式)	
キノコ類	中米	psilocybin	(構造式)	インドールアミン (構造式) tryptamine
ヨッポ Yopo (マメ科)	アマゾン	bufotenine	(構造式)	(構造式) 5-HT
ヒキガエル Bufo	〃			
ベニテングタケ	〃			
テングタケ	〃			
		DMT (dimethyltryptamine)	(構造式)	
ヤッケー Yakee (ニクズク科)	アマゾン	5-MeO-DMT (5-methoxy-DMT)	(構造式)	
カピ Caapi (つる性小木本)	アマゾン	harmin	(構造式)	
麦角		LSD (D-lysergic acid diethylamide)	(構造式)	
大麻 Marihuana Hashish		Δ^9-tetrahydro-cannabinol	(構造式)	
		phencyclidine (PCP)	(構造式)	

小児の多動性障害において，覚醒剤がかえって多動状態を鎮める作用があることについては，覚醒水準を上げることによって行動が統合されることが考えられるが，十分にはわかっていない．

f．精神異常発現薬（表3-8）

精神異常発現薬を摂取すると，幻覚，知覚の変容など精神病状態を引き起こす．幻覚剤 hallucinogen ともよばれる．

精神異常発現薬の多くは，宗教儀式や快楽を得る目的で，古くから地方的に用いられてきた植物の成分である．中南米インディオが伝えてきたペヨーテ，その他，中近東のハシッシュ（大麻）などは民族精神薬物となっている．精神異常発現薬のほとんどはインドールアミンあるいはカテコールアミンのメチル化物であることから，統合失調症のメチル化異常説が唱えられたが，現在までにこれを支持する結果は得られていない．

精神異常発現薬のうち最も強力なものは，ライムギに寄生する麦角のアルカロイドであるリゼルギン酸ジエチルアミド（LSD）である．LSDにはD体とL体があるが，幻覚作用のあるのはD体のみであり，20～25 μg の服用で作用が起こる．

phencyclidine（PCP）は静脈内麻酔薬として開発されたが，失見当識，激越，せん妄を頻発するため，薬物としての使用は中止された．1967年ごろから米国において依存薬物として乱用された．PCPとはPeaCe Pillの名前で密売されたことによる．強力な精神異常発現薬である．統合失調症に類似した症状を引き起こす．現在，静脈内麻酔薬として用いられている類似物質には ketamine がある．いずれもグルタミン酸受容体に属する N-メチル-D-アスパラギン酸（NMDA）受容体の阻害作用を有し，統合失調症のグルタミン酸欠乏仮説のもととなっている．

g．睡眠薬

従来，バルビツール酸系薬剤，非バルビツール酸系薬剤が頻用されてきたが，近年ではベンゾジアゼピン系薬剤の使用が主である．睡眠薬によって作用の強弱，作用時間の長短があり，起床時の薬物作用のもちこし効果 hang over effect の程度にも強弱がある．

睡眠薬はすべて薬物依存を形成するが，そのうちでもバルビツール酸系薬剤はこの作用が強い（薬物依存の項，**215頁**参照）．

睡眠障害は，① 入眠障害，② 熟眠障害，③ 早朝覚醒の3型に区別されるが，それぞれによって，入眠剤（入眠作用が早く，持続時間が短い），熟眠剤（作用時間が長い）を選択する．

① バルビツール酸系（diureide系）　　　　　　1回用量

  熟眠剤

   barbital（バルビタール®）　　　　　　　0.3 g まで

   phenobarbital（フェノバール®）　　　　　0.03～0.2 g

  中間的

   amobarbital（イソミタール®，Amytal®）　0.1～0.3 g

   pentobarbital（ラボナ®）　　　　　　　　0.05～0.1 g

   secobarbital（アイオナールナトリウム®）　0.1～0.2 g

phenobarbital は持続的睡眠薬の代表である．抗てんかん薬としても頻用される．amobarbital の少量投与で抑制除去，発揚などの効果があるので，アミタール面接 amytal interview として，昏迷状態の一時的解除や，内的体験を語らせるのに用いる．用法は0.1〜0.2 g を数分かかって静注する．

② その他　　　　　　　　　　　　　　1回用量

　　bromvalerylurea（ブロバリン®）　　0.5〜0.8 g

　　chloral hydrate（抱水クロラール®）　0.5〜1.0 g

入眠作用はやや劣るが，長時間作用がある．

③ ベンゾジアゼピン系：現在の睡眠薬の大半を占めている．比較的自然な睡眠に導入する．しかし，薬物により程度の差はあるが，睡眠薬の一般的性質であるREM 睡眠とNREM 第3, 4段階（徐波睡眠）の減少と中断時のREM 反跳の傾向，連用による薬物依存，また前向健忘がある．超短時間型睡眠薬では入眠はよく，覚醒時のもちこし効果は少ないが，中途覚醒時，あるいは翌朝の覚醒後の行動についての短時間の健忘エピソード，すなわち前向健忘が起こることがある．とくにtriazolam（ハルシオン®）で報告されており，注意が必要である．

zopiclone, zolpidem は化学構造は異なるが，ベンゾジアゼピン受容体に結合親和性をもつ．徐波睡眠を減少させず，筋弛緩作用も弱いとされる．

	1回用量	血中半減期の型
haloxazolam（ソメリン®）	5〜10 mg	長時間型（数日）
flurazepam（ベノジール®，ダルメート®）	10〜30 mg	〃
nitrazepam（ネルボン®，ベンザリン®）	5〜10 mg	中間型（24時間以内）
estazolam（ユーロジン®）	1〜4 mg	〃
nimetazepam（エリミン®）	3〜5 mg	〃
flunitrazepam（サイレース®，ロヒプノール®）	1〜2 mg	〃
quazepam（ドラール®）	20〜30 mg	〃
rilmazafone（リスミー®）	1〜2 mg	短時間型（12時間以内）
brotizolam（レンドルミン®）*	0.25 mg	〃
triazolam（ハルシオン®）	0.25〜0.5 mg	超短時間型（6時間以内）
etizolam（デパス®）*	1.5〜3 mg	〃
zopiclone（アモバン®）**	5〜15 mg	〃
zolpidem（マイスリー®）***	5〜10 mg	〃

*チエノジアゼピン誘導体，**シクロピロロン誘導体，***イミダゾピリジン誘導体

ベンゾジアゼピン受容体にはBZ$_1$, BZ$_2$（あるいはω_1, ω_2）の区別があり，前者は鎮静・催眠作用，後者は筋弛緩作用に関係する．quazepam や zolpidem は ω_1 サイトに親和性があり，筋弛緩作用が弱いという特徴がある．

nitrazepam　　flurazepam　　estazolam

quazepam　　zopiclone　　zolpidem

B 電気けいれん療法（電気ショック療法）electric convulsive treatment（ECT）

　イタリアのCerletti, U.とBini, D.によって1938年に創始された治療法である．わが国では1939年に安河内五郎と向笠広次によって始められた．

　[実施法]　100V前後の交流電流を前頭部に1～3秒間通電する．電導子はガーゼで包み飽和食塩水にひたしたものを用いる．通電と同時に意識消失し，強直間代けいれんが起こる．定型的なてんかんの大発作の型をとる．けいれん終了後，数秒以内に自発呼吸が回復するが，呼吸が回復しないときには直ちに人工呼吸を行う．

　実施は食後2時間以上たった空腹時に行う．嘔吐を避けるためである．治療前に排尿させておく．患者は仰臥位で，ネクタイ，バンドなどをゆるめ，咬舌を防ぐためタオルを奥歯でかませておいて通電する．前処置としてベンゾジアゼピン系鎮静睡眠薬（flunitrazepamなど）の静注を行って実施する．全身けいれんを起こさない方法〔**修正電気けいれん療法** modified electric convulsion treatment（mECT）〕では，短時間麻酔薬の静注と筋弛緩薬（suxamethonium）の注射などの前処理を行う．筋弛緩薬を用いるときには人工呼吸器の準備が必要である．筋弛緩薬は骨折や脱臼を防ぐためである．実施終了後，もうろう状態となることがあるので注意する．

　通電時間が短すぎると意識消失が起こらず，患者は非常な恐怖感をおぼえ，その後の治療を拒否するようになるので注意が必要である．

　治療は通常1日1回，隔日くらいに数回行う．頻回の治療で一過性の記銘力低下を起こす．また，自発けいれん発作を起こすようになることがある．これらを防ぐ目的で，劣位半球にのみ通電する片側通電法がある．

　[適応]　うつ病に最も有効である．統合失調症の興奮状態にもよい．近年，薬物療法が主となっているので，薬物療法に反応しにくいものに用いられる．

[禁忌]　器質性脳疾患，循環器疾患，妊娠時，結核などである．

> 電気けいれん療法の創始より以前に，1935年，Medunaはpentylenetetrazol（cardiazol）を静注して大発作を誘発させることを始めた．これは，てんかんと統合失調症は互いに拮抗し合うものであるという考えに基づいたものであった．現在では電気けいれん療法のみが行われている．

C　インスリンショック療法

1935年，ウィーンのSakelによって創始された．インスリン注射によって低血糖性昏睡を起こすものであり，統合失調症の治療法として用いられていたが，現在ではすでに過去の治療法となっている．

D　持続睡眠療法

1922年，スイスのKlaesiによって始められ，持続性睡眠薬の投与によって長時間の睡眠をとらせる方法である．わが国ではsulfonalとbarbitalが併用された．適応はうつ病である．抗うつ薬の使用される現在では，この療法も過去のものとなった．

E　発熱療法

1917年，ウィーンのWagner-Jaureggによってマラリアによる発熱療法が，進行麻痺に対して始められた．三日熱マラリアの患者の血液を進行麻痺患者の筋肉内あるいは静脈内に接種し，39℃以上の発熱発作を10回前後起こしたのち，quinineによって発熱発作を中断させるものである．進行麻痺の有効な治療法の始まりとして歴史的な意味があるが，現在ではpenicillin療法によって取って代わられた．

マラリア血液が得られないときには，ワクチン（淋菌ワクチンなど）の静脈注射による発熱療法が行われた時期もある．

F　精神外科

1935年，ポルトガルのMonizは前頭葉切截術frontal lobotomyを始めた．前頭葉脱落症状を起こすことによって自発性減退，無関心，上機嫌をきたし，強迫症状や統合失調症の症状を緩和しようとするものである．一時期，この治療法は世界中に広まったが，薬物療法の発展とともに，脳に非可逆的侵襲を加えることから急速にすたれた．

II. 精神療法 psychotherapy

　精神療法とは心理的影響によって精神障害を治療する方法である．身体的療法と並んで精神科治療に欠くことができない重要な治療である．

　精神療法は，治療者が何か特別なことを行って患者の心理を変えるものと考えられることがあるが，治療者が一方的に何かを施すというものではない．治療者と患者，ときには家族などの第三者の協力のもとに行われる双方向的なものであり，精神療法を受ける側の動機motivationが大切となる．患者や関係者は精神療法にある種の魔法のような劇的な効果を期待しやすいが，決してそのようなものではなく，地味で効果もゆっくりと出てくるものである．

　精神療法には，① 精神科医が日常臨床のなかで心得ておかなければならない精神療法的な配慮というべきものと，② 体系だった理論と技法をもつものとがある．精神療法的配慮は日常臨床の基本となるものでどのような場合にも不可欠であるが，体系だった精神療法はその適応，禁忌，副作用について慎重な検討を要する．

A 精神療法的配慮と支持的精神療法 supportive psychotherapy

　精神療法的配慮とは，診療行為の全般を，患者がどのように受けとめるかという配慮を基本とする．具体的には，治療者がどのように話し振る舞うか，挨拶の仕方，視線の合わせ方（じっと見つめるか，ときどきか），視線の高さ，向き合う角度や患者との距離，言葉の使い方，語調や間合いなどを，患者に過剰な不安や緊張を生じさせないものとなるように配慮するが，大切なのは患者がどう受けとめるかであって，場合によっては全く逆の表現をとることもある．精神科を受診するということだけでも不安なものである．悩む人が，ひとりの対等な人間として遇され，安心できる雰囲気が重要となる．精神科医は何か特別なことを助言しなければならないと考えやすいが，患者の気持ちに配慮しながら，常識的な説明や助言を行うことが精神療法の基本である．病気や薬などへのていねいな説明は患者に安心をもたらし，そのうえでの日常生活への助言は一見平凡にみえても意味をもつ．

　同時に重要なことは，患者の話を十分にていねいに聞く（傾聴）ということである．患者の話は，たとえば劇の脚本のようなものである．治療者はそれを心の中で思い描き，劇を見るように視覚化することが患者の心理の理解を助ける．また，患者の表情や態度などを細やかに観察することも欠かせない．これらの傾聴と観察をもとにして，想像し，患者の心理にできるかぎり近づいていこうとすること（共感）が大切である．

　支持的精神療法というものは，患者の現在の，生き方，気持ちや考え方，あり方などを変えることを目標にするのではなく，患者の心の苦痛が少しでも軽減され，現在の生活が少しでもよいもの

表3-9 精神療法の種類

治療の型	基本方針	治療の種類
支持療法	人格の改変を図らず，それまでの生き方や弱点を支えることで健康な部分の成長を促す	受容，助言，説得，保証，暗示，環境調整
再教育療法	積極的に誤った認知・行動・態度を修正し，好ましい行動を伸ばすように再教育する	行動療法，認知療法，森田療法，自律訓練，再教育的集団療法，心理劇
再構成療法（洞察療法）	自己洞察を得させ，人格の再構成，成長を図る	精神分析療法，交流分析，現存在分析

となることを目標とする．それはしばしば患者の努力や苦労をねぎらうことから始まるが，「大変だったでしょう」「苦労されましたね」というような決まりきった言葉を話せばよいということではない．患者にとっての，真の支えとなることが重要なのであり，個々の患者に即して何が支持的と体験されるかについて考えなければならない．また，過剰な支持は患者を不要に依存的にさせ自立や主体性を損なうことや，支持ということが患者の言動を無制限に許容することではないということにも留意する．ときには，禁止をしたり叱ったりすることが支持的と体験される場合がある．支持的精神療法は初歩的で簡易な精神療法と考えられやすいが，個々の患者に即して適切な言葉や態度を選ぶためには個々の患者に対する細やかな観察・理解と，どのような状況にも対応できる力量の幅広さを必要とし，基本的ではあるがアドリブという意味での高度で難しいものである．

支持的精神療法には医師-患者関係における感情疎通性（ラポール）が重要な役割を果たす．患者が医師を信頼することが必要である．医師が患者に関心をもち，正しく理解していると患者に感じとられている場合には，医師の保証や励ましや説得が効を奏する．

しばしば，不安や心気傾向の強い患者に性急に説得を行って，患者の苦痛を鎮めようとあせりがちであるが，信頼関係が不十分な場合には逆効果を生じやすい．まず，患者の訴えに耳を傾けてよく聞き，その苦痛を認める受容の段階を経たうえで，助言，保証，説得を行うようにする．保証とは，心配なものではないことを述べて安心させることである．説得とは症状の起こり方を説明し，納得させることである．この際の医師の専門家としての知識と権威ある態度が暗示的に作用する．

また，受容的な医師の態度のもとで，カタルシス catharsis が起こることがある．これは葛藤に基づく感情的わだかまりが発散されることをいう．

面接による相談をカウンセリングともいう．カウンセリングでは，主として健康な人の悩みや問題を対象とし，それを直接的に解決しようとするのではなく，本人が自らの力で解決できるようになるのを援助することを基本とする．

症状に環境の影響の強いものでは，環境調整が奏効する．患者本人に直接的に働きかける直接的支持療法に対して，環境調整は間接的支持療法とよばれる．

［適応］　精神療法的配慮と支持的精神療法は，薬物療法やその他の身体的療法，体系だった精神療法などの，精神科治療全般に不可欠なものである．

● 精神療法の分類

　精神療法には，日常医師が患者に接するときに行っている精神療法的配慮から，体系づけられた技法によるものまで多種多様なものがある．これらを治療の基本方針から分けると表3-9のようになる．

　次のように分類する場合もある．①支持療法，②表現療法，③洞察療法，④訓練療法である．このうち，訓練療法は表3-9の再教育療法にほぼ等しい．表現療法とは，内心の問題を自由に表現できるような治療場面をつくり，感情的わだかまりを解放し，発散させる方法である．これには，患者が表現することを意識的に抑えている事柄を表現させるもの（告白とか後述の断行訓練）と，患者の無意識の葛藤を表現させるものとがある．表現療法には，面接による言語的表現のほかに，芸術療法，遊戯療法，心理劇などがある．

　精神療法は治療者と患者が1対1で行う個人精神療法が一般的であるが，患者が2人以上の集団精神療法もしばしば行われる．

B　体系だった精神療法―個人精神療法 individual psychotherapy

　体系だった理論と技法をもつ精神療法には，薬物療法と同様に適応，副作用，禁忌があり，精神療法への導入に際しては慎重に検討する必要がある．

1．行動療法，認知療法，認知行動療法（図3-6）

　行動療法は，行動面での条件づけの過剰または不足や欠如が治療の対象とされ，行動の変容をもたらすことを目標とする．**認知療法**は，個人の認知（思考パターン）が症状をもたらしていると考え，歪んだ認知の修正を目標とする．**認知行動療法**は，認知療法と行動療法の両者を利用するもので，患者がさまざまな出来事をどのように理解し，そのうえで，どのように振る舞っているかを問題とし，患者の認知と行動の変化を目標とする．しかし，行動療法，認知療法，認知行動療法は，厳密に分けられるものではない．

a．**行動療法** behavior therapy

　神経症その他による不適応行動のうち，学習によって条件づけされた誤った習慣によるものを除去し，適応行動を伸ばすことを目標とする治療法である．学習理論，古典的条件づけ（無条件刺激を与えて適応的行動を学習させる方法），オペラント条件づけなどの理論に基づいている．簡単なものでは，夜尿症に夜尿警報器を用いるとか，アルコール依存者に嘔吐薬を用いて酒を嫌いにさせる（嫌悪療法）などが行われていたが，1960年前後から Eysenck, Wolpe, Lazarus などによって行動療法として発展・普及してきたものである．

　[適応]　神経症や心身症が主な適応であるが，標的とする症状を適切に設定すれば，精神病から発達障害，薬物依存などに至るまで，適応は広い．

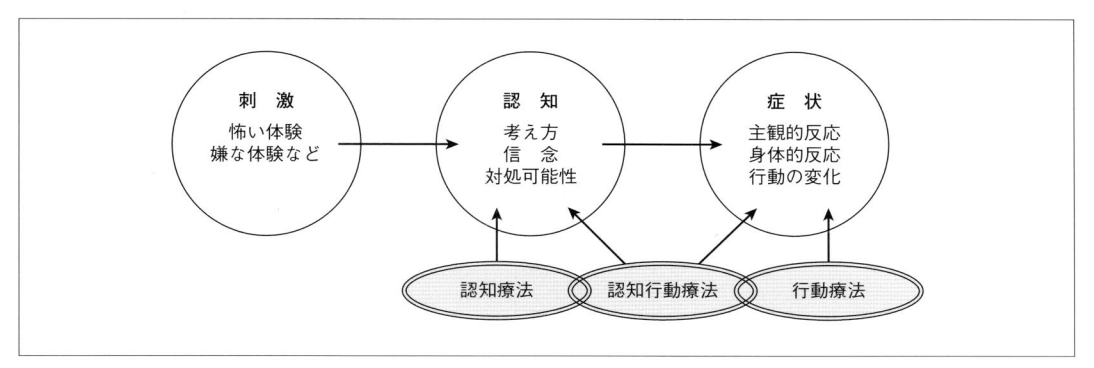

図3-6 行動療法，認知療法，認知行動療法

1) 系統的脱感作法 systematic desensitization (Wolpe, J.)

不安の軽減を直接的目標とする．患者に筋弛緩訓練(Jacobson)をさせておく．一方で，不安惹起刺激を強さによって階層づけする．そして，筋弛緩のもとで不安惹起状況の軽いものから想像させ (image up)，想像しても不安が生じないでくつろいでいられる状態を自覚させながら，だんだんと強い不安惹起状況の image up に移っていく方法である．弛緩状態と不安とが互いに拮抗するという逆制止 reciprocal inhibition の現象を理論的根拠としている．

筋弛緩の代わりに自律訓練や催眠を用いてもよい．

［適応］　不安対象の明瞭な恐怖症が最もよい適応となる．

断行訓練 assertive training：同様に逆制止理論によるもので，患者が表現することを恐れ抑えている行動を，治療場面において実行させることによって，内的緊張を発散・消失させる方法である．たとえば，家人に対する敵意や攻撃を表現させる．不安障害などが適応となる．

2) フラッディングと段階的曝露 flooding and graded exposure

フラッディングとは，そこから逃げ出せない状況下で不安惹起刺激にさらすことである．たとえば，ヘビを怖れる患者にヘビを提示し，強い不安や恐慌のあと，実際には何の危険もなかったことを認識させる．このようにして，不安に対する回避条件づけを消去しようとする方法である． implosive therapy (Stampfle) ともよばれる．段階的曝露とは不安惹起刺激に段階的にさらしていく方法である．また，強迫行為には，その症状行動をとらせないようにして，不安に直面させ慣れさせる曝露反応妨害法が用いられる．

［適応］　適応は系統的脱感作法と同様である．

3) 嫌悪療法 aversion technique

好ましくない行動が起こると同時に罰を与える方法である．

非行，書痙，チックなどに用いられる．アルコール依存者に対する抗酒薬療法もこれに属する．

4) オペラント条件づけ operant conditioning

自発的行動に随伴する刺激を操作することによって，望ましい行動を強化し，望ましくない行動を除去していこうとする方法である．たとえば，好ましい行動が起きたとき，報酬や賞賛を与えて

これを強化し，適応行動の増加を動機づける．代用貨幣法 token economy は精神病院などの施設で，好ましい行動に対して代用貨幣を支払って報酬とするものである．

［適応］　小児自閉症，非行，慢性統合失調症，神経性無食欲症，薬物やアルコール依存などに広く用いられる．

5）モデリング modeling

モデルとなる人間の行動を観察させ，それを模倣させることによって行動変容をきたすようにする技法である．

6）生活技能訓練 social skills training（SST）

対人関係における視線，表情，姿勢，声の調子のような基本的態度から，日常生活でしばしば出会う問題の対処法などについて互いに練習し，評価し，手本を示すなどして，好ましい生活技能を修得させる．

［適応］　統合失調症などの生活障害の改善に用いられる．

7）バイオフィードバック法 biofeedback training

皮膚温度，筋電図，血圧，心拍数，脳波などの何らかの生理的指標を選んで連続的に測定し，ある条件で信号を発するように設定しておく．たとえば，指尖皮膚温度の変化をグラフあるいは色で表示し，温度上昇が症状改善に有効であることをあらかじめ説明しておいて，温度を上昇させるように訓練する．

［適応］　心身症，不安障害などが適応となる．

b．認知療法 cognitive therapy

認知の仕方の歪曲が精神症状を引き起こすという観点から，その歪曲部分を修正することによって症状消失を図る方法である．人間は客観的な現実を自分なりに主観的に理解し，意味づけし，それに対して情緒的に反応している．たとえば，物事がうまくいかなかったら自分の責任でないことでも自責的となって悲観するというようなことである．Beck, A.T.は，うつ病の患者には特有の悲観論的・非現実的な思考パターンがあり，その原因となっている患者のなかの一貫した知覚・認知の歪みの修正が必要と考えた．具体的には，否定的な自動思考（ある状況で，自動的にわき起こってくる思考およびイメージ）や，スキーマ（その人の内に形成された基本的な人生観や人間観など）を明らかにし，その誤りを修正することで症状の軽快を図るものである．

［適応］　慢性化したうつ病などが適応となる．また，気分変調症なども適応と考えられる．

c．認知行動療法 cognitive behavior therapy

認知行動療法は，個人の認知的要因が情緒や行動にどのような影響を及ぼしているか把握し，情緒や行動に行動療法的に介入するだけでなく，情緒や行動に影響を及ぼしている認知的要因の修正を試みる．すなわち，行動療法と認知療法の両者を併用したものである．個人の考え方を変えることによって情緒や行動を変えようとするもので，患者が「自分の考え方を変えることによって，自分の情緒や行動を制御することが可能である」と自覚できるようになることを目標にする．

2. 精神分析療法 psychoanalysis

　Freud, S.によって創始された治療法である．自由連想法，すなわち頭に浮かぶ考えを何ら選択しないで話すことや，夢の内容の聴取から，患者の抑圧した欲求，とくに幼児期体験を意識化することによって，病気の本質と自己に対する洞察を求めるものである．

　治療者は感情的に中立的な態度をとるが，患者は幼児期の重要な人物に対しての感情や態度を治療者に向けてくる．これを転移 transference というが，この転移を解釈 interpret することにより，幼児期の重要な人物との関係などに気づくことを洞察 insight といい，本当に納得のいく洞察が得られたときに症状は消失するものと考えられている．しかし，このような治療過程は実際には容易なものではなく，自由連想や過去の想起ができないなどの抵抗 resistance が起こりやすく，治療は時間のかかるものとなることが多い．精神分析療法は，現在の対人関係上の問題や葛藤の起源は患者の幼児期の対人関係にあるという仮説と，さまざまな苦痛な体験や感情は抑圧 reppression され無意識の領域にしまわれるという仮説に基づいている．

　普通の面接において，分析的解釈を与えながら治療する方法を精神分析的精神療法 psychoanalytic psychotherapy といい，寝椅子による自由連想を行うものを古典的精神分析療法という．

　精神分析的精神療法は，現在の精神症状の原因を過去に向かって探索していくことの重要性を強調したが，これは，森田療法が過去を探索せず，現在および将来を指向していることと対照的である．

3. 森田療法 Morita therapy

　患者のヒポコンドリー性基調や神経質の症状は病気ではなく，健常なる人間の生の欲望からくるあがき，構えであるとし，このあがき，構えを取り去って，あるがままの態度をとり，苦痛に耐えてなすべきことをなす方向に説得・激励しながら，実際に苦痛に耐えながらも仕事ができることを身をもって体験させていく（神経症の項，**286頁**参照）．このために次のように治療計画を設定する．

　　　第1期：絶対臥褥期
　　　第2期：軽作業期
　　　第3期：重作業期
　　　第4期：日常生活訓練期

　［適応］　不安障害，恐怖症性不安障害，心気障害などが適応となる．

4. 催眠療法 hypnotherapy

　一定の手順で催眠状態に導入し，治療的働きかけを行うのが催眠療法である．催眠状態とは，暗示によって誘導された意識変容状態 altered state of consciousness で，①意識野の狭窄，②被暗示性の亢進，③カタレプシーまたは筋弛緩，④眼球の上転などが認められることが多い．

　暗示が他者から与えられる他者催眠と，自分で暗示を与える自己催眠があるが，一般に催眠療法

では他者催眠を用い，自己催眠には後述の自律訓練などがある．

催眠療法は症状除去，再条件づけに有用なことがある．そのほか，他の精神療法をより有効に生かすために用いられる．

［適応］　一時は臨床的には用いられなくなっていたが，最近は見直されてきている．しかし，適用は慎重に吟味する必要がある．統合失調症が疑われるときは禁忌である．

5．自律訓練 autogenic training

自律訓練は Schulz, J.H. によって始められた注意を集中して心身を弛緩させる自己催眠法である．自分で主体的に訓練すること，段階的に身体的訓練をしていくことが特徴である．

［実施法］　静かに仰臥位あるいは坐位で，自然に全身の力を抜くようにする．

● 標準練習

① 閉眼し「気持ちがとても落ち着いている」という言葉を頭の中で静かに繰り返し，心理的な弛緩を自らに与える．

② 公式1：**重感**「右腕がとても重い」　これを頭の中で静かに繰り返し，30〜60秒間受動的な注意集中をし，右腕に重い感じが現れたら，その感じを強めるようにする．無理に腕を重たくしたいと努力するのではなく，無心に重感が起こるのを待つ．これができるようになったら，重感が左腕，右脚，左脚へと広がるように練習する．両腕，両脚に広がるには約3〜6週間を必要とする．

③ 公式2：**温感**「右腕がとても温かい」　これを重感練習と同様に行う．重感練習ですでに温感を伴うことがある．

④ 公式3：「心臓が静かに打っている」

⑤ 公式4：「楽に呼吸(いき)をしている」

⑥ 公式5：「胃のあたりが温かい」(太陽神経叢の温感を目的とする)

⑦ 公式6：「額が涼しい」

以上，段階的な公式を各1〜2週間かかって修得し，それから次の公式に進む．全部の段階を修得するには2〜3カ月を要するのが普通である．練習を終えたときにはぼんやりすることが多いので，腕の屈伸運動を10〜20回繰り返し，気持ちをすっきりさせる．

練習時間は，初めは5分くらい，その後5〜10分と延長していく．以上の標準練習のみでも相当な心身の弛緩効果が得られる．

［適応］　心身症．身体症状を伴う神経症．健康人の一種の精神修養としても用いられる．

Jacobsonの漸進的弛緩法 progressive relaxation：筋を緊張させた後に力を緩めたときに感ずるくつろぎ感を，腕から始めて顔面，頸部，胸部などしだいに全身に広げていく訓練である．

6．内観療法 Naikan therapy

浄土真宗の行である身調べを一般人にも行えるように吉本伊信が考案した方法である．自分の家

族などの身近な人，とくに母から「してもらったこと」「して返したこと」「迷惑をかけたこと」の3項目について，具体的，明瞭に繰り返し想起する．これによって，多くの人に生かされてきた自分を自覚し，他罰傾向から自罰傾向に変わり，感謝と能動性の拡大，自己実現の可能性の増大を引き起こす．

[適応]　アルコール依存症，薬物依存などが適応する．うつ病には禁忌である．

7．現存在分析 Daseinanalyse

実存哲学（Husserl, Heidegger など）と精神分析との結びつきから始まったものである．患者の症状である精神現象を通じてその本質を明らかにし，その本質から症状のもつ個人的な意味を理解しながら患者を指導する．患者を取り巻く周囲の状況も重視される．Binswanger, Boss などが有名である．Frankl はロゴテラピー Logotherapie を唱えた．これは人間存在の本質を，他者との愛，将来に向かっての選択の自由，人間存在の価値の自覚にあるとして，この方向に指導する．とくに人間が過去に規定された存在ではなく，将来に向かっての自己の決断の重要性を指摘した意味は大きい．

[適応]　神経症や心身症のみでなく，うつ病や統合失調症にも適応が広げられている．

8．芸術療法 art therapy

絵画，彫刻，陶芸，音楽，詩歌，ダンスなど，芸術活動を通じて行う精神療法である．言語がコミュニケーションの手段になりにくいとき，しばしば非言語的な媒体を介したコミュニケーションや自己表現が有効になる．あくまでもコミュニケーションや自己表現が目的であり，絵や作品の巧拙とは無関係であることに留意する．

9．遊戯療法 play therapy

個人あるいは集団精神療法として，主に児童を対象に行われる．玩具，画用紙，粘土，楽器などを用意する．遊びを介した交流，感情の発散や表現を治療手段とする．

箱庭療法（Lowenfeld, M., 1929）：砂を入れた箱の中に，傍らに準備された玩具を使って自由に風景や情景などをつくらせる．視覚のみならず触覚などの感覚的要素を使って内的世界が表現され，また作品を媒介として治療者との交流が得られる．

C　家族療法 family therapy

患者の症状は，家族全体の病理の表現型ととらえ，家族の全員もしくは複数の成員に出席してもらい，家族成員の関係に介入する．子供の症状は，しばしば両親の間をつなぐ役割（たとえば夫婦喧嘩や離婚を止めさせる）をしていることがあり，家族療法的な視点が重要となる．家族成員の関係を変えるには，直接的な説得はあまり効果がなく，しばしば課題を出す，意外な提案をする，などの間接的な方法で硬直している家族関係に変化をもたらそうとする．また，症状を単純な原因と

結果という直線的な因果論でとらえず,「原因が結果になり,結果が原因になる」という悪循環が形成されていることに問題があることを提起した.この悪循環をいかに断つかが治療のポイントとなる.

D 集団精神療法 group psychotherapy

各個人の人格と行動の改善をもたらすことを目的として,集団を組織し,集団のなかでの各成員の相互作用 interaction を治療的に用いる方法である.すなわち,集団のなかで各自が互いに共感しうる体験を経て,新しい対人関係のあり方を学び,互いの個性の尊重と協調との均衡を学ぶものである.

Corsini, R.J.によれば,集団療法の治療段階は,① 成員がためらいながら参加する時期,② 互いに話し合い,同情や理解の生ずる時期,③ 問題解決の時期,に分けられるという.

集団の大きさとしては,1人の治療者では5～6人から8人くらいまで,共同治療者をもつときは10～15人ぐらいが適当である.

自然な感情表現を奨励する自己開発的なものや,指示的なもの,教訓的なものなどがある.

小児を対象とした遊戯療法,心理劇 psychodrama (Moreno, J. L.),患者と家族を集めた家族療法,アルコール中毒患者の断酒会,前述した生活技能訓練,その他さまざまなものがある.

Ⅲ. 環境療法 milieu therapy

環境療法とは,患者の生活環境の改善によって日常生活と行動の向上を図り,患者の社会性を高め,社会復帰の実現を促進する働きかけをいう.社会療法ともいう.

A 生活療法

生活療法とは,生活指導,レクリエーション療法,作業療法などを総称する(小林).これらの療法が計画的に配置・実施されて,精神障害者の生活全般が一定のリズムをもって営まれるようにする.医師,看護師,作業療法士(OT),臨床心理士(CP),精神保健福祉士などで構成される治療チームによって治療が行われるのがよい.

1. 生活指導

洗面,入浴,更衣,居室の整頓,清掃など基本的な生活習慣の指導から,他人との交流,協調と責任性など社会生活習慣の指導に及ぶ.

2. レクリエーション療法 recreation therapy

遊びや体育，読書，音楽，絵画，その他レクリエーション活動を治療の手段または媒介とするものである．生活に慰安と気分転換をもたらし，言語を介さずに治療者と行動で結びつくことが，症状の改善に役立つ．

3. 作業療法 occupational therapy，Arbeitstherapie

広義の作業療法は，生活指導，レクリエーション療法などを含む生活療法と同義語である．狭義の作業療法とは，生産的作業，創作的，構成的作業を中心とする諸活動をいう．

欧米における作業療法の歴史は古いが，その先駆者はPinel, P.(1745～1826)である．Pinelは手仕事が精神症状の改善に役立つことを認めた．1920年代，ドイツのSimon, H.は作業療法を体系化し，積極的活動療法aktivere Krankenbehandlungとよび，①無為好褥の是正，②病的思考の転導，③健康部分の助長，④勤労意欲への関心，⑤生活秩序の維持を強調し，社会性・責任性の獲得を意図した．アメリカでは1956年，全米精神療法協会(AOTA)によって作業療法とは「精神力動に基づき，活動（作業）を媒介として治療的人間関係を促進させる精神療法の一種である」と定義された．その後，精神力動論（自我の発展や成長を促す）に加えて学習理論（不適応な行動を改善し，適応行動を獲得させる）も大幅に採用されている．行動療法の項(**379頁**)に記載した代用貨幣法token economyなどのオペラント条件づけなどもこれに入る．

① 生産的作業：袋貼り，箱づくり，農耕，園芸，畜産，印刷，木工など．
② 創作的，構成的作業：創作的活動とは絵画，彫刻，陶芸，染色などの芸術的種目であり**芸術療法**ともいう．構成的活動とは編物，織物，手芸などである．
③ 病院業務作業の治療的利用：病院内の給食，洗濯，事務などの手伝いを職員の指導下で行わせる．

［適応］ 統合失調症が最もよい適応である．その他，人格障害，中毒精神病，精神遅滞などの人格障害面に対する働きかけとして用いられる．

B 社会復帰 rehabilitation

患者が社会のなかで生活しうるように，そして社会人としての諸権利を回復できるように援助する諸活動を社会復帰という．病院生活から社会生活への移行を容易にするものであり，病院内の医療職員，保健所・福祉関係の職員，患者家族などの協力を必要とする(図3-7)．

1. 社会復帰（社会復帰施設ならびに事業）

a. 精神障害者生活訓練施設（援護寮）

回復途上にあり入院治療の必要はないが，まだ家庭において日常生活を送るには支障がある精神

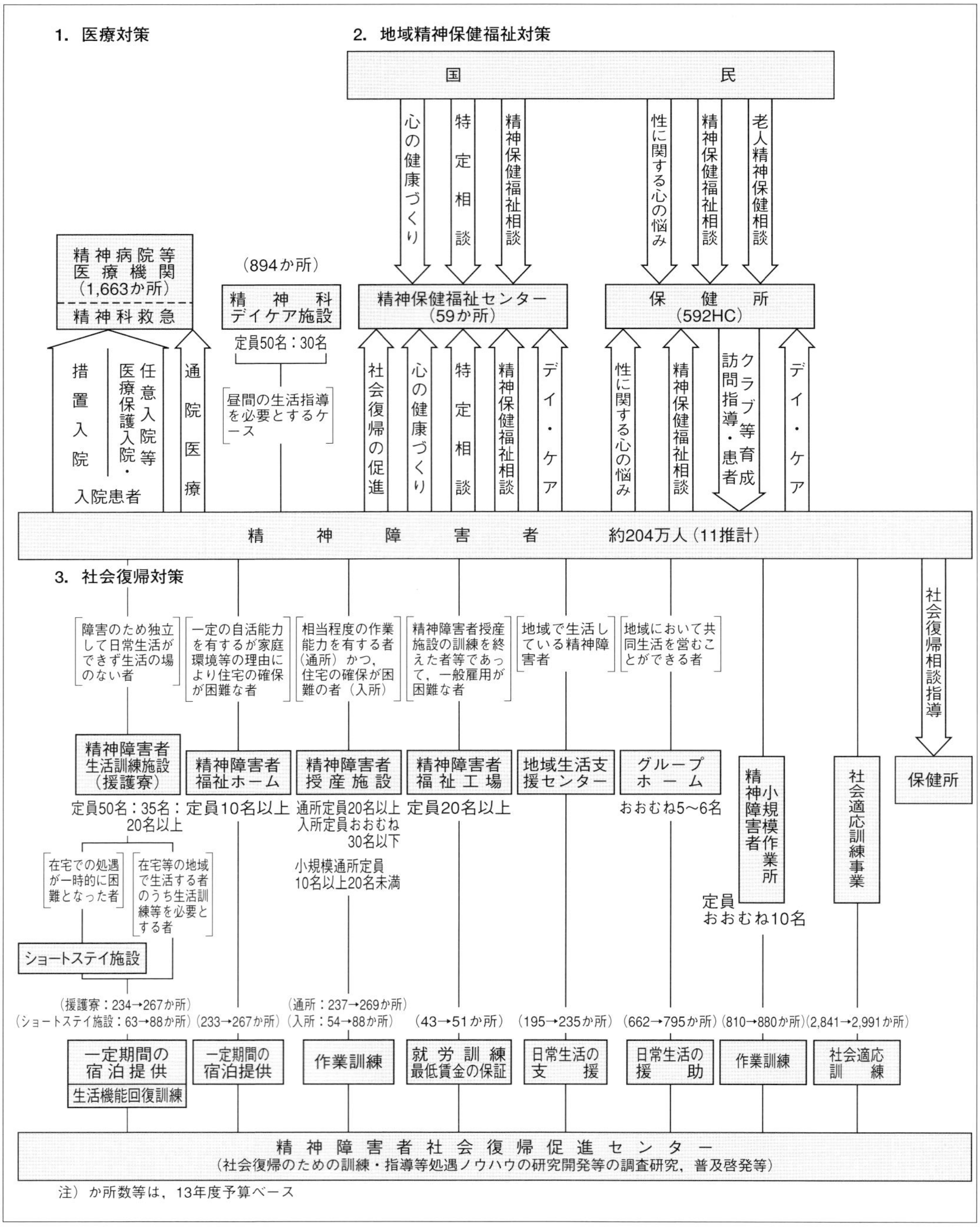

図 3-7 精神保健福祉対策の概要

（精神保健福祉研究会監修：我が国の精神保健福祉―精神保健福祉ハンドブック．平成13年度版，厚健出版，2001より引用）

障害者に対して，入所して日常生活に必要な訓練および指導を行い，社会復帰の促進を図ることを目的とする施設．

b．精神障害者福祉ホーム

一定程度以上の生活能力はあるが，事情により住宅が確保できない精神障害者に対し，低額な料金で居室その他の設備を利用させ，日常生活の相談・指導を行い，社会復帰の促進および自立の促進を図ることを目的とする施設．住居の提供が主なる目的であり，生活訓練施設（援護寮）と比べて指導・訓練の要素は少ない．

c．精神障害者授産施設

ある程度の作業能力はあるが，就労が困難な精神障害者に対して，自活できるように必要な訓練・職業を与えることにより，その者の社会復帰の促進を図ることを目的とする施設．通所型と入所型がある．

d．精神障害者福祉工場

作業能力はあるが，通常雇用が困難な精神障害者を雇用し，社会生活適応のために必要な指導を行うことにより，その者の社会復帰の促進および社会経済活動への参加の促進を図ることを目的とする施設．

e．地域生活支援センター

地域で生活する精神障害者の日常生活の支援，相談，地域交流などについて，指導・助言を行う．支援は一定期間ではなく，継続して行う．また，地域交流の基点として，障害者の活動や地域交流を図るための場を提供する．保健所，医療機関，社会復帰施設などと連携しており，休日や夜間の支援・相談業務があり，上述の施設に併設される．

f．小規模通所授産施設

2001年より新設された．共同作業所，地域小規模作業所を小規模通所授産施設として法内施設としたものである．

2．精神障害者居宅生活支援事業

a．精神障害者地域生活援助事業（グループホーム）

相当程度以上に自活能力があり，共同生活が可能な精神障害者の少人数に対し，世話人を配置し，食事の提供・服薬指導などの生活援助を行い，精神障害者の自立生活の助長を図る事業．施設ではなく住居であり，永続的に利用できる．障害者は原則として就労している．住居は一軒家，民間アパート，マンションといろいろである．

b．居宅介護等事業（ホームヘルプ）

高齢者に行っていたホームヘルプを精神障害者に適応拡大したものである．日常生活を送ることが困難な精神障害者に食事，身体の清潔保持などの介助を行う．

c．短期入所事業（ショートステイ）

在宅の精神障害者が一時的に病状悪化，あるいは家族に事情があって，短期間生活訓練施設（援

護寮)に宿泊することをいう．

d．社会適応訓練事業（通院患者リハビリテーション事業）

通常の雇用契約による就職では困難な精神障害者を対象として，社会的自立の促進を高めるために，一般の事業所（協力事業所）において社会適応訓練等を行ういわゆる職親制度．

3．精神障害者保健福祉手帳

精神障害者に手帳を交付し，精神障害者の社会復帰の促進と自立と社会参加の促進を図る目的で，1995年10月から精神障害者保健福祉手帳が発行されることになった．障害の程度により1級から3級に分類される．税の優遇措置，通院医療費公費負担，また公共交通機関，諸施設の料金割引などがあるが，他の障害者施策に比べるとまだまだ不十分である．

C　地域精神医学 community psychiatry

地域精神医学とは地理的あるいは機能的に限定された地域住民すべての精神保健ニーズにこたえるための調査，技術，理論である．予防，診断，治療，リハビリテーションなどすべてを含むが，地域社会の資源を精神障害者の社会適応援助のために活用できるようにすることが重要であり，精神障害者が地域住民の一員として生活できることを目標としている．

予防的観点ではCaplan, G.の第一次，第二次，第三次予防の区別が有名である．

第一次予防：地域における精神障害の発生率を減少させる方策である．発病予防である．精神障害を誘発しやすい社会条件を除くようにする．

第二次予防：精神障害の早期発見と早期治療であり，これによって社会生活の不能となる期間を短縮させる．

第三次予防：精神障害によって起こる欠陥状態を最小限にとどめることであり，社会復帰のためのさまざまな方策を行う．後保護 after careである．

地域精神医療の医療，保健，福祉領域は以下のようである．

1．医療面

a．精神科診療所

精神科疾患の外来診療を専門に行う．最近，診療所数は増加している．通院に便利のよいところに設置されることが多い．疾患は診療所によって異なるが，うつ病，神経症が多く，ついで統合失調症である．

b．精神科病院

入院ならびに外来診療を行う．疾患としては統合失調症が多く，急性期治療，慢性期治療，救急医療，リハビリテーションを行う．最近は高齢化した統合失調症，認知症患者が増加している．

c．総合病院精神科

大学病院，総合病院の精神科であり，概して病床数が少ない．統合失調症，うつ病，神経症，心身症，認知症疾患，身体合併症を扱う．

2．保健領域

a．精神保健福祉センター

精神保健および精神障害者福祉に関する総合的技術センターとして，地域精神保健福祉活動の中核となる機能を担う．都道府県，指定都市に置く．精神保健および精神障害者福祉に関し知識の普及を図り，調査研究を行い，ならびに相談および指導を行う．また，精神医療審査会に関する事務，通院医療費公費負担および精神障害者保健福祉手帳に関する判定事務を行う．

b．保健所

地域における中心的な行政機関で，精神保健福祉センター，市町村，医療機関などと密に連絡を取り，精神保健の普及，訪問活動，精神衛生相談，デイケアなどを行う．

3．福祉領域

すでに述べたが，①住宅サービスでは通過型として生活訓練施設（援護寮）と福祉ホームが，永続型としてグループホームがある．②就労支援では福祉工場，授産施設，共同作業所がある．

D　治療共同社会 therapeutic community

病院は患者，医師，看護者，その他各種職員から構成される1つの社会である．この社会環境を治療的に有効な雰囲気をもつ共同社会につくり上げていく方式が治療共同社会である．

治療共同社会は，1944年，英国のMaxwell Jonesが神経症性症状をもつ不適応者を主な対象とする病院で始めたものである．入院治療において，患者相互間の働きかけや患者に身近な職員とのかかわり合いが患者の能力の開発に強い影響を及ぼすことが認識されたことから，上から下に向かう管理と治療体制よりも，各構成員の自治と集団的規制によって治療的雰囲気を増強しようとする．具体的には，患者集会，患者・職員集会，職員集会を頻回にもつことで，患者も職員も相互に変化しながら，患者の適応能力を増進していく．

この方式が統合失調症に対しても行われるようになっている．この場合は，病院の開放化，患者能力の活性化，治療的雰囲気，患者と職員の協力，指導された自治などが基本理念とされている．

第2章 精神保健
mental health

● 精神保健の概念

　狭義には精神的不健康と疾患の予防，治療，社会復帰である．疾患の予防は第一次から第三次予防に区別される（地域精神医学の項，388頁参照）．第一次予防は疾患の発生予防である．第二次予防は病気の早期発見，再発予防である．危険因子の除去，心理教育が行われる．精神疾患は再発しやすいので，その予防のため心理教育は重要である．第三次予防は慢性化の防止である．入院期間を短くして，精神科リハビリテーション，生活技能訓練 social skills training（SST）を積極的に行う．

　広義の精神保健は精神的健康の維持，増進，健康づくりであり，ライフサイクルから，すなわち乳幼児期，児童期，思春期，成年期，老年期と区分して，発達，成長，適応，対人関係，老い，死というテーマで精神的健康づくりをしていく．もう一つが生活の場での精神保健であり，家庭では親子関係，しつけ，団らん，生き甲斐，遊び，学校では友人関係，きまり，約束，義務学習，自己認識である．職場では上司関係，責任・役割，地域では地域特性，支え合いがある．問題テーマでは，家庭では児童虐待，家庭内暴力，空の巣症候群，離婚，学校では不登校，いじめ，校内暴力，非行，そして職場では出社拒否，職場不適応，テクノストレス，燃え尽き症候群などがある．

　初期の精神衛生運動は精神障害者の処遇の改善運動から始まったものである．1908年，米国のBeers, C. W.は自らの精神病院への入院体験に基づいて，"A Mind That Found Itself"（わが魂にあうまで）を著し，Meyer, A.の支持を得てコネチカット州精神衛生協会を設立した．Meyerは精神障害の発生に幼少時からの環境因子を重視した米国の指導的精神科医であった．その後，各国に精神衛生運動が広まった．

Ｉ．精神障害の予防

　精神障害は病因別に，内因，外因，心因に大別できるが，各病因の間には密接な相互関係があり，占める役割の大きさを示した比較的な分類であることをまず理解しておく必要がある．

　精神障害の第一次予防（発生予防）は各病因別を問わず実際上困難な問題である．とくに内因精神

病ではほとんど不可能といってよい．外因と心因（心理的環境因）では，健康教育，社会経済的施策，学校や職場の健康管理などによって，発生予防にある程度の寄与が可能である．

1．健康教育

アルコールや薬物依存の知識の普及は最も重要である．仕事と遊び，緊張とくつろぎなどの生活リズムの調和，家庭と社会での各人の個性の尊重，わが国の文化的土壌に根ざした日本人心性などについての認識，福祉思想の普及，すなわち健康者は病者の世話をしていくべきであるという思想とともに，精神障害者に対する社会的許容度の増大も重要である．

2．社会・経済的環境の是正

過密と過疎環境，住宅難，貧困，その他，社会福祉，社会開発，社会保障などが関係する分野である．物質的・社会心理的および社会文化的に必要なものを得られるようにすることで，長期的・慢性的に働く病因を除いていく．

3．精神保健相談

保健所，精神保健福祉センター，学校や職場の保健施設などで，精神保健相談が容易に行われることは，急性的な精神的危機を解決し，精神障害に移行することをある程度防止できる．

4．遺伝相談

遺伝相談とは遺伝性疾患とかかわりのある個体が，子供とか同胞，あるいは当事者自身に同じ疾患が現れる危険性がどれくらいあるかという相談について，科学的事実に基づいて危険率を推定し，当事者に納得のいくように助言することである．明らかな遺伝性疾患である精神障害，たとえばHuntington病とかフェニルケトン尿症などでは科学的助言が容易である．遺伝と環境の相互作用の結果である統合失調症や躁うつ病などでは，家族歴の把握と当事者の社会的背景を十分考慮して助言を与える必要がある．

5．精神障害の早期発見と治療，リハビリテーション

精神障害の早期発見と早期治療によって，症状の程度を軽くし，期間を短縮することができれば，家庭の崩壊，社会的脱落を防ぐことが可能である．精神病では病識に欠けることが多いので，家族，友人，同僚などが，障害の発見，受診，治療継続に大きな役割を果たす．

治療と再発防止の体系化，リハビリテーションの促進，これらを総合した地域精神医学は精神保健の中心的課題である（地域精神医学の項，388頁参照）．

表3-10 年齢によって好発する精神障害

発達段階	心因	外因	内因	疾患・病型
乳幼児期	親子関係(母子関係)	遺伝性疾患,胎生期・周生期障害	てんかん	精神遅滞,てんかん,行動異常
児童期	家庭・近隣社会,学校			登校拒否,非行,強迫行動
青年期	自我同一性,性成熟	薬物乱用	統合失調症	統合失調症,思春期行動・情動障害,神経症,てんかん,薬物依存
壮年期	家庭,職場	アルコール・薬物乱用	統合失調症,躁うつ病	統合失調症,躁うつ病,アルコール・薬物依存,神経症
退行期老年期	退職,孤独,死	変性疾患,循環障害	躁うつ病	うつ病,初老期・老年認知症,脳血管障害,神経症

II. 発達段階による精神保健

　精神障害は，各年齢層によって好発する疾患あるいは病型が定まっているので，各年齢層で重要な病因と疾患あるいは病型を列記しておく(表3-10)．心因ではとくに乳幼児期の親子関係が将来の人格発達に強く影響すると考えられている(子供の発達の項，313頁参照)．

III. 自殺の疫学と予防

　わが国は世界でも有数な自殺多発国である．図3-8にみるように1950年(昭和25年)，1960年(昭和35年)には男女とも青年者に大きな山があったが，次第に低くなっている．高齢者では男女ともに自殺率が上昇する．近年，1998年(平成10年)から9年連続して3万人を超えている．自殺率(人口10万対)は1956年(昭和31年)は24.5で，その後比較的低い状態であったが1986年(昭和61年)に21.2と高くなったのち低下していた．しかし，1998年(平成10年)から3万人を超え，2006年(平成18年)は32,155人で，自殺率は25.2であった(警視庁)．全体の70％強が男性で，50歳代以上が60.5％を占めた(図3-9)．この背景は経済，雇用の不況，少子・高齢化が原因と考えられている．平成18年6月「自殺対策基本法」が成立し，同年10月施行された．

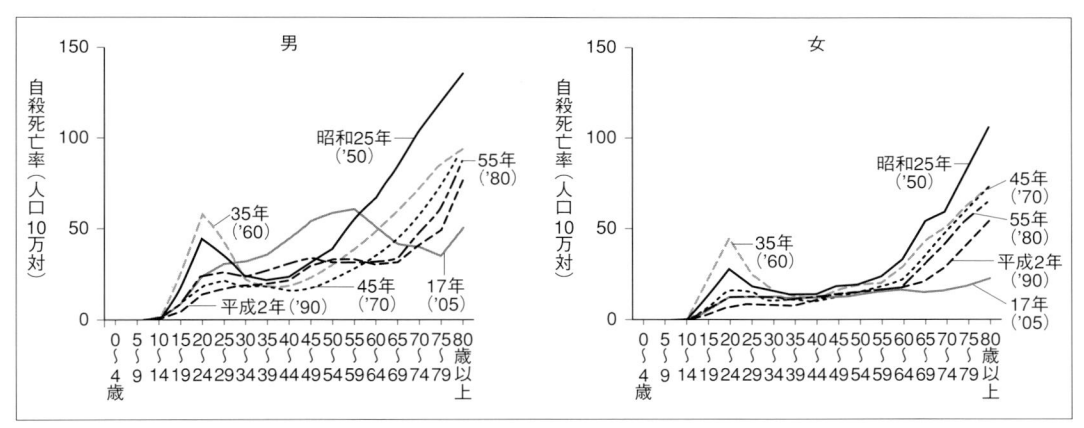

図3-8　性・年齢階級別自殺死亡率(人口10万対)の年次推移
資料：厚生労働省「人口動態統計」．
(2006年「国民衛生の動向」．厚生の指標，第53巻第9号，P.50，2006より引用)

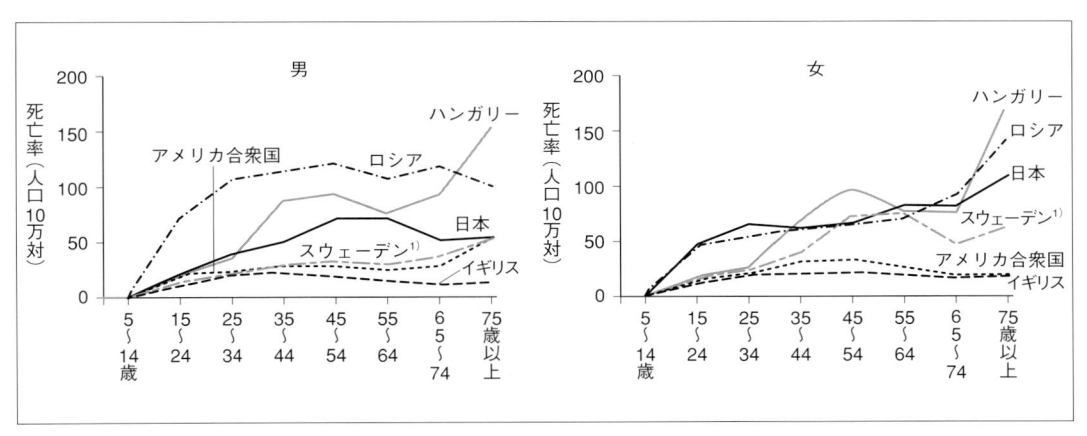

図3-9　性・年齢階級別自殺死亡率(人口10万対)―国際比較(2001年)
注：1) 1996年．資料：厚生労働省「人口動態統計」，WHO「World Health Statistics Annual，1997〜1999」．
(2006年「国民衛生の動向」．厚生の指標，第53巻第9号，P.55，2006より引用)

● 自殺の予防

　精神障害者では，不眠，不穏，多動などの激越症状のとき，また，症状の急激な変化，軽快などのとき，自殺念慮があるかどうかを察知し，鎮静的作用の強い抗精神病薬の注射，あるいは電気けいれん療法を機を失せずに行う．

　地域精神保健の立場では，自殺予防センターを設けて，急性の状況性障害を起こした人が直ちに相談できるようにするのがよい．ほぼすべての都道府県では，「いのちの電話」という電話カウンセリングによる予防機関がある．また，自殺者の約60％は以前に自殺企図の経験をもつといわれるので，このような人に対する指導が必要である．

　老年者の高い自殺率に対しては，老人に生きがいと役割意識を与える福祉政策が必要である．

IV. 精神保健行政

精神保健に関する世界的な組織としては、**世界保健機関（WHO）**と**精神保健世界連合** World Federation for Mental Health がある。わが国の精神保健行政は**厚生労働省**の社会・援護局障害保健福祉部精神保健福祉課が担当し、直接には精神保健福祉法の運用を監督している。

精神保健に関する直接の窓口は**保健所**であるが、保健所を指導する役割を果たすのは**精神保健福祉センター**である。精神保健福祉センターの業務は、精神保健に関する知識の普及、精神保健に関する調査研究、精神保健に関する相談および指導のうち、複雑または困難なものを行うことになっている。

1．精神保健福祉法

精神保健福祉法とは、国が精神障害者をどのように処遇するかの方針を示した法律である。

わが国の精神障害者を対象とした法律の歴史は次のようである。

- **精神病者監護法**（1900年）：精神病者の監置・監禁、社会治安の目的が強く、法の運用は警察が行った。私宅監置はかえって増加した。
- **精神病院法**（1919年）：主務大臣は道府県に精神病院の設置を命ずることができるようになったが、公立病院の設置は進まなかった。この傾向はその後も続き現在に至っている。
- **精神衛生法**（1950年）：精神病者監護法と精神病院法が廃止され、これに代わって制定された。精神病者の私宅監置は禁止され、精神障害のために自傷他害のおそれがある患者の措置入院と治療費の公費負担、精神鑑定医の指定など、主として入院に関する条項が定められた。法の運用はすべて厚生省へ移った。
- **精神衛生法一部改正**（1965年）：精神科治療法の進歩とともに精神衛生法の改正の必要に迫られていたが、たまたま1964年に統合失調症少年による駐日アメリカ大使ライシャワー氏刺傷事件が起こり、これを契機として法改正が行われ、精神衛生センターを都道府県に設置できることや、外来通院に対して治療費の半額を公費負担することなどが加えられた。しかし、全般的に入院規定が多く、その他の医療保護については規定が不十分であった。
- **精神保健法**（1988年）（精神衛生法の一部改正）：当時、国内で起こった精神病院における患者虐待事件に対する国内外の非難から、人権尊重の観点からの改正が行われ、法律の名称も精神保健法と改められた。入院形態に、障害者自らの同意による**任意入院**を新設し、障害者の意思に反する強制入院のうちに、**医療保護入院**（保護義務者の同意による入院）を定めた。医療保護入院に際しては、**精神保健指定医**の診断と、障害者に入院させる旨の告知が必要である。また、入院が適正か否かについての審査会が設置された。また、障害者の社会復帰に関する事項が法文化された。
- **精神保健福祉法**（1995年）：1993年に障害者基本法が成立し、精神障害者が身体障害者や知的障害者と同じく、基本法の対象となった。1994年の地域保健法の成立により、国、都道府県および市町村の役割分担や地域精神保健対策の見直しが図られた。これにより精神障害者の人権に配慮した、① 適正な精神医療の確保や、② 社会復帰の促進に加えて、③ 障害者福祉を法のなかに組み込んで、1995年に法律名の改正が行われ、精神保健及び精神障害者福祉に関する法律（精神保健福祉法）となった。その主な改正内容は、① 法の目的に「自立と社会参加の促進のための援助」を加え、福祉の充実、② 精神障害者

保健福祉手帳の創設，③ 社会復帰施設として，生活訓練施設（援護寮），授産施設，福祉ホーム，福祉工場を法律上に明記，④ 精神保健指定医制度を充実，⑤ 人権擁護のため医療保護入院の際の告知義務の徹底，⑥ 公費負担医療の医療保険優先化である．その後，1997年に精神保健福祉士が国家資格化された．1999年に精神医療審査会の機能強化，移送制度の創設などがあった．

● 精神保健及び精神障害者福祉に関する法律（"精神保健福祉法"）（本文どおりではない）

第1条　この法律は，精神障害者の福祉の増進及び国民の精神保健の向上を図ることを目的とする．

第2条　国及び地方公共団体は，精神障害者が社会復帰をし，自立と社会経済活動への参加をすることができるように努力するとともに，国民の精神保健の向上のための施策を講じなければならない．

第3条　国民は，精神的健康の保持及び増進に努めるとともに，精神障害者がその障害を克服して社会復帰をし，自立と社会経済活動への参加をしようとする努力に対し，協力するように努めなければならない．

第4条　医療施設，社会復帰施設の設置者，地域生活援助事業若しくは社会適応訓練事業を行う者は，国，地方公共団体，医療施設又は社会復帰施設の設置者及び地域生活援助事業又は社会適応訓練事業を行う者は精神障害者の社会復帰の促進及び自立と社会経済活動への参加の促進を図るように努めなければならない．

第5条　「精神障害者」とは，精神分裂病，精神作用物質による急性中毒又はその依存症，知的障害，精神病質その他の精神疾患を有する者をいう．

第6条　都道府県は精神保健福祉センターを設置することができる．

第9条　都道府県に「地方精神保健福祉審議会」を置く．地方精神保健福祉審議会は，都道府県知事の諮問に答えるほか，精神保健及び精神障害者の福祉に関する事項に関して都道府県知事に意見を具申することができる．

第18条　精神保健指定医

第19条の4　指定医のおもな職務

第19条の5　その精神病院に常時勤務する指定医を置かなければならない．

（任意入院，診察及び保護の申請）

第22条の3　任意入院

第23条　精神障害者又はその疑いのある者を知った者は，誰でも，その者について指定医の診察及び必要な保護を都道府県知事に申請することができる．

（警察官などの通報）

第24, 25, 26条　警察官は，精神障害のために自身を傷つけ又は他人に害を及ぼすおそれがあると認められる者を発見したときは，直ちに，その旨を，もよりの保健所長を経て都道府県知事に通報しなければならない．検察官，保護観察所の長，矯正施設の長は，精神障害者又はその疑いのある者を発見したときは，その旨を都道府県知事に通報しなければならない．

(申請等に基づき行われる指定医の診察等)

第27条　都道府県知事は，申請，通報又は届出のあった者について調査の上必要があると認めるときは，その指定する指定医をして診察をさせなければならない．

　第29条　措置入院

　第33条　医療保護入院

　第33条の4　応急入院

(処遇)

第36条　精神病院の管理者は，入院中の者につき，その医療又は保護に欠くことのできない限度において，その行動について必要な制限を行うことができる．信書の発受の制限，都道府県その他の行政機関の職員との面会の制限その他の行動の制限は行うことができない．

(通院医療)

第32条　都道府県は精神障害者の通院医療費の95％を負担することができる．

(精神障害者保健福祉手帳)

第45条　精神障害者は，精神障害者保健福祉手帳の交付を申請することができる．

2．各種の身分法

　精神障害者は，精神障害であるという事実が認められることによって，身分の資格の取得ができない(絶対的欠格)か，制限を受ける(相対的欠格)ものがある．

　絶対的欠格の対象は，道路交通法，理容師法，あん摩マッサージ指圧師，はり師，きゅう師等に関する法律，理学療法士及び作業療法士法などである．

　相対的欠格の対象は，臨床検査技師，衛生検査技師等に関する法律，医師法，歯科医師法，歯科衛生士法，保健師助産師看護師法，薬剤師法，獣医師法，栄養士法，診療放射線技師法，調理師法，製菓衛生師法，美容師法などである．

3．障害年金制度

　各種の障害年金制度があるが，ここでは政府管掌の国民年金制度による福祉政策について述べる．

　精神障害の程度が，日常生活の用を便ずることを不能ならしめる程度のものを1級該当，日常生活が著しい制限を受けるか，または日常生活に著しい制限を加えることを必要とする程度のものを2級該当として，障害年金(国民年金加入者について)あるいは障害福祉年金が支給される．

　精神障害の原因となる傷病名は，統合失調症，躁うつ病，非定型精神病，てんかん，症状性を含む器質性精神障害および知的障害(精神遅滞)である．神経症と精神病質は原則として除外されている．

V. わが国の精神医療の概況

1. 現 状

2000年(平成12年)6月現在で精神病床数は358,449床で，1993年(平成5年)をピークに少しずつ減っている．精神病床を有する病院は1,672である．このうち約8割は医療法人または個人病院である．在院患者数は333,003人で，これも1993年(平成5年)をピークに少しずつ減少している．病床利用率は95.4％である．外来患者数は1999年(平成11年)で約170万人である(我が国の精神保健福祉―精神保健福祉ハンドブック，平成13年度版，厚健出版より)．

2. 精神科入院の形態 (表3-11)

a. 任意入院

本人の同意に基づいた入院である．精神病院管理者は，入院に際し患者から自ら入院する旨を記載した書面を受け取るとともに，退院，処遇の改善，その他定められた事項を患者に書面で知らせなければならない．原則として開放的処遇を行う．退院の申し出があった場合，退院させなければならない．しかし，精神保健指定医の診察の結果，医療および保護のための入院を継続する必要があると認められたときは，72時間を限度に退院を制限することができる．2000年(平成12年)6月末現在で入院患者の66.3％が任意入院である．

b. 医療保護入院

精神保健指定医は，精神障害者であり，かつ医療および保護のため入院の必要があると認めた者につき，保護者の同意(扶養義務者の同意による入院では4週間を限り)があるときには，本人の同意がなくてもそのものを入院させることができる．2000年(平成12年)6月末現在で入院患者の31.6％が医療保護入院である．

c. 措置入院

精神障害のために，入院させなければ自傷他害となる，あるいはそのおそれがある場合に適応する行政処分である．都道府県の知事の命令による．自傷とは自傷，自殺など自己の生命や身体を害する行為であり，他害は殺人，傷害，暴行，器物破損などである．診察する医師は精神保健指定医でなければならず，そして2名以上の指定医が診察してその結果が一致しなければならない．措置の該当症状あるいは状態像は表3-12に示す．措置入院患者数は昭和40～50年代は6～7万人台であったが，1985年(昭和60年)ごろから減少し，2000年(平成12年)は3,247人で入院患者の1％である．

緊急措置入院は緊急入院を要する場合で，1人の指定医の診察結果で自傷他害のおそれのある場合は72時間を超えない期間で入院させることができる．

表3-11 精神保健福祉法による入院形態の相違

入院形態	判断のポイント	診察医	同意・指示	備考
任意（第22条の3）	医療・保護	医師	本人同意	指定医診察で72時間以内の退院制限可能
医療保護（第33条）	医療・保護	指定医　1名	保護者同意	扶養義務者，4週間以内に家庭裁判所で選任
措置（第29条）	自傷他害	指定医　2名以上	知事指示	
緊急措置（第29条の2）	自傷他害　緊急	指定医　1名	知事指示	72時間以内
応急（第33条の4）	医療・保護（意識障害，昏迷など）	指定医　1名		保護者などの同意を得ることが不可能，身元不明，単身者，72時間以内

d．応急入院

　医療および保護の必要がある精神障害者で，急速を要し，保護者あるいは扶養義務者の同意を得ることができない場合において，指定医の診察の結果，直ちに入院させる必要があると認めた場合には，本人の同意がなくても，72時間を限り，その者を入院させることができる．昏迷，意識障害などの救急的対応が必要となる場合や外国人の精神障害の場合で，医療保護入院，措置入院，緊急措置入院の範疇に入らないものをいう．

3．精神保健指定医

● 指定医の申請条件

1. 5年以上診断又は治療に従事した経験を有すること．
2. 3年以上精神障害の診断又は治療に従事した経験を有すること．
3. 厚生労働大臣が定める精神障害につき診断又は治療に従事した経験を有すること．ケースレポートを提出し審査を受ける．

　　統合失調症圏（措置入院又は医療保護入院：3例以上（措置入院者につき1例以上を含む））

　　躁うつ病圏（措置入院又は医療保護入院：1例以上）

　　中毒性精神障害（措置入院又は医療保護入院：1例以上）

　　児童・思春期精神障害（措置入院又は医療保護入院：1例以上）

　　症状性又は器質性精神障害（措置入院又は医療保護入院：1例以上）

　　老年期認知症（措置入院又は医療保護入院：1例以上）

4. 厚生労働大臣が定める研修の課程を終了していること．

● 指定医のおもな職務

- 任意入院患者の退院制限の判定
- 医療保護入院患者の入院の判定
- 医療保護入院の定期報告

表3-12 自傷他害のおそれの認定

病状又は状態像	自傷行為又は他害行為のおそれの認定に関する事項	原因となる主な精神障害の例示
抑うつ状態	悲哀感，焦燥感，絶望感等の一般的な抑うつ感情，思考面での集中困難，思考制止，行動面での運動制止等がみられ，これに抑うつ的な内容の錯覚，幻覚，妄想を伴うことがしばしばあることから，このような病状又は状態像にある精神障害者は，自殺念慮，自傷念慮，心中念慮等を抱く結果，自傷行為又は他害行為を行うことがある	躁うつ病圏 統合失調症圏 症状性又は器質性精神障害 心因性精神障害 など
躁状態	爽快感，易怒的，刺激的な昂揚感等の躁的感情，自我感情の肥大，思考面での観念奔逸，行動面での運動興奮等がみられ，これに躁的な内容の誇大等の妄想を伴うことがしばしばあることから，このような病状又は状態像にある精神障害者は，思考及び運動の抑制が減弱又は欠如し，傲慢不そんな態度が度を超す結果，自傷行為又は他害行為を行うことがある	躁うつ病圏 統合失調症圏 症状性又は器質性精神障害　など
幻覚妄想状態	幻覚，妄想がみられ，これに幻覚，妄想に対する自覚，洞察の欠如を伴うことがしばしばあることから，このような病状又は状態像にある精神障害者は，現実検討能力に欠け，恐慌状態や興奮状態に陥りやすい結果，自傷行為又は他害行為を行うことがある	統合失調症圏 中毒性精神障害 躁うつ病圏 症状性又は器質性精神障害　など
精神運動興奮状態	欲動や意志の昂進又は抑制の減弱がみられ，これに思考の減裂傾向を伴うことがしばしばあることから，このような病状又は状態像にある精神障害者は，多動興奮状態に陥りやすい結果，突発的に自傷行為又は他害行為を行うことがある	統合失調症圏 中毒性精神障害 躁うつ病圏 心因性精神障害 症状性又は器質性精神障害　など
昏迷状態	意志発動性が強く抑制されているために，精神的にも身体的にも外界にほとんど応答できない状態がみられ，このような病状又は状態像にある精神障害者は，対人接触等の日常社会活動のみならず，摂食，排泄，睡眠等の生命維持に必要な活動を行うことができない結果，又は突発的な衝動行為を行う結果，自傷行為又は他害行為を行うことがある	統合失調症圏 心因性精神障害 躁うつ病圏 中毒性精神障害 など
意識障害	周囲に対して適切な注意を払い，外界の刺激を的確に受けとって対象を認知し，必要な思考及び判断を行って行動に移し，それらのことの要点を記憶に留めておくという一連の能力の全般的な障害がみられ，このような病状又は状態像にある精神障害者は，見当識の障害を伴う結果，自傷行為又は他害行為を行うことがある	中毒性精神障害 症状性又は器質性精神障害 心因性精神障害 など
知能障害	先天性若しくは幼少時発症の脳障害により知能の発達が障害された状態又は成人後に生ずる器質的脳障害により知能が低下している状態にあり，周囲との意志の疎通や外界に対する感情の表出等の障害がみられ，このような病状又は状態像にある精神障害者は，突発的な衝動行為等を伴う結果，自傷行為又は他害行為を行うことがある	精神薄弱 症状性又は器質性精神障害　など
人格の病的状態	知能にほとんど欠陥はないが，人格構成要素の不均衡又は人格全体の異常等のために，本人が悩み又は他人が悩まされ，そのため個人あるいは社会に対し対立するに至るような人格の病的状態がみられ，このような病状又は状態像にある精神障害者は，周囲との意志の疎通や外界に対する感情の表出又は内的葛藤の処理が障害されやすいことに起因する適応障害が顕著な場合，自傷行為又は他害行為を行うことがある	精神病質 統合失調症圏 症状性又は器質性精神障害に伴う人格変化 中毒性精神障害 けいれん発作後の人格変容　など

- 入院患者の行動制限の判定
- 措置入院患者の措置症状消失の判定
- 措置入院患者の定期報告
- 措置入院患者の仮退院の判定

このほかに,「公務員として」の都道府県知事が指定した職務がある.

- 措置入院判定
- 移送の際の行動制限の判定
- 定期報告,退院請求などの審査
- 精神病院への立ち入り調査

4．通院医療

a．現　況

わが国では精神科通院患者数は170万人あるいはそれ以上と考えられる．疾患では統合失調症,うつ病,神経症,ストレス関連障害,てんかんが多い．1990年代に入り患者数の増加があり,疾患としては中年期のうつ病,神経症,認知症が主なものである．主な医療施設は精神科診療所,総合病院精神科,精神科病院である.

b．通院医療費公費負担制度（『第32条』）

都道府県は精神障害者の通院医療費の95％を負担することができる.

c．精神科デイケアなど

わが国では1962年（昭和37年）に国立精神衛生研究所で研究が始められ,その後全国に広がり,現在1,000カ所近くの施設がある．デイケアは日中6時間,数日/週行われる．内容はレクリエーション,集団精神療法,作業療法,生活技能訓練（SST）などである．ナイトケアは午後4時以降で4時間,デイ・ナイトは10時間を標準としている.

5．社会復帰と在宅援助（図3-7）

社会復帰施設ならびに事業としては,①精神障害者生活訓練施設（援護寮）,②精神障害者福祉ホーム,③精神障害者授産施設,④精神障害者福祉工場,⑤地域生活支援センター,⑥小規模通所授産施設などがある.

在宅生活支援事業として,①精神障害者地域生活援助事業（グループホーム）,②居宅介護等事業（ホームヘルプ）,③短期入所事業（ショートステイ）,④社会適応訓練事業（通院患者リハビリテーション事業）がある.

また,精神障害者保健福祉手帳が発行された.

6．地域精神医療（図3-7）

地域精神医学の項（**388頁**）を参照.

第3章　司法精神医学
forensic psychiatry

　犯罪の精神医学的研究を行う分野は犯罪精神医学と総称され，犯罪の現象と原因，犯罪の防止，予防など広い範囲にわたる．このうち，裁判における精神鑑定から発展したのが司法精神医学 forensic psychiatry である．犯罪者の人格や素質を研究するのは犯罪生物学，犯罪者の矯正（処遇，治療，予防）を研究するのは矯正医学である．

　精神鑑定は，裁判所の場合は裁判長からの命令，検察庁の場合は検察官からの委嘱によって行う．刑事事件と民事事件とでは，鑑定の主眼とするところが異なる．刑事事件では，① 事件当時の精神状態と，② 現在の精神状態を明確にすることが主となる．一方，民事事件では，日常の持続的精神状態および将来の予後の見通しを明確にすることが主となる．

　いずれにおいても判定をするのは裁判官であるが，精神障害者の責任能力や行為能力について精神医学的な参考資料を提供するのが精神鑑定である．

Ｉ．刑法と精神障害

　わが国の刑法は責任主義刑法といわれ，違法な行為につき，その行為の責任を負いうると判断されたとき，すなわち責任能力を認められたときに，行為者に対して刑が科せられることになっている．

　刑法第39条（心神喪失・心神耗弱）では，① 心神喪失者の行為は，罰しない，② 心神耗弱者の行為は，その刑を減軽する，となっている．なお，第40条〔瘖唖者〕は1995年（平成7年）に削除された．

　心神喪失とは，精神の障害により事物の理非善悪を弁識する能力がなく，またこの弁識に従って行動する能力を欠く状態をさし（責任無能力），**心神耗弱**とは，精神の障害が事物の理非善悪を弁識する能力を欠如するまでには至らないが，その能力が著しく減退した状態をさす（限定責任能力）．

　したがって，精神鑑定では，被告人が犯行当時，① 精神障害であったかどうか，② 精神障害が責任能力をどのくらい損なう程度のものであったかが問われる．

精神障害であればすべて責任無能力というわけではない．精神障害の質と程度が関係し，個々の例について検討するほかないが，一般的にGruhle, H.の見解が参考とされ，これの要旨は次のとおりである．

① すべての大精神病（進行麻痺，統合失調症，躁うつ病，てんかんの例外状態）においては，すべての行為に対して責任無能力である．すなわち，器質性ならびに内因性の精神病性精神障害では責任無能力を認める．

② 頭部外傷，動脈硬化，老年変化などのために障害が量的な差異を示すものでは，その精神荒廃の程度に応じて，情状酌量，限定責任能力，責任無能力のいずれかが認められる．精神遅滞でも同様である．

すなわち，器質性の非精神病性精神障害では，その程度によって責任能力は異なる．精神遅滞では重症は責任無能力，中等度・軽度では限定責任能力が認められることが多い．

③ 精神病質（人格障害），神経症では著しい精神病質性の性格特徴を有し，しかも犯行がこの性格特徴に起因している場合に限定責任能力を認める．精神病質反応が心因性精神病の範囲にまで亢進しているきわめてまれな場合にのみ責任無能力が認められる．

精神病質（人格障害），神経症では特別の場合のほか完全な責任能力が認められる．酩酊の場合には普通酩酊は完全な責任能力が認められる．病的酩酊は責任無能力，複雑酩酊では限定責任能力が認められることがある．

精神疾患であって，犯行時の行為が疾患それ自身の症状に基づくか（たとえば被害妄想から発した犯行など），またはその行為が，その人の人格からみて有意味な関連を失っている状態（たとえばてんかんのもうろう状態）の場合には責任無能力であるという一致した見解がある．しかし，その他の場合，たとえば統合失調症において，定型的な精神病症状を示している時期には責任無能力とされるが，寛解状態，あるいはごく軽度の欠陥状態にあるものについては問題となる．

その場合に，犯行が突然に行われ動機がないとか奇矯であるものについては責任無能力とし，犯行が普通によく起こるような種類のもので，目的志向性があり，本人も刑罰に値することを意識している場合には，限定責任能力とすべきであるという意見がある．

II．民法と精神障害，成年後見制度

民事事件で精神障害が問題となるのは，契約や売買行為を行う能力（行為能力）があるかどうかである．行為能力が認められないものを**無能力者**とよぶ．民法上の無能力者は，後見，保佐ならびに未成年者である．

表3-13 成年後見制度

	対象者	援助者	旧制度
後見	判断能力が欠けている者	後見人	禁治産
保佐	判断能力が著しく不十分な者	保佐人	準禁治産
補助	判断能力が不十分な者	補助人	―
任意後見	将来判断能力が不十分になったときに備えて，あらかじめ任意後見人と契約する者	任意後見人	―

● 成年後見制度（表3-13）

認知症疾患，知的障害その他の精神障害により判断能力が不十分で，財産の管理，処分が適切に行えないとき，家庭裁判所が本人を援助する者（成年後見人等）を選任し，この者に本人を代理するなどの権限を与えることにより本人を保護する．

2000年（平成12年）4月から施行された．判断能力の不十分さが最も重度な人を対象とするのが後見，ついで保佐，そして補助である．従来の禁治産が新制度の後見，準禁治産が新制度の保佐に相当する．補助は新しく設けられた類型で，判断能力が不十分ではあるが，その状態が後見や保佐の対象となる程度には至っていない人を対象とする．

後見：民法第7条で「精神上の障害により事理を弁識する能力を欠く常況にある者」．かつての禁治産に相当する．日常的に必要な買い物も自分ではできず，誰かに代わってもらう必要がある程度とされる．

保佐：民法第11条で「精神上の障害により事理を弁識する能力が著しく不十分な者」．かつての準禁治産に相当する．日常的に必要な買い物は単独でできる．しかし，重要な財産行為，たとえば不動産や自動車の売買，自宅の増改築，金銭の貸し借りなどはできない程度とされる．

補助：民法第14条で「精神上の障害により事理を弁識する能力が不十分な者」．改正前の民法では対象になっていなかった比較的軽度な判断障害である．保佐のように重要な財産行為はできると思われる．しかし，できるかどうか危惧され，本人の利益のためには誰かに代わってもらったほうがよいという程度．

任意後見：本人の判断能力が不十分な状態になったときに，あらかじめ公正証書により締結した任意後見契約に従って本人を保護するものである．

離婚の場合にも精神鑑定を求められることが多い．「配偶者が強度の精神病にかかり，回復の見込がないとき」（第770条）が離婚請求の1つの条件となる．

第4章　病跡学
pathography

　病跡学 pathography あるいは病誌とは，天才や傑出人について，その業績と精神状態との関係を，精神医学的に研究する学問である．病跡学はドイツの Möbius, P. J.（1907）に始まり，Lange-Eichbaum, W., Kretschmer, E. などが大きな貢献をした．

　天才的創造と精神障害との間に深い関係が認められることがある．Lange-Eichbaum は病気と創造との時間的関係を次の3つに分けた．

　① 主要な創造活動をした後に，重い精神障害におかされる場合．ドイツ・ロマン派の詩人ヘルダーリンや，科学者ニュートンなどがあげられる．

　② 主要な創造活動をする以前に精神障害にかかっている場合．フランス・ロマン派の詩人ネルヴァル，ロシアの小説家ガルシンなどがある．精神病的体験が作品の内容に取り入れられ，幻想的である．

　③ 精神障害と創造活動が時間的にほぼ一致している場合．小説家ストリンドベリー，画家のクビーンやムンクがある．作品の内容のみならず，その様式に病気の影響が濃厚に表現されている．

　Kretschmer は体質生物学的な気質型と特定の才能の型が結びつくと考えた．循環気質者は直観的・対象的思考が主であり，写実的物語り作者などで才能を発揮する．統合失調気質者は夢幻的・ロマン的思考，または抽象的・体系的思考が主であり，空想的詩人，象徴的神学者や哲学者（ロマン的類型群）または形式芸術家や劇作家，理論家や独断家（形式的体系的類型群）などの才能があるとする．

　精神障害の疾病分類では，一般に創造活動とより深く関係するのは統合失調症圏のものであるとされる．躁うつ病圏では，うつ状態では生産性が低下するし，躁状態では創造活動を促進する反面，内容が粗雑になるため，独特な創造活動が起こりにくい．しかし，ゲーテは約7年ごとに軽い躁状態を繰り返し，これが創造活動の条件となったとされている．

　神経症や精神病質的な人格障害では，不安や不安定な感情，不均衡な衝動が，すぐれた才能と結びついたとき，傑出した創造活動として発揮されることが多い．フランスの Delay は，Jackson の原理である「疾患は創造せず，ただ失うのみ」という理解から，創造的でありうるのは神経症のみであると考えたが，これは偏頗な意見であろう．神経症的傾向の強い天才にとって，自己の創造活動が自己治療的に作用したと考えられる例もある．たとえば，強い強迫傾向をもったリルケが，苦悩

から後年の『新詩集』や『ドゥイノの悲歌』の静謐へ導かれたようなのがこの典型である．

　天才の精神障害は，疾病分類的には定型病像をとることはむしろまれであり，非定型な病像と経過を示すことが多い．したがって，各研究者によって診断がまちまちであることがよくある．たとえば，夏目漱石には内因うつ病，統合失調症，非定型精神病，境界例，神経症など，ほとんどすべての精神医学的診断が付せられて，現在でも統一した結論に至っていない．したがって，病跡学では疾病学的分類よりも，業績とその個人の心性との関係，その個人の生きた時代の影響などがより深く考察されることが多い．しかし，参考のために，病跡研究の対象とされた天才の疾病分類をあげておく．

1）統合失調症圏
　科学者：ニュートン．哲学者：ヴィトゲンシュタイン．作家：芥川龍之介，三島由紀夫，ヘルダーリン，ネルヴァル，ストリンドベリー，カフカ，ガルシン．画家：ムンク，クビーン．

2）躁うつ病圏
　科学者：ダーウィン，ニールス・ボーア．作家：北村透谷，有島武郎，ゲーテ，バルザック，バージニア・ウルフ．宗教家：マルチン・ルター．

3）てんかん圏
　作家：ドストエフスキー．画家：ゴッホ．診断的に曖昧なのはシーザー，モハメッド，ナポレオン，フローベルなど．

4）進行麻痺
　哲学者：ニーチェ．作曲家：シューマン，スメタナ．作家：モーパッサン．

5）神経症，人格障害
　心気傾向の強かったミケランジェロ，強迫傾向を示したディケンズ，スウィフト，イプセン，リルケ，ジード，倉田百三．奔放なバイロン．アルコール，アヘン，大麻などの依存のボードレール．

精神医学用語集 —英・独・和 対照用語集

精神医学用語に加えて，精神医学で頻用される一般用語も収録した．

英	独	和
	A	
abasia	Abasie	失歩
abdominal epilepsy	abdominale Epilepsie	腹部てんかん
ability	Fähigkeit ; Eignung	能力
abreaction	Abreagieren	解除反応；解放反応
absence	Absenz	欠神
absent-mindedness	Geistesabwesenheit	放心
abstinence	Abstinenz	禁断
abstinence symptom	Abstinenzerscheinung	禁断現象
abstract attitude	abstraktes Verhalten (K. Goldstein)	抽象的振る舞い
abulia	Abulie ; Willenlosigkeit	無為
abuse	Mißbrauch	乱用
acalculia	Rechnungsunfähigkeit	失算
acataphasia	Akataphasie	言語不当配列
accessibility	Zugänglichkeit	疎通性
accident	Unfall	事故
accident neurosis	Unfallneurose	災害神経症
achievement	Errungenschaft	達成
acquired	erworben	後天性
acrocephaly	Turmschädel	尖頭（症）
acrophobia	Akrophobie	高所恐怖
act	Handlung	行為
acting out	Acting out	行動化
activity	Tätigkeit	活動
actual neurosis	Aktualneurose (S. Freud)	現実神経症
adaptation	Anpassung	適応
addiction	Sucht	嗜癖
adhesiveness	Klebrigkeit	粘着性
adjustment	Anpassung	適応
adjustment reaction	Anpassungsreaktion	適応反応
adolescence	Jugendalter	青年期
adolescence crisis	Pubertätskrise	青年期危機
adult	erwachsen	成人の
adversive seizure	adversiver Anfall	向反発作
aerophagia	Aerophagie	空気嚥下症
affect	Affekt	感情，情動
affect, flattening of	Affektarmut ; Affektverflachung	感情平板化
affective psychosis	Affektpsychose	感情精神病

英	独	和
after-care	nachgehende Fürsorge	後保護
after-image	Nachbild	残像
ag(e)ing	Altern	加齢
ageusia	Ageusie	無味覚
aggression	Aggression	攻撃(性)
agitated depression	agitierte Depression	激越うつ病
agitation	Agitiertheit	激越
agnosia	Agnosie	失認
agoraphobia	Agoraphobie；Platzangst	広場恐怖；空間恐怖
agrammatism	Agrammatismus	失文法
agraphia	Agraphie	失書
aichmophobia	Aichmophobie；Spitzenphobie	先端恐怖
akathisia	Akathisie	静坐不能
akinesia	Akinesie	無動
akinetic mutism(H. Cairns)	akinetischer Mutismus	無動無言症
akinetic seizure	akinetischer Anfall	無動発作
alcoholic hallucinosis	Alkoholhalluzinose	アルコール幻覚症
alcoholic intolerance	Alkoholintoleranz	アルコール不耐症
alcoholic psychosis	Alkoholpsychose	アルコール精神病
Alcoholics Anonymous(AA)		匿名禁酒会
alcoholism	Alkoholismus	アルコール症；アルコール中毒
alexia	Alexie	失読
algolagnia	Algolagnie	疼痛性愛
algophobia	Algophobie	疼痛恐怖
aliénation⟨F⟩；estrangement	Entfremdung	疎外；疎隔
aliénation mentale⟨F⟩		精神病
	Allopsyche(C. Wernicke)	外界意識；外的精神
alogical thought	alogisches Denken	無論理思考
alternating consciousness	alternierendes Bewußtsein	交代意識
alternating personality	alternierende Persönlichkeit	交代人格
altruism	Altruismus	愛他主義；利他主義
Alzheimer's disease	Alzheimersche Krankheit	アルツハイマー病
amaurotic idiocy	amaurotische Idiotie	黒内障白痴
ambitendence	Ambitendenz	両価傾向
ambivalence	Ambivalenz	両価性
amentia	Schwachsinn	精神薄弱
amimia	Amimie	無表情
amnesia	Amnesie	健忘
amnestic aphasia	amnestische Aphasie	健忘失語
amusia	Amusie	失音楽
amytal interview		アミタール面接
anaclisis	Anlehnung	依存
anaclitic depression	anaklitische Depression	依存抑うつ
anality	Analität	肛門性
anankasm	Anankasmus	強迫
anarthria	Anarthrie	失構音
	Anastrophé(K. Conrad)	アナストロフェー；逆転回

英	独	和
anesthesia	Anästhesie	無感覚
anger	Wut；Zorn	怒り
anhedonia	Lustverlust	快感喪失
anorexia	Anorexie	無食欲症
anorexia nervosa〈L〉	Pubertätsmagersucht	神経性無食欲症
anosmia	Anosmie	無嗅覚
anosognosia	Anosognosie	病態失認
anterograde amnesia	anterograde Amnesie	前向健忘
anthropophobia	Anthropophobie	対人恐怖
anticathexis	Gegenbesetzung	反対付着（真の欲求と逆の欲求を生ずる防衛機制）
anticonvulsant	Antikonvulsivum	抗けいれん薬
antidepressant	Antidepressivum	抗うつ薬
antiepileptics	Antiepileptika	抗てんかん薬
antipsychiatry	Antipsychiatrie	反精神医学
antipsychotics	Antipsychotika	抗精神病薬
antisocial personality	antisoziale Persönlichkeit	反社会性人格
anxiety	Angst	不安
anxiety neurosis	Angstneurose	不安神経症
apallic syndrome	apallisches Syndrom（E. Kretschmer）	失外套症候群
apastia	Nahrungsverweigerung	拒食
apathetic	apathisch；teilnahmlos	無感情な
apathy	Apathie	無感情
aphasia	Aphasie	失語
aphonia	Aphonie	失声
	Apokalyptik（K. Conrad）	アポカリプティク；異常意味啓示
	Apophänie（K. Conrad）	アポフェニー；異常意味顕現
apoplexy	Apoplexie	卒中
apperception	Apperzeption	統覚
approximate answer	Vorbeireden	当意即答；的はずれ応答
apractognosia	Apractognosie	失行失認
apraxia	Apraxie	失行
apraxia for dressing	Ankleideapraxie	着衣失行
archaic thinking	archaisches Denken	太古思想
archetype	Archetypus（C. G. Jung）	元型；太古型
arithmomania	Zählzwang	計算癖
arousal	Vigilanz	覚醒
asomatognosia	Asomatognosie	身体失認
aspontaneity	Antriebsmangel	発動性欠乏
association, loosening of	Assoziationslockerung	連合弛緩
association of ideas	Gedankenassoziation	観念連合
astasia	Astasie	失立
astatic seizure	astatischer Anfall	失立発作
astereognosia	Astereognosie	立体感覚失認
asterixis		固定姿勢不能
asthenic	asthenisch	無力性

英	独	和
asynergia	Asynergie	失共動
ataxia	Ataxie	失調
athetosis	Athetose	アテトーゼ
athletic	athletisch	闘士型
attack	Anfall	発作
attempt, suicidal	Selbstmordversuch	自殺企図
attention	Aufmerksamkeit	注意
attenuation	Abschwächung	減弱
attitude	Haltung；Einstellung	姿勢；心構え
attonity	Attonität	無動性
atypical psychosis	atypische Psychose	非定型精神病
auditory hallucination	Gehörshalluzination	幻聴
aura	Aura	前兆
autism	Autismus	自閉
autisme pauvre〈F〉(E. Minkowski)		貧しい自閉
autisme riche〈F〉(E. Minkowski)		豊かな自閉
autistic withdrawal	autistische Einkapselung	自閉的閉じこもり
autochthonous thought	autochthones Denken	自生思考
autoerotism	Autoerotismus	自体愛
autogenic training	autogenes Training (J. H. Schultz)	自律訓練
autohypnosis	Autohypnose	自己催眠
automatic obedience	Befehlsautomatie	命令自動
automatism	Automatismus	自動症
autonomic seizure	autonomischer Anfall	自律神経発作
	Autopsyche (C. Wernicke)	自己精神
autoscopy	Heautoskopie	自己像幻視
autosuggestion	Autosuggestion	自己暗示
autotopagnosia	Autotopagnosie	自己身体部位失認
aversion	Aversion；Abneigung	嫌悪
aversive therapy	Aversionsbehandlung	嫌悪療法
avoidance behaviour	Vermeidungsverhalten	回避行動
awakening	Erwachen	目覚め
aware, to be	sich bewußt sein	気づき
awkward	ungeschickt	ぎこちない

B

英	独	和
behaviour	Verhalten	行動
behaviour disorder	Verhaltensstörung	行動障害
behaviour modification	Verhaltensmodifikation	行動修正
behaviour therapy	Verhaltenstherapie	行動療法
bestiality	Bestialismus	獣姦
binge eating		気晴らし食い
bisexuality	Bisexualität	両性傾向；両性特徴
bizarre	bizarr；verschroben	奇異な
blocking	Sperrung	途絶
blocking, thought	Denksperrung	思考途絶；思考阻害
blood brain barrier	Blut-Hirn Schranke	血液脳関門

英	独	和
body image	Körperschema	身体像
borderline case	Grenzfall	境界例
bouffée délirante〈F〉		急性錯乱(状態)
bout	Schub	増悪(推進)
bradylalia	Bradylalie	言語緩慢
bradyphrenia	Bradyphrenie	精神緩慢
breath-holding spell	respiratorischer Affektkrampf	息止め発作
broadcasting of thought	Gedankenausbreitung	思考伝播
bulimia	Polyphagie	大食

C

英	独	和
callous	gemütsarm	情性欠乏の
calm	ruhig	静か
calm, to	beruhigen	鎮静する
Capgras' syndrome	Capgrassches Syndrom	カプグラ症候群
cardiac neurosis	Herzneurose	心臓神経症
castration anxiety	Kastrationsangst	去勢不安
catalepsy	Katalepsie	カタレプシー；強硬症
cataplexy	Kataplexie	脱力発作；カタプレキシー
catastrophic reaction	katastrophale Reaktion	破局反応
catathymic	katathym	感情誘因性
catatonia	Katatonie	緊張病
categorical attitude	kategoriales Verhalten(K. Goldstein)	範疇的振る舞い
catharsis	Katharsis	カタルシス；浄化
cathexis ; cathectic energy	Besetzungsenergie	備給
cenesthesia ; cénesthesie〈F〉	Coenästhesie	体感
cenesthopathy ; cénesthopathie〈F〉	abnorme Körpersensation	体感症；セネストパチー
censor	Zensor	検閲官
censorship	Zensur	検閲
centrencephalic seizure		中心脳発作
cerebral palsy	zerebrale Lähmung	脳性麻痺
change	Veränderung	変化
character development	Charakterentwicklung	性格発展
character neurosis	Charakterneurose	性格神経症
character trait	Charakterzug	性格特性
child guidance	Kinderberatung	小児指導
child psychiatry	Kinderpsychiatrie	児童精神医学
childish behaviour	kindisches Benehmen	小児的行動
circadian rhythm	Tagesrhythmik	概日リズム；日周リズム
circumstantiality	Umständlichkeit	迂遠
claustrophobia	Klaustrophobie	閉所恐怖
clavus	Clavus	クラーブス；ヒステリー性頭痛
cleptomania	Stehltrieb	盗癖
clonic convulsion	klonischer Krampf	間代けいれん
clouding of consciousness	Bewußtseinstrübung	意識混濁
cognition	Kognition	認知

英	独	和
cogwheel phenomenon	Zahnradphänomen	歯車現象
collecting mania	Sammelsucht	収集癖
collective neurosis	Massenneurose	集団神経症
colour agnosia	Farbenagnosie	色彩失認
coma	Koma	昏睡
combat fatigue	Kriegserschöpfung	戦闘疲労
command automatism	Befehlsautomatie	命令自動
community	Gemeinschaft	共同社会
community psychiatry		地域精神医学
community therapy	Therapie auf örtlicher Ebene	地域医療
comparative psychiatry	vergleichende Psychiatrie	比較精神医学
compensation neurosis	Rentenneurose	賠償神経症
complex	Komplex	コンプレックス
complicated drunkenness	komplizierter Rausch	複雑酩酊
comprehension	Verstehen	了解
compulsion	Zwang	強迫
compulsive	zwanghaft	強迫的
compulsive act	Zwangshandlung	強迫行為
compulsive wandering	Wandertrieb	徘徊癖
conation	Streben	欲動
concept	Begriff	概念
concept, disintegration of	Begriffszerfall	概念崩壊
condensation	Verdichtung	圧縮
conditioned reflex	bedingter Reflex	条件反射
conditioning	Konditionierung	条件づけ
conduction aphasia	Leitungsaphasie	伝導失語
confabulation	Konfabulation	作話
confidence	Vertrauen	信頼；確信
conflict	Konflikt	葛藤
confused	verworren	錯乱した
confusion	Verwirrtheit	錯乱
confusional state	Verwirrtheitszustand	錯乱状態
conscience	Gewissen	良心
consciousness	Bewußtsein	意識
consciousness, boundaries of	Bewußtseinsgrenzen	意識境界
consciousness, clouding of	Bewußtseinstrübung	意識混濁
consciousness, field of	Bewußtseinsfeld	意識野
consciousness, narrowing of the field of	Bewußtseinseinengung	意識狭窄
consolation	Trost	慰め
contact	Kontakt	接触
conversion	Konversion	転換
conviction	Überzeugung	確信；信念
convulsion	Krampf	けいれん
coprolagnia	Kotschmieren	弄糞
coprolalia	Koprolalie	汚言
cortical blindness	Rindenblindheit	皮質盲
cortical deafness	Rindentaubheit	皮質聾
cortical epilepsy	Rindenepilepsie	皮質てんかん

英	独	和
counter-transference	Gegenübertragung	逆転移
covering psychotherapy	zudeckende Psychotherapie	覆い療法
creative	schöpferisch	創造的
cretinism	Kretinismus	クレチン病
cri-du-chat syndrome〈F〉	Katzenschrei-Syndrom	猫鳴き症候群
crime	Verbrechen	犯罪
cry	Schrei	叫声；涕泣
cryptoconfusional state	besonnener Dämmerzustand	分別もうろう状態
cycloid	zykloid	循環病質
cyclothymia	Zyklothymie	循環気質；気分循環症

D

英	独	和
daily life	Alltagsleben	日常生活
danger	Gefahr	危険
day-dream	Tagtraum	白日夢
day hospital	Tagesklinik	デイホスピタル
deaf-mute	taubstumm	聾唖
death feigning	Totstellreflex	擬死反射
death instinct	Todestrieb	死の本能
debility	Debilität	軽愚
decision	Entscheidung；Entschluß	決断
defect	Defekt	欠陥
defence	Abwehr	防衛
defence mechanism	Abwehrmechanismus	防衛機制
déjà entendu〈F〉		既聴感
déjà éprouvé〈F〉		既経験感
déjà vécu〈F〉		既体験感
déjà vu〈F〉		既視感
delayed echolalia	verzögerte Echolalie	遅発反響言語
deliberation	Überlegung	熟考
delinquency	Delinquenz	非行
delinquency, juvenile	Jugendkriminalität	少年非行
délire〈F〉		妄想；せん妄
délire chronique〈F〉		慢性妄想(病)
delirium	Delirium	せん妄
delirium tremens〈L〉	Delirium tremens	振戦せん妄
delusion	Wahn	妄想
delusion, grandiose	Größenwahn	誇大妄想
delusion, nihilistic	nihilistischer Wahn	虚無妄想
delusion of amnesty	Begnadigungswahn	赦免妄想
delusion of control	gemachtes Erlebnis	作為体験
delusion of guilt	Versündigungswahn	罪業妄想
delusion of influence	Beeinflussungswahn	被影響妄想
delusion of invention	Erfindungswahn	発明妄想
delusion of jealousy	Eifersuchtswahn	嫉妬妄想
delusion of negation	Verneinungswahn	否定妄想
delusion of observation	Beachtungswahn	注察妄想

英	独	和
delusion of persecution	Verfolgungswahn ; Beeinträchtigungswahn	迫害妄想；被害妄想
delusion of possession	Besessenheitswahn	つきもの妄想
delusion of poverty	Verarmungswahn	貧困妄想
delusion of reference	Beziehungswahn	関係妄想
delusion, somatic	körperlicher Wahn	身体的妄想
delusional idea	Wahnidee	妄想観念
delusional interpretation	wahnhafte Deutung	妄想的解釈
delusional memory	Wahnerinnerung	妄想追想
delusional mood	Wahnstimmung	妄想気分
delusional perception	Wahnwahrnehmung	妄想知覚
delusional sudden idea	Wahneinfall	妄想着想
dementia	Demenz	認知症
dementia paralytica〈L〉		麻痺認知症
dementia paranoides〈L〉		妄想認知症
dementia praecox〈L〉		早発認知症
dementia senilis〈L〉		老年認知症
dementia simplex〈L〉		単純認知症
denial	Verleugnung ; Verweigerung	否認；拒否
dependence	Abhängigkeit ; Unselbständigkeit	依存
depersonalization	Depersonalisation	離人症
depression	Depression	抑うつ；うつ病
depression, anaclitic	anaklitische Depression	依存抑うつ
depression, involutional	Involutionsdepression	退行期うつ病
depression, reactive	reaktive Depression	反応性うつ病
deprivation	Entzug	奪取；剥奪
deprivation of thought	Gedankenentzug	思考奪取
depth psychology	Tiefenpsychologie	深層心理学
derealization	Derealisation ; Wirklichkeitsentfremdung	現実感喪失
dereistic thinking	dereistisches Denken (E. Bleuler)	非現実思考
descriptive psychiatry	deskriptive Psychiatrie	記述精神医学
desensitization	Desensitisation	脱感作
desire	Wunsch	願望
despair	Verzweiflung	絶望
destiny	Schicksal	運命
destructiveness	Zerstörungstrieb	破壊欲
desultory thought	sprunghaftes Denken	気まぐれ思考
deterioration	Abbau	荒廃；衰退
development	Entwicklung	発達；発展
deviation	Abweichung	偏倚
devil	Teufel	悪魔
diaschisis	Diaschisis (C. v. Monakow)	ディアシージス（神経系の一部の破壊で無関係な部位の機能も一時的になくなること）
diencephalosis	Diencephalose	間脳症
dipsomania	Dipsomanie	渇酒癖

英	独	和
disappointment	Enttäuschung	失望
disconsolate	untröstlich	慰めのない
discursiveness	Weitschweifigkeit	冗長
disease entity	Krankheitseinheit	疾患単位
disinhibition	Enthemmung	脱抑制
disintegration of thought	Denkzerfall	思考崩壊
disobedience	Ungehorsam	不従順
disorder	Störung	障害
disorientation	Desorientierung	失見当識
displacement	Verschiebung	置換
disposition	Anlage	素因
dissimulation	Dissimulation	疾病隠蔽
dissociation	Spaltung	解離
dissolution(H. Jackson)	Auflösung	解体
distortion	Verzerrung	歪み
distractibility	Ablenkbarkeit	転導性
distrait	zerstreut	注意散漫の
disuse atrophy	Inaktivitätsatrophie	非活動性萎縮
diurnal changes	Tagesschwankungen	日日変動
dizziness	Schwindel(gefühl)	めまい(感)
dizzy spell	Schwindelanfall	めまい発作
domineering	dominierend	支配的
double-bind situation(G. Bateson)		二重拘束状況
double orientation	doppelte Orientierung	二重見当識
double personality	doppelte Persönlichkeit	二重人格
doubt	Zweifel	疑惑
doubt, obsessional	Kontrollzwang	疑惑癖；確認強迫
dream content	Trauminhalt	夢の内容
dream interpretation	Traumdeutung	夢の解釈
dreamy state	Dämmerattacke	夢幻状態
dressing apraxia	Ankleideapraxie	着衣失行
dressing ceremonial	Ankleidezeremoniell	着衣儀式
drive	Trieb	動因；衝動
dromomania ; poriomania ; fugue〈F〉	Wandertrieb	徘徊癖
drop seizure	Sturzanfall	くず折れ発作
drowsiness	Somnolenz ; Schläfrigkeit	傾眠；眠気
drug dependence	Arzneimittelabhängigkeit	薬物依存
drug sensitivity	Arzneimittelüberempfindlichkeit	薬物過敏性
drunkenness	Trunkenheit	酩酊
dynamic psychiatry	dynamische Psychiatrie	力動精神医学
dysarthria	Dysarthrie	構音障害
dysgraphia	Dysgraphie	書字障害
dyslexia	Dyslexie	読字障害；読語障害
dysmorphophobia	Dysmorphophobie	醜形恐怖
dysphoria	Verstimmung	不機嫌
dysplastic	dysplastisch	形成異常
dysprosody	Dysprosodie	失音調
dysthymia	Dysthymie	気分変調(症)

英	独	和

E

英	独	和
early infantile autism (L. Kanner)	frühkindlicher Autismus	早期幼児自閉症
écho de la pensée 〈F〉	Gedankenlautwerden	思考化声
echolalia	Echolalie	反響言語
echomimia	Echomimie	反響表情
echopraxia	Echopraxie	反響動作
echosymptom	Echosymptome	反響症状
ecmnesia	Ekmnesie	新規健忘
ecstasy	Ekstase	恍惚
ectomorphic type	Ektomorphie	外胚葉型
ego	Ich	自我
ego-activity	Ich-Aktivität	自我活動
ego bounaries	Ich-Grenzen	自我境界
ego-consciousness	Ich-Bewußtsein	自我意識
ego ideal	Ich-Ideal	自我理想
ego identity (E. H. Erikson)	Ich-Identität	自我同一性
ego strength	Ich-Stärke	自我の強さ
ego weakness	Ich-Schwäche	自我の弱さ
eidetics	Eidetik (E. R. Jaensch)	直観像質
ejaculatio praecox 〈L〉		早漏；早発射精
ejaculatio retardata 〈L〉		遅発射精
élan vital 〈F〉	Lebensdrang	生命力
elation	Überschwenglichkeit	発揚
electroconvulsive therapy	Elektroschocktherapie	電気けいれん療法
electroencephalogram	Elektroencephalogramm	脳波
electroencephalography	Elektroencephalographie	脳波記録
elementary hallucination	elementare Halluzination	要素幻覚
embarrassment	Verlegenheit	当惑
embarrassment confabulation	Verlegenheitskonfabulation	当惑作話
emergency	Notfall	救急
emergency ward	Notfallabteilung	救急部門
emotion	Emotion ; Affekt	情動
emotional block	Affektsperre	情動途絶
emotional immaturity	emotionale Unreife	情動未熟性
emotional incontinence	Affektinkontinenz	情動失禁
emotional poverty	Affektverflachung ; Affektarmut	情動貧困
emotional state	Gefühlslage	感情状態
empathy	Einfühlung	感情移入；共感
encephalography	Encephalographie	脳写
encopresis	Enkopresis	遺糞
encounter	Begegnung	出会い
endogenous psychosis	endogene Psychose	内因精神病
	endokrines Psychosyndrom (M. Bleuler)	内分泌精神症候群
	endoreaktive Dysthymie (H. J. Weitbrecht)	内因反応性気分変調

英	独	和
engram	Erinnerungsspur	記憶痕跡；エングラム
enlightenment	Erleuchtung	悟り
enthusiasm	Begeisterung	熱中
enuresis nocturna〈L〉	Einnässen	夜尿(症)；夜間遺尿(症)
environment	Umwelt	環境
environmental influence	Milieueinflüsse	環境の影響
envy	Neid	羨望
epicanthus	Epikanthus	内眼角贅皮；蒙古ひだ
epicritic	epikritisch	識別感覚性
epilepsy	Epilepsie	てんかん
epileptoid	Epileptoid	てんかん病質
episodic twilight state	episodischer Dämmerzustand	挿間性もうろう状態
equilibrium	Gleichgewicht	平衡
equivalent	Equivalenz	等価症
equivocal	zweideutig	曖昧な
erotomania	Liebeswahn	色情癖
error	Irrtum	誤謬
erythrophobia	Erythrophobie	赤面恐怖
estrangement	Entfremdung	疎外；疎隔
ethology	Ethologie	習性学
euphoria	Euphorie	多幸；上機嫌
event	Ereignis	出来事
excitability	Erregbarkeit	興奮性
excitation ; excitement	Erregung	興奮
exhaustion	Erschöpfung	消耗；へばり
exhibitionism	Exhibitionismus	露出症
existence	Dasein	現存在；実存
existential analysis	Daseinsanalyse	現存在分析
exogenic reaction types	exogene Reaktionstypen（K. Bonhoeffer）	外因反応型
exogenous psychosis	exogene Psychose	外因精神病
expansive	größenhaft ; expansiv	誇大的
expectation	Erwartung	予期
experience	Erfahrung ; Erlebnis	経験
experience, integration of	Erlebnisverarbeitung	体験加工
explosive reaction	Explosivreaktion	爆発反応
expression	Ausdruck	表情
extracampine hallucination	extrakampine Halluzination	域外幻覚
extramural therapy	Extramurosbehandlung	院外治療
extroversion	Extraversion	外向

F

facetiousness ; moria	Witzelsucht	ふざけ症
facial expressioin	Gesichtsausdruck	表情
facilitation	Bahnung	促通
facultative symptom	fakultative Symptome	任意症状
failure	Versagen	失敗
fainting	Ohnmacht	失神

英	独	和
family care	Familienfürsorge	家庭保護
family dynamics	Familiendynamik	家族力動
family schism	Familienschismus	家族分裂
fanatic	fanatisch	熱狂性；狂信性
fantasy	Phantasie	空想
fatigue	Ermüdung	疲労
fatuous	läppisch	児戯性の
fear	Furcht	恐れ
febrile convulsion	Fieberkrampf	熱性けいれん
febrile delirium	Fieberdelirium	熱せん妄
feeble-mindedness	leichter Schwachsinn	軽度精神遅滞
feeling	Gefühl	感情
fellatio		吸茎；フェラチオ
feminity	Weiblichkeit	女性性
feminization	Feminisation	女性化
fetishism	Fetischismus	フェティシズム
fever therapy	Fieberkur	熱療法
finger agnosia	Fingeragnosie	指失認
fit	Krampfanfall	けいれん発作
fixation	Fixierung	固着
fixed idea	fixe Idee	固着観念
flattening of affect	Affektverflachung；Affektarmut	感情平板化
flexibilitas cerea〈L〉		蠟屈症
flight into illness	Flucht in die Krankheit	病への逃避
flight of ideas	Ideenflucht	観念奔逸
floccilation	Flockenlesen	撮空摸床
focal seizure	fokaler Anfall	焦点発作
focal symptom	Herdsymptome	焦点症状
folie à deux〈F〉	induziertes Irresein	二人組精神病
fonction du réel〈F〉（P. Janet）		現実機能
forced crying	Zwangsweinen	強制泣き
forced laughing	Zwangslachen	強制笑い
forensic psychiatry	gerichtliche Psychiatrie	司法精神医学
forgetfulness	Vergessen	忘却
formication	Ameisenlaufen	蟻走感
foster-father	Pflegevater	養父
foster-home	Pflegeheim	養育院
free association	freie Assoziation	自由連想
free-floating anxiety	freiflottierende Angst	浮動性不安
fright reaction	Schreckreaktion	驚愕反応
frigidity	Frigidität	不感症
frontal lobe syndrome	Stirnhirnsyndrom	前頭葉症候群
frustration	Versagung	欲求不満
fugue〈F〉	Wandertrieb	遁走
functional hallucination	funktionelle Halluzination	機能性幻覚
functional psychosis	funktionelle Psychose	機能精神病
furor	Tobsuchtsanfall	狂暴発作

英	独	和

G

gain from illness	Krankheitsgewinn	疾病利得
galloping paralysis	gallopierende Paralyse	奔馬性進行麻痺
gallows humor	Galgenhumor	捨鉢諧謔
Ganser's syndrome	Ganserscher Dämmerzustand	ガンザー症候群
gargoylism	Gargoylismus	ガーゴイリズム
gelolepsy	Lachschlag	笑い卒中
general convulsive seizure	generalisierter Krampfanfall	全身けいれん発作
general paralysis(paresis)	progressive Paralyse	進行麻痺
genetics	Erblehre	遺伝学
genital stage	genitale Phase	性器期
genotype	Genotyp	遺伝子型
genuine epilepsy	genuine Epilepsie	真性てんかん
geriatric psychiatry	Alterspsychiatrie	老年精神医学
Gerstmann's syndrome	Gerstmannsches Syndrom	ゲルストマン症候群
	Gestalt	ゲシュタルト
gestational psychosis	Schwangerschaftspsychose	妊娠精神病
gift	Begabung	才能
Gilles de la Tourette's syndrome		ジル・ドゥ・ラ・トゥレット症候群
girdle pain	Gürtelschmerz	帯状痛
global amnesia, transient	totale Amnesie, transitorische	一過性全健忘
global aphasia	totale Aphasie	全失語
globus hystericus〈L〉		ヒステリー球
glossolalia	Zungenreden	舌語り
glue sniffing	Leim-Schnüffeln	接着剤嗅ぎ
grafted schizophrenia	Pfropfschizophrenie	接枝統合失調症
grand mal〈F〉		大発作
grasp reflex	Greifreflex	把握反射；にぎり反射
gratification of a need	Bedürfnisbefriedigung	要求充足
grief	Gram	悲嘆
grimace, to	grimassieren	しかめ顔する
group therapy	Gruppentherapie	集団療法
GSR(galvanic skin response)		電気皮膚反射
guilt feeling	Schuldgefühl	罪責感
guilty	schuldig	罪責的
gustatory hallucination	Geschmackshalluzination	幻味
gynaecophobia	Gynäkophobie	女性恐怖

H

habit	Gewohnheit	習慣
habituation	Gewöhnung	習慣化
halfway house		中間寮
hallucination	Halluzination	幻覚
hallucination, auditory	Gehörshalluzination	幻聴

英	独	和
hallucination, hypnagogic	hypnagoge Halluzination	入眠幻覚
hallucination of smell	Geruchshalluzination	幻嗅
hallucination of taste	Geschmackshalluzination	幻味
hallucination, somatic	Leibhalluzination	身体幻覚
hallucination, tactile	Tasthalluzination	幻触
hallucination, visual	Gesichtshalluzination	幻視
hallucinogen	Halluzinogen	幻覚剤
hallucinose pédonculaire〈F〉（J. Lhermitte）		中脳幻覚症
hallucinosis	Halluzinose	幻覚症
headache	Kopfschmerz	頭痛
héautoscopie〈F〉	Heautoskopie	自己像幻視
hebephrenia	Hebephrenie	破瓜病
heboidophrenia	Heboidophrenie（L. Kahlbaum）	類破瓜病
height vertigo	Höhenschwindel	高所めまい
hemicrania	Migräne	片頭痛
heredity	Vererbung	遺伝
heredity factor	Erbfaktor	遺伝因子
hermaphroditism	Hermaphroditismus	半陰陽
heteronomous reaction	heteronome Reaktion（K. Kleist）	異質反応
heterosexuality	Heterosexualität	異性愛
histrionic		演技性
histrionic personality		演技性人格
homesick reaction	Heimwehreaktion	懐郷反応
homonomous reaction	homonome Reaktion（K. Kleist）	同質反応
homosexuality	Homosexualtität	同性愛
hopeless	hoffnungslos；verzweifelt	希望を失った
hospitalism	Hospitalismus	ホスピタリズム；病院症
hostility	Feindseligkeit	敵意
Huntington's chorea	Huntingtonsche Chorea	ハンチントン舞踏病
hydrocephalus	Hydrocephalus	水頭症
hyperarousal	Überwachheit	過覚醒
hyperbulia	Hyperbulie	意欲増進
hyperkinesis	Hyperkinese	多動
hypermnesia	Hypermnesie	記憶過剰
hyperorexia	Hyperorexie	食欲過剰
hyperpathia	Hyperpathie	痛感過敏
hyperprosexia	Hyperprosexie	注意過剰
hypersensitivity	Überempfindlichkeit	感覚過敏
hypersexuality	Hypersexualität	性欲過剰
hypersomnia	Schlafsucht	睡眠過剰
hyperthymia	Hyperthymie	気分高揚
hyperventilation	Hyperventilation	過換気
hypnagogic hallucination	hypnagoge Halluzination	入眠幻覚
hypnoanalysis	Hypnoanalyse	催眠分析
hypnopompic hallucination	hypnopompe Halluzination	出眠幻覚
hypnosis	Hypnose	催眠
hypobulia	Hypobulie	意欲減退

英	独	和
hypochondriacal delusion	hypochodrischer Wahn	心気妄想
hypochondriasis	Hypochondrie	心気症
hypokinesis	Hypokinese	減動
hypomania	Hypomanie	軽躁
hypomnesia	Hypomnesie	記憶減退
hypoprosexia	Hypoprosexie	注意減弱
hyposomnia	Schlaflosigkeit	不眠
hypothymia	Hypothymie	気分沈滞
hypsarrhythmia	Hypsarrhythmie	ヒプスアリスミア
hysteria	Hysterie	ヒステリー
hysteroepilepsy	Hysteroepilepsie	ヒステリーてんかん
hysterogenic zone	hysterogener Punkt	ヒステリー発生帯

I

英	独	和
iatrogenic neurosis	iatrogene Neurose	医原神経症
ictal	iktal	発作性
id	Es	イド；エス
idea	Idee	観念
idea of reference	Beziehungsidee	関係念慮
ideational apraxia	ideatorische Apraxie	観念失行
identification	Identifizierung	同一化
identity	Identität	同一性
ideomotor apraxia	ideomotorische Apraxie	観念運動失行
idiocy	Idiotie	白痴
idiot savant〈F〉		かしこいばか；イディオ・サバン
illusion	Illusion	錯覚
image	Bild	心像
imagination	Einbildung	想像力
imbecility	Imbezillität	痴愚
imitation	Nachahmung	模倣
immaturity	Unreife	未熟
impotence	Impotenz	不能症；インポテンツ
imprinting	Einprägen	刷り込み
impudence	Unverschämtheit	無恥
impulsive act	impulsive Handlung	衝動行為
imu		イム(アイヌ女性の驚愕反応)
inaccuracy	Ungenauigkeit	不正確
inaptness	Untauglichkeit	不適性
inattentive	unaufmerksam	不注意な
incapacity	Unfähigkeit	無能
incest	Inzest	近親相姦
incoherence	Inkohärenz	まとまりなさ
incomprehensible	unbegreiflich	不可解な
incontinence	Inkontinenz	失禁
incontinence, affective	Affektinkontinenz	情動失禁
incorrigibility	Unkorrigierbarkeit	訂正不能

英	独	和
incurability	Unheilbarkeit	不治
independence	Unabhängigkeit	独立
indifference	Teilnahmlosigkeit ; Gleichgültigkeit	無関心
induced delusion	induzierter Wahn	感応妄想
induced psychosis	induzierte Psychose	感応精神病
inertia	Trägheit	怠惰
infantile autism	infantiler Autismus	小児自閉症
infantilism	Infantilismus	小児症
inferiority complex	Minderwertigkeitskomplex	劣等コンプレックス
inhibition	Hemmung	制止
initial cry	Initialschrei	初期叫声
initiative	Initiative	自発性
initiative, loss of	Initialtivelosigkeit	自発性消失
inner life	Innenleben	内的世界
insanity	Geistesstörung	精神障害
inscrutable	uneinfühlbar	感情移入不能
insecurity	Unsicherheit	不確実
insight	Einsicht	病識；洞察
insociable	ungesellig	非社交的
insomnia	Schlaflosigkeit	不眠
inspiration	Eingebung	霊感；(思考の)吹き入れ
instability	Unbeständigkeit	不安定
instinct	Instinkt	本能
institutionalism	Institutionalismus	施設症
institutionalization	Anstaltsunterbringung	収容
insufficiency, feeling of	Insuffizienzgefühl	不全感
integration	Integration	統合
intelligence	Intelligenz	知能
intelligence quotient	Intelligenzquotient	知能指数
intelligence test	Intelligenzprüfung	知能検査
intentional	absichtlich	意図的
interaction	Wechselwirkung	相互作用
internalization	Verinnerlichung	内面化
interpretation	Deutung	解釈
interview	Gespräche	面接
intoxication	Vergiftung	中毒
introjection	Introjektion	摂取；取り込み
introspection	Selbstbeobachtung	自己観察
introversion	Introversion	内向
inversion sexualis〈L〉		性対象倒錯；同性愛
involuntary	unwillkürlich ; unfreiwillig	不随意
involutional melancholia	Involutionsmelancholie	退行期うつ病
irascible	jähzornig	おこりっぽい
irresponsibility	Unverantwortlichkeit	無責任
irritability	Reizbarkeit	刺激性
irritable	reizbar	刺激的
iteration	Iteration	反復

英	独	和
J		
jacksonism	Jacksonismus	ジャクソン学説
jactatio capitis et corporis ⟨F⟩	Kopf-und-Körper-Werfen	転々反側
jactitation	Jaktation	転々反側
jamais vu ⟨F⟩		未視感
jargon aphasia	Jargonaphasie	ジャルゴン失語
jealousy	Eifersucht	嫉妬
judgement	Urteil	判断
juvenile delinquency	Jugendkriminalität	少年非行
juvenile paresis	juvenile Paralyse	若年進行麻痺
K		
key-experience	Schlüsselerlebnis	鍵体験
kinesthetic hallucination	kinästhetische Halluzination	運動幻覚
kleptomania	Stehlsucht	盗癖
knee-heel test	Knie-Hacken-Versuch	膝踵試験
knowledge	Kenntnis	知識
Korsakov's psychosis	Korsakow-Psychose	コルサコフ精神病
L		
la belle indifférence ⟨F⟩		満足しきった無関心
lacunar dementia	lakunäre Demenz	まだら認知症
late onset epilepsy	Spätepilepsie	遅発てんかん
latent schizophrenia	latente Schizophrenie	潜伏統合失調症
laziness	Faulheit	怠惰
learning theory	Lerntheorie	学習理論
legal irresponsibility	Zurechnungsunfähigkeit	責任無能力
legal responsibility	Zurechnungsfähigkeit	責任能力
leptosomatic	leptosom	やせ型
lesbianism	lesbische Liebe	女性同性愛
lethal catatonia	tödliche Katatonie	致死性緊張病
lethargy	Lethargie	嗜眠
leucotomy	Leukotomie	白質切断術；ロイコトミー
libido	Libido	リビドー
lightning pain	lanzinierender Schmerz	電撃痛
lilliputian hallucination	Lilliputhalluzination	こびと幻覚
limb-kinetic apraxia	Glied-kinetische Apraxie	四肢運動失行；肢節運動失行
limbic system	limbisches System	辺縁系
Lissauer's paralysis	Lissauersche Paralyse	リッサウアー進行麻痺
litigious paranoia	Querulantenwahn	好訴妄想
lobotomy	Lobotomie	葉切截術；ロボトミー
localization theory	Lokalisationslehre	局在論
logoclonia	Logoklonie	語間代

英	独	和
logorrhea	Logorrhoe	言葉もれ
	Logotherapie（V. E. Frankl）	ロゴテラピー
loneliness	Einsamkeit	孤独；寂寥
loosening of association	Assoziationslockerung	連合弛緩
loss	Verlust	喪失
loss of grace	Verlust der Grazie	優雅さの喪失
lumbar puncture	Lumbalpunktion	腰椎穿刺
lunatic asylum	Irrenanstalt	癲狂院
lying, pathological	pathologisches Lügen	病的虚言

M

英	独	和
macrocephaly	Makrozephalus	大頭症
macropsia	Makropsie	大視症
made	gemacht	させられ；作為
madness	Verrücktheit	狂気
magical thinking	magisches Denken	呪術思考
maintenance therapy	Erhaltungstherapie	維持療法
major tranquilizer	Neuroleptika	メジャー・トランキライザー
maladjustment	Fehlanpassung	不適応
mania	Manie	躁病
manic-depressive psychosis	manisch-depressives Irresein	躁うつ病
mannerism	Manieriertheit	衒奇；わざとらしさ
maple syrup urine disease	Ahornsirupkrankheit	メープルシロップ尿症
marihuana	Marihuana	マリファナ
masculinity	Männlichkeit	男性性
mask-like face	Maskengesicht	仮面様顔貌
masked depression	maskierte Depression	仮面うつ病
masochism	Masochismus	マゾヒズム；被虐性
masturbation	Masturbation	自慰
maturity	Reife	成熟
meaning	Bedeutung	意味
meditation	Versenkung	瞑想
megalomania	Größenwahn	誇大妄想
melancholia	Melancholie	メランコリー
memory	Gedächtnis	記憶
menopausal	klimakterisch	閉経期の
mental age	Intelligenzalter	知能年齢
mental deficiency	Schwachsinn	精神薄弱
mental disorder	Geistesstörung	精神障害
mental health ; mental hygiene	geistige Hygiene	精神保健；精神衛生
mental hospital	psychiatrisches Krankenhaus	精神病院
mental retardation	Oligophrenie ; Schwachsinn	精神遅滞；精神薄弱
mental rumination	Grübelsucht	せんさく癖
messianic delusion	Erlöserwahn	救世主妄想
metamorphopsia	Metamorphopsie	変形視症
meticulous	pedantisch	細事にこだわる

英	独	和
microcephaly	Mikrocephalus	小頭症
microgyria	Mikrogyrie	小回脳
micropsia	Mikropsie	小視症
migraine	Migräne	片頭痛
minor tranquilizer		マイナー・トランキライザー
mirror writing	Spiegelschrift	鏡文字
misidentification	Personenverkennung	人物誤認
mistrustful	mißtrauisch	邪推的
mixed psychosis	Mischpsychose	混合精神病
mixed state	Mischzustand（W. Weygandt）	混合状態
mnemic function	mnemische Funktion	記憶作用
mongolism	Mongolismus	蒙古症；ダウン症候群
monologia	Selbstgespräche	独語
monomania；monomanie〈F〉	Monomanie	単一狂；モノマニー
mood	Stimmung	気分
moodiness	Verstimmtheit	不機嫌
moral insanity	moralischer Schwachsinn	背徳症
moria	Witzelsucht	モリア
moronity	leichter Schwachsinn	軽愚
morphinism	Morphinismus	モルヒネ中毒
motivation	Motivation；Motivierung	動機づけ
motor aphasia	motorische Aphasie	運動失語
musicotherapy	Musiktherapie	音楽療法
mutism	Mutismus	無言症
myoclonic seizure	myoklonischer Anfall	ミオクロニー発作
myoclonus epilepsy	Myoklonusepilepsie	ミオクローヌスてんかん
mysophobia	Mysophobie	不潔恐怖
mythomania	Mythomanie	虚言症

N

英	独	和
nail biting	Nägelbeißen	爪かみ
nanism	Zwergwuchs	小人症
narcissism	Narzissismus	自己愛；ナルシシズム
narcoanalysis	Narkoanalyse	麻酔分析
narcolepsy	Narkolepsie	ナルコレプシー
narcotherapy	Narkotherapie	麻酔療法
narrowing of the field of consciousness	Bewußtseinseinengung	意識狭窄
necrophilia	Nekrophilie	死体愛
need	Bedürfnis	要求
negativism	Negativismus	拒絶症
neo-jacksonism	Neo-Jacksonismus	新ジャクソン学説
neologism	Neologismus；Wortneubildung	言語新作；造語症
nervous breakdown	nervöse Erschöpfung	神経消耗；神経へばり
nervousness	Nervosität	神経質
neurasthenia	Neurasthenie	神経衰弱
neuroleptic malignant syndrome	syndrome malin〈F〉	悪性症候群

英	独	和
neuroleptics	Neuroleptika	神経弛緩薬，神経遮断薬
neuropathy	Neuropathie	ニューロパチー
neuropsychology	Neuropsychologie	神経心理学
neurosis	Neurose	神経症；ノイローゼ
neurotic depression	neurotische Depression	神経症性うつ病
night terrors	Pavor nocturnus	夜驚症
nightmare	Alptraum	悪夢
nihilistic delusion	nihilistischer Wahn	虚無妄想
noctambulism	Noktambulismus	夢遊（症）
nosology	Nosologie	疾病分類学
nosophobia	Krankheitsphobie	疾病恐怖
NREM sleep		ノンレム睡眠
nyctophobia	Dunkelangst	くらやみ恐怖
nymphomania	Nymphomanie	女子色情症

O

英	独	和
obedience	Gehorsam	従順
obedience, automatic	Befehlsautomatie	命令自動
object agnosia	Objektagnosie	物体失認
object loss	Objektverlust	対象喪失
object relationship	Objektbeziehung	対象関係
objectification	Vergegenständlichung	客観化
obligatory symptom	obligatorische Symptome	必須症状
obsession	Zwang	強迫
obsessive-compulsive neurosis	Zwangsneurose	強迫神経症
occupational delirium	Beschäftigungsdelirium	作業せん妄
occupational therapist	Beschäftigungstherapist	作業療法士
occupational therapy	Beschäftigungstherapie	作業療法
oculogyric crisis		眼球回転発作
odd	verschroben	ひねくれた；奇矯な
Oedipus complex	Ödipus-Komplex	エディプス複合
oily face	Salbengesicht	あぶら顔
olfactory hallucination	Geruchshalluzination	幻嗅
oligophrenia	Oligophrenie	精神薄弱
oneiroid state	oneiroider Zustand	夢幻状態
oneirophrenia（L. J. Meduna）	Oneirophrenie	夢幻精神病
oniomania	Kaufsucht	乱買癖
onirisme〈F〉（E. Régis）		夢幻症
onomatomania	Namenzwang	名称強迫
onomatopoesia	Neologismus	言語新作
open door system	Offen-Tür-System	病棟開放制
opisthotonus	Opisthotonus	弓なり緊張
oral dyskinesia	orale Dyskinesie	口部ジスキネジア
oral petit mal	Oral-Petit Mal（D. Janz）	口部小発作
orality	Oralität	口唇性
organ inferiority	Organminderwertigkeit	器官劣等性
organ language	Organsprache	器官言語

英	独	和
organ neurosis	Organneurose	器官神経症
organic brain syndrome (OBS)		器質脳症候群
organic dementia	organische Dementia	器質認知症
organic psychosis	organische Psychose	器質精神病
	organisches Psychosyndrom (E. Bleuler)	器質精神症候群
organodynamisme〈F〉(H. Ey)		器質力動説
orientation	Orientierung	見当識
orthopsychiatry	Orthopsychiatrie	矯正精神医学
outburst of temper	Wutanfall	憤怒発作
ovarian tenderness	Ovarie	卵巣痛
overburdening	Überbeanspruchung	過重負担
overcompensation	Überkompensation	過代償
overdetermined idea ; overvalued idea	überwertige Idee	優格観念
overprotection	übermässige Behütung	過保護
overtalkativeness	Rededrang	談話心迫

P

英	独	和
paedophilia	Pädophilie	小児愛
paligraphia	Paligraphie	書字反復(症)
palilalia	Palilalie	同語反復(症)
panic	Panik	パニック；恐慌
panneurosis	Panneurose	汎神経症
pansexualism	Pansexualismus	汎性論
parabulia	Parabulie	意欲錯誤
paradoxical sleep	paradoxaler Schlaf	逆説睡眠
paraesthesia sexualis〈L〉		性感異常
paragrammatism	Paragrammatismus	錯文法
paragraphia	Paragraphie	錯書(症)
parakinesia	Parakinesie	運動錯誤
paralexia	Paralexie	錯読(症)
paralipophobia	Paralipophobie	放置恐怖
paralogia	Paralogie	錯論理
paralysis	Lähmung	麻痺
paralysis agitans〈L〉		振戦麻痺
paralytic attack	paralytischer Anfall	麻痺発作
paramimia	Paramimie	表情錯誤
paramnesia	Paramnesie	記憶錯誤
paranoia	Paranoia	妄想症；パラノイア
paranoid schizophrenia	paranoid Schizophrenie	妄想型統合失調症
paranoid state	paranoider Zustand	妄想状態
paraphasia	Paraphasie	錯語(症)
paraphrenia	Paraphrenie	パラフレニー
parapraxia	Parapraxie	錯行(症)
parataxic distortion (H. S. Sullivan)		パラタクシックな歪み
parathymia	Parathymie	気分倒錯
pareidolia	Pareidolie	変像(症)；パレイドリア
parkinsonism	Parkinsonismus	パーキンソン症候群

英	独	和
paroxysmal dysrhythmia	paroxysmale Dysrhythmie	突発性律動異常波
participant observation(H. S. Sullivan)		関与(しながらの)観察
passivity phenomenon	gemachtes Erlebnis	被動現象；作為体験
patchy dementia	lakunäre Demenz	まだら認知症
pathoclisis(C. u. O. Vogt)	Pathoklise	傾病性
pathogenetic	pathogenetisch(K. Birnbaum)	病像成因的
pathography	Pathographie	病跡学；病誌
pathological drunkenness	pathologischer Rausch	病的酩酊
pathological lying	pathologisches Lügen	病的虚言
pathoplastic	pathoplastisch(K. Birnbaum)	病像形成的
pavor nocturnus⟨L⟩		夜驚症
pedophilia	Pädophilie	小児(性)愛
pension neurosis	Rentenneurose	年金神経症
perception	Wahrnehmung	知覚
perception, delusional	Wahnwahrnehmung	妄想知覚
periodic hypersomnia	periodische Schlafsucht	周期嗜眠症
periodic ill-humor	periodische Verstimmung	周期気分変調
periodic psychosis	periodische Psychose	周期精神病
perplexity	Ratlosigkeit	困惑
persécuté persécuteur⟨F⟩		加害的被害者
persecution, delusion of	Verfolgungswahn	迫害妄想
perseveration	Perseveration	保続(症)
personality change	Persönlichkeitsveränderung	人格変化
personality deterioration	Persönlichkeitsabbau	人格崩壊
personality disorders	Persönlichkeitsstörungen	人格障害
personality reaction	Persönlichkeitsreaktion	人格反応
personalization	Personalisation	個人化
persuasion	Überredung	説得
perversion	Perversion	倒錯
petit mal⟨F⟩		小発作
	Pfropfschizophrenie	接枝統合失調症
phallic stage	phallische Phase	男根期
phantastic confabulation	phantastische Konfabulation	空想作話(症)
phantom limb	Phantomglied	幻(像)肢
phasic psychosis	phasische Psychose	相期精神病
phenomenology	Phänomenologie	現象学
phenotype	Phänotyp	表現型
phenylketonuria	Phenylketonurie	フェニルケトン尿症
phobia	Phobie	恐怖(症)
phonism	Phonismus	二次的聴覚
photogenic epilepsy	photogene Epilepsie	光原てんかん
photoma	elementare Gesichtshalluzination	要素幻視
physiognomy	Physiognomik	相貌学
pica⟨L⟩		異食(症)
Pick's disease	Picksche Krankheit	ピック病
Pickwickian syndrome	Pickwicker-Syndrom	ピックウィック症候群
pithiatisme⟨F⟩(J. Babinski)		ピチアチスム(説得や暗示で治るヒステリー現象)

英	独	和
play therapy	Spieltherapie	遊戯療法
pleasure principle	Lust-Prinzip	快楽原則
pneumoencephalography	Pneumoencephalographie	気脳写；脳造影
poisoning	Vergiftung	中毒
polyphagia	Polyphagie	多食
polyspikes	Polyspitze	多発棘波
porencephaly	Porencephalie	脳空洞症
poriomania	Wandertrieb	徘徊癖
post-hypnotic suggestion	posthypnotische Suggestion	催眠後暗示
postpartum psychosis	Wochenbettpsychose	産褥精神病
poverty of thought	Gedankenarmut	思考貧困
praecox feeling	Praecox-Gefühl（H. C. Rümke）	プレコクス感
precipitating factor	veranlassender Faktor	結実因子
preconscious	Vorbewußt	前意識
precordial anxiety	Präcordialangst	胸内苦悶
predisposition	Veranlagung	疾病素質
pregenital stage	prägenitale Phase	前性器期
prejudice	Vorurteil	先入見
premenstrual tension syndrome	prämenstruelles Spannungssyndrom	月経前緊張症候群
premorbid character	prämorbider Charakter	病前性格
presbyophrenia	Presbyophrenie	プレスビオフレニー
presenile dementia	präsenile Demenz	初老期認知症
prevention	Vorbeugung	予防
preverbal thinking	vorsprachliches Denken	前言語性思考
primal scene	Urszene	原光景
primary delusion	primärer Wahn	一次妄想
primary gain	primärer Gewinn	一次利得
primitive reaction	primitive Reaktion	原始反応
prison psychosis	Haftpsychose	拘禁精神病
probability	Wahrscheinlichkeit	蓋然性
proband ; propositus	Proband	発端者
problem child	schwieriges Kind	問題児
process schizophrenia	Prozessschizophrenie	過程統合失調症
projection	Projektion	投影；投射
projective test	projektiver Test	投影テスト
prosopagnosia	Prosopagnosie	相貌失認
protopathic sensibility	protopathische Sensibilität	原始感覚
	Protreptik	激励法
provocated depression	provozierte Depression	誘発うつ病
pseudodementia	Pseudodemenz	仮性認知症；偽認知症
pseudohallucination	Pseudohalluzination	仮性幻覚；偽幻覚
pseudologia phantastica〈L〉	pathologisches Lügen	空想虚言者
pseudomnesia	Allomnesie	仮性記憶；偽記憶
psudoneurotic schizophrenia	pseudoneurotische Schizophrenie	偽神経症性統合失調症
psychasthénie〈F〉（P. Janet）		精神衰弱
psychedelic	psychedelisch	サイケデリック
psychiatric social worker	psychiatrischer Fürsorger	精神科ソーシャルワーカー
psychiatry	Psychiatrie	精神医学

英	独	和
psychic blindness	Seelenblindheit	精神盲
psychic deafness	Seelentaubheit	精神聾
psychic seizure	psychischer Anfall	精神発作
psychic trauma	psychische Trauma	精神外傷
	Psychiker	精神論者
psychoanalysis	Psychoanalyse	精神分析
psychobiology（A. Meyer）		精神生物学
psychodrama	Psychodrama	心理劇
psychodynamics	Psychodynamik	精神力動
psychogenic	psychogen	心因性
psychogenic psychosis	psychogene Psychose	心因精神病
psychomotor excitement	psychomotorische Erregung	精神運動興奮
psychomotor seizure	psychomotorische Anfall	精神運動発作
psychoneurosis	Psychoneurose	精神神経症
psychopathic personality	psychopathische Persönlichkeit	精神病質人格
psychopathology	Psychopathologie	精神病理学
psychopharmacology	Psychophamakologie	精神薬理学
psychose hallucinatoire chronique〈F〉		慢性幻覚精神病
psychosis	Psychose	精神病
psychosomatic disease （psychophysiological disorder）	psychosomatische Krankheit	心身症
psychosomatic medicine	psychosomatische Medizin	心身医学
psychosurgery	Psychochirurgie	精神外科
psychotherapy	Psychotherapie	精神療法
psychotropic drug		向精神薬
puerile	kindisch	子供っぽい
puerperal psychosis	Wochenbettpsychose	産褥精神病
punishment	Strafe	罰
purpose	Absicht ; Zweck	目的；意図
purposive idea	Zielvorstellung	目的表象
pyknic	pyknisch	ふとり型；肥満型
pyknolepsy	Pyknolepsie	ピクノレプシー；幼児発作頻発症
pyromania	Brandstiftungstrieb	放火癖

Q

英	独	和
quarrel	Streit	争い
querulant	Querulant	好訴者
questionnaire	Fragebogen	質問表
quiet	ruhig	静か

R

英	独	和
rage	Wut	憤怒
rape	Vergewaltigung	強姦
rape murder	Lustmord	快楽殺人
rapport〈F〉	Zugänglichkeit	疎通性；ラポール

英	独	和
raptus melancholicus〈L〉		メランコリーの激越発作
rating scale	Bewertungsskala	評価尺度
rationalization	Rationalisation	合理化
reaction formation	Reaktionsbildung	反動形成
reactive depression	reaktive Depression	反応性うつ病
realistic anxiety	Realangst	現実不安
reality principle	Realitätsprinzip	現実原則
reality-testing	Realitätsprüfung	現実検討
realization	Verwirklichung	実現
reason	Vernunft	理由
rebellious age	Trotzalter	反抗期
rebound phenomenon	Rückstoßphänomen	反跳現象
recall	Ekphorierung	想起
recent memory	Frischgedächtnis	近時記憶
reciprocal inhibition	reziproke Inhibition	逆制止
recognition	Wiedererkennen	再認
recollection	Erinnerung	想起
reduplicating paramnesia	reduplizierende Paramnesie	重複記憶錯誤
reflex epilepsy	Reflexepilepsie	反射てんかん
reformatory	Erziehungsanstalt	矯正施設
refusal	Verweigerung	拒否
registration	Merken	記銘
regression	Regression	退行
rehabilitation	Rehabilitation	社会復帰；リハビリテーション
reinforcement	Verstärkung	強化
reject	ablehnen	拒絶する
relation	Beziehung；Verhältnis	関係
relaxation	Entspannung	弛緩
reliability	Zuverlässigkeit	信頼性
REM sleep		レム睡眠
remission	Remission	寛解
remote memory	Altgedächtnis	遠隔記憶
repetition compulsion	Wiederholungszwang	反復強迫
representation	Vorstellung	表象
repression	Verdrängung	抑圧
repudiation	Verwerfung	破棄
residual delusion	Residualwahn	残遺妄想
residual schizophrenia	schizophrene Restzustände	残遺統合失調症
resentment	Ressentiment	恨み
resistance	Widerstand	抵抗
responsibility	Verantwortung	責任性
responsibility, legal	Zurechnungsfähigkeit	責任能力
restless	unruhig	落ち着きなさ
retardation	Retardation；Minderbegabung	遅滞
retention	Behalten	保持
retrograde amnesia	retrograde Amnesie	逆向健忘
reverie	Tagträumerei	白日夢

英	独	和
reward	Belohnung	報酬
rigidity	Rigidität	固縮，硬直，強剛，強直
risk	Risiko	危険
ritual	Ritual	儀式行為
rumination	Grübelzwang	精神反芻

S

英	独	和
sadism	Sadismus	加虐性愛；サディズム
sadness	Traurigkeit	悲哀
salaam spasms	Blitz-Nick-Salaam-Krämpfe	サラーム（遥拝）けいれん；電撃-点頭-礼拝けいれん
sapphism	Sapphismus	女子同性愛
satisfaction	Befriedigung	願望充足
satyriasis	Satyriasis	男子色情症
scanning speech	skandierende Sprache	断綴言語；とぎれ言葉
scapegoat	Sündenbock	贖罪の羊
schizoaffective psychosis	schizoaffektive Psychose	統合失調感情精神病
schizoid	Schizoid	統合失調質
schizophasia	Schizophasie	統合失調言語
schizophrenia	Schizophrenie	統合失調症（精神分裂病）
schizophreniform psychosis	Schizophrenie-ähnliche Psychose	統合失調症様精神病
schizophrenogenic parent	schizophrenogene Eltern	統合失調病因性の親
schizothymia	Schizothymie	統合失調気質
school phobia	Schulphobie	学校恐怖
school refusal	Schulverweigerung	登校拒否
screen memory	Deckerinnerung	遮蔽記憶
seclusive	zurückgezogen；verschlossen	ひきこもりの
secondary gain	sekundärer Gewinn	二次利得
seduction	Verführung	誘惑
seizure	Anfall	発作
self-accusation	Selbstanklage	自責
self-analysis	Selbstanalyse	自己分析
self-concept	Selbstbild	自己概念
self-confidence	Selbstvertrauen	自信
self-consciousness	Selbstbewußtsein	自我意識
self-control	Selbstbeherrschung	自制
self-depreciation	Selbstverachtung	自己蔑視
self-esteem	Selbstachtung	自尊
self-mutilation	Selbstverstümmelung	自傷
self-punishment	Selbstbestrafung	自罰
self-reproach	Selbstvorwurf	自己非難
semantic aphasia	semantische Aphasie	語義失語
senile dementia	senile Demenz	老年認知症
senile psychosis	senile Psychose	老年精神病
sensation	Empfindung	感覚
sensitive delusion of reference	sensitiver Beziehungswahn	敏感関係妄想
sensitivity	Empfindlichkeit	感受性

英	独	和
sensorium	Sensorium	識覚
sensory aphasia	sensorische Aphasie	感覚失語
sensory deprivation	sensorielle Isolierung	感覚遮断
sentiment of uncanniness	Unheimlichkeitsgefühl	不気味感
separation anxiety	Trennungsangst	分離不安
sexual assault	Sittlichkeitsvergehen	風俗違反
sham rage	Schein-Wut	偽憤怒
shame	Schande	恥
shamelessness	Schamlosigkeit	無恥
sharp wave	scharfe Welle	鋭波
shell shock		砲弾ショック
sheltered workshops	beschützende Werkstätte	保護作業場
shock therapy	Schock-Therapie	衝撃療法；ショック療法
short circuit reaction	Kurzschlußreaktion	短絡反応
shut in	verschlossen；zurückgezogen	ひきこもりの
shy	schüchtern	内気な；臆病な
sibling rivalry	Geschwisterrivalität	同胞抗争
siderodromophobia	Siderodromophobie	鉄道恐怖
silly smile	leeres Lachen	空笑
simulation	Simulation	詐病
simultaneous agnosia	Simultanagnosie	同時失認
simultaneous hallucination	Simultanhalluzination	同時幻覚
sitiophobia	Sitiophobie	食事恐怖
situation anxiety	Situationsangst	状況不安
sleep-walking	Schlafwandeln	夢遊(症)
sluggish	schwerfällig	鈍重な
snout formation	Schnauzkrampf	とがり口；作嘴
social psychiatry	soziale Psychiatrie	社会精神医学
sociopathy	Soziopathie	社会病質
sodomy	Sodomie	肛門性交；ソドミー
somatic hallucination	Körperhalluzination	身体幻覚
	Somatiker	身体論者
somatization	Somatisierung	身体化
somatoform disorder		身体表現性障害
somatogenic	somatogen	体因性
somatognostic disorder	somatognostische Störung	身体認知障害
	Somatopsyche (C. Wernicke)	身体精神
somnambulism	Somnambulismus	夢遊(症)
somnolence	Somnolenz	傾眠
sopor	Sopor	昏眠
spasmodic laughing	Lachkrampf	痙笑
spatial orientation	örtliche Orientierung	場所見当識
speech disturbance	Sprachstörung	言語障害
spike	Spitze	棘波
spike-and-wave complex	Spitzen-Wellen-Komplex	棘・徐波複合
spindle	Spindel	紡錘波
splitting	Spaltung	分離
spoilt child	verwöhntes Kind	甘やかされた子

英	独	和
spontaneity	Spontaneität	自発性
stage-fright	Lampenfieber	場おくれ
startle reaction	Schreckreaktion	驚愕反応
state	Zustand	状態
static understanding	statisches Verstehen	静的了解
status epilepticus〈L〉		てんかん発作重積状態
	stehende Redensart	滞続談話
stereotypy	Stereotypie	常同
stigma	Stigma	徴候；スチグマ
stimulus	Reiz	刺激
stress	Stress	ストレス
strive	Strebung	努力
stroke	Apoplexie	卒中
struggle	Kampf	闘争
stubborn	eigensinnig；starrköpfig	頑固な
stupor	Stupor	昏迷
stuttering	Stottern	どもり
subconscious	Unterbewußtsein	下意識
subcortical aphasia	subkortikale Aphasie	皮質下失語
sublimation	Sublimierung	昇華
submissive	unterwürfig	従順な
substitution	Ersatzbildung	代理形成
sucking reflex	Saugreflex	吸引反射
suggestibility	Suggestibilität；Beeinflußbarkeit	被暗示性
suicidal attempt	Selbstmordversuch	自殺企図
suicide	Selbstmord	自殺
super-ego	Über-Ich	超自我
superstition	Aberglaube	迷信
supportive psychotherapy	unterstützende Psychotherapie	支持的精神療法
suppression	Unterdrückung	抑制
surmount	überwinden	打ち勝つ
suspicion	Verdacht	疑惑
suspicious	argwöhnisch	猜疑的
syllable stumbling	Silbenstolpern	つまずき言葉
symbiotic infantile psychosis （M. Mahler）	symbiotische infantile Psychose	共生幼児精神病
symbolization	Symbolisation	象徴化
sympathy	Sympathie；Mitgefühl	同情
symptomatic psychosis	symptomatische Psychose	症状精神病
synchronous	synchronisch	同期性
syncope	Ohnmacht	失神
syndrome malin〈F〉；neuroleptic malignant syndrome		悪性症候群
syndrome-shift	Syndromwechsel	症状群変換
synesthesia	Synästhesie	共感覚
synopsia	Farbenhören	共光覚
syntonic	syntonisch	同調性
syphilidophobia	Syphilidophobie	梅毒恐怖

英	独	和
systematic delusion	systematischer Wahn	体系妄想

T

英	独	和
tabes dorsalis〈L〉		脊髄癆
taboparesis	Taboparalyse	脊髄癆進行麻痺
tactile agnosia	taktile Agnosie	触覚失認
tactile hallucination	Tasthalluzination	幻触
talent	Begabung	才能
tardive dyskinesia	späte extrapyramidale Hyperkinesie	遅発ジスキネジア
target symptom	Zielsymptome	標的症状
taste	Geschmack	味
teeth grinding	Zähneknirschen	歯ぎしり
temper tantrum〈L〉		かんしゃく発作
temperament	Temperament	気質
temporal lobe epilepsy	Temporallappenepilepsie	側頭葉てんかん
tenacity	Tenazität	固着
tenderness	Zärtlichkeit	優しさ
tense	gespannt	緊張した
tension	Spannung	緊張
tension psychologique〈F〉(P. Janet)		心的緊張
testamentary capacity	Testierfähigkeit	遺言能力
thalamic pain	Thalamusschmerz	視床痛
theatrical	theatralisch	演劇的
Thematic Apperception Test (TAT)		絵画統覚テスト
therapeutic community	therapeutische Gemeinschaft	治療共同社会
think	denken	考える
thought blocking	Gedankensperre ; Denksperrung	思考途絶
thought broadcasting	Gedankenausbreitung	思考伝播
thought disorder	Denkstörung	思考障害
thought echoing	Gedankenlautwerden	思考化声
thought hearing	Gedankenhören	思考化声
thought insertion	Gedankeneingebung	思考吹入
thought, train of	Gedankengang	思路
thought withdrawal	Gedankenentzug	思考奪取
threat	Bedrohung	脅迫
threshold	Schwelle	閾
thum sucking	Daumenlutschen	親指しゃぶり
thymoleptica	Thymoleptika	感情調整薬
thymopathic	thymopathisch	病的情性
tic	Tick	チック
time sense	Zeitbewußtsein	時間意識
tinnitus	Ohrensausen	耳鳴り
tolerance	Toleranz	耐性
tonic clonic convulsion	tonisch-klonischer Krampf	強直間代けいれん
torpid idiocy	torpide Idiotie	遅鈍型白痴
touchiness	Empfindlichkeit	敏感性
toxic psychosis	Intoxikationspsychose	中毒精神病

英	独	和
toxicomania	Sucht	薬物嗜癖
train of thought	Gedankengang	思路
trance		トランス
tranquilizer	Tranquilizer	精神安定薬；トランキライザー
transcultural psychiatry	vergleichende Psychiatrie	比較文化精神医学
transference	Übertragung	転移
transference neurosis	Übertragungsneurose	転移神経症
transient	vorübergehend	一過性の
transit syndrome	Durchgangs-Syndrom	通過症候群
transition	Übergang	移行
transitivism	Transitivismus	症状転嫁
transsexualism	Transsexualismus	性転換願望症
transvestitism	Transvestitismus	服装倒錯
traumatic neurosis	traumatische Neurose	外傷神経症
traumatic war neurosis	Kriegsneurose	戦争神経症
treatment	Behandlung	治療
tremor	Zittern	振戦
trichotillomania	Trichotillomanie	抜毛癖
triphasic waves	triphasische Wellen	三相波
truancy, school	Schulschwänzen	ずる休み
tuberous sclerosis	tuberöse Sklerose	結節硬化症
twilight state	Dämmerzustand	もうろう状態
twins	Zwillinge	双生児
twitching	Zuckung	筋攣縮
typus melancholicus〈L〉(H. Tellenbach)		メランコリー親和型性格

U

uncinate fit	Uncinatusanfall	鉤回発作
unconscious	unbewußt	無意識の
uncovering psychotherapy	aufdeckende Psychotherapie	除覆療法；あばき療法
understand	verstehen	了解する
undoing	Ungeschehenmachen	取り消し；打ち消し
unintelligible	unverständlich	理解しがたい
unproductive mania	gedankenarme Manie	思考貧弱性躁病
unreality	Unwirklichkeit	非現実
unstable	unbeständig	不安定な
uprooting depression	Entwurzelungsdepression (H. Bürger-Prinz)	根こぎうつ病
uranism	Uranismus	男子同性愛

V

vagrancy	Landstreicherei	浮浪
value	Wert	価値
vegetative neurosis	vegetative Neurose	植物神経症
ventriculography	Ventrikulographie	脳室写

英	独	和
verbigeration	Verbigeration	語唱
verbosity	Weitschweifigkeit	冗長
vertigo	Schwindel	めまい
vesania		ヴェザニア（狂気）
vicious circle	Circulus vitiosus	悪循環
victim	Opfer	犠牲
vigilance	Vigilanz	覚性
violence	Gewalt	暴力
viscosity, mental	visköse Temperament	粘着気質
visual agnosia	optische Agnosie	視覚失認
visual hallucination	Gesichtshalluzination	幻視
visual-spatial agnosia		視空間失認
vital depression	vitale Depression（K. Schneider）	生気抑うつ
vocational guidance	Berufsberatung	職業指導
volition	Willensakt	意志作用；意欲
voyeurisme〈F〉	Schaulust	窃視（症）；のぞき

W

英	独	和
waking	Aufwachen；Wachen	覚醒
wave	Welle	波
waxy flexibility；flexibilitas cerea〈L〉		蠟屈症
Wechsler Adult Intelligence Scale （WAIS）		ウェクスラー成人用知能検査
weep	weinen	泣く
will	Wille	意志
wish	Wunsch	願望
wish-fulfillment	Wunscherfüllung	願望充足
withdrawal symptom	Entziehungserscheinung	離脱症状
word blindness	Wortblindheit	語盲
word deafness	Worttaubheit	語聾
word salad	Wortsalat	言葉のサラダ
work therapy	Arbeitstherapie	作業療法
world-destruction phantasy	Weltuntergangserlebnis	世界没落体験
writer's cramp	Schreibkrampf	書痙
written language	Schriftsprache	書き言葉

Z

英	独	和
zooanthropy	Tierverwandlungswahn	獣化妄想
zoophilia	Zoophilie	動物性愛
zoophobia	Zoophobie	動物恐怖

付　表

付表1　国際疾病分類第10版(ICD-10)第Ⅴ章(F)「精神および行動の障害」 The ICD-10 Classification of Mental and Behavioural Disorders (1992)

主項目

F00〜F09	症状性を含む器質性精神障害	Organic, including symptomatic, mental disorders
F10〜F19	精神作用物質使用による精神および行動の障害	Mental and behavioural disorders due to psychoactive substance use
F20〜F29	精神分裂病(統合失調症),分裂病型(統合失調型)障害および妄想性障害	Schizophrenia, schizotypal and delusional disorders
F30〜F39	気分(感情)障害	Mood (affective) disorders
F40〜F48	神経症性障害,ストレス関連障害および身体表現性障害	Neurotic, stress-related and somatoform disorders
F50〜F59	生理的障害および身体的要因に関連した行動症候群	Behavioural syndromes associated with physiological disturbances and physical factors
F60〜F69	成人の人格および行動の障害	Disorders of adult personality and behaviour
F70〜F79	精神遅滞	Mental retardation
F80〜F89	心理的発達の障害	Disorders of psychological development
F90〜F98	小児期および青年期に通常発症する行動および情緒の障害	Behavioural and emotional disorders with onset usually occurring in childhood and adolescence
F99	特定不能の精神障害	Unspecified mental disorder

F0　ORGANIC, INCLUDING SYMPTOMATIC, MENTAL DISORDERS　症状性を含む器質性精神障害

F00	Dementia in Alzheimer's Disease	アルツハイマー病の認知症
F00.0	Dementia in Alzheimer's disease with early onset	早発性アルツハイマー病の認知症
F00.1	Dementia in Alzheimer's disease with late onset	晩発性アルツハイマー病の認知症
F00.2	Dementia in Alzheimer's disease, atypical or mixed type	アルツハイマー病の認知症,非定型あるいは混合型
F00.9	Dementia in Alzheimer's disease, unspecified	アルツハイマー病の認知症,特定不能*のもの
F01	Vascular Dementia	血管性認知症
F01.0	Vascular dementia of acute onset	急性発症の血管性認知症
F01.1	Multi-infarct dementia	多発梗塞性認知症
F01.2	Subcortical vascular dementia	皮質下血管性認知症
F01.3	Mixed cortical and subcortical vascular dementia	皮質および皮質下混合性血管性認知症
F01.8	Other vascular dementia	他の血管性認知症
F01.9	Vascular dementia, unspecified	血管性認知症,特定不能のもの
F02	Dementia in Other Diseases Classified Elsewhere	他に分類されるその他の疾患の認知症
F02.0	Dementia in Pick's disease	ピック病の認知症
F02.1	Dementia in Creutzfeldt-Jakob disease	クロイツフェルト-ヤコブ病の認知症
F02.2	Dementia in Huntington's disease	ハンチントン病の認知症
F02.3	Dementia in Parkinson's disease	パーキンソン病の認知症
F02.4	Dementia in human immunodeficiency virus (HIV)	ヒト免疫不全ウイルス(HIV)疾患[病]の認知症

*「詳細不明」という訳も可能であるが,本書では「特定不能」で統一した.

	disease	
F02.8	Dementia in other specified diseases classified elsewhere	他に分類されるその他の特定の疾患の認知症
F03	**Unspecified Dementia**	特定不能の認知症

A fifth character may be added to specify dementia in F00-F03, as follows:

第5桁の数字は，F00〜F03の認知症の随伴症状を特定する：

- .x0　without additional symptoms　　随伴症状がないもの
- .x1　other symptoms, predominantly delusional　　他の症状，妄想を主とするもの
- .x2　other symptoms, predominantly hallucinatory　　他の症状，幻覚を主とするもの
- .x3　other symptoms, predominantly depressive　　他の症状，抑うつを主とするもの
- .x4　other mixed symptoms　　他の混合性症状

F04	**Organic Amnesic Syndrome, Not Induced by Alcohol and Other Psychoactive Substances**	器質性健忘症候群，アルコールおよび他の精神作用物質によらないもの
F05	**Delirium, Not Induced by Alcohol and Other Psychoactive Substances**	せん妄，アルコールおよび他の精神作用物質によらないもの
F05.0	Delirium, not superimposed on dementia, so described	せん妄，認知症に重ならないもの
F05.1	Delirium, superimposed on dementia	せん妄，認知症に重なったもの
F05.8	Other delirium	他のせん妄
F05.9	Delirium, unspecified	せん妄，特定不能のもの
F06	**Other Mental Disorders Due to Brain Damage and Dysfunction and to Physical Disease**	脳損傷，脳機能不全および身体疾患による他の精神障害
F06.0	Organic hallucinosis	器質性幻覚症
F06.1	Organic catatonic disorder	器質性緊張病性障害
F06.2	Organic delusional (schizophrenia-like) disorder	器質性妄想性（統合失調症様）障害
F06.3	Organic mood (affective) disorders	器質性気分（感情）障害
.30	organic manic disorder	器質性躁病性障害
.31	organic bipolar disorder	器質性双極性障害
.32	organic depressive disorder	器質性うつ病性障害
.33	organic mixed affective disorder	器質性混合性感情障害
F06.4	Organic anxiety disorder	器質性不安障害
F06.5	Organic dissociative disorder	器質性解離性障害
F06.6	Organic emotionally labile (asthenic) disorder	器質性情緒不安定性（無力性）障害
F06.7	Mild cognitive disorder	軽度認知障害
F06.8	Other specified mental disorders due to brain damage and dysfunction and to physical disease	脳損傷，脳機能不全および身体疾患による他に特定される精神障害
F06.9	Unspecified mental disorder due to brain damage and dysfunction and to physical disease	脳損傷，脳機能不全および身体疾患による特定不能の精神障害
F07	**Personality and Behavioural Disorders Due to Brain Disease, Damage and Dysfunction**	脳疾患，脳損傷および脳機能不全による人格および行動の障害
F07.0	Organic personality disorder	器質性人格障害
F07.1	Postencephalitic syndrome	脳炎後症候群
F07.2	Postconcussional syndrome	脳震盪後症候群
F07.8	Other organic personality and behavioural disorders due to brain disease, damage and dysfunction	脳疾患，脳損傷および脳機能不全による他の人格および行動の障害
F07.9	Unspecified organic personality and behavioural disorder due to brain disease, damage and dysfunction	脳疾患，脳損傷および脳機能不全による特定不能の人格および行動の障害
F09	**Unspecified Organic or Symptomatic Mental**	特定不能の器質性あるいは症状性精神障害

Disorder

F1　MENTAL AND BEHAVIOURAL DISORDERS DUE TO PSYCHOACTIVE SUBSTANCE USE　精神作用物質使用による精神および行動の障害

F10.-	Mental and Behavioural Disorders Due to Use of Alcohol	アルコール使用による精神および行動の障害
F11.-	Mental and Behavioural Disorders Due to Use of Opioids	アヘン類使用による精神および行動の障害
F12.-	Mental and Behavioural Disorders Due to Use of Cannabinoids	大麻類使用による精神および行動の障害
F13.-	Mental and Behavioural Disorders Due to Use of Sedatives or Hypnotics	鎮静剤あるいは睡眠剤使用による精神および行動の障害
F14.-	Mental and Behavioural Disorders Due to Use of Cocaine	コカイン使用による精神および行動の障害
F15.-	Mental and Behavioural Disorders Due to Use of Other Stimulants, Including Caffeine	カフェインを含む他の精神刺激剤使用による精神および行動の障害
F16.-	Mental and Behavioural Disorders Due to Use of Hallucinogens	幻覚剤使用による精神および行動の障害
F17.-	Mental and Behavioural Disorders Due to Use of Tobacco	タバコ使用による精神および行動の障害
F18.-	Mental and Behavioural Disorders Due to Use of Volatile Solvents	揮発性溶剤使用による精神および行動の障害
F19.-	Mental and Behavioural Disorders Due to Multiple Drug Use and Use of Other Psychoactive Substances	多剤使用および他の精神作用物質使用による精神および行動の障害
	Four- and five-character categories may be used to specify the clinical conditions, as follows:	第4, 5桁カテゴリーは，以下の臨床状態を特定するのに用いる：
F1x.0	Acute intoxication	急性中毒
.00	uncomplicated	併発症状がないもの
.01	with trauma or other bodily injury	外傷あるいは他の身体損傷を伴うもの
.02	with other medical complications	他の医学的合併症を伴うもの
.03	with delirium	せん妄を伴うもの
.04	with perceptual distortions	知覚変容を伴うもの
.05	with coma	昏睡を伴うもの
.06	with convulsions	けいれんを伴うもの
.07	pathological intoxication	病的中毒
F1x.1	Harmful use	有害な使用
F1x.2	Dependence syndrome	依存症候群
.20	currently abstinent	現在中断しているもの
.21	currently abstinent, but in a protected environment	現在中断しているが，保護された環境にいるもの
.22	currently on a clinically supervised maintenance or replacement regime (controlled dependence)	現在臨床指導によって中断を持続しているもの，あるいは置換療法下にあるもの（コントロールされた依存）
.23	currently abstinent, but receiving treatment with aversive or blocking drugs	現在中断しているが，嫌悪剤あるいは阻止剤による治療下にあるもの
.24	currently using the substance (active dependence)	現在物質を使用しているもの（依存中）
.25	continuous use	持続的使用
.26	episodic use (dipsomania)	挿間的使用（渇酒症）
F1x.3	Withdrawal state	離脱状態

	.30 uncomplicated	併発症状がないもの
	.31 with convulsions	けいれんを伴うもの
F1x.4	Withdrawal state with delirium	せん妄を伴う離脱状態
	.40 without convulsions	けいれんを伴わないもの
	.41 with convulsions	けいれんを伴うもの
F1x.5	Psychotic disorder	精神病性障害
	.50 schizophrenia-like	統合失調症様のもの
	.51 predominantly delusional	主として妄想性のもの
	.52 predominantly hallucinatory	主として幻覚性のもの
	.53 predominantly polymorphic	主として多形性のもの
	.54 predominantly depressive symptoms	主としてうつ病性症状のもの
	.55 predominantly manic symptoms	主として躁病性症状のもの
	.56 mixed	混合性のもの
F1x.6	Amnesic syndrome	健忘症候群
F1x.7	Residual and late-onset psychotic disorder	残遺性および遅発性の精神病性障害
	.70 flashbacks	フラッシュバック
	.71 personality or behaviour disorder	人格あるいは行動の障害
	.72 residual affective disorder	残遺性感情障害
	.73 dementia	認知症
	.74 other persisting cognitive impairment	他の持続性認知障害
	.75 late-onset psychotic disorder	遅発性精神病性障害
F1x.8	Other mental and behavioural disorders	他の精神および行動の障害
F1x.9	Unspecified mental and behavioural disorder	特定不能の精神および行動の障害

F2　SCHIZOPHRENIA, SCHIZOTYPAL AND DELUSIONAL DISORDERS　精神分裂病（統合失調症），分裂病型障害（統合失調型障害）および妄想性障害

F20	Schizophrenia	精神分裂病（統合失調症）
F20.0	Paranoid schizophrenia	妄想型統合失調症
F20.1	Hebephrenic schizophrenia	破瓜型統合失調症
F20.2	Catatonic schizophrenia	緊張型統合失調症
F20.3	Undifferentiated schizophrenia	鑑別不能型[型分類困難な]*統合失調症
F20.4	Post-schizophrenic depression	統合失調症後抑うつ
F20.5	Residual schizophrenia	残遺型[残遺]統合失調症
F20.6	Simple schizophrenia	単純型統合失調症
F20.8	Other schizophrenia	他の精神統合失調症
F20.9	Schizophrenia, unspecified	精神統合失調症，特定不能のもの
	A fifth character may be used to classify course:	第5桁の数字は経過分類に用いる：
F20.x0	continuous	持続性
F20.x1	episodic with progressive deficit	エピソード性で進行性の欠陥を伴うもの
F20.x2	episodic with stable deficit	エピソード性で固定した欠陥を伴うもの
F20.x3	episodic remittent	エピソード性の経過で寛解しているもの
F20.x4	incomplete remission	不完全寛解
F20.x5	complete remission	完全寛解
F20.x8	other	その他
F20.x9	period of observation less than one year	観察期間が1年未満
F21	Schizotypal Disorder	分裂病型障害（統合失調型障害）
F22	Persistent Delusional Disorders	持続性妄想性障害

*[　]は，本書で主に用いた訳語以外のものとして使用可能と思われるものをあげた．

F22.0	Delusional disorder	妄想性障害
F22.8	Other persistent delusional disorders	他の持続性妄想性障害
F22.9	Persistent delusional disorder, unspecified	持続性妄想性障害，特定不能のもの
F23	**Acute and Transient Psychotic Disorders**	**急性一過性精神病性障害**
F23.0	Acute polymorphic psychotic disorder without symptoms of schizophrenia	統合失調症状を伴わない急性多形性精神病性障害
F23.1	Acute polymorphic psychotic disorder with symptoms of schizophrenia	統合失調症状を伴う急性多形性精神病性障害
F23.2	Acute schizophrenia-like psychotic disorder	統合失調症様精神病性障害
F23.3	Other acute predominantly delusional psychotic disorders	妄想を主とする他の急性精神病性障害
F23.8	Other acute and transient psychotic disorders	他の急性一過性精神病性障害
F23.9	Acute and transient psychotic disorder, unspecified	急性一過性精神病性障害，特定不能のもの
	A fifth character may be used to identify the presence or absence of associated stress:	第5桁の数字は，関連する急性ストレスの有無の同定に用いることができる：
F23.x0	without associated acute stress	関連する急性ストレスを伴わないもの
F23.x1	with associated acute stress	関連する急性ストレスを伴うもの
F24	**Induced Delusional Disorder**	**感応性妄想性障害**
F25	**Schizoaffective Disorders**	**分裂感情障害（統合失調感情障害）**
F25.0	Schizoaffective disorder, manic type	分裂感情障害，躁病型
F25.1	Schizoaffective disorder, depressive type	分裂感情障害，うつ病型
F25.2	Schizoaffective disorder, mixed type	分裂感情障害，混合型
F25.8	Other schizoaffective disorders	他の分裂感情障害
F25.9	Schizoaffective disorder, unspecified	分裂感情障害，特定不能のもの
F28	**Other Nonorganic Psychotic Disorders**	**他の非器質性精神病性障害**
F29	**Unspecified Nonorganic Psychosis**	**特定不能の非器質性精神病**

F3　MOOD (AFFECTIVE) DISORDERS　気分（感情）障害

F30	**Manic Episode**	**躁病エピソード**
F30.0	Hypomania	軽躁病
F30.1	Mania without psychotic symptoms	精神病症状を伴わない躁病
F30.2	Mania with psychotic symptoms	精神病症状を伴う躁病
F30.8	Other manic episodes	他の躁病エピソード
F30.9	Manic episode, unspecified	躁病エピソード，特定不能のもの
F31	**Bipolar Affective Disorder**	**双極性感情障害［躁うつ病］**
F31.0	Bipolar affective disorder, current episode hypomanic	双極性感情障害，現在軽躁病エピソード
F31.1	Bipolar affective disorder, current episode manic without psychotic symptoms	双極性感情障害，現在精神病症状を伴わない躁病エピソード
F31.2	Bipolar affective disorder, current episode manic with psychotic symptoms	双極性感情障害，現在精神病症状を伴う躁病エピソード
F31.3	Bipolar affective disorder, current episode mild or moderate depression	双極性感情障害，現在軽症あるいは中等症うつ病エピソード
.30	without somatic symptoms	身体症状を伴わないもの
.30	with somatic symptoms	身体症状を伴うもの
F31.4	Bipolar affective disorder, current episode severe depression without psychotic symptoms	双極性感情障害，現在精神病症状を伴わない重症うつ病エピソード
F31.5	Bipolar affective disorder, current episode severe depression with psychotic symptoms	双極性感情障害，現在精神病症状を伴う重症うつ病エピソード

F31.6	Bipolar affective disorder, current episode mixed	双極性感情障害，現在混合性エピソード
F31.7	Bipolar affective disorder, currently in remission	双極性感情障害，現在寛解状態にあるもの
F31.8	Other bipolar affective disorders	他の双極性感情障害
F31.9	Bipolar affective disorder, unspecified	双極性感情障害，特定不能のもの

F32　Depressive Episode　うつ病エピソード

F32.0	Mild depressive episode	軽症うつ病エピソード
.00	without somatic symptoms	身体症状を伴わないもの
.01	with somatic symptoms	身体症状を伴うもの
F32.1	Moderate depressive episode	中等症うつ病エピソード
.10	without somatic symptoms	身体症状を伴わないもの
.11	with somatic symptoms	身体症状を伴うもの
F32.2	Severe depressive episode without psychotic symptoms	精神病症状を伴わない重症うつ病エピソード
F32.3	Severe depressive episode with psychotic symptoms	精神病症状を伴う重症うつ病エピソード
F32.8	Other depressive episodes	他のうつ病エピソード
F32.9	Depressive episode, unspecified	うつ病エピソード，特定不能のもの

F33　Recurrent Depressive Disorder　反復性うつ病性障害

F33.0	Recurrent depressive disorder, current episode mild	反復性うつ病性障害，現在軽症エピソード
.00	without somatic symptoms	身体症状を伴わないもの
.01	with somatic symptoms	身体症状を伴うもの
F33.1	Recurrent depressive disorder, current episode moderate	反復性うつ病性障害，現在中等症エピソード
.10	without somatic symptoms	身体症状を伴わないもの
.11	with somatic symptoms	身体症状を伴うもの
F33.2	Recurrent depressive disorder, current episode severe without psychotic symptoms	反復性うつ病性障害，現在精神病症状を伴わない重症エピソード
F33.3	Recurrent depressive disorder, current episode severe with psychotic symptoms	反復性うつ病性障害，現在精神病症状を伴う重症エピソード
F33.4	Recurrent depressive disorder, currently in remission	反復性うつ病性障害，現在寛解状態にあるもの
F33.8	Other recurrent depressive disorders	他の反復性うつ病性障害
F33.9	Recurrent depressive disorder, unspecified	他の反復性うつ病性障害，特定不能のもの

F34　Persistent Mood (Affective) Disorders　持続性気分（感情）障害

F34.0	Cyclothymia	気分循環症
F34.1	Dysthymia	気分変調症
F34.8	Other persistent mood (affective) disorders	他の持続性気分(感情)障害
F34.9	Persistent mood (affective) disorder, unspecified	持続性気分(感情)障害，特定不能のもの

F38　Other Mood (Affective) Disorders　他の気分（感情）障害

F38.0	Other single mood (affective) disorders	他の単一[単発性]気分(感情)障害
.00	mixed affective episode	混合性感情性エピソード
F38.1	Other recurrent mood (affective) disorders	他の反復性気分(感情)障害
.10	recurrent brief depressive disorder	反復性短期うつ病性障害
F38.8	Other specified mood (affective) disorders	他の特定の気分(感情)障害

F39　Unspecified Mood (Affective) Disorder　特定不能の気分（感情）障害

F4　NEUROTIC, STRESS-RELATED AND SOMATOFORM DISORDERS　神経症性障害，ストレス関連障害および身体表現性障害

F40　Phobic Anxiety Disorders　恐怖症性不安障害

F40.0	Agoraphobia	広場恐怖[症]
.00	without panic disorder	パニック障害を伴わないもの

	.01 with panic disorder	パニック障害を伴うもの
F40.1	Social phobias	社会恐怖［症］
F40.2	Specific (isolated) phobias	特定の(個別的)恐怖症
F40.8	Other phobic anxiety disorders	他の恐怖症性不安障害
F40.9	Phobic anxiety disorder, unspecified	恐怖症性不安障害，特定不能のもの
F41	**Other Anxiety Disorders**	**他の不安障害**
F41.0	Panic disorder (episodic paroxysmal anxiety)	パニック［恐慌性］障害(エピソード［挿間］性発作性不安)
F41.1	Generalized anxiety disorder	全般性不安障害
F41.2	Mixed anxiety and depressive disorder	混合性不安抑うつ障害
F41.3	Other mixed anxiety disorders	他の混合性不安障害
F41.8	Other specified anxiety disorders	他の特定の不安障害
F41.9	Anxiety disorder, unspecified	不安障害，特定不能のもの
F42	**Obsessive-Compulsive Disorder**	**強迫性障害［強迫神経症］**
F42.0	Predominantly obsessional thoughts or ruminations	強迫思考あるいは反復思考を主とするもの
F42.1	Predominantly compulsive acts (obsessional rituals)	強迫行為(強迫儀式)を主とするもの
F42.2	Mixed obsessional thoughts and acts	強迫思考および強迫行為が混合するもの
F42.8	Other obsessive-compulsive disorders	他の強迫性障害
F42.9	Obsessive-compulsive disorder, unspecified	強迫性障害，特定不能のもの
F43	**Reaction to Severe Stress, and Adjustment Disorders**	**重度ストレス反応および適応障害**
F43.0	Acute stress reaction	急性ストレス反応
F43.1	Post-traumatic stress disorder	外傷後ストレス障害
F43.2	Adjustment disorders	適応障害
	.20 brief depressive reaction	短期抑うつ反応
	.21 prolonged depressive reaction	遷延性抑うつ反応
	.22 mixed anxiety and depressive reaction	混合性不安抑うつ反応
	.23 with predominant disturbance of other emotions	主として他の情緒の障害を伴うもの
	.24 with predominant disturbance of conduct	主として行為の障害を伴うもの
	.25 with mixed disturbance of emotions and conduct	情緒および行為の混合性の障害を伴うもの
	.28 with other specified predominant symptoms	他の特定の症状が優勢なもの
F43.8	Other reactions to severe stress	他の重度ストレス反応
F43.9	Reactions to severe stress, unspecified	重度ストレス反応，特定不能のもの
F44	**Dissociative (Conversion) Disorders**	**解離性(転換性)障害**
F44.0	Dissociative amnesia	解離性健忘
F44.1	Dissociative fugue	解離性遁走［フーグ］
F44.2	Dissociative stupor	解離性昏迷
F44.3	Trance and possession disorders	トランスおよび憑依障害
F44.4	Dissociative motor disorders	解離性運動障害
F44.5	Dissociative convulsions	解離性けいれん
F44.6	Dissociative anaesthesia and sensory loss	解離性知覚麻痺［無感覚］および知覚［感覚］脱失
F44.7	Mixed dissociative (conversion) disorders	混合性解離性(転換性)障害
F44.8	Other dissociative (conversion) disorders	他の解離性(転換性)障害
	.80 Ganser's syndrome	ガンザー症候群
	.81 multiple personality disorder	多重人格障害
	.82 transient dissociative (conversion) disorders occurring in childhood and adolescence	小児性あるいは青年期にみられる一過性解離性(転換性)障害
	.88 other specified dissociative (conversion) disorders	他の特定の解離性(転換性)障害
F44.9	Dissociative (conversion) disorder, unspecified	解離性(転換性)障害，特定不能のもの

F45	**Somatoform Disorders**	**身体表現性障害**
F45.0	Somatization disorder	身体化障害
F45.1	Undifferentiated somatoform disorder	鑑別不能型［分類困難な］身体表現性障害
F45.2	Hypochondriacal disorder	心気障害
F45.3	Somatoform autonomic dysfunction	身体表現性自律神経機能不全
.30	heart and cardiovascular system	心臓および心血管系
.31	upper gastrointestinal tract	上部消化管
.32	lower gastrointestinal tract	下部消化管
.33	respiratory system	呼吸器系
.34	genitourinary system	泌尿生殖器系
.38	other organ or system	他の器官あるいは系
F45.4	Persistent somatoform pain disorder	持続性身体表現性疼痛障害
F45.8	Other somatoform disorders	他の身体表現性障害
F45.9	Somatoform disorder, unspecified	身体表現性障害，特定不能のもの
F48	**Other Neurotic Disorders**	**他の神経性障害**
F48.0	Neurasthenia	神経衰弱
F48.1	Depersonalization-derealization syndrome	離人・現実感喪失症候群
F48.8	Other specified neurotic disorders	他の特定の神経症性障害
F48.9	Neurotic disorder, unspecified	神経症性障害，特定不能のもの

F5 BEHAVIOURAL SYNDROMES ASSOCIATED WITH PHYSIOLOGICAL DISTURBANCES AND PHYSICAL FACTORS 生理的障害および身体的要因に関連した行動症候群

F50	**Eating Disorders**	**摂食障害**
F50.0	Anorexia nervosa	神経性無食欲症
F50.1	Atypical anorexia nervosa	非定型神経性無食欲症
F50.2	Bulimia nervosa	神経性大食症
F50.3	Atypical bulimia nervosa	非定型神経性大食症
F50.4	Overeating associated with other psychological disturbances	他の心理的障害と関連した過食
F50.5	Vomiting associated with other psychological disturbances	他の心理的障害と関連した嘔吐
F50.8	Other eating disorders	他の摂食障害
F50.9	Eating disorder, unspecified	摂食障害，特定不能のもの
F51	**Nonorganic Sleep Disorders**	**非器質性睡眠障害**
F51.0	Nonorganic insomnia	非器質性不眠症
F51.1	Nonorganic hypersomnia	非器質性過眠症
F51.2	Nonorganic disorder of the sleep-wake schedule	非器質性睡眠・覚醒スケジュール障害
F51.3	Sleepwalking（Somnambulism）	睡眠時遊行症（夢中遊行症［夢遊病］）
F51.4	Sleep terrors（Night terrors）	睡眠時驚愕症（夜驚症）
F51.5	Nightmares	悪夢
F51.8	Other nonorganic sleep disorders	他の非器質性睡眠障害
F51.9	Nonorganic sleep disorder, unspecified	非器質性睡眠障害，特定不能のもの
F52	**Sexual Dysfunction, Not Caused by Organic Disorder or Disease**	**性機能不全，器質性の障害あるいは疾患によらないもの**
F52.0	Lack or loss of sexual desire	性欲欠如あるいは性欲喪失
F52.1	Sexual aversion and lack of sexual enjoyment	性の嫌悪および性の喜びの欠如
.10	sexual aversion	性の嫌悪
.11	lack of sexual enjoyment	性の喜びの欠如
F52.2	Failure of genital response	性器反応不全

F52.3	Orgasmic dysfunction	オルガズム機能不全
F52.4	Premature ejaculation	早漏
F52.5	Nonorganic vaginismus	非器質性腟けいれん
F52.6	Nonorganic dyspareunia	非器質性性交疼痛症
F52.7	Excessive sexual drive	過剰性欲
F52.8	Other sexual dysfunction, not caused by organic disorder or disease	他の性機能不全，器質性の障害あるいは疾患によらないもの
F52.9	Unspecified sexual dysfunction, not caused by organic disorder or disease	特定不能の性機能不全，器質性の障害あるいは疾患によらないもの
F53	**Mental and Behavioural Disorders Associated with the Puerperium, Not Elsewhere Classified**	産褥に関連した精神および行動の障害，他に分類できないもの
F53.0	Mild mental and behavioural disorders associated with the puerperium, not elsewhere classified	産褥に関連した軽症の精神および行動の障害，他に分類できないもの
F53.1	Severe mental and behavioural disorders associated with the puerperium, not elsewhere classified	産褥に関連した重症の精神および行動の障害，他に分類できないもの
F53.8	Other mental and behavioural disorders associated with the puerperium, not elsewhere classified	産褥に関連した他の精神および行動の障害，他に分類できないもの
F53.9	Puerperal mental disorder, unspecified	産褥精神障害，特定不能のもの
F54	**Psychological and Behavioural Factors Associated with Disorders or Diseases Classified Elsewhere**	他に分類される障害あるいは疾患に関連した心理的および行動的要因
F55	**Abuse of Non-Dependence-Producing Substances**	依存を生じない物質の乱用
F55.0	Antidepressants	抗うつ薬
F55.1	Laxatives	緩下剤
F55.2	Analgesics	鎮痛剤
F55.3	Antacids	制酸剤
F55.4	Vitamins	ビタミン剤
F55.5	Steroids or hormones	ステロイドあるいはホルモン剤
F55.6	Specific herbal or folk remedies	特定の薬草あるいは民間治療薬
F55.8	Other substances that do not produce dependence	他の依存を生じない物質
F55.9	Unspecified	特定不能のもの
F59	**Unspecified Behavioural Syndromes Associated with Physiological Disturbances and Physical Factors**	生理的障害および身体的要因に関連した特定不能の行動症候群

F6 DISORDERS OF ADULT PERSONALITY AND BEHAVIOUR　成人の人格および行動の障害

F60	**Specific Personality Disorders**	特定の人格障害
F60.0	Paranoid personality disorder	妄想性人格障害
F60.1	Schizoid personality disorder	分裂病(統合失調)質[性]人格障害
F60.2	Dissocial personality disorder	非社会性人格障害
F60.3	Emotionally unstable personality disorder	情緒不安定性人格障害
	.30 impulsive type	衝動型
	.31 borderline type	境界型
F60.4	Histrionic personality disorder	演技性人格障害
F60.5	Anankastic personality disorder	強迫性人格障害
F60.6	Anxious (avoidant) personality disorder	不安性(回避性)人格障害
F60.7	Dependent personality disorder	依存性人格障害
F60.8	Other specific personality disorders	他の特定の人格障害

F60.9	Personality disorder, unspecified	人格障害，特定不能のもの
F61	**Mixed and Other Personality Disorders**	**混合性および他の人格障害**
F61.0	Mixed personality disorders	混合性人格障害
F61.1	Troublesome personality changes	問題を起こしやすい人格変化
F62	**Enduring Personality Changes, Not Attributable to Brain Damage and Disease**	**持続的人格変化，脳損傷および脳疾患によらないもの**
F62.0	Enduring personality change after catastrophic experience	破局体験後の持続的人格変化
F62.1	Enduring personality change after psychiatric illness	精神科的疾病後の持続的人格変化
F62.8	Other enduring personality changes	他の持続的人格変化
F62.9	Enduring personality change, unspecified	持続的人格変化，特定不能のもの
F63	**Habit and Impulse Disorders**	**習慣および衝動の障害**
F63.0	Pathological gambling	病的賭博
F63.1	Pathological fire-setting (pyromania)	病的放火（放火癖）
F63.2	Pathological stealing (kleptomania)	病的窃盗（窃盗癖）
F63.3	Trichotillomania	抜毛症［抜毛癖］
F63.8	Other habit and impulse disorders	他の習慣および衝動の障害
F63.9	Habit and impulse disorder, unspecified	習慣および衝動の障害，特定不能のもの
F64	**Gender Identity Disorders**	**性同一性障害**
F64.0	Transsexualism	性転換症
F64.1	Dual-role transvestism	両性役割服装倒錯症
F64.2	Gender identity disorder of childfood	小児期の性同一性障害
F64.8	Other gender identity disorders	他の性同一性障害
F64.9	Gender identity disorder, unspecified	性同一性障害，特定不能のもの
F65	**Disorders of Sexual Preference**	**性嗜好障害**
F65.0	Fetishism	フェティシズム
F65.1	Fetishistic transvestism	フェティシズム的服装倒錯症
F65.2	Exhibitionism	露出症
F65.3	Voyeurism	窃視症
F65.4	Paedophilia	小児性愛
F65.5	Sadomasochism	サドマゾヒズム
F65.6	Multiple disorders of sexual preference	性嗜好の多重障害
F65.8	Other disorders of sexual preference	他の性嗜好障害
F65.9	Disorder of sexual preference, unspecified	性嗜好障害，特定不能のもの
F66	**Psychological and Behavioural Disorders Associated with Sexual Development and Orientation**	**性の発達と方向づけに関連した心理および行動の障害**
F66.0	Sexual maturation disorder	性成熟障害
F66.1	Egodystonic sexual orientation	自我異和的な性の方向づけ
F66.2	Sexual relationship disorder	性関係障害
F66.8	Other psychosexual development disorders	他の心理的性発達障害
F66.9	Psychosexual development disorder, unspecified	心理的性発達障害，特定不能のもの
	A fifth character may be used to indicate association with:	第5桁の数字は以下の関連を示すために用いる：
F66.x0	heterosexuality	異性愛
F66.x1	homosexuality	同性愛
F66.x2	bisexuality	両性愛
F66.x8	other, including prepubertal	その他，前思春期的なものを含む
F68	**Other Disorders of Adult Personality and Behaviour**	**他の成人の人格および行動の障害**

F68.0	Elaboration of physical symptoms for psychological reasons	心理的理由による身体症状の発展
F68.1	Intentional production or feigning of symptoms or disabilities, either physical or psychological（factitious disorder）	症状あるいは能力低下の意図的産出あるいは偽装，身体的あるいは心理的なもの（虚偽性障害）
F68.8	Other specified disorders of adult personality and behaviour	他の特定の成人の人格および行動の障害
F69	Unspecified Disorder of Adult Personality and Behaviour	特定不能の成人の人格および行動の障害

F7　MENTAL RETARDATION　精神遅滞

F70	Mild Mental Retardation	軽度精神遅滞
F71	Moderate Mental Retardation	中度[中等度]精神遅滞
F72	Severe Mental Retardation	重度精神遅滞
F73	Profound Mental Retardation	最重度精神遅滞
F78	Other Mental Retardation	他の精神遅滞
F79	Unspecified Mental Retardation	特定不能の精神遅滞
	A fourth character may be used to specify the extent of associated behavioural impairment:	第4桁の数字は，関連する行動障害の程度を特定するために用いる：
F7x.0	No, or minimal, impairment of behaviour	行動上の機能障害がないか軽微なもの
F7x.1	Significant impairment of behaviour requiring attention or treatment	介助あるいは治療を要するほど顕著な行動障害
F7x.8	Other impairments of behaviour	他の行動障害
F7x.9	Without mention of impairment of behaviour	行動上の機能障害についての言及がないもの

F8　DISORDERS OF PSYCHOLOGICAL DEVELOPMENT　心理的発達の障害

F80	Specific Developmental Disorders of Speech and Language	会話および言語の特異的発達障害
F80.0	Specific speech articulation disorder	特異的会話構音障害
F80.1	Expressive language disorder	表出性言語障害
F80.2	Receptive language disorder	受容性言語障害
F80.3	Acquired aphasia with epilepsy（Landau-Kleffner syndrome）	てんかんに伴う獲得性[後天性]失語[症]（ランドウ－クレフナー症候群）
F80.8	Other developmental disorders of speech and language	他の会話および言語の発達障害
F80.9	Developmental disorder of speech and language, unspecified	会話および言語の発達障害，特定不能のもの
F81	Specific Developmental Disorders of Scholastic Skills	学力[学習能力]の特異的発達障害
F81.0	Specific reading disorder	特異的読字障害
F81.1	Specific spelling disorder	特異的綴字[書字]障害
F81.2	Specific disorder of arithmetical skills	特異的算数能力障害[算数能力の特異的障害]
F81.3	Mixed disorder of scholastic skills	学力[学習能力]の混合性障害
F81.8	Other developmental disorder of scholastic skills	他の学力[学習能力]の発達障害
F81.9	Developmental disorder of scholastic skills, unspecified	学力[学習能力]の発達障害，特定不能のもの
F82	Specific Developmental Disorder of Motor Function	運動機能の特異的発達障害
F83	Mixed Specific Developmental Disorders	混合性特異的発達障害

F84	Pervasive Developmental Disorders	広汎性発達障害
F84.0	Childhood autism	小児自閉症［自閉症］
F84.1	Atypical autism	非定型自閉症
F84.2	Rett's syndrome	レット症候群
F84.3	Other childhood disintegrative disorder	他の小児期崩壊性障害
F84.4	Overactive disorder associated with mental retardation and stereotyped movements	精神遅滞および常同運動に関連した過動性障害
F84.5	Asperger's syndrome	アスペルガー症候群
F84.8	Other pervasive developmental disorders	他の広汎性発達障害
F84.9	Pervasive developmental disorder, unspecified	広汎性発達障害，特定不能のもの
F88	Other Disorders of Psychological Development	他の心理的発達の障害
F89	Unspecified Disorder of Psychological Development	特定不能の心理的発達の障害

F90-F98　BEHAVIOURAL AND EMOTIONAL DISORDERS WITH ONSET USUALLY OCCURRING IN CHILDHOOD AND ADOLESCENCE　小児*期および青年期に通常発症する行動および情緒の障害

F90	Hyperkinetic Disorders	多動性障害
F90.0	Disturbance of activity and attention	活動性および注意の障害
F90.1	Hyperkinetic conduct disorder	多動性行為障害
F90.8	Other hyperkinetic disorders	他の多動性障害
F90.9	Hyperkinetic disorder, unspecified	多動性障害，特定不能のもの
F91	Conduct Disorders	行為障害
F91.0	Conduct disorder confined to the family context	家庭内に限られる［家庭限局性］行為障害
F91.1	Unsocialized conduct disorder	非社会性［非社会化型］［グループ化されない］行為障害
F91.2	Socialized conduct disorder	社会性［社会化型］［グループ化された］行為障害
F91.3	Oppositional defiant disorder	反抗挑戦性障害
F91.8	Other conduct disorders	他の行為障害
F91.9	Conduct disorder, unspecified	行為障害，特定不能のもの
F92	Mixed Disorders of Conduct and Emotions	行為および情緒の混合性障害
F92.0	Depressive conduct disorder	抑うつ性行為障害
F92.8	Other mixed disorders of conduct and emotions	他の行為および情緒の混合性障害
F92.9	Mixed disorder of conduct and emotions, unspecified	行為および情緒の混合性障害，特定不能のもの
F93	Emotional Disorders with Onset Specific to Childhood	小児期に特異的に発症する情緒障害
F93.0	Separation anxiety disorder of childhood	小児期の分離不安障害
F93.1	Phobic anxiety disorder of childhood	小児期の恐怖症性不安障害
F93.2	Social anxiety disorder of childhood	小児期の社会性［社交］不安障害
F93.3	Sibling rivalry disorder	同胞葛藤性［抗争］障害
F93.8	Other childhood emotional disorders	他の小児期の情緒障害
F93.9	Childhood emotional disorder, unspecified	小児期の情緒障害，特定不能のもの
F94	Disorders of Social Functioning with Onset Specific to Childhood and Adolescence	小児期および青年期に特異的に発症する社会的機能の障害
F94.0	Elective mutism	選択性緘黙
F94.1	Reactive attachment disorder of childhood	小児期の反応性愛着障害
F94.2	Disinhibited attachment disorder of childhood	小児期の脱抑制性愛着障害

*「児童」という訳も可能であるが本書では「小児」で統一した．

F94.8	Other childhood disorder of social functioning	他の小児期の社会的機能の障害
F94.9	Childhood disorder of social functioning, unspecified	小児期の社会的機能の障害，特定不能のもの
F95	**Tic Disorders**	**チック障害**
F95.0	Transient tic disorder	一過性チック障害
F95.1	Chronic motor or vocal tic disorder	慢性運動性あるいは音声チック障害
F95.2	Combined vocal and multiple motor tic disorder (de la Tourett's syndrome)	音声および多発運動性の合併したチック障害（ド・ラ・トゥーレット症候群）
F95.8	Other tic disorders	他のチック障害
F95.9	Tic disorder, unspecified	チック障害，特定不能のもの
F98	**Other Behavioural and Emotional Disorders with Onset Usually Occurring in Childhood and Adolescence**	**通常小児期および青年期に発症する他の行動および情緒の障害**
F98.0	Nonorganic enuresis	非器質性遺尿症
F98.1	Nonorganic encopresis	非器質性遺糞症
F98.2	Feeding disorder of infancy and childhood	幼児［乳幼児］期および小児期の哺育障害
F98.3	Pica of infancy and childhood	幼児［乳幼児］期および小児期の異食症
F98.4	Stereotyped movement disorders	常同性運動障害
F98.5	Stuttering (stammering)	吃音［症］
F98.6	Cluttering	早口［乱雑］言語症
F98.8	Other specified behavioural and emotional disorders with onset usually occurring in childhood and adolescence	他の小児期および青年期に通常発症する特異的な行動と情緒の障害
F98.9	Unspecified behavioural and emotional disorders with onset usually occurring in childhood and adolescence	小児期および青年期に通常発症する特定不能の行動と情緒の障害

F99	**UNSPECIFIED MENTAL DISORDER**	**特定不能の精神障害**
F99	Mental Disorder, Not Otherwise Specified	精神障害，他に特定できないもの

付表1の和訳の部分は，融　道男，中根允文，小見山実（監訳）：ICD-10 精神および行動の障害―臨床記述と診断ガイドライン．医学書院，1993 より引用．

付表2　DSM-Ⅳ-TR 分類 DSM-Ⅳ-TR classification

Disorders Usually First Diagnosed in Infancy, Childhood, or Adolescence 通常，幼児期，小児期，または青年期に初めて診断される障害

MENTAL RETARDATION 精神遅滞
Note：These are coded on Axis Ⅱ. 注：これらはⅡ軸にコードされる

317	Mild mental retardation 軽度精神遅滞	
318.0	Moderate mental retardation 中等度精神遅滞	
318.1	Severe mental retardation 重度精神遅滞	
318.2	Profound mental retardation 最重度精神遅滞	
319	Mental retardation, severity unspecified 精神遅滞，重症度特定不能	

LEARNING DISORDERS 学習障害
- 315.00　Reading disorder 読字障害
- 315.1　Mathematics disorder 算数障害
- 315.2　Disorder of written expression 書字表出障害
- 315.9　Learning disorder NOS* 特定不能の学習障害

MOTOR SKILLS DISORDER 運動能力障害
- 315.4　Developmental coordination disorder 発達性協調運動障害

COMMUNICATION DISORDERS コミュニケーション障害
- 315.31　Expressive language disorder 表出性言語障害
- 315.32　Mixed receptive-expressive language disorder 受容-表出混合性言語障害
- 315.39　Phonological disorder 音韻障害
- 307.0　Stuttering 吃音症
- 307.9　Communication disorder NOS 特定不能のコミュニケーション障害

PERVASIVE DEVELOPMENTAL DISORDERS 広汎性発達障害
- 299.00　Autistic disorder 自閉性障害
- 299.80　Rett's disorder レット障害
- 299.10　Childhood disintegrative disorder 小児期崩壊性障害
- 299.80　Asperger's disorder アスペルガー障害
- 299.80　Pervasive developmental disorder NOS 特定不能の広汎性発達障害

ATTENTION-DEFICIT AND DISRUPTIVE BEHAVIOR DISORDERS 注意欠陥および破壊的行動障害
- 314.xx　Attention-deficit／Hyperactivity disorder 注意欠陥／多動性障害
  - .01　Combined type 混合型
  - .00　Predominantly inattentive type 不注意優勢型
  - .01　Predominantly hyperactive-impulsive type 多動性-衝動性優勢型
- 314.9　Attention-deficit／Hyperactivity disorder NOS 特定不能の注意欠陥／多動性障害
- 312.xx　Conduct disorder 行為障害
  - .81　Childhood-onset type 小児期発症型
  - .82　Adolescent-onset type 青年期発症型
  - .89　Unspecified onset 発症年齢特定不能
- 313.81　Oppositional defiant disorder 反抗挑戦性障害
- 312.9　Disruptive behavior disorder NOS 特定不能の破壊的行動障害

FEEDING AND EATING DISORDERS OF INFANCY OR EARLY CHILDHOOD 幼児期または小児期早期の哺育，摂食障害
- 307.52　Pica 異食症
- 307.53　Rumination disorder 反芻性障害
- 307.59　Feeding disorder of infancy or early childhood 幼児期または小児期早期の哺育障害

TIC DISORDERS チック障害
- 307.23　Tourette's disorder トゥレット障害
- 307.22　Chronic motor or vocal tic disorder 慢性運動性または音声チック障害
- 307.21　Transient tic disorder 一過性チック障害
  - ▶ Specify if：Single episode／Recurrent 該当すれば特定せよ：単一エピソード，反復性
- 307.20　Tic disorder NOS 特定不能のチック障害

ELIMINATION DISORDERS 排泄障害
- —.—　Encopresis 遺糞症
- 787.6　　With constipation and overflow incontinence 便秘と溢流性失禁を伴うもの
- 307.7　　Without constipation and overflow incontinence 便秘と溢流性失禁を伴わないもの
- 307.6　Enuresis（Not due to a general medical condition）遺尿症（一般身体疾患によらない）
  - ▶ Specify type：Nocturnal only／Diurnal only／

---

* NOS：not otherwise specified.

Nocturnal and diurnal 病型を特定せよ：夜間のみ，昼間のみ，夜間および昼間

OTHER DISORDERS OF INFANCY, CHILDHOOD, OR ADOLESCENCE 幼児期，小児期，または青年期の他の障害

309.21　Separation anxiety disorder　分離不安障害
　　　　▶ Specify if: Early onset　該当すれば特定せよ：早発性
313.23　Selective mutism　選択性緘黙
313.89　Reactive attachment disorder of infancy or early childhood　幼児期または小児期早期の反応性愛着障害
　　　　▶ Specify type : Inhibited type / Disinhibited type　病型を特定せよ：抑制型，脱抑制型
307.3　Stereotypic movement disorder　常同運動障害
　　　　▶ Specify if : With self-injurious behavior　該当すれば特定せよ：自傷行動を伴うもの
313.9　Disorder of infancy, childhood, or adolescence NOS　特定不能の幼児期，小児期または青年期の障害

Delirium, Dementia, and Amnestic and Other Cognitive Disorders せん妄，認知症，健忘性障害，および他の認知障害

DELIRIUM せん妄

293.0　Delirium due to …［Indicate the general medical condition］…〔一般身体疾患を示すこと〕…によるせん妄
—.—　Substance intoxication delirium（refer to Substance-Related Disorders for substance-specific codes）物質中毒せん妄（▶物質特定のコード番号は物質関連障害を参照せよ）
—.—　Substance withdrawal delirium（refer to Substance-Related Disorders for substance-specific codes）物質離脱せん妄（▶物質特定のコード番号は物質関連障害を参照せよ）
—.—　Delirium due to multiple etiologies（code each of the specific etiologies）複数の病因によるせん妄（▶各特定の病因をコード番号をつけて記録しておくこと）
780.09　Delirium NOS　特定不能のせん妄

DEMENTIA 認知症

294.xx　Dementia of the Alzheimer's type, with early onset（also code 331.0 Alzheimer's disease on Axis Ⅲ）アルツハイマー型認知症，早発性（▶Ⅲ軸にも 331.0 アルツハイマー病とコード番号をつけて記録しておくこと）
　　.10　Without behavioral disturbance 行動の障害を伴わないもの
　　.11　With behavioral disturbance 行動の障害を伴うもの
294.xx　Dementia of the Alzheimer's type, with late onset（also code 331.0 Alzheimer's disease on Axis Ⅲ）アルツハイマー型認知症，晩発性（▶Ⅲ軸にも 331.0 アルツハイマー病とコード番号をつけて記録しておくこと）
　　.10　Without behavioral disturbance 行動の障害を伴わないもの
　　.11　With behavioral disturbance 行動の障害を伴うもの
290.xx　Vascular dementia 血管性認知症
　　.40　Uncomplicated 併発症状のないもの
　　.41　With delirium せん妄を伴うもの
　　.42　With delusions 妄想を伴うもの
　　.43　With depressed mood 抑うつ気分を伴うもの
　　　　▶ Specify if: With behavioral disturbance 該当すれば特定せよ：行動の障害を伴うもの

Code presence or absence of behavioral disturbance in the fifth digit for dementia due to a general medical condition : 一般身体疾患による認知症に対して行動の障害の有無を第5位数字にコード番号をつけて記録しておくこと：
　0 = Without behavioral disturbance 行動の障害を伴わないもの
　1 = With behavioral disturbance 行動の障害を伴うもの

294.1x　Dementia due to HIV disease（also code 042 HIV on Axis Ⅲ）ヒト免疫不全ウイルス疾患（HIV）による認知症（▶Ⅲ軸にも 042 HIV 感染とコード番号をつけて記録しておくこと）
294.1x　Dementia due to head trauma（also code 854.00 head injury on Axis Ⅲ）頭部外傷による認知症（▶Ⅲ軸にも 854.00 頭部外傷とコード番号をつけて記録しておくこと）
294.1x　Dementia due to Parkinson's disease（also code 332.0 Parkinson's disease on Axis Ⅲ）パーキンソン病による認知症（▶Ⅲ軸にも 332.0 パーキンソン病とコード番号をつけて記録しておくこと）
294.1x　Dementia due to Huntington's disease（also code 333.4 Huntington's disease on Axis Ⅲ）ハンチントン病による認知症（▶Ⅲ軸にも 333.4 ハンチントン病とコード番号をつけて記録しておくこと）
294.1x　Dementia due to Pick's disease（also code 331.1 Pick's disease on Axis Ⅲ）ピック病による認知症（▶Ⅲ軸にも 331.1 ピック病とコード番

294.1x Dementia due to Creutzfeldt-Jakob disease (also code 046.1 Creutzfeldt-Jakob disease on Axis Ⅲ) クロイツフェルト・ヤコブ病による認知症（▶Ⅲ軸にも046.1クロイツフェルト・ヤコブ病とコード番号をつけて記録しておくこと）

294.1x Dementia due to … [Indicate the general medical codition not listed above] (also code the general medical condition on Axis Ⅲ) … 〔上記以外の一般身体疾患を示すこと〕…による認知症（▶Ⅲ軸にも一般身体疾患とコード番号をつけて記録しておくこと）

——.— Substance-induced persisting dementia (refer to Substance-Related Disorders for substance-specific codes) 物質誘発性持続性認知症（▶物質特定のコード番号は物質関連障害を参照せよ）

——.— Dementia due to multiple etiologies (code each of the specific etiologies) 複数の病因による認知症（▶各特定の病因をコード番号をつけて記録しておくこと）

294.8 Dementia NOS 特定不能の認知症

AMNESTIC DISORDERS 健忘性障害

294.0 Amnestic disorder due to … [Indicate the general medical condition] … 〔一般身体疾患を示すこと〕…による健忘性障害
　　　▶ Specify if : Transient / Chronic 該当すれば特定せよ：一過性，慢性

——.— Substance-induced persisting amnestic disorder (refer to Substance-Related Disorders for substance-specific codes) 物質誘発性持続性健忘性障害（▶物質特定のコード番号は物質関連障害を参照せよ）

294.8 Amnestic disorder NOS 特定不能の健忘性障害

OTHER COGNITIVE DISORDERS 他の認知障害

294.9 Cognitive disorder NOS 特定不能の認知障害

Mental Disorders Due to a General Medical Conditioin Not Elsewhere Classified 他のどこにも分類されない一般身体疾患による精神疾患

293.89 Catatonic disorder due to … [Indicate the general medical condition] … 〔一般身体疾患を示すこと〕…による緊張病性障害

310.1 Personality change due to … [Indicate the general medical condition] … 〔一般身体疾患を示すこと〕…による人格変化
　　　▶ Specify type: Labile type / Disinhibited type / Aggressive type / Apathetic type / Paranoid type / Other type / Combined type / Unspecified type 病型を特定せよ：不安定型，脱抑制型，攻撃型，無欲型，妄想型，その他の型，混合型，特定不能型

293.9 Mental disorder NOS due to … [Indicate the general medical condition] … 〔一般身体疾患を示すこと〕…による特定不能の精神疾患

Substance-Related Disorders 物質関連障害

The following specifiers apply to Substance Dependence as noted. 次の特定用語は以下のように物質依存に適用される．

[a] With physiological dependence / Without physiological dependence [a] 生理学的依存を伴う／生理学的依存を伴わない

[b] Early full remission / Early partial remission / Sustained full remission / Sustained partial remission [b] 早期完全寛解／早期部分寛解／持続完全寛解／持続部分寛解

[c] In a controlled environment [c] 管理された環境下にある

[d] On agonist therapy [d] アゴニストによる治療中

The following specifiers apply to Substance-Induced Disorders as noted. 次の特定用語は以下のように物質誘発性障害に適用される．

[I] With onset during intoxication [I] 中毒中の発症

[W] With onset during withdrawal [W] 離脱中の発症

ALCOHOL-RELATED DISORDERS アルコール関連障害

Alcohol Use Disorders アルコール使用障害

303.90 Alcohol dependence[a,b,c] アルコール依存[a,b,c]

305.00 Alcohol abuse アルコール乱用

Alcohol-Induced Disorders アルコール誘発性障害

303.00 Alcohol intoxication アルコール中毒

291.81 Alcohol withdrawal アルコール離脱
　　　▶ Specify if : With perceptual disturbances 該当すれば特定せよ：知覚の障害を伴うもの

291.0 Alcohol intoxication delirium アルコール中毒せん妄

291.0 Alcohol withdrawal delirium アルコール離脱せん妄

291.2 Alcohol-induced persisting dementia アルコール誘発性持続性認知症

291.1 Alcohol-induced persisting amnestic disorder アルコール誘発性持続性健忘性障害

291.x Alcohol-induced psychotic disorder アルコール誘発性精神病性障害

.5　　With delusions[I,W]　妄想を伴うもの[I,W]
.3　　With hallucinations[I,W]　幻覚を伴うもの[I,W]
291.89　Alcohol-induced mood disorder[I,W]　アルコール誘発性気分障害[I,W]
291.89　Alcohol-induced anxiety disorder[I,W]　アルコール誘発性不安障害[I,W]
291.89　Alcohol-induced sexual dysfunction[I]　アルコール誘発性性機能不全[I]
291.89　Alcohol-induced sleep disorder[I,W]　アルコール誘発性睡眠障害[I,W]
291.9　Alcohol-related disorder NOS　特定不能のアルコール関連障害

AMPHETAMINE (OR AMPHETAMINE-LIKE)-RELATED DISORDERS　アンフェタミン（またはアンフェタミン様）関連障害

Amphetamine Use Disorders　アンフェタミン使用障害
304.40　Amphetamine dependence[a,b,c]　アンフェタミン依存[a,b,c]
305.70　Amphetamine abuse　アンフェタミン乱用

Amphetamine-Induced Disorders　アンフェタミン誘発性障害
292.89　Amphetamine intoxication　アンフェタミン中毒
　▶ Specify if: With perceptual disturbances　該当すれば特定せよ：知覚の障害を伴うもの
292.0　Amphetamine withdrawal　アンフェタミン離脱
292.81　Amphetamine intoxication delirium　アンフェタミン中毒せん妄
292.xx　Amphetamine-induced psychotic disorder　アンフェタミン誘発性精神病性障害
.11　　With delusions[I]　妄想を伴うもの[I]
.12　　With hallucinations[I]　幻覚を伴うもの[I]
292.84　Amphetamine-induced mood disorder[I,W]　アンフェタミン誘発性気分障害[I,W]
292.89　Amphetamine-induced anxiety disorder[I]　アンフェタミン誘発性不安障害[I]
292.89　Amphetamine-induced sexual dysfunction[I]　アンフェタミン誘発性性機能不全[I]
292.89　Amphetamine-induced sleep disorder[I,W]　アンフェタミン誘発性睡眠障害[I,W]
292.9　Amphetamine-related disorder NOS　特定不能のアンフェタミン関連障害

CAFFEINE-RELATED DISORDERS　カフェイン関連障害

Caffeine-Induced Disorders　カフェイン誘発性障害
305.90　Caffeine intoxication　カフェイン中毒
292.89　Caffeine-induced anxiety disorder[I]　カフェイン誘発性不安障害[I]
292.89　Caffeine-induced sleep disorder[I]　カフェイン誘発性睡眠障害[I]
292.9　Caffeine-related disorder NOS　特定不能のカフェイン関連障害

CANNABIS-RELATED DISORDERS　大麻関連障害

Cannabis Use Disorders　大麻使用障害
304.30　Cannabis dependence[a,b,c]　大麻依存[a,b,c]
305.20　Cannabis abuse　大麻乱用

Cannabis-Induced Disorders　大麻誘発性障害
292.89　Cannabis intoxication　大麻中毒
　▶ Specify if: With perceptual disturbances　該当すれば特定せよ：知覚の障害を伴うもの
292.81　Cannabis intoxication delirium　大麻中毒せん妄
292.xx　Cannabis-induced psychotic disorder　大麻誘発性精神病性障害
.11　　With delusions[I]　妄想を伴うもの[I]
.12　　With hallucinations[I]　幻覚を伴うもの[I]
292.89　Cannabis-induced anxiety disorder[I]　大麻誘発性不安障害[I]
292.9　Cannabis-related disorder NOS　特定不能の大麻関連障害

COCAINE-RELATED DISORDERS　コカイン関連障害

Cocaine Use Disorders　コカイン使用障害
304.20　Cocaine dependence[a,b,c]　コカイン依存[a,b,c]
305.60　Cocaine abuse　コカイン乱用

Cocaine-Induced Disorders　コカイン誘発性障害
292.89　Cocaine intoxication　コカイン中毒
　▶ Specify if: With perceptual disturbances　該当すれば特定せよ：知覚の障害を伴うもの
292.0　Cocaine withdrawal　コカイン離脱
292.81　Cocaine intoxication delirium　コカイン中毒せん妄
292.xx　Cocaine-induced psychotic disorder　コカイン誘発性精神病性障害
.11　　With delusions[I]　妄想を伴うもの[I]
.12　　With hallucinations[I]　幻覚を伴うもの[I]
292.84　Cocaine-induced mood disorder[I,W]　コカイン誘発性気分障害[I,W]
292.89　Cocaine-induced anxiety disorder[I,W]　コカイン誘発性不安障害[I,W]
292.89　Cocaine-induced sexual dysfunction[I]　コカイン誘発性性機能不全[I]
292.89　Cocaine-induced sleep disorder[I,W]　コカイン誘発性睡眠障害[I,W]
292.9　Cocaine-related disorder NOS　特定不能のコカイン関連障害

HALLUCINOGEN-RELATED DISORDERS 幻覚剤関連障害

Hallucinogen Use Disorders 幻覚剤使用障害
- 304.50　Hallucinogen dependence[b,c]　幻覚剤依存[b,c]
- 305.30　Hallucinogen abuse　幻覚剤乱用

Hallucinogen-Induced Disorders 幻覚剤誘発性障害
- 292.89　Hallucinogen intoxication　幻覚剤中毒
- 292.89　Hallucinogen persisting perceptual disorder（Flashbacks）　幻覚剤持続性知覚障害（フラッシュバック）
- 292.81　Hallucinogen intoxication delirium　幻覚剤中毒せん妄
- 292.xx　Hallucinogen-induced psychotic disorder　幻覚剤誘発性精神病性障害
  - .11　　With delusions[I]　妄想を伴うもの[I]
  - .12　　With hallucinations[I]　幻覚を伴うもの[I]
- 292.84　Hallucinogen-induced mood disorder[I]　幻覚剤誘発性気分障害[I]
- 292.89　Hallucinogen-induced anxiety disorder[I]　幻覚剤誘発性不安障害[I]
- 292.9　Hallucinogen-related disorder NOS　特定不能の幻覚剤関連障害

INHALANT-RELATED DISORDERS 吸入剤関連障害

Inhalant Use Disorders 吸入剤使用障害
- 304.60　Inhalant dependence[b,c]　吸入剤依存[b,c]
- 305.90　Inhalant abuse　吸入剤乱用

Inhalant-Induced Disorders 吸入剤誘発性障害
- 292.89　Inhalant intoxication　吸入剤中毒
- 292.81　Inhalant intoxication delirium　吸入剤中毒せん妄
- 292.82　Inhalant-induced persisting dementia　吸入剤誘発性持続性認知症
- 292.xx　Inhalant-induced psychotic disorder　吸入剤誘発性精神病性障害
  - .11　　With delusions[I]　妄想を伴うもの[I]
  - .12　　With hallucinations[I]　幻覚を伴うもの[I]
- 292.84　Inhalant-induced mood disorder[I]　吸入剤誘発性気分障害[I]
- 292.89　Inhalant-induced anxiety disorder[I]　吸入剤誘発性不安障害[I]
- 292.9　Inhalant-related disorder NOS　特定不能の吸入剤関連障害

NICOTINE-RELATED DISORDERS ニコチン関連障害

Nicotine Use Disorder ニコチン使用障害
- 305.1　Nicotine dependence[a,b]　ニコチン依存[a,b]

Nicotine-Induced Disorder ニコチン誘発性障害
- 292.0　Nicotine withdrawal　ニコチン離脱
- 292.9　Nicotine-related disorder NOS　特定不能のニコチン関連障害

OPIOID-RELATED DISORDERS アヘン類関連障害

Opioid Use Disorders アヘン類使用障害
- 304.00　Opioid dependence[a,b,c,d]　アヘン類依存[a,b,c,d]
- 305.50　Opioid abuse　アヘン類乱用

Opioid-Induced Disorders アヘン類誘発性障害
- 292.89　Opioid intoxication　アヘン類中毒
  - ▶ Specify if：With perceptual disturbances　該当すれば特定せよ：知覚の障害を伴うもの
- 292.0　Opioid withdrawal　アヘン類離脱
- 292.81　Opioid intoxication delirium　アヘン類中毒せん妄
- 292.xx　Opioid-induced psychotic disorder　アヘン類誘発性精神病性障害
  - .11　　With delusions[I]　妄想を伴うもの[I]
  - .12　　With hallucinations[I]　幻覚を伴うもの[I]
- 292.84　Opioid-induced mood disorder[I]　アヘン類誘発性気分障害[I]
- 292.89　Opioid-induced sexual dysfunction[I]　アヘン類誘発性性機能不全[I]
- 292.89　Opioid-induced sleep disorder[I,W]　アヘン類誘発性睡眠障害[I,W]
- 292.9　Opioid-related disorder NOS　特定不能のアヘン類関連障害

PHENCYCLIDINE（OR PHENCYCLIDINE-LIKE）-RELATED DISORDERS フェンシクリジン（またはフェンシクリジン様）関連障害

Phencyclidine Use Disorders フェンシクリジン使用障害
- 304.60　Phencyclidine dependence[b,c]　フェンシクリジン依存[b,c]
- 305.90　Phencyclidine abuse　フェンシクリジン乱用

Phencyclidine-Induced Disorders フェンシクリジン誘発性障害
- 292.89　Phencyclidine intoxication　フェンシクリジン中毒
  - ▶ Specify if：With perceptual disturbances　該当すれば特定せよ：知覚の障害を伴うもの
- 292.81　Phencyclidine intoxication delirium　フェンシクリジン中毒せん妄
- 292.xx　Phencyclidine-induced psychotic disorder　フェンシクリジン誘発性精神病性障害
  - .11　　With delusions[I]　妄想を伴うもの[I]
  - .12　　With hallucinations[I]　幻覚を伴うもの[I]
- 292.84　Phencyclidine-induced mood disorder[I]　フェンシクリジン誘発性気分障害[I]
- 292.89　Phencyclidine-induced anxiety disorder[I]　フェンシクリジン誘発性不安障害[I]
- 292.9　Phencyclidine-related disorder NOS　特定不能

のフェンシクリジン関連障害

SEDATIVE-, HYPNOTIC-, OR ANXIOLYTIC-RELATED DISORDERS 鎮静剤，催眠剤，または抗不安薬関連障害

Sedative, Hypnotic, or Anxiolytic Use Disorders 鎮静剤，催眠剤，または抗不安薬使用障害

304.10　Sedative, hypnotic, or anxiolytic dependence[a,b,c] 鎮静剤，催眠剤，または抗不安薬依存[a,b,c]

305.40　Sedative hypnotic, or anxiolytic abuse 鎮静剤，催眠剤，または抗不安薬乱用

Sedative-, Hypnotic-, or Anxiolytic-Induced Disorders 鎮静剤，催眠剤，または抗不安薬誘発性障害

292.89　Sedative, hypnotic, or anxiolytic intoxication 鎮静剤，催眠剤，または抗不安薬中毒

292.0　Sedative, hypnotic, or anxiolytic withdrawal 鎮静剤，催眠剤，または抗不安薬離脱
　▶ Specify if: With perceptual disturbances 該当すれば特定せよ：知覚の障害を伴うもの

292.81　Sedative, hypnotic, or anxiolytic intoxication delirium 鎮静剤，催眠剤，または抗不安薬中毒せん妄

292.81　Sedative, hypnotic, or anxiolytic withdrawal delirium 鎮静剤，催眠剤，または抗不安薬離脱せん妄

292.82　Sedative-, hypnotic-, or anxiolytic-induced persisting dementia 鎮静剤，催眠剤，または抗不安薬誘発性持続性認知症

292.83　Sedative-, hypnotic-, or anxiolytic-induced persisting amnestic disorder 鎮静剤，催眠剤，または抗不安薬誘発性持続性健忘性障害

292.xx　Sedative-, hypnotic-, or anxiolytic-induced psychotic disorder 鎮静剤，催眠剤，または抗不安薬誘発性精神病性障害
　.11　With delusion[I,W] 妄想を伴うもの[I,W]
　.12　With hallucination[I,W] 幻覚を伴うもの[I,W]

292.84　Sedative-, hypnotic-, or anxiolytic-induced mood disorder[I,W] 鎮静剤，催眠剤，または抗不安薬誘発性気分障害[I,W]

292.89　Sedative-, hypnotic-, or anxiolytic-induced anxiety disorder[W] 鎮静剤，催眠剤，または抗不安薬誘発性不安障害[W]

292.89　Sedative-, hypnotic-, or anxiolytic-induced sexual dysfunction[I] 鎮静剤，催眠剤，または抗不安薬誘発性性機能不全[I]

292.89　Sedative-, hypnotic-, or anxiolytic-induced sleep disorder[I,W] 鎮静剤，催眠剤，または抗不安薬誘発性睡眠障害[I,W]

292.9　Sedative-, hypnotic-, or anxiolytic-related disorder NOS 特定不能の鎮静剤，催眠剤，または抗不安薬関連障害

POLYSUBSTANCE-RELATED DISORDER 多物質関連障害

304.80　Polysubstance dependence[a,b,c,d] 多物質依存[a,b,c,d]

OTHER (OR UNKNOWN) SUBSTANCE-RELATED DISORDERS 他の（または不明の）物質関連障害

Other (or Unknown) Substance Use Disorders 他の（または不明の）物質使用障害

304.90　Other (or unknown) substance dependence[a,b,c,d] 他の（または不明の）物質依存[a,b,c,d]

305.90　Other (or unknown) substance abuse 他の（または不明の）物質乱用

Other (or Unknown) Substance-Induced Disorders 他の（または不明の）物質誘発性障害

292.89　Other (or unknown) substance intoxication 他の（または不明の）物質中毒
　▶ Specify if : With perceptual disturbances 該当すれば特定せよ：知覚の障害を伴うもの

292.0　Other (or unknown) substance withdrawal 他の（または不明の）物質離脱
　▶ Specify if : With perceptual disturbances 該当すれば特定せよ：知覚の障害を伴うもの

292.81　Other (or unknown) substance-induced delirium 他の（または不明の）物質誘発性せん妄

292.82　Other (or unknown) substance-induced persisting dementia 他の（または不明の）物質誘発性持続性認知症

292.83　Other (or unknown) substance-induced persisting amnestic disorder 他の（または不明の）物質誘発性持続性健忘性障害

292.xx　Other (or unknown) substance-induced psychotic disorder 他の（または不明の）物質誘発性精神病性障害
　.11　With delusion[I,W] 妄想を伴うもの[I,W]
　.12　With hallucinations[I,W] 幻覚を伴うもの[I,W]

292.84　Other (or unknown) substance-induced mood disorder[I,W] 他の（または不明の）物質誘発性気分障害[I,W]

292.89　Other (or unknown) substance-induced anxiety disorder[I,W] 他の（または不明の）物質誘発性不安障害[I,W]

292.89　Other (or unknown) substance-induced sexual dysfunction[I] 他の（または不明の）物質誘発性性機能不全[I]

292.89　Other (or unknown) substance-induced sleep disorder[I,W] 他の（または不明の）物質誘発性睡眠障害[I,W]

292.9　Other (or unknown) substance-related disorder

NOS　特定不能の他の（または不明の）物質関連障害

Schizophrenia and Other Psychotic Disorders
精神分裂病（統合失調症）および他の精神病性障害

295.xx　Schizophrenia　精神分裂病（統合失調症）
The following classification of longitudinal course applies to all subtypes of Schizophrenia. 次の長期的経過分類は精神分裂病（統合失調症）のすべての病型に適用される：

- Episodic with interepisode residual symptoms（specify if: With prominent negative symptoms）挿話性でエピソードの間欠期に残遺症状を伴うもの（▶該当すれば特定せよ：顕著な陰性症状を伴うもの）
- Episodic witih no interepisode residual symptoms　挿話性でエピソードの間欠期に残遺症状を伴わないもの
- Continuous（specify if: With prominent negative symptoms）持続性（▶該当すれば特定せよ：顕著な陰性症状を伴うもの）
- Single episode in partial remission（specify if: With prominent negative symptoms）単一エピソード，部分寛解（▶該当すれば特定せよ：顕著な陰性症状を伴うもの）
- Single episode in full remission　単一エピソード，完全寛解
- Other or unspecified pattern　他のまたは特定不能の経過型

　　　.30　Paranoid type　妄想型
　　　.10　Disorganized type　解体型
　　　.20　Catatonic type　緊張型
　　　.90　Undifferentiated type　鑑別不能型
　　　.60　Residual type　残遺型

295.40　Schizophreniform disorder　分裂病様障害（統合失調症様障害）
　　　▶ Specify if: Without good prognostic features / With good prognostic features　該当すれば特定せよ：予後のよい特徴を伴わないもの，予後のよい特徴を伴うもの

295.70　Schizoaffective disorder　分裂感情障害（統合失調感情障害）
　　　▶ Specify type: Bipolar type / Depressive type　病型を特定せよ：双極型，うつ病型

297.1　Delusional disorder　妄想性障害
　　　▶ Specify type: Erotomanic type / Grandiose type / Jealous type / Persecutory type / Somatic type / Mixed type / Unspecified type　病型を特定せよ：色情型，誇大型，嫉妬型，被害型，身体型，混合型，特定不能型

298.8　Brief psychotic disorder　短期精神病性障害
　　　▶ Specify if: With marked stressor(s) / Without marked stressor(s) / With postpartum onset　該当すれば特定せよ：著明なストレス因子のあるもの，著明なストレス因子のないもの，産後の発症

297.3　Shared psychotic disorder　共有精神病性障害

293.xx　Psychotic disorder due to … [Indicate the general medical condition] … 〔一般身体疾患を示すこと〕…による精神病性障害
　　　.81　With delusions　妄想を伴うもの
　　　.82　With hallucinations　幻覚を伴うもの

―.―　Substance-induced psychotic disorder（refer to Substance-Related Disorders for substance-specific codes）物質誘発性精神病性障害（▶物質特定のコード番号は物質関連障害を参照せよ）
　　　▶ Specify if: With onset during intoxication / With onset during withdrawal　該当すれば特定せよ：中毒中の発症，離脱中の発症

298.9　Psychotic disorder NOS　特定不能の精神病性障害

Mood Disorders　気分障害

Code current state of Major Depressive Disorder or Bipolar I Disorder in fifth digit. 第5位数字に大うつ病性障害または双極Ⅰ型障害の現在の状態をコードせよ：

1＝Mild　軽症
2＝Moderate　中等症
3＝Severe without psychotic features　重症，精神病性の特徴を伴わないもの
4＝Severe with psychotic features　重症，精神病性の特徴を伴うもの
　　　▶ Specify: Mood-congruent psychotic features / Mood-incongruent psychotic features　特定せよ：気分に一致した精神病性の特徴，気分に一致しない精神病性の特徴
5＝In partial remission　部分寛解
6＝In full remission　完全寛解
0＝Unspecified　特定不能

The following specifiers apply（for current or most recent episode）to Mood Disorders as noted. 次の特定用語は以下のように（現在または最も新しいエピソードについて）気分障害に適用される．

[a] Severity / Psychotic / Remission specifiers　[a] 重症度/精神病性/寛解の特定用語

^{b} Chronic　^{b} 慢性
^{c} With catatonic features　^{c} 緊張病性の特徴を伴うもの
^{d} With melancholic features　^{d} メランコリー型の特徴を伴うもの
^{e} With atypical features　^{e} 非定型の特徴を伴うもの
^{f} With postpartum onset　^{f} 産後の発症

The following specifiers apply to Mood Disorders as noted. 次の特定用語は以下のように気分障害に適用される．

^{g} With or without full interepisode recover　^{g} エピソードの間欠期に完全回復を伴う，または伴わないもの
^{h} With seasonal pattern　^{h} 季節型
^{i} With rapid cycling　^{i} 急速交代型

DEPRESSIVE DISORDERS　うつ病性障害

296.xx　Major depressive disorder　大うつ病性障害
　　.2x　　Single episode^{a,b,c,d,e,f}　単一エピソード^{a,b,c,d,e,f}
　　.3x　　Recurrent^{a,b,c,d,e,f,g,h}　反復性^{a,b,c,d,e,f,g,h}
300.4　Dysthymic disorder　気分変調性障害
　　　▶ Specify if : Early onset / Late onset　該当すれば特定せよ：早発性，晩発性
　　　▶ Specify : With atypical features　特定せよ：非定型の特徴を伴うもの
311　Depressive disorder NOS　特定不能のうつ病性障害

BIPOLAR DISORDERS　双極性障害

296.xx　Bipolar Ⅰ disorder　双極Ⅰ型障害
　　.0x　　Single manic episode^{a,c,f}　単一躁病エピソード^{a,c,f}
　　　　▶ Specify if: Mixed　該当すれば特定せよ：混合性
　　.40　　Most recent episode Hypomanic^{g,h,i}　最も新しいエピソードが軽躁病^{g,h,i}
　　.4x　　Most recent episode Manic^{a,c,f,g,h,i}　最も新しいエピソードが躁病^{a,c,f,g,h,i}
　　.6x　　Most recent episode Mixed^{a,c,f,g,h,i}　最も新しいエピソードが混合性^{a,c,f,g,h,i}
　　.5x　　Most recent episode Depressed^{a,b,c,d,e,f,g,h,i}　最も新しいエピソードがうつ病^{a,b,c,d,e,f,g,h,i}
　　.7　　Most recent episode Unspecified^{g,h,i}　最も新しいエピソードが特定不能^{g,h,i}
296.89　Bipolar Ⅱ disorder^{a,b,c,d,e,f,g,h,i}　双極Ⅱ型障害^{a,b,c,d,e,f,g,h,i}
　　　▶ Specify (current or most recent episode)：Hypomanic / Depressed　特定せよ（現在のまたは最も新しいエピソード）：軽躁病，うつ病
301.13　Cyclothymic disorder　気分循環性障害
296.80　Bipolar disorder NOS　特定不能の双極性障害

OTHER MOOD DISORDERS　他の気分障害

293.83　Mood disorder due to … [Indicate the general medical condition] … 〔一般身体疾患を示すこと〕…による気分障害
　　　▶ Specify type: With depressive features / With major depressive-like episode / With manic features / With mixed features　病型を特定せよ：うつ病性の特徴を伴うもの，大うつ病様エピソードをもつもの，躁病性の特徴を伴うもの，混合性の特徴を伴うもの
—.—　Substance-induced mood disorder (refer to Substance-Related Disorders for substance-specific codes)　物質誘発性気分障害（▶物質特定のコード番号は物質関連障害を参照せよ）
　　　▶ Specify type: With depressive features / With manic features / With mixed features　病型を特定せよ：うつ病性の特徴を伴うもの，躁病性の特徴を伴うもの，混合性の特徴を伴うもの
　　　▶ Specify if: With onset during intoxication / With onset during withdrawal　該当すれば特定せよ：中毒中の発症，離脱中の発症
296.90　Mood disorder NOS　特定不能の気分障害

Anxiety Disorders　不安障害

300.01　Panic disorder without agoraphobia　広場恐怖を伴わないパニック障害
300.21　Panic disorder with agoraphobia　広場恐怖を伴うパニック障害
300.22　Agoraphobia without history of panic disorder　パニック障害の既往歴のない広場恐怖
300.29　Specific phobia　特定の恐怖症
　　　▶ Specify type: Animal type / Natural environment type / Blood-injection-injury type / Situational type / Other type　病型を特定せよ：動物型，自然環境型，血液・注射・外傷型，状況型，その他の型
300.23　Social phobia　社会恐怖
　　　▶ Specify if : Generalized　該当すれば特定せよ：全般性
300.3　Obsessive-compulsive disorder　強迫性障害
　　　▶ Specify if : With poor insight　該当すれば特定せよ：洞察に乏しいもの
309.81　Posttraumatic stress disorder　外傷後ストレス障害
　　　▶ Specify if : Acute / Chronic　該当すれば特定せよ：急性，慢性
　　　▶ Specify if : With delayed onset　該当すれば特定せよ：発症遅延

308.3	Acute stress disorder 急性ストレス障害	
300.02	Generalized anxiety disorder 全般性不安障害	
293.84	Anxiety disorder due to …[Indicate the general medical condition]… 〔一般身体疾患を示すこと〕…による不安障害	

▶ Specify if : With generalized anxiety / With panic attacks / With obsessive-compulsive symptoms 該当すれば特定せよ：全般性不安を伴うもの，パニック発作を伴うもの，強迫性症状を伴うもの

―.― Substance-induced anxiety disorder（refer to Substance-Related Disorders for substance-specific codes）物質誘発性不安障害（▶物質特定のコード番号は物質関連障害を参照せよ）

▶ Specify if: With generalized anxiety / With panic attacks / With obsessive-compulsive symptoms / With phobic symptoms 該当すれば特定せよ：全般性不安を伴うもの，パニック発作を伴うもの，強迫性症状を伴うもの，恐怖症性症状を伴うもの

▶ Specify if: With onset during intoxication / With onset during withdrawal 該当すれば特定せよ：中毒中の発症，離脱中の発症

300.00　Anxiety disorder NOS 特定不能の不安障害

Somatoform Disorders 身体表現性障害

300.81　Somatization disorder 身体化障害
300.82　Undifferentiated somatoform disorder 鑑別不能型身体表現性障害
300.11　Conversion disorder 転換性障害
　　　　▶ Specify type : With motor symptom or deficit / With sensory symptom or deficit / With seizures or convulsions / With mixed presentation 病型を特定せよ：運動性の症状または欠陥を伴うもの，感覚性の症状または欠陥を伴うもの，発作またはけいれんを伴うもの，混合性症状を示すもの
307.xx　Pain disorder 疼痛性障害
　　.80　Associated with psychological factors 心理的要因に関連した
　　.89　Associated with both psychological factors and a general medical conditioin 心理的要因と一般身体疾患の両方に関連した
　　　　▶ Specify if: Acute / Chronic 該当すれば特定せよ：急性，慢性
300.7　Hypochondriasis 心気症
　　　　▶ Specify if: With poor insight 該当すれば特定せよ：洞察に乏しいもの
300.7　Body dysmorphic disorder 身体醜形障害
300.82　Somatoform disorder NOS 特定不能の身体表現性障害

Factitious Disorders 虚偽性障害

300.xx　Factitious disorder 虚偽性障害
　　.16　With predominantly psychological signs and symptoms 心理的徴候と症状の優勢なもの
　　.19　With predominantly physical signs and symptoms 身体的徴候と症状の優勢なもの
　　.19　With combined psychological and physical signs and symptoms 心理的および身体的徴候と症状を併せもつもの
300.19　Factitious disorder NOS 特定不能の虚偽性障害

Dissociative Disorders　解離性障害

300.12　Dissociative amnesia 解離性健忘
300.13　Dissociative fugue 解離性とん走
300.14　Dissociative identity disorder 解離性同一性障害
300.6　Depersonalization disorder 離人症性障害
300.15　Dissociative disorder NOS 特定不能の解離性障害

Sexual and Gender Identity Disorders 性障害および性同一性障害

SEXUAL DYSFUNCTIONS 性機能不全

The following specifiers apply to all primary Sexual Dysfunctions. 以下の特定用語はすべての原発性性機能不全に適用される：
• Lifelong type / Acquired type 生来型，獲得型
• Generalized type / Situational type 全般型，状況型
• Due to psychological factors / Due to combined factors 心理的要因によるもの，混合性要因によるもの

Sexual Desire Disorders 性的欲求の障害

302.71　Hypoactive sexual desire disorder 性的欲求低下障害
302.79　Sexual aversion disorder 性嫌悪障害

Sexual Arousal Disorders 性的興奮の障害

302.72　Female sexual arousal disorder 女性の性的興奮の障害
302.72　Male erectile disorder 男性の勃起障害

Orgasmic Disorders オルガズム障害

302.73　Female orgasmic disorder 女性オルガズム障

302.74 Male orgasmic disorder　男性オルガズム障害
302.75 Premature ejaculatioin　早漏

Sexual Pain Disorders　性交疼痛障害

302.76 Dyspareunia (Not due to a general medical condition)　性交疼痛症 (一般身体疾患によらないもの)
306.51 Vaginismus (Not due to a general medical condition)　腟けいれん (一般身体疾患によらないもの)

Sexual Dysfunction Due to a General Medical Condition　一般身体疾患による性機能不全

625.8 Female hypoactive sexual desire disorder due to …[Indicate the general medical condition]…〔一般身体疾患を示すこと〕…による女性の性的欲求低下障害
608.89 Male hypoactive sexual desire disorder due to …[Indicate the general medical condition]…〔一般身体疾患を示すこと〕…による男性の性的欲求低下障害
607.84 Male erectile disorder due to …[Indicate the general medical condition]…〔一般身体疾患を示すこと〕…による男性の勃起障害
625.0 Female dyspareunia due to …[Indicate the general medical condition]…〔一般身体疾患を示すこと〕…による女性の性交疼痛症
608.89 Male dyspareunia due to …[Indicate the general medical condition]…〔一般身体疾患を示すこと〕…による男性の性交疼痛症
625.8 Other female sexual dysfunction due to …[Indicate the general medical condition]…〔一般身体疾患を示すこと〕…による女性の他の性機能不全
608.89 Other male sexual dysfunction due to …[Indicate the general medical condition]…〔一般身体疾患を示すこと〕…による男性の他の性機能不全
―.― Substance-induced sexual dysfunction (refer to Substance-Related Disorders for substance-specific codes)　物質誘発性性機能不全 (▶物質特定のコード番号は物質関連障害を参照せよ)
　▶ Specify if : With impaired desire / With impaired arousal / With impaired orgasm / With sexual pain　該当すれば特定せよ：欲求の障害を伴うもの，興奮の障害を伴うもの，オルガズムの障害を伴うもの，性交疼痛を伴うもの
　▶ Specify if : With onset during intoxication　該当すれば特定せよ：中毒中の発症
302.70 Sexual dysfunction NOS　特定不能の性機能不全

PARAPHILIAS　性嗜好異常

302.4 Exhibitionism　露出症
302.81 Fetishism　フェティシズム
302.89 Frotteurism　窃触症
302.2 Pedophilia　小児性愛
　▶ Specify if : Sexually attracted to males / Sexually attracted to females / Sexually attracted to both　該当すれば特定せよ：男性に性的魅力を感じる，女性に性的魅力を感じる，両性ともに性的魅力を感じる
　▶ Specify if : Limited to incest　該当すれば特定せよ：近親姦に限定
　▶ Specify type : Exclusive type / Nonexclusive type　病型を特定せよ：純粋型，非純粋型
302.83 Sexual masochism　性的マゾヒズム
302.84 Sexual sadism　性的サディズム
302.3 Transvestic fetishism　服装倒錯的フェティシズム
　▶ Specify if : With gender dysphoria　該当すれば特定せよ：性別に不快感を伴うもの
302.82 Voyeurism　窃視症
302.9 Paraphilia NOS　特定不能の性嗜好異常

GENDER IDENTITY DISORDERS　性同一性障害

302.xx Gender identity disorder　性同一性障害
　.6 In children　小児の性同一性障害
　.85 In adolescents or adults　青年または成人の性同一性障害
　▶ Specify if : Sexually attracted to males / Sexually attracted to females / Sexually attracted to both / Sexually attracted to neither　該当すれば特定せよ：男性に性的魅力を感じる，女性に性的魅力を感じる，両性ともに性的魅力を感じる，両性ともに性的魅力を感じない
302.6 Gender identity disorder NOS　特定不能の性同一性障害
302.9 Sexual disorder NOS　特定不能の性障害

Eating Disorders　摂食障害

307.1 Anorexia nervosa　神経性無食欲症
　▶ Specify type : Restricting type : Binge-eating / Purging type　病型を特定せよ：制限型，むちゃ食い／排出型
307.51 Bulimia nervosa　神経性大食症
　▶ Specify type: Purging type / Nonpurging type

病型を特定せよ：排出型，非排出型
307.50　Eating disorder NOS　特定不能の摂食障害

Sleep Disorders　睡眠障害

PRIMARY SLEEP DISORDERS　原発性睡眠障害
Dyssomnias　睡眠異常
307.42　Primary insomnia　原発性不眠症
307.44　Primary hypersomnia　原発性過眠症
　　　▶ Specify if : Recurrent　該当すれば特定せよ：反復性
347　　Narcolepsy　ナルコレプシー
780.59　Breathing-related sleep disorder　呼吸関連睡眠障害
307.45　Circadian rhythm sleep disorder　概日リズム睡眠障害
　　　▶ Specify type: Delayed sleep phase type / Jet lag type / Shift work type / Unspecified type　病型を特定せよ：睡眠相後退型，時差型，交代勤務型，特定不能型
307.47　Dyssomnia NOS　特定不能の睡眠異常

Parasomnias　睡眠時随伴症
307.47　Nightmare disorder　悪夢障害
307.46　Sleep terror disorder　睡眠驚愕障害
307.46　Sleepwalking disorder　睡眠時遊行症
307.47　Parasomnia NOS　特定不能の睡眠時随伴症

SLEEP DISORDERS RELATED TO ANOTHER MENTAL DISORDER　他の精神疾患に関連した睡眠障害
307.42　Insomnia related to …[Indicate the Axis Ⅰ or Axis Ⅱ disorder]…〔Ⅰ軸またはⅡ軸の障害を示すこと〕…に関連した不眠症
307.44　Hypersomnia related to …[Indicate the Axis Ⅰ or Axis Ⅱ disorder]…〔Ⅰ軸またはⅡ軸の障害を示すこと〕…に関連した過眠症

OTHER SLEEP DISORDERS　他の睡眠障害
780.xx　Sleep disorder due to …[Indicate the general medical condition]…〔一般身体疾患を示すこと〕…による睡眠障害
　.52　Insomnia type　不眠症型
　.54　Hypersomnia type　過眠症型
　.59　Parasomnia type　睡眠時随伴症型
　.59　Mixed type　混合型
―.―　Substance-induced sleep disorder（refer to Substance-Related Disorders for substance-specific codes）物質誘発性睡眠障害（▶物質特定のコード番号は物質関連障害を参照せよ）
　　　▶ Specify type: Insomnia type / Hypersomnia type / Parasomnia type / Mixed type　病型を特定せよ：不眠症型，過眠症型，睡眠時随伴症型，混合型
　　　▶ Specify if: With onset during intoxication / With onset during withdrawal　該当すれば特定せよ：中毒中の発症，離脱中の発症

Impulse-Control Disorders Not Elsewhere Classified　他のどこにも分類されない衝動制御の障害

312.34　Intermittent explosive disorder　間欠性爆発性障害
312.32　Kleptomania　窃盗癖
312.33　Pyromania　放火癖
312.31　Pathological gambling　病的賭博
312.39　Trichotillomania　抜毛癖
312.30　Impulse-control disorder NOS　特定不能の衝動制御の障害

Adjustment Disorders　適応障害

309.xx　Adjustment disorder　適応障害
　.0　　With depressed mood　抑うつ気分を伴うもの
　.24　With anxiety　不安を伴うもの
　.28　With mixed anxiety and depressed mood　不安と抑うつ気分の混合を伴うもの
　.3　　With disturbance of conduct　行為の障害を伴うもの
　.4　　With mixed disturbance of emotions and conduct　情緒と行為の混合した障害を伴うもの
　.9　　Unspecified　特定不能
　　　▶ Specify if: Acute / Chronic　該当すれば特定せよ：急性，慢性

Personality Disorders　人格障害

Note：These are coded on Axis Ⅱ.　注：これらはⅡ軸にコードされる
301.0　Paranoid personality disorder　妄想性人格障害
301.20　Schizoid personality disorder　分裂病質人格障害（統合失調質人格障害）
301.22　Schizotypal personality disorder　分裂病型人格障害（統合失調型人格障害）
301.7　Antisocial personality disorder　反社会性人格障害
301.83　Borderline personality disorder　境界性人格障

害

301.50	Histrionic personality disorder 演技性人格障害
301.81	Narcissistic personality disorder 自己愛性人格障害
301.82	Avoidant personality disorder 回避性人格障害
301.6	Dependent personality disorder 依存性人格障害
301.4	Obsessive-compulsive personality disorder 強迫性人格障害
301.9	Personality disorder NOS 特定不能の人格障害

> Other Conditions That May Be a Focus of Clinical Attention 臨床的関与の対象となることのある他の状態

PSYCHOLOGICAL FACTORS AFFECTING MEDICAL CONDITION 身体疾患に影響を与えている心理的要因

316 …〔Specified psychological factor〕Affecting …〔Indicate the general medical condition〕…〔一般身体疾患を示すこと〕…に影響を与えている…〔特定の心理的要因〕

Choose name based on nature of factors. 要因の特質に基づいて以下の名称を選ぶこと：

- Mental disorder affecting medical condition 身体疾患に影響を与えている精神疾患
- Psychological symptoms affecting medical condition 身体疾患に影響を与えている心理的症状
- Personality traits or coping style affecting medical condition 身体疾患に影響を与えている人格傾向または対処様式
- Maladaptive health behaviors affecting medical condition 身体疾患に影響を与えている不適切な保健行動
- Stress-related physiological response affecting medical condition 身体疾患に影響を与えているストレス関連生理学的反応
- Other or unspecified psychological factors affecting medical condition 身体疾患に影響を与えている他のまたは特定不能の心理的要因

MEDICATION-INDUCED MOVEMENT DISORDERS 投薬誘発性運動障害

332.1	Neuroleptic-induced parkinsonism 神経遮断薬誘発性パーキンソニズム
333.92	Neuroleptic malignant syndrome 神経遮断薬悪性症候群
333.7	Neuroleptic-induced acute dystonia 神経遮断薬誘発性急性ジストニア
333.99	Neuroleptic-induced acute akathisia 神経遮断薬誘発性急性アカシジア
333.82	Neuroleptic-induced tardive dyskinesia 神経遮断薬誘発性遅発性ジスキネジア
333.1	Medication-induced postural tremor 投薬誘発性姿勢振戦
333.90	Medication-induced movement disorder NOS 特定不能の投薬誘発性運動障害

OTHER MEDICATION-INDUCED DISORDER 他の投薬誘発性障害

| 995.2 | Adverse effects of medication NOS 特定不能の投薬の副作用 |

RELATIONAL PROBLEMS 対人関係の問題

V61.9	Relational problems related to a mental disorder or general medical condition 精神疾患または一般身体疾患に関連した対人関係の問題
V61.20	Parent-child relational problem 親子関係の問題
V61.10	Partner relational problem 配偶者との関係の問題
V61.8	Sibling relational problem 同胞との関係の問題
V62.81	Relational problem NOS 特定不能の対人関係の問題

PROBLEMS RELATED TO ABUSE OR NEGLECT 虐待または無視に関連した問題

V61.21	Physical abuse of child（code 995.54 if focus of attention is on victim）小児への身体的虐待（▶関与の対象が犠牲者ならば995.54とコード番号をつけて記録しておくこと）
V61.21	Sexual abuse of child（code 995.53 if focus of attention is victim）小児への性的虐待（▶関与の対象が犠牲者ならば995.53とコード番号をつけて記録しておくこと）
V61.21	Neglect of child（code 995.52 if focus of attention is on victim）小児への無視（▶関与の対象が犠牲者ならば995.52とコード番号をつけて記録しておくこと）
——.—	Physical abuse of adult 成人への身体的虐待
V61.12	（if by partner 配偶者による場合）
V62.83	（if by person other than partner 配偶者以外の者による場合）
	（code 995.81 if focus of attention is on victim 関与の対象が犠牲者ならば995.81とコード番号をつけて記録しておくこと）
——.—	Sexual abuse of adult 成人への性的虐待
V61.12	（if by partner 配偶者による場合）
V62.83	（if by person other than partner 配偶者以外の

者による場合)
(code 995.83 if focus of attention is on victim 関与の対象が犠牲者ならば995.83とコード番号をつけて記録しておくこと)

ADDITIONAL CONDITIONS THAT MAY BE A FOCUS OF CLINICAL ATTENTION 臨床的関与の対象となることのある状態，追加

V15.81	Noncompliance with treatment 治療遵守不良	
V65.2	Malingering 詐病	
V71.01	Adult antisocial behavior 成人の反社会的行動	
V71.02	Child or adolescent antisocial behavior 小児または青年の反社会的行動	
V62.89	Borderline intellectual functioning 境界知能	
	Note: This is coded on Axis Ⅱ. 注：これはⅡ軸にコードされる	
780.9	Age-related cognitive decline 年齢に関連した認知能力の低下	
V62.82	Bereavement 死別反応	
V62.3	Academic problem 学業上の問題	
V62.2	Occupational problem 職業上の問題	
313.82	Identity problem 同一性の問題	
V62.89	Religious or spiritual problem 宗教または神の問題	
V62.4	Acculturation problem 異文化受容に関する問題	
V62.89	Phase of life problem 人生の局面の問題	

Additional Codes 追加コード番号

300.9	Unspecified mental disorder (nonpsychotic) 特定不能の精神疾患(非精神病性)
V71.09	No diagnosis or condition on Axis Ⅰ Ⅰ軸における診断または状態なし
799.9	Diagnosis or condition deferred on Axis Ⅰ Ⅰ軸における診断または状態の保留
V71.09	No diagnosis on Axis Ⅱ Ⅱ軸における診断なし
799.9	Diagnosis deferred on Axis Ⅱ Ⅱ軸における診断の保留

Multiaxial System 多軸システム

Axis Ⅰ	Clinical disorders 臨床疾患
	Other conditions that may be a focus of clinical attention 臨床的関与の対象となることのある他の状態
Axis Ⅱ	Personality disorders 人格障害
	Mental retardation 精神遅滞
Axis Ⅲ	General medical conditions 一般身体疾患
Axis Ⅳ	Psychosocial and environmental problems 心理社会的および環境的問題
Axis Ⅴ	Global assessment of functioning 機能の全体的評定

付表2の和訳の部分は，高橋三郎，大野 裕，染矢俊幸(訳)：DSM-Ⅳ-TR精神疾患の診断・統計マニュアル．医学書院，2002より引用．

付表3　心理的社会的ストレスの強さ尺度

成人用

コード	用語	ストレスの例	
		急激に起こった事象	持続的環境
1	なし	急激に起こった事象で，障害に関連性があると思われるものはない	持続的環境で，障害に関連性があると思われるものはない
2	軽度	男（女）友達との破綻；入学または卒業；子供が家を離れる	家族間の喧嘩；仕事の不満；犯罪多発地域で居住
3	中等度	結婚；別居；失職；退職；流早産	夫婦間の不和；深刻な経済的問題；上司とのトラブル；未婚の親となること
4	重度	離婚；第1子の誕生	職なし状態；貧困
5	極度	配偶者の死；重大な身体疾患の診断；婦女暴行の犠牲	自分または子供の重い慢性疾患；身体的または性的虐待の継続
6	破局的	子供の死；配偶者の自殺；壊滅的な自然災害	人質としての拘束；強制収容キャンプの体験
0	情報不十分，または状態不変		

小児および青年用

コード	用語	ストレスの例	
		急激に起こった事象	持続的環境
1	なし	急激に起こった事象で，障害に関連性があると思われるものはない	持続的環境で，障害に関連性があると思われるものはない
2	軽度	男（女）友達との破綻；転校	過密地区での生活；家族間の喧嘩
3	中等度	放校処分；弟妹の誕生	親の慢性的機能不全疾患；慢性的な両親の不和
4	重度	両親の離婚；望まざる妊娠；逮捕	苛酷で拒絶的な両親；親の慢性的で生命に危険ある疾患；いくつもの養育家庭にやられること
5	極度	性的または身体的虐待；片親の死	繰り返される性的または身体的虐待
6	破局的	両親の死	慢性的で生命に危険ある疾患
0	情報不十分，または状態不変		

付表4　機能の全体的評定(GAF)尺度(DSM-Ⅳ-TR)

精神的健康と病気という1つの仮想的な連続体に沿って，心理的，社会的，職業的機能を考慮せよ．身体的(または環境的)制約による機能の障害を含めないこと．

コード（注：たとえば45, 68, 72のように，それが適切ならば，中間の値のコードを用いること）

100｜広範囲の行動にわたって最高に機能しており，生活上の問題で手に負えないものは何もなく，その
91　人の多数の長所があるために他の人々から求められている．症状は何もない．

90｜症状が全くないか，ほんの少しだけ(例：試験前の軽い不安)．すべての面でよい機能で，広範囲の
｜　活動に興味をもち参加し，社交的にはそつがなく，生活に大体満足し，日々のありふれた問題や心
81　配以上のものはない(例：たまに家族と口論する)．

80｜症状があったとしても，心理的社会的ストレスに対する一過性で予期される反応である(例：家族
｜　と口論した後の集中困難)．社会的，職業的，または学校の機能にごくわずかな障害以上のものは
71　ない(例：一時的に学業で遅れをとる)．

70｜いくつかの軽い症状がある(例：抑うつ気分と軽い不眠)，または，社会的，職業的，または学校の
｜　機能にいくらかの困難がある(例：時にずる休みをしたり，家の金を盗んだりする)が，全般的には
61　機能はかなり良好であって，有意義な対人関係もかなりある．

60｜中等度の症状(例：感情が平板で，会話がまわりくどい，時にパニック発作がある)．または，社会
｜　的，職業的，または学校の機能における中等度の困難(例：友達が少ししかいない，仲間や仕事の
51　同僚との葛藤)．

50｜重大な症状(例：自殺念慮，強迫的儀式が重症，しょっちゅう万引きする)，または，社会的，職業
41　的，または学校の機能におけるなんらかの深刻な障害(例：友達がない，仕事が続かない)．

40｜現実検討かコミュニケーションにいくらかの欠陥(例：会話は時々非論理的，あいまい，または関係
｜　性がなくなる)，または，仕事や学校，家族関係，判断，思考，または気分など多くの面での重大な
｜　欠陥(例：抑うつ的な男が友人を避け，家族を無視し，仕事ができない．子供がしばしば年下の子供
31　をなぐり，家庭では反抗的であり，学校では勉強ができない)．

30｜行動は妄想や幻覚に相当影響されている．またはコミュニケーションか判断に重大な欠陥がある
｜　(例：時々，滅裂，ひどく不適切にふるまう，自殺の考えにとらわれている)，または，ほとんどす
21　べての面で機能することができない(例：1日中床についている，仕事も家庭も友達もない)．

20｜自己または他者を傷つける危険がかなりあるか(例：死をはっきり予期することなしに自殺企図，
｜　しばしば暴力的になる，躁病性興奮)，または，時には最低限の身辺の清潔維持ができない(例：大
11　便を塗りたくる)，または，コミュニケーションに重大な欠陥(例：大部分滅裂か無言症)．

10｜自己または他者をひどく傷つける危険が続いている(例：暴力の繰り返し)，または最低限の身辺の
1　清潔維持が持続的に不可能，または，死をはっきり予期した重大な自殺行為．

0　情報不十分

付表4は，高橋三郎，大野　裕，染矢俊幸(訳)：DSM-Ⅳ-TR精神疾患の診断・統計マニュアル．医学書院，2002より引用．

欧文索引

A

α リズム抑制　24
α 波　24
α alcoholism　210
α-blocking　24
αB-クリスタリン　166
α-synuclein　151, 160, 166
Aβ　42, 133, 141
Aβ 蛋白質　132
A型行動様式　296, 297
abnorme Erlebnisreaktion　253
abnormes Bedeutungsbewußtsein　235
abulia　55
abuse　204
accept　14
acrophobia　48
act　54
acting out　114
action-specific energy　117
acute alcoholic intoxication　209
acute and transient psychotic disorders　253
acute disseminated encephalomyelitis　168
acute intermittent porphyria　177
addisonian crisis　173
Addison's disease　173
Addison クリーゼ　173
ADEM　168
ADH不適合分泌症候群　172
Adler, A.　8, 115
adrenocortical insufficiency　173
adrenogenital syndrome　174
adversive seizure　186
affect　51
affective disorder　256
affective incongruity　53
agitated depression　266, 268
agitation　54
agoraphobia　48
aichmophobia　48
AIDS脳症　159
AIP　177
akathisia　54, 362

akinetic mutism　55, 156
aktivere Krankenbehandlung　385
akute exogene Reaktionstypen　126
akute tödliche Katatonie　240
alcohol abuse　210
alcohol dependence　210
──── syndrome　210
alcohol idiosyncratic intoxication　209
alcohol intolerance　209
alcohol withdrawal delirium　211
alcoholic hallucinosis　213
alcoholic jealousy　213
alcoholic paranoia　213
Alcoholics Anonymous　214
alcoholism　210
ALDH　209
ALDH-I　209
Alexander, F.　10
alienation　43, 53
alprazolam　370
alternating personality　58
Alzheimer, A.　7
Alzheimer型認知症　130
ambivalence　53, 238
Amentia　63
amitriptyline　364
amnesia　60
amnestic state　74
amnestic syndrome　60, 128
amobarbital　372
amotivational syndrome　217
amoxapine　364
amphetamine　217
──── psychosis　218
amytal interview　373
anal phase　111
anisocoria　154
anorexia　56
anosognosia　81
anterograde amnesia　60
anticholinergic delirium　220
anticipation　160, 164, 165
anticipatory anxiety　49
antipsychotics　355
Anton症状　81

anxiety　52
──── state　70
apallisches Syndrom　55, 169
aphasia　76
APP　132
──── 遺伝子　133, 141
apperzeptive Schwächung　238
Aretaeus　256
Argyll Robertson症状　154
Arieti, S.　231
aripiprazole　362
arithmomania　48
asomatognosia　81
Asperger症候群　320
asterixis　174
asthenischer Typus　66
athletischer Typus　66
attenuation　24
atypical psychosis　250
audible thought　44
auditory hallucination　44
aura　184
autism　238
autoscopy　44
awakenings　361

B

β 波　24
β alcoholism　210
β-carboline　370
Bàlint症候群　81, 135
Baillarger, J. G. F.　223
barbital　372
Barter症候群　173
Bateson, G.　230
Bayle, A.　5
BCECT　191
Beck, A. T.　116
BeckのDepression Inventory　41
Beers, C. W.　390
Behçet, H.　178
Behçet's disease　178
behavior　54
──── (modifying) therapy　116
behavioral and psychological symp-

toms of dementia 135
behavioral science 116
Bender-Gestalt test 37
benign childhood epilepsy with centrotemporal spike 191
Benommenheit 61
Benton 視覚記銘検査 37
Berze, J. 238
Beschäftigungsdelirium 212
Binder, H. 209
Binet, A. 10
Bini, D. 374
Binswanger, L. 10, 115
Binswanger 型白質脳症 145, 146
biperiden 362
bipolar affective disorder 268
——, mixed 268
bipolar type 256
bizarr 56
blackouts 210
Bleuler, E. 7, 224, 237
—— の基本症状 238
Bleuler, M. 242
blunted affect 53
body image 58
body mass index 329
Bonhoeffer, K. 7, 126
—— の外因反応型 126, 153
borderline schizophrenia 248
Boss, M. 115
bouffée délirante 252
Bourneville-Pringle 病 194
BPRS 41
BPSD 135
brain trauma 169
brain tumor 168
Brief Psychiatric Rating Scale 41
Briquet 症候群 282
Broca, P. 76
Broca 領域 77
Brodmann 102
Brodmann's area 101
bromazepam 369
bromidrosiphobia 48
bromocriptine 363
bromperidol 358
bromvalerylurea 373
brotizolam 373
build-up 24
bulimia 56
Bürger-Prinz, H. 271

C

Cairns, H. 55
Capgras 症候群 61
Caplan, G. 388
carbamazepine 368
cardiac syncope 200
Carlsson, A. 105, 227, 228, 356
carotid sinus syndrome 200
carpipramine 358
Carroll, B. J. 260
catalepsy 56
catatonic excitement 54, 240
catatonic schizophrenia 240
catatonic state 73
catatonic stupor 55, 62, 240
catatonic syndrome 55
CBD 163
CCA 167
CCU 305
CDR 138, 142
cenesthesia 42, 236
cenesthopathic schizophrenia 241
cenesthopathy 43
census method 93
Cerletti, U. 374
chaotic concept 47
character 65
Charcot, J. M. 7
childhood absence epilepsy 190
childhood epilepsy with occipital paroxysms 192
chloral hydrate 373
chlordiazepoxide 369
chlorpromazine 357
chronic subdural hematoma 170
Chvostek 現象 200
circadian rhythm 109
circumstantiality 46
CJD 156
CK 活性 36
clavus 284
Clinical Dementia Rating 138, 142
clocapramine 358
clomipramine 364
Cloninger, C. R. 68
clorazepate dipotassium 369
clotiazepam 370
clouding of consciousness 61
cloxazolam 369
clozapine 360
CMI 38
cognition 42

cognitive therapy 116
coma 61
community psychiatry 388
compulsion 48
compulsive act 48, 56
compulsive ritual 48
confabulation 60
conflict 54, 113
conformational disease 156
confusion 63
confusional state 74
Conolly, J. 5
Conrad 233
Cornell Medical Index 38
cortical cerebellar atrophy 167
corticobasal degeneration 163
Cotard 症候群 50, 269
counter-transference 14
CO 中毒 221
cretinism 172
Creutzfeldt-Jakob disease 156
cri-du-chat syndrome 91
criptogenic epilepsy 183
critical period 117
Crow, T. J. 238
cryptoconfusional state 62
cryptogenic epilepsy 179
culture shock 254
Cushing 症候群 173
Cushing 病 172
cycloid 66
cycloide Psychose 250
cyclothymia 270
CYP 363, 366
CYP1A2 363, 366
CYP2D6 363
CYP3A4 363, 366

D

3-dimensional stereotactic surface projections 34
3D-SSP 34
δ 波 24
δ alcoholism 210
d-amphetamine 370
dantrolene 363
Daseinsanalyse 115
daydream 46
declarative memory 59
deficit state 75
Degenerationspsychose 250
déjà entendu 186

déjà vu 43, 61, 186
Delay, J. 10, 354, 404
delayed sleep phase syndrome 203
deletion 91
délire chronique à évolution
　　systématique 224
délire de persécution 224
delirium 63, 128
　──── tremens 211
delusion 49
　──── of amnesty 51, 255
　──── of being influenced 58
　──── of belittlement 50
　──── of control 47, 58
　──── of guilt 50
　──── of jealousy 51
　──── of observation 50
　──── of persecution 50
　──── of poisoning 50
　──── of possession 51
　──── of poverty 50
　──── of reference 50
delusional disorder 249
delusional mood 49
delusional perception 49
delusional state 73
delusional sudden idea 49
delusional system 50
démence précoce 223
démence vésanique 223
dementia 65, 75, 128
　──── of Alzheimer type 130
　──── paranoides 224
　──── praecox 224
　──── with Lewy bodies 151
demyelinating disease 167
denial 113
Deniker, P. 10, 354
Denkfaulheit 149
dentatorubropallidoluysian atrophy
　165
depersonalization 47, 53, 58
　──── state 72
depression 265
depressive mood 52
depressive state 72
depressive stupor 55, 62, 266
derealization 43, 58
Dermatozoenwahn 45
descriptive psychopathology 110
deterioration 75
developmental psychology 116
Devic's disease 167

diabetes mellitus 173
diagionistic apraxia 85
dialysis disequilibrium syndrome
　176
diazepam 370
dichotic listening 82
dipsomania 211
disconnexion syndrome 82
disease entity 118
disorders of the sleep-wake schedule
　203
disorganized type 240
disorientation 64
displacement 113
　──── activity 117
dissociative／conversion state 71
disturbance of consciousness 74
DLB 151
DNAマーカー 92
dosulepin 365
double-bind theory 230
doubting mania 48
Down症候群 91, 347
dreamy state 63
drive 54
DRPLA 165
drug dependence 204
drunkenness 209
DSM 122
DST 36, 260
dual personality 58
Durchgangs-Syndrom 63, 126
dynamic psychiatry 110
dysplastischer Typus 66
dysthymia 270

E

ε4 133, 142
echolalia 56
echopraxia 56
ecstasy 53
ECT 374
EE 231
ego 112
egorrhoe symptoms 248
Eidetiker 45
elation 52
electric convulsive treatment 374
emotion 51
emotional expression 231
emotional lability 53
empathy 14

empirische Erbprognose 93
encephalitis japonica 158
endokrines Psychosyndrom 172
endoreaktive Dysthymie 272
endorphin 106
engram 58
enkephalin 106
Entfremdung 43
Entlastungsdepression 271
Entwurzelungsdepression 271
epigenesis 94
epilepsia partialis continua 194
epilepsy 179
epinephrine 逆反応 363
episodic excessive drinking 211
episodic memory 59
Erikson, E. 10, 111, 112
erotomania 50
Es 112
Esquirol, J.-E. D. 5, 223
estazolam 373
ethology 117
ethyl loflazepate 369
etizolam 370, 373
euphoria 52
Existenzanalyse 115
exogene Prädilektionstypen 126
expressive aphasia 77
extracampine hallucination 44
Ey, H. 8
Eysenck, H. J. 116

F

facial expression 57
Falret, J. P. 5, 224
family risk studies 93
FAST 138
feeling 51
fetal alcohol syndrome 214
flapping tremor 174
flash back 219
FLD型 147
flexibilitas cerea 56
flight of ideas 47, 263
florid plaque 158
fludiazepam 369
Fluency test 40
flunitrazepam 373
fluphenazine 358, 359
　──── decanoate 359
　──── enathate 359
flurazepam 373

flusher 209
flutoprazepam 369
fluvoxamine 366
folie circulaire 256
folie à double forme 256
food refusal 56
forced crying 56
forced laughing 56
forced normalization 193
formal thougt disorder 46
Frölich 症候群 174
Frankl, V. E. 115
Freud, S. 8, 110, 112
Friedreich's ataxia 165
Friedreich 病 347
Fromm, E. 9, 115
frontal akinesia 82
frontal lobe syndrome 82
frontal lobotomy 375
frontotemporal dementia 147
── and parkinsonism linked to chromosome 17 151
FTD 147
FTDP-17 133, 151
Functional Assessment Staging 138
functional hallucination 44
functional MRI 33

G

γ alcoholism 210
G 蛋白質共役型 97
GABA 104
GABA$_A$ 受容体 97
Galenos 4
Galgenhumor 210
gallows humor 210
galoppierende Paralyse 154
Ganser 症候群 65, 71, 284, 291
Gaucher 病 344
Gaupp 250
GBS 138
GCI 166
Gedankenlautwerden 44
Gegenhalten 83, 135, 163
Gellhorn 100
gemachtes Denken 47
general paresis of the insane 153
generalized tonic-clonic seizure 189
genetisches Verstehen 110
genital phase 111
genotype 89

Gerstmann 症候群 81
Geschwind, N. 82
Gilles de la Tourette 症候群 55
Gjessing 228
glial cytoplasmic inclusion 166
glue sniffing 219
GPI 153
grand mal 189
grandiose delusion 50
Griesinger, W. 5
grimace 56
Gruhle, H. W. 9, 225, 402

H

Hachinski, V. C. 138, 144
── の虚血スコア 136, 146
haloxazolam 373
hallucination 44
── of taste 45
hallucinatory paranoid state 73
hallucinogen 372
hallucinose pédonculaire 86
hallucinosis 45
haloperidol 359
── decanoate 358
Hamilton Anxiety Scale 41
Hamilton Rating Scale for Depression 41
hang over effect 372
Hare 258
HDS-R 140
hebephrenic schizophrenia 240
Hebephrenie 224
Hecker, E. 6, 224
Heinroth, J. C. A. 5
hepatic encephalopathy 174
hepatolenticular degeneration 175
herpes simplex encephalitis 155
high expressed emotion 242
high risk study 231
Hintergrunddepression 272
Hippocrates 4
histrionic personality 71
HLA-DR2 202
Hoch 248
Hoche, A. E. 7
Hoehn & Yahr の重症度分類 161, 162
Horney, K. 9, 115
Huber 241
Hull, C. L. 116
hump 106

Hunter 病 346
Huntington, G. 159
Huntington's disease 159
Hurler 病 346
3-hydroxy 体 370
hydroxyzine 370
hyperbulia 54
hyperkinetic behavior 54
hypermetamorphosis 83
hyperthyroidism 172
hypnagogic hallucination 44
hypnopompic hallucination 44
hypnotic state 63
hypochondriacal delusion 50
hypochondriacal state 70
hypocretin 108, 202
hypomania 263, 267
hypothyroidism 172
hypsarrhythmia 26
héautoscopie 44

I

ICD 122
ICF 121
ICU 305
id 112
identification 114
identity 112
illusion 43
image 43, 45
imipramine 364
immediate memory 59
imprinting 117
impulse 54
impulsive act 54, 56
impulsive petit mal 190
incoherence 47
induced delusional disorder 255
induced psychosis 255
infantile spasm 189
informed consent 16
Inion (I) 23
initial cry 189
initiative 54
insight 15
insulinoma 173
intelligence 65
── quotient 37
intoxication 204
intrapsychische Ataxie 238
introjection 114
inverse agonist 370

involutional melancholia 269
involutional paraphrenia 249
IQ 37
irritability 53
ischemic score（Hachinski） 136
isolation 113

J

Jackson, J. H. 7
Jacksonian seizure 186
Jacobi, K. W. M. 5
Jacobsonの漸進的弛緩法 382
Jaensch, W. 45
jamais vu 43, 61, 186
Janet, P. 7
Jansky-Bielschowsky病 343
Janzarik 233
Jargon失語 78
Jaspers, K. 9, 109, 235
Jellinek, E. M. 210
jet lag症候群 203
Jung, C. G. 8, 66, 68, 115
juvenile absence epilepsy 190
juvenile myoclonic epilepsy 190

K

körperlich begründbare Psychose 126
Kahlbaum, K. L. 6, 224
Kaht型薬物依存 205
kaleidoscopic visual hallucination 219
Kallmann, F. J. 94
katathymer Wahn 49
Katatonie 224
Kayser-Fleischer角膜輪 175
K-complex 106
Kernig徴候 155
ketamine 372
Kielholz, P. 270
——の分類 270
Klüver-Bucy症候群 83, 144, 150, 155
Klaesi 375
Klein, M. 115
Kleine-Levin症候群 203
Kleist 7, 250
Klinefelter症候群 91, 174, 350
Kohs立方体組み合わせテスト 38
Kojewnikowてんかん 194

Korsakov psychosis（alcoholic） 213
Korsakov症候群 60, 85, 176, 213
Krabbe病 345
Kraepelin, E. 6, 223, 249, 250, 256
Kretschmer, E. 10, 55, 66, 225, 231, 250, 261, 404
——の類型 66
kritischer Schlaf 212
Kufs病 344
KWCST 40

L

L-DOPA 162
Landolt, H. 193
Lange, J. 271
Lange-Eichbaum, W. 404
Langfeld, G. 242
Lasègue, C. 224
late paraphrenia 249
latency periode 111
latent schizophrenia 248
Laurence-Moon-Biedl症候群 174, 347
learned helplessness 116
learning theory 116
leibhaftige Bewußtheit 43
Lennox-Gastaut syndrome 189, 196
Leonhard, K. 7, 250, 252
leptosomer Typus 66
Lesch-Nyhan症候群 346
lethargy 61
leukoaraiosis 146
levomepromazine 359
Lewy小体 151, 160
——型認知症 151
Lhermitt 86
Lidz, T. 230
Liepmann現象 212
lilliputian hallucination 44, 212
Lissauer型進行麻痺 154
lithium carbonate 367
litigious paranoia 51
locked-in syndrome 55
locus coeruleus 101
lofepramine 364
long-term memory 59
loosening of association 47, 238
lorazepam 370
Lorenz, K. 117
loss of initiative 55

LSD 219, 372
Luxenburger, H. 94

M

Machado-Joseph病 164
macropsia 186
Magnan, V. J.-J. 224, 252
Magoun, H. W. 100
major tranquilizer 355
mania 263
manic excitement 54
manic state 72
manic-depressive psychosis 256, 268
Manifest Anxiety Scale 41
mannerism 56
MAO阻害薬 364
MAO-Bの選択的阻害薬 162
maprotiline 364
Marchiafava-Bignami病 85
marihuana 217
MARTA 361
MAS 41
masked depression 268, 274
mask-like face 57
Maudsley, H. 6
MCI 144
mECT 374
medazepam 369
memory 58
mental disorder 119
mental retardation 65
mescaline 219
Mesmer, F. A. 7
mesocortical dopamine system 227
mesocortical dopaminergic system 102
mesolimbic dopamine system 227
mesolimbic dopaminergic system 101
metamorphopsia 186
methamphetamine 217, 370
methylphenidate 217, 370
mexazolam 369
Meyer, A. 8, 224
Meynert, T. 6
Meynert基底核 104
mianserin 364
micropsia 186
micturition syncope 200
MID 144
mild cognitive impairment 144

milieu therapy 384
milnacipran 367
Mini-Mental State Examination 37, 138, 141
Minkowski, O. 238
Minnesota Multiphasic Personality Inventory 38
Mischpsychose 250
MMPI 38
MMSE 37, 138, 141
MND 167
Möbius, P. J. 6, 404
modified electric convulsion treatment 374
Moniz 375
monomanie 224
mood 51
—— congruent psychotic feature 264
—— disorder 256
—— incongruent psychotic feature 264
moperone 358
moratorium 112
morbid anxiety 52
morbid risk 93
Morel, B.-A. 5, 223
moria 82, 148
mosaicism 91
mosapramine 358
motor aphasia（Broca） 77
motor impulse 54
motor neuron disease 167
MRA 33
MR-angiography 33
MS 167
MSA 166
multi-acting receptor targeted agent 361
multi-infarct dementia 144
multiple sclerosis 167
multi-system atrophy 166
Münchhausen（Munchausen）症候群 289
mutism 56
mysophobia 48
myxedema 172

N

N式精神機能検査 37, 138
N-メチル-D-アスパラギン酸受容体 97, 228

narcolepsy 202
nasal continuous positive airway pressure 203
nasal CPAP 203
Nasion（N） 23
need 53
negativism 56
nemonapride 358
neologism 47
Neumann, H. 6
neurasthenic state 71
neuroadaptation 205
neuroleptic malignant syndrome 363
neuroleptics 355
neuromyelitis optica 167
Niemann-Pick病 344
night delirium 63
nigrostriatal dopaminergic system 101
nihilistic delusion 50
NINCDS-ADRDA 136
nimetazepam 373
nitrazepam 373
NMDA受容体 97, 228
Nonne-Apelt第1相反応 36
non-psychotic mental disorder 119
nortriptyline 364
NREM睡眠 106
NSE 158
nuclei raphes 102
nucleus basalis（Meynert） 104

O

ω_1 373
ω_2 373
OBS 75
obsessive-compulsive state 70
obsessive idea 48
occipital lobe syndrome 84
occupational delirium 63, 212
occupational therapy 385
oedipal stage 111
olanzapine 361
olfactory hallucination 45
olivopontocerebellar atrophy 166
oneiroider Zustand 63
oneirophrenia 237
OPCA 166
oral dyskinesia 363
oral phase 111
oral tendencies 83

orexin 108
organic brain syndrome 75
organic mental syndrome 75
organic stupor 55, 62
orientation 64
orthostatic dysregulation 200
orthostatic hypotension 200
overdetermined idea 49
overvalued idea 49
oxazolam 369
oxypertine 360

P

P物質 106
P300 33, 140
paired helical filaments 132
pananxiety 248
Pandy反応 36
panic 52
panneurosis 248
PANSS 41
Papezの回路 83
paralogia 65
paramimia 57
paramnesia 60
Paranoia 224, 249
paranoid schizophrenia 239
paranoid state 73, 224
paraphrenia 249
Paraphrenie 224
parasomnia 203
pareidolia 44
parietal lobe syndrome 84
Parkinson, J. 160
Parkinson's disease 160
paroxetine 366
partial seizures 186
participant observation 13
pathography 404
Pavlov, I. P. 116
PCP 228, 372
—— 依存 219
—— 乱用 219
PCR（photoconvulsive response） 216
PCR（polymerase chain reaction） 36, 92
pedigree method 92
pellagra 176
penetrance 89
pentobarbital 372
perception 42

periodic burst 159
periodic hypersomnia 203
periodic lateralized epileptiform discharges 155
periodic synchronous discharge 155
periventricular hyperintensity 146
periventricular lucency 146
perospirone 361
perphenazine 359
perseveration 46
persistent mood (affective) disorders 269
personality 65
—— change 66, 129
—— deterioration 66
—— development 66
persécuté-persécuteur 224
PET 34
P-F study 39
Pfropfschizophrenie 241
Phänomenologie 110
phallic phase 111
phantom limb 44
phencyclidine 372
phenobarbital 372
phenocopy 89
phenomenology 9
phenotype 89
pheochromocytoma 173
PHF 132
phobia 48, 52
phobic state 70
photoconvulsive response 216
photomyoclonic response 216
physical dependence 204
Piaget 116
pica 56
Pickwick 症候群 203
Pick 病 147
—— 型認知症 147
Pick 嗜銀球 147
picture-frustration study 39
pimozide 360
Pinel, P. 5, 223, 385
pipamperone 360
PLEDs 155
Plum, F. 55
PML 159
PMR 216
polioencephalitis haemorrhagica superior acuta 213
Pollatin 248

polymerase chain reaction 92
polysomnography 200
Positive and Negative Syndrome Scale 41
positron emission tomography 34
Posner, J. B. 55
postictal confusional state 189
postictal type 193
postpartum depression 178
postpartum psychosis 177
post-psychotic depression 241
post-schizophrenic depression 241
post-traumatic epilepsy 170
post-traumatic neurosis 170
Praecoxgefühl 18, 233, 245
prazepam 369
prepulse inhibition 229
primary delusion 49
primary hypersomnia 203
prion disease 156
proband 93
procedural memory 59
process schizophrenia 242
productive-psychotische Dämmerzustände 193
progressive multifocal leukoencephalopathy 159
progressive supranuclear palsy 163
projection 114
projective identification 115
promethazine 362
propericiazine 359
prosthetic mandibular advancement 203
PS1 遺伝子 133, 142
PS2 遺伝子 133, 142
PSD 155
pseudodementia 65
pseudohallucination 43
pseudologia phantastica 60
pseudomutuality 230
pseudoneurotic schizophrenia 248
psilocybin 219
PSP 163
psychic blindness 83
psychic dependence 204
psychoactive substance 204
psychoanalysis 110
psychoeducation 16, 248
psychogenic reaction 253
psychomotor excitation 54
psychomotor lapse 188
psychomotor retardation 55

psychosis 119
psychotropic drugs 354
pubertas praecox 174
puerperal psychosis 177
pulvinar sign 158
PVH 146
PVL 146
pyknischer Typus 66
pyknolepsy 188, 190

Q

QTc 延長 363
quazepam 373
Queckenstedt 現象 35
quetiapine 361

R

rapid cycler 268
rapid eye movement 106
rapport 14, 69
rationalization 113
reaction formation 113
reactive depression 271
reactive psychosis 253
reactive schizophrenia 242
reading epilepsy 192
recall 58
recent memory 59
receptive aphasia 78
Recklinghausen 病 347
recognition 58
recreation therapy 385
recurrent depression 268
registration 58
regression 112, 113
rehabilitation 385
remote memory 59
REM 期 202
REM 睡眠 108
REM 潜時短縮 261
representation 43, 45
repression 113
residual schizophrenia 241
resistance 114
restlessness 54
restriction fragment length polymorphism 92
retrograde amnesia 60
Rett 症候群 319
reverse tolerance 370
revolving door phenomenon 362

RFLP 92
rilmazafone 373
risperidone 361
Rorschach test 39
Rüdin, E. 93, 94
Rümke, H. C. 233

S

Sakel 375
Sander, W. 224
SAS 202
SCA1 164
SCA3 164
SCA6 164
SCD 164
Schilder病 168, 345
schizoaffective disorder 255
schizoid 66
schizophrenia 223
schizophreniform psychosis 242
schizothymia 66
schizotypal disorder 248
Schneider, K. 9, 68, 119, 126, 150, 225, 272
────の第1級症状 244
────の身体的基礎のある精神病 126
Schröder 250
Schulte, W. 271
SDA 361
seasonal pattern 270
secobarbital 372
second self 58
secondary delusion 49
Seeman, P. 227
selective serotonin reuptake inhibitor 366
self-consciousness 57
self-efficacy 116
self-induced epilepsy 192
self-mutilation 56
Seligman, M. E. 116, 63
semantic memory 59
sensitiver Beziehungswahn 250
sensorimotor gating 105, 230
sensory aphasia (Wernicke) 78
sensory deprivation 63
sensory gating 105
sentiment 51
septiline 364
serotonin-dopamine antagonist 361
serotonin-noradrenaline reuptake inhibitor 367
Sheehan症候群 172
Sheldon, W.H. 66
Sheldonの類型 68
short-term memory 59
Shy-Drager症候群 167, 200
SIADH 172, 363
Silbenstolpern 154
Simmonds病 172
Simon, H. 385
Simon, T. 10
simple phobia 48
simple schizophrenia 241
single nucleotide polymorphism 92
single photon emission CT 34
Skinner, B. F. 116
SLE 178
sleep apnea syndrome 202
sleep disturbance 200
sleep drunkenness 203
SLTA 40
smooth pursuit eye movement 229
SND 167
snout formation 56
SNP 92
SNRI 367
Snyder, S. H. 227
social phobia 48
social skills training 247, 390
somatic depression 266
somatic hallucination 45
somnambulism 63
somnolence 61
Sopor 61
SPECT 34
Spielmeyer-Vogt病 344
spindle 106
spinocerebellar degeneration 164
spiperone 360
splitting 115
SPM 34
Sprangerの類型 68
Squire, L. R. 59
SSPE 158
SSRI 366, 368
SST 247, 380, 390, 400
Standard Language Test for Aphasia 40
statisches Verstehen 110
statistical parametric mapping 34
Stauder 240
stehende Redensarten 150
Stein 227
stereotypy 46, 56
steroid psychosis 220
stormy personality 231
Stransky, E. 238
striatonigral degeneration 167
stupor 55, 62, 73
Sturge-Weber病 347
subacute sclerosing panencephalitis 158
subcortical dementia 179
sublimation 114
substance P 106
suicidal attempt 57
suicidal ideation 57
suicide 57
Sullivan, H. S. 9, 13, 115
sulpiride 360
sultopride 360
super-ego 112
suppression 113
syllable stumbling 154
symbolization 114
symptomatic generalized epilepsy 183
symptomatic psychosis 171
syncope 199
syndrome malin 363
syndrome of inappropriate secretion of antidiuretic hormone 363
systemic lupus erythematosus 178

T

θ波 24
T_2強調画像で高信号域 146
tachistoscopic presentation 82
tactile agnosia 81
tandospirone 370
tardive dyskinesia 363
tardive dystonia 363
TAT 38
Tatendrang 264
tauopathy 148
Tay-Sachs病 343
TCI 68
Tellenbach 261
temperament 65
──── and Character Inventory 68
temporal lobe syndrome 83
tetany 200
Thematic Apperception Test 38
therapeutic community 389
thioridazine 359

Thorndyke, E. L.　116
thought blocking　46
thought broadcasting　47
thought echoing　44
thought insertion　47
thought retardation　46
thought withdrawal　46, 47
tiapride　358
tic　55
timiperone　358
Todd 麻痺　186, 194
tolerance　205
tonic-clonic seizure　189
torsades de pointes　363
Tourette 症候群　55, 323, 324
TPHA　36
train of thought　46
transference　16, 114
transient global amnesia　60
transit syndrome　63
translocation　91
trazodone　364
TRH テスト　36
triazolam　373
triazolo 体　370
trichotillomania　56
trihexyphenidyl　362
trimipramine　365
triplet repeat 病　92, 159, 164
trisomy　91
Trousseau 現象　200
tubero-infundibular dopaminergic system　102
tuberous sclerosis　194
Tuke, W.　5
Tulving, E.　59
Turner 症候群　91, 174, 350
twilight state　62
twin studies　93

U

Umzugsdepression　271

Unbesinnlichkeit　61
unconditional positive regard　14
undoing　113
unilateral asomatognosia　81
unilateral spatial neglect　81
unipolar type　256
Untergrunddepression　272
Unverricht-Lundborg 症候群　194
UPPP　203
uremia　176
uremic encephalopathy　176
urge　54
USN　81

V

valproate　368
variable number of tandem repeat　92
variant CJD　158
vascular dementia　144
vasovagal syncope　200
vCJD　158
Verfolgungswahn der Schwerhörigen　250
verstehende Psychologie　109
Victor M.　212
visköses Temperament　66
visual hallucination　44
vital feeling　51
Vitalgefühl　263
VNTR　92
volition　53
Vorstellung　43, 45

W

Wagner-Jauregg, J.　10, 375
Wahrnehmung　42
WAIS-R　37, 138
WCST　40
Wechsler Adult Intelligence Scale-Revised　37, 138

Wechsler Intelligence Scale for Children　37
Wechsler Memory Scale-R　37
Weinberg 簡便法　93
Weitbrecht, H. J.　272
Weitschweifigkeit　46
Weltuntergangserlebnis　235
Wernicke, C.　7, 76, 250
───中枢　78
───encephalopathy　176, 213
West 症候群　26, 189, 196
Weygandt, W.　238
Wieck, H. H.　126
───の通過症候群　126
will　54
Wilson's disease　175, 346
WISC　37
Wisconsin Card-Sorting Test　40
Wise　227
wish　54
WMS-R　37
Wolpe, J.　116
word amnesia　77
working memory　59, 83
Wynne, L.　230

Y

Y-G 検査　38

Z

zolpidem　373
zopiclone　373
zotepine　360
Zung の Self-Rating Depression Scale　41
Zuspitzung der Persönlichkeit　66
Zustandbild　69

和文索引

あ

愛着　314
アカシジア　54, 362
亜急性硬化性全脳脳炎　158
悪性症候群　363
悪夢障害　203
アセチルコリン　99, 104
圧　35
アドレナリン受容体　98
アポE　133, 142
────遺伝子　133
アポリポ蛋白質E　133
アミタール面接　373
アミノ酸代謝異常　339
アミロイドカスケード仮説　133
アミロイド前駆体蛋白質　132
アミロイドβ蛋白質　132
アミン再取り込み阻害薬　366
アミン作動性シナプス　98
アメンチア　63
あるがまま　287
アルコール依存　208, 210
────症　210
アルコール幻覚症　213
アルコール嫉妬妄想　213
アルコール症　210
アルコール常用障害　210
アルコール認知症　213
アルコール特異体質性中毒　209
アルコール不耐性　209
アルコール妄想症　213
アルコール乱用　210
アルコール離脱　211
────性けいれん　211
────せん妄　211
アルゴリズム　361, 367
アルデヒド脱水素酵素　209
アレキシサイミア　296
アンフェタミン型依存　205, 217

い

イオンチャネル複合体型　97
域外幻覚　44
息止め発作　327

意志　54
意識狭窄　62
意識減損発作　188
意識混濁　61, 128
意識障害　85, 128
────状態　74
意識変容状態　381
意識レベルの低下　128
いじめ　390
異常意味意識　235
異常体験反応　253
異常脳波　26
異食症　56, 150, 326
異染性白質ジストロフィー　345
依存者の持続的症状　216
依存性人格障害　309
一塩基多型　92
一次妄想　49
一次利得　284
一過性全健忘　60
一酸化炭素中毒　221
一斉調査法　93
5つの"P"　201
遺伝子型　89
遺伝性果糖不耐性　341
遺伝性脊髄小脳変性症　164
遺伝相談　391
遺伝マーカー　92
イド　112
遺尿症　326
井上英二　94
猪瀬　正　175
いのちの電話　393
いびき　202
遺糞症　326
今村新吉　11
意味記憶　59
意味性錯語　77
イミノジベンジル系薬剤　360
意欲　53
医療保護入院　394, 397
インスリノーマ　173
インスリンショック療法　375
陰性症状　238
陰性の棘波　26
陰性四徴候　167

インドールアミン　100
────仮説　260
インドール誘導体　360
インフォームドコンセント　16
インフルエンザ　177

う

迂遠　46
迂回操作　78, 135
打ち消し　113
内田・クレペリンテスト　40
うつ　135
────状態　72
うつ病　265
────性仮性認知症　65, 267
運動失語　77
運動心迫　54
運動拙劣　163
運動チック　324
運動ニューロン疾患　167
────型認知症　147

え

鋭・徐波複合　26
エゴ　112
エス　112
エディプス期　111
エネルギー源の涸渇　233
エネルギー・ポテンシャルの減弱　233
エピソード記憶　59, 134
エビデンス　361
遠隔記憶　59, 134
演技性人格　71
────障害　309
エンケファリン　106
援護寮　385
エンドルフィン　106

お

応急入院　398
大熊　368
緒方法　36

索　引　477

置き換え　113
汚言症　324
オペラント条件づけ　116, 379
オリーブ橋小脳萎縮症　166
オルガズム障害　301
音韻性錯語　77
音楽原てんかん　192
音声チック　324

か

外因　88
　── 好発型　126
　── 精神病　126
絵画統覚検査　38
絵画-欲求不満テスト　39
外観　35
外向型　68
外後頭結節　23
概日リズム　109
外出恐怖　280
外傷後ストレス障害　291
外傷性てんかん　170
解体型統合失調症　240
解体症状　238
改訂長谷川式簡易知能評価スケール　37, 138, 140
回転ドア現象　246, 362
概念崩壊　47
回避　291
　── 性人格障害　309
解離性健忘　284
解離性昏迷　285
解離性障害　284
解離性遁走　284
解離性反応　193
解離・転換状態　71
鏡徴候　135, 144
過換気症候群　280, 284, 299
核黄疸　338
学習障害　321
学習性無力　116, 261
学習理論　116
覚醒亢進　291
覚醒剤依存　217
獲得性てんかん性素因　180
隔離　113
家系調査法　92
過呼吸　24
笠原・木村のうつ状態の分類　270
過剰性欲　301
過剰Y症候群　350

過食　331
仮性球麻痺　145
仮性幻覚　43
仮性認知症　65
家族性痙性対麻痺　166
家族性黒内障性白痴　342
家族性進行性ミオクローヌスてんかん　194
家族の情動表出　231
家族罹患率調査　93
家族療法　383
カタプレキシー　202
カタレプシー　56
渇酒症　211
褐色細胞腫　173
葛藤　54, 113
活動特殊性エネルギー　117
過程統合失調症　242
家庭内暴力　390
カテコールアミン　100, 101
　── 仮説　260
過眠　202
仮面うつ病　268, 274
仮面様顔貌　57
ガラクトース血症　341
空の巣症候群　390
川上憲人　258
感覚失語　78
感覚遮断　63
感覚フィルター　105
環境療法　384
関係妄想　50
間歇型(一酸化炭素中毒)　221
間歇性爆発性障害　312
喚語　77
　── 障害　78, 135
解釈　381
感情　51
　── 失禁　145
　── 障害　256
　── 鈍麻　53
　── 不適合　53
　── 誘因性妄想　49
管状の視野狭窄　283
肝性脳症　174
完全な責任能力　402
間代けいれん　189
観念運動失行　79, 163
観念失行　79, 143, 163
観念奔逸　47, 263
肝脳疾患特殊型　175
感応精神病　255
感応性妄想性障害　255

顔面紅潮する人　209
関与しながらの観察　13
肝レンズ核変性症　175, 346
緩和ケア病棟　304

き

奇異　56
記憶　58
　── 錯誤　60
　── の痕跡　58
危機介入　293
偽幻覚　43
既視感　43, 61, 186
気質　65, 306
　── ・性格テスト　68
器質性気分障害　129
器質性幻覚　129
器質性昏迷　55, 62
器質精神障害　126
器質精神症候群　75
　── の診断　130
　── の増悪因子　130
　── の分類　127
器質精神病　126
器質性不安障害　129
擬死反射　290
記述的精神病理学　110
偽神経症性統合失調症　248
季節型　270
偽相互性　230
既知　186
吃音　326
拮抗失行　85
基底抑うつ　272
祈禱性精神病　255
企図失行　79
偽認知症　65, 274, 284
機能性幻覚　44
機能的MRI　33
気分　51
　── 安定薬　367
　── 高揚　52
　── 循環症　270
　── 障害　256, 320
　── 変調症　270, 282
気分と調和した精神病像　264, 265
気分と調和しない精神病像　264, 265
偽発作　195
基本的信頼感　313
記銘　58

478　索　引

── 障害　59
── 力検査　37
逆作動薬　370
逆制止　379
逆耐性　370
── 現象　218
逆転移　14
客観的根拠に基づいた薬物選択の
　手順　361
逆向健忘　60
急性アルコール中毒　209
急性一過性精神病性障害　253
急性外因反応型　126
急性間歇性ポルフィリン症　177
急性散在性脳脊髄炎　168
急性出血性上部灰白質脳炎　213
急性心因反応　290
急性ストレス反応　290
急性致死性緊張病　240
急性妄想反応　254
急速眼球運動　106
急速転換型　268
境界域失語　78
境界性人格障害　308
境界線統合失調症　248
境界例　248
驚愕てんかん　192
驚愕反応　290, 291
共感　14, 376
狂気性認知症　223
狂犬病予防接種後の脱髄性脳脊髄
　炎　168
恐慌　52
── 性障害　280
強硬症　56
凝集法　36
強制正常化　193
強制泣き　56
強制笑い　56
強直間代発作　189
── 重積　192
強直けいれん　189
共同体被害妄想　136
強迫観念　48, 281
強迫儀式　48
強迫行為　48, 56, 281
強迫状態　70
強迫神経症　281
強迫性格　261
強迫性恐怖　281
強迫性障害　281
強迫性人格障害　281, 309
強迫欲動　48

恐怖　48, 52
── 状態　70
恐怖症　280
── 性不安障害　280
興味の限局　318
虚偽性障害　289
局在関連性てんかん　184
局在性てんかん　184
棘・徐波複合　26
棘波　26
虚血スコア　138
巨視　185
── 症　186
拒食　56
拒絶症　56
居宅介護等事業　387
虚無妄想　50
起立性調節障害　200
起立性低血圧　200
記録法　23
疑惑癖　48, 281
緊急措置入院　397
筋強剛　161
筋弛緩訓練　379
近時記憶　59, 133, 136
禁治産　403
緊張型統合失調症　240
緊張型頭痛　299
緊張病　224
── 症候群　55
── 状態　73
── 性興奮　54, 240
── 性昏迷　55, 62, 240
── 様症状　155

く

空間恐怖　48, 280
空想虚言者　60, 310
屈折反応　290
グリア内封入体　166
クリスタリン, αB-　166
グループホーム　387
グルタミン酸　97
── 欠乏仮説　228
呉　秀三　11
クレチン病　172, 346
黒質線条体系　101
グロボイド細胞白質ジストロフィ
　ー　345
群発頭痛　299

け

慶應版（KWCST）　40
経験的遺伝予後　93
警察官などの通報　395
計算癖　48
刑事事件　401
芸術療法　383, 385
形成異常型体型　66
痙性斜頸　299
軽躁　263
── 病　267
傾聴　376
系統的脱感作法　379
頸動脈洞症候群　200
軽度精神遅滞　336
軽度認知障害　144
経鼻的持続陽圧呼吸法　203
頸部の過後屈　163
傾眠　61
けいれん性素因　180
激越　54
── うつ病　266, 268
下剤乱用　331
血液脳関門　97
血管型神経梅毒　153
欠陥状態　75
血管性うつ病　274
血管性認知症　144
血管迷走神経性失神　200
月経前緊張症　174
欠失　91
欠神発作　188
── 重積　192
血清クレアチンキナーゼ活性　36
血清セルロプラスミン　175
結節硬化症　194, 347
血中アルコール濃度　209
血中コルチゾール測定　36
血中プロラクチン　36
嫌悪療法　379
限界期　117
幻覚　44
幻覚剤　372
幻覚剤型依存　205, 219
幻覚症　45
幻覚妄想状態　73, 193
衒奇　56
幻嗅　45
健康教育　391
言語蹉跌　154
言語自動症　188
言語新作　47

言語の習得　314
言語理解　77
顕在性不安尺度　41
幻肢　44
幻視　44, 151, 185, 212
現実感喪失　43, 58
現実との生ける接触の喪失　238
原始反応　284, 290
現象学　9, 110
現存在分析　115, 383
幻聴　44
限定責任能力　401, 402
見当識　64
　——障害　134
原発性アルドステロン症　173
原発性過眠　203
原発性不眠　201
原発全般てんかん　181
健忘　60
　——失語　78, 143, 150
　——症候群　60, 128
　——状態　74, 169
幻味　45

こ

5番染色体の部分的欠損　350
行為　54
　——障害　323
　——心迫　54, 264
　——能力　402
抗うつ薬　364
　——の作用機序　259
口蓋垂口蓋咽頭形成術　203
高危険法　231
高機能自閉症　318
後弓反張　283
拘禁反応　284
後見　403
光原てんかん　192
交互依存　215
交互耐性　215
恍惚　53
抗コリン性せん妄　220
抗コリン薬　162, 220
高脂血症　362
抗酒薬　214
甲状腺機能亢進症　172
甲状腺機能低下症　172
甲状腺刺激ホルモン放出ホルモン
　テスト　36
甲状腺ホルモン剤　221
高所恐怖　48

口唇期　111
口唇傾向　83, 150
構成失行　80, 135
抗精神病薬　355
向精神薬　354
抗躁薬　367
好訴妄想　51
交代意識　58
抗てんかん薬　196
行動　54
　——化　114
　——科学　116
　——自動症　188
　——の刻印　117
後頭部に突発性を伴う小児てんか
　ん　192
後頭葉症候群　84
後頭葉てんかん　185
行動（修正）療法　116, 378
校内暴力　390
広汎性αパターン　26
広汎性発達障害　317
向反発作　186
抗不安薬　215, 368
項部硬直　155
口部ジスキネジア　363
口部自動症　188
高プロラクチン血症　362
興奮性アミノ酸受容体　97
後方型認知症　129
肛門期　111
合理化　113
抗利尿ホルモン不適合分泌症候群
　172, 363
コカイン型依存　205, 217
語間代　135
語義失語　150
国際疾病分類　122
国際生活機能分類　121
語健忘　77
小島　229
語性錯語　77, 78
語想起　135
　——障害　78
コタール症候群　50
誇大妄想　50
こだわり行動　318
固定姿勢不能　174
こびと幻覚　44, 212
コミュニケーションの障害　318
コルチコイド　109
混合精神病　250
コンサルテーション・リエゾン精

神医学　302
昏睡　61
コンピュータX線断層法　33
昏眠　61
昏迷　55, 62
　——状態　73
昏蒙　61

さ

Ⅲ-3-9度方式　61, 128
3リピートタウ　132
再教育療法　377
再構成療法　377
罪業妄想　50
最重度精神遅滞　336
再体験　291
再認　58
細胞数　35
細胞内シグナル伝達　98
催眠状態　63
催眠療法　381
サイロシビン　219
榊　俶　11
作業記憶　59
作業せん妄　63, 212
作業療法　385
作為思考　47
作為体験　47, 58, 237
錯語　135
錯乱　63
　——状態　74
作話　60
錯覚　43
左右障害　81
残遺型統合失調症　241
三環系抗うつ薬　364
産後抑うつ　178
産褥精神病　177
三相波　26, 174
酸素中毒　221

し

10-20法　23
13-トリソミー　350
14-3-3蛋白質　158
17番染色体に連鎖したパーキンソ
　ニズムを伴う前頭側頭型認知症
　133
18-トリソミー　348
自我　112
　——の防衛機制　113

自我意識　57
　　——障害　236
歯科矯正器具　203
視覚失認　80,84
視覚性運動失調　81
視覚性注意障害　81
視覚対象の失認　80
視覚反射てんかん　192
視覚誘発電位　31
自我障害　236
自我同一性　112,316
しかめ顔　56
自我漏洩症候群　248
自我漏洩体験　237
磁気共鳴画像　33
色彩失認　80
色名呼称障害　80
視空間失認　80,84,135,143
刺激性　53
自己愛性人格障害　309
自己愛的対象関係　115
思考化声　44
思考形式の異常　46
思考吹入　47
思考制止　46
思考阻害　46
思考怠惰　149
思考奪取　46,47
思考伝播　47
思考途絶　46
思考滅裂　47
時刻表的生活　149
自己効力感　116
自己視線恐怖　332
自己臭恐怖　48,248
自己臭妄想症　332
自己像幻視　44
自己評価尺度　41
自己誘発性嘔吐　329,331
自己誘発てんかん　192
自殺　57,303,333,392
　　——企図　57
　　——念慮　57
　　——の予告兆候　303
　　——の予防　393
時差ぼけ　203
脂質代謝異常　342
支持的精神療法　289,376
思春期　315
　　——危機　317
　　——早発症　174
自傷　56

歯状核赤核淡蒼球Luys体萎縮症
　　165
事象関連電位　33,140,229
自傷行為　333
視床症候群　86
視床性認知症　85
自傷他害　397,399
視床枕に高信号　158
支持療法　377
視診　18
視神経脊髄炎　167
ジストニア　163
字性錯語　77,78
姿勢反射障害　161
肢節運動失行　79,163
視線恐怖　332
持続睡眠療法　375
持続性気分(感情)障害　269
持続性身体表現性疼痛障害　283
持続性速波活動　26
持続性部分てんかん　194
持続性律動異常　26
死体性愛　302
失外套症候群　55,169
疾患単位　118
失計算　81
失見当識　64
失語　76
　　——症検査　40
失行　78,84
失書　81
失神　199
　　——発作　199
失声　283
実存神経症　286
実存分析　115
嫉妬・不貞妄想　135
嫉妬妄想　51
失認　80,84
実物的意識性　43
失文法　77,135
疾病概念　118
疾病利得　284
質問紙法　38
失立失歩　283
指定医のおもな職務　398
指定医の申請条件　398
児童虐待　324,390
自動思考　380
自動症　188
児童相談所　325
　　——に通告　325
シヌクレイン，$α$-　151,160,166

死の恐怖　278
死の準備的悲歎　304
支配観念　49
自発言語　76
自発性欠如　55
自発性低下　148
市販液状鎮咳薬依存　219
シビレタケ　219
ジフェニルブチルピペリジン系薬
　　剤　360
自閉　238
司法精神医学　401
脂肪族化合物　357
島薗　229
嗜眠　61
下田光造　261
社会恐怖　48,280,332
社会性の発達　314
社会適応訓練事業　388
社会復帰　385,400
若年性欠神てんかん　190
若年性ミオクロニーてんかん
　　190
赦免妄想　51,254
獣姦　302
周期性嗜眠症　203
周期性同期性放電　155,156
周期性不機嫌症　193
周期性片側性てんかん型放電
　　155
醜形恐怖　248,332
習性学　117
修正電気けいれん療法　374
集団精神療法　384
執着性格　261
重度精神遅滞　336
周辺症状　135
周遊　149
従来薬　357
酒客顔貌　210
手指失認　81
術後精神障害　177
出社拒否　390
出眠幻覚　44
受動-攻撃性人格障害　309
受容　14
　　——性言語障害　321
　　——性失語　78
循環気質　67,261
循環精神病　250,256
循環病質　66
準禁治産　403
純粋失読　80

索引 **481**

昇華　114
障害年金制度　396
上機嫌　52
小規模通所授産施設　387
状況因　88, 261
情景的複合幻視　212
条件反射理論　116
症候性局在関連てんかん　185
症候性全般てんかん　183
症候性てんかん　179
小視　185
　── 症　186
症状精神病　126, 171
情操　51
状態像　69
冗長　46
象徴化　114
焦点性てんかん　184
衝動　54
　── 行為　54, 56
　── 小発作　190
　── 性　322
常同　46
　── 行動　149
　── 症　56
　── 的行動　318
情動　51
　── 易変性　53
　── 浅薄化　82
　── 不安定性人格障害, 衝動型　308
小頭症　347
小児欠神てんかん　190
小児自閉症　317
小児症　284
小児性愛　302
小児統合失調症　320
小児崩壊性障害　320
小発作重積　192
ショートステイ　387
初期叫声　189
職親制度　388
職業神経症　285
職場不適応　390
植物状態　62, 169
触法少年　323
書痙　285, 299
書字　77
触覚失認　81
自律訓練　382
自律神経障害　161
自律神経症状　278
自律性　314

思路の異常　46
心因　88
　── 性斜頸　299
　── 性疼痛　283
　── 反応　253
人格　65, 306
　── 検査　38
　── 構造仮説　68
　── 荒廃状態　75
　── 障害　306
　── の形骸化　135, 144
　── の尖鋭化　66
　── の発達　111
　── の発展　66
　── の保持　145
　── 変化　66, 129, 134, 170
　── 崩壊　66
新規抗精神病薬　360
心気症　282
心気状態　70
心気妄想　50
神経原線維変化　131, 163
神経質性不眠　201
神経遮断薬　355
神経症　276
　── 性加重　287
神経心理学　76
神経心理症状　135
神経衰弱　276, 285
　── 状態　71, 169
神経性大食症　331
神経性無食欲症　329
神経適応　205
神経伝達　97
　── 物質　97
神経梅毒　152
神経Behçet症候群　178
進行性核上性麻痺　163
進行性多巣性白質脳症　159
人工透析患者　305
進行麻痺　153
心室性頻脈性不整脈　363
尋常酩酊　209
心神耗弱　401
心身症　294
心身相関　294
心神喪失　401
新生児溶血性疾患　338
真性てんかん　179, 181
振戦　161
　── せん妄　211
心臓神経症　297
心臓性失神　200

身体依存　204
身体化された抑うつ　270
身体化障害　282
身体失認　81
身体醜形障害　282
身体像　58, 329
身体的基礎のある精神病　126
身体的虐待　324
身体的病態に伴う精神障害　171
身体的抑うつ　266
身体表現性障害　282
身体表現性自律神経機能不全　283, 295
心的能動性の緊張低下　238
浸透度　89
心毒性　363
シンナー遊び　219
心迫　54
シンフィリン　160
心理教育　16, 248
心理劇　384
心理社会的猶予期間　316
心理的虐待　324
心理的独立　316

す

髄液検査　35
髄液総蛋白量　36
水銀中毒　222
錐体外路症状　362
随伴陰性変動　33
髄膜炎型神経梅毒　153
髄膜刺激症候　155
睡眠衛生　201
睡眠・覚醒スケジュール障害　203
睡眠驚愕障害　203
睡眠時異常行動　203
睡眠時無呼吸症候群　202
睡眠障害　200
睡眠相後退症候群　203
睡眠相前進症候群　203
睡眠賦活　24
睡眠発作　202
睡眠ポリグラフィ　30
睡眠麻痺　202
睡眠酩酊　203
睡眠薬　215, 372
スキーマ　380
図型の注視点　229
鈴木・ビネー式知能検査　37
スチューデント・アパシー　316

捨鉢諧謔　210
ステロイド精神病　220
ストレスうつ病　271
ストレス関連障害　290

せ

性格　65, 306
　──神経症　307
　──の尖鋭化　129
生活技能訓練　247, 380, 384, 390, 400
生活機能障害度分類　161, 162
生活史　18
生活指導　384
生活療法　384
生気感情　51, 263
性器期　111
制限酵素断片長多型　92
性交疼痛障害　301
静坐不能　54, 362
性嗜好障害　302
脆弱X症候群　351
脆弱性仮説　231
正常脳波　24
正常悲嘆反応　290
精神異常発現薬　372
精神依存　204
精神医療審査会　389
精神運動興奮　54
精神運動制止　55
精神運動発作　188, 196
精神運動抑制　55
精神衛生法　394
　──一部改正　394
精神科診療所　388
精神科デイケア　400
精神科病院　388
精神科リハビリテーション　390
精神鑑定　401
精神交互作用　287
精神作業能力検査　40
精神作用物質　204
精神刺激薬　370
精神障害　119
精神障害者　395
　──居宅生活支援事業　387
　──授産施設　387
　──生活訓練施設　385
　──地域生活援助事業　387
　──福祉工場　387
　──福祉ホーム　387
　──保健福祉手帳　388, 389

精神状態像　69
精神衰弱　285
精神性斜視麻痺　81
精神生理性不眠　201
精神遅滞　65, 334
精神内失調　238
精神病　119
　──後抑うつ　241
　──状態　218
　──像　270
精神病院法　394
精神病質　306
　──人格　306
精神病者監護法　394
精神分析　110
　──療法　381
精神分裂病　223
精神保健　390
　──行政　394
　──指定医　394, 398
　──相談　391
　──福祉センター　389
　──福祉法　394, 395
　──法　394
精神盲　83
精神療法的配慮　376
性染色体異常　91
成長ホルモン　36, 109
性的虐待　324
性的サディズム　302
性的マゾヒズム　302
静的了解　9, 110
性同一性障害　301
青年期　315
成年後見制度　402, 403
制縛性格　281
青斑核　101
世界没落体験　235
脊髄小脳失調症1型　164
脊髄小脳失調症6型　164
脊髄小脳変性症　164
脊髄癆進行麻痺　154
責任無能力　401, 402
赤面恐怖　332
セクレターゼ　132
積極的活動療法　385
窃視症　302
接枝統合失調症　241
窃触症　302
摂食障害　329
絶対的欠格　396
窃盗癖　312
説明と同意　16

セネストパチー　43, 282
セロトニン　102
　──受容体　98
　──症候群　366
　──・ドーパミン拮抗薬　361
　──・ノルアドレナリン再取り込み阻害薬　367
潜因性てんかん　179, 183
遷延した離脱症状　212
閃光　185
　──刺激　24
前向健忘　60, 210
せんさく癖　281
全失語　78
線条体黒質変性症　167
染色体異常　90
全身性エリテマトーデス　178
線図形の記銘　37
全生活史健忘　60, 284
前操作期　116
漸増漸減　24
全体の対象関係　115
選択緘黙　325
選択的セロトニン再取り込み阻害薬　366
先端恐怖　48
前兆　184, 297
先天性甲状腺機能低下症　346
先天性サイトメガロウイルス感染症　338
先天性風疹症候群　338
先天性水俣病　222
先天梅毒　338
前頭側頭型認知症　147
戦闘疲労　291
前頭葉機能検査　40
前頭葉症候群　82
前頭葉性運動失調　83
前頭葉性無動症　82
前頭葉切截術　375
前頭葉てんかん　185
前頭葉変性症型　147
全般性強直間代発作　189
全般性不安障害　280
全般性両側同期性棘・徐波の周期性群発　159
全般発作　186, 188
潜伏期　111
潜伏統合失調症　248
前方型認知症　129
せん妄　63, 128, 135, 145

索引

そ

躁うつ病　256, 268
造影効果　33
相関解析　92
挿間性過量飲酒　211
挿間性精神病　192
臓器神経症　297
双極型　256
双極子追跡法　195
双極性感情障害　268
　　──, 混合性　268
双極誘導　23
総合病院精神科　389
躁状態　72
双生児法　93
創造活動　404
相対的欠格　396
相談　303
早発認知症　224
躁病　263
　　── 性興奮　54
相貌失認　80, 135
早漏　301
疎隔　53
　　── 化　285
即時記憶　59
側頭葉症候群　83
側頭葉症状　155
側頭葉てんかん　184, 185
続発性アルドステロン症　173
続発全般てんかん　183
措置入院　397
疎通性　14
　　── 障害　69
その他の学習能力の発達障害　321

た

第一次予防　388, 390
体感　42, 43
　　── 異常　43, 236, 282
　　── 幻覚　45
　　── 症性統合失調症　241
体系的発展性慢性妄想病　224
退行　112, 113
　　── 期うつ病　269
　　── 期パラフレニー　249
第三次予防　388, 390
胎児性アルコール症候群　214
胎児性水俣病　222
体質性てんかん性素因　180

代謝・内分泌症状　362
大食　56
対人関係の障害　317
対人恐怖　280, 332
耐性　205
体性感覚反射てんかん　192
体性感覚誘発電位　31
滞続言語　150
第二次性徴の発現　315
第二次予防　388, 390
大脳病理学　76
大脳辺縁系　100
大脳誘発電位　31
大発作　189, 196
　　── 重積　192
大麻　372
大麻型依存　205, 217
代用貨幣法　385
多因子病　90
タウ　132
タウオパチー　148
タウ蛋白質　132
多棘・徐波複合　26
多系統変性症　166
竹崎　368
多幸　52, 135
多重人格　284
多受容体作用薬　361
脱髄疾患　167
脱抑制　82
脱力発作　189, 202
多動行動　54
多動性　322
　　── 障害　322
田中・ビネー式知能検査　37
他人の手徴候　163
多発梗塞性認知症　144
多発性硬化症　167
単一恐怖　48
単因子遺伝病　89
段階的曝露　379
短期記憶　59
短期入所事業　387
単極型　256
単極誘導　23
男根期　111
探索眼球運動　229
断酒会　384
単純型統合失調症　241
単純欠神　188
単純部分発作　184, 186, 196
単純ヘルペス脳炎　155
単純酩酊　209

短絡反応　290

ち

地域生活支援センター　387
地域精神医学　388
地域精神医療　400
知因神経症　286
チエノジアゼピン　370
チエピン誘導体　360
知覚　42
　　── ・運動期　116
　　── の疎隔　43
置換行動　117
地誌的記憶障害　81
地誌的失見当　81
地誌的障害　81
チック　55
　　── 障害　323
知的障害　334
チトクローム P450　363, 366
知能　65
　　── 検査　37
　　── 指数　37, 334
遅発性ジスキネジア　363
遅発性ジストニア　363
認知症　65, 128
　　── 状態　75
地方精神保健福祉審議会　395
着衣失行　80, 135, 143
チャネロパチー　180
注意欠陥/多動性障害　322
中核症状　133
昼間遺尿症　326
注察妄想　50
抽象的操作期　117
中心-側頭部棘波を伴う良性小児てんかん　191
中心脳性てんかん　181
中毒　204
　　── 精神病　126
中度精神遅滞　336
中脳皮質系　102
中脳皮質ドーパミン系　227
中脳辺縁系　101
　　── ドーパミン系　227
聴覚失認　81
聴覚反射てんかん　192
聴覚誘発電位　33
長期記憶　59
聴原てんかん　192
超自我　112
聴性脳幹反応　33

腸チフス　126, 177
超皮質感覚失語　143
超皮質失語　78
直観像素質者　45
治療共同社会　389
陳述記憶　59
鎮痛薬　215

つ

追跡眼球運動　229
追想　58
通院医療　396, 400
通院医療費公費負担　389
───制度　400
通院患者リハビリテーション事業　388
通過症候群　63, 126, 127
つきもの妄想　51
つつが虫病　177
つまずき言葉　154

て

低吸収域　146
デイケア　400
定型欠神　188, 196
定型抗精神病薬　357
抵抗　114, 381
───症　83, 135, 163
低T_3症候群　330
適応障害　292
デキサメタゾン抑制試験　36, 260
テクノストレス　390
手首自傷症候群　333
デジャ・ビュー　61
テタニー　200
───様強直　300
手続き記憶　59
テレビてんかん　192
転移　16, 114, 381
電解質代謝異常　177
てんかん　179
───重積状態　192
───性性格変化　193
───性素因　180
───性認知症　193
───性もうろう状態　193
───の精神障害　192
───の精神障害の治療　197
───放電　26
───発作後のもうろう状態　193

───発作重積　196
転換性斜頸　299
転換性障害　283
転換性反応　193
電気けいれん療法　374
転座　91
伝導失語　78
点頭てんかん　189
転倒発作　184
天秤法　138

と

当意即答　284
同一化　114
同一性の保持　318
動因喪失症候群　217
投影　114
───性同一視　115
───法　39
統覚的衰弱　238
統計・価値概念　118
糖原蓄積病　342
瞳孔左右不同　154
統合失調型障害　248
統合失調型人格障害　248, 308
統合失調感情障害　255
統合失調気質　66, 67, 231
統合失調質　66
───人格障害　307
統合失調症　223
───後抑うつ　241
───様精神病　242
洞察　15, 381
───療法　377
闘士型体型　66
同時失認　80
糖質代謝異常　341
同性同年輩の親密な関係　315
頭頂葉症候群　84
頭頂葉てんかん　185
糖尿病　173
───性ケトアシドーシス　362
頭部X線CT　33
頭部外傷後の神経症　170
頭部単純X線撮影　33
銅輸送膜蛋白質　175
ドーパミン　101
───仮説　227
ドーパミン受容体　98
───作動薬　162
とがり口　56
時実　100

トキソプラズマ症　338
特異的構音障害　320
特異的算数能力障害　321
特異的書字障害　321
特異的読字障害　321
特異的発達障害　320
読字　77
読書てんかん　192
特発性局在関連性てんかん　191
特発性精神遅滞　334
特発性全般てんかん　181, 190
特発性てんかん　179
毒物中毒　221
匿名禁酒会　214
閉じこめ症候群　55
突発性徐波活動　26
突発性律動異常　26
とられ妄想　135
取り入れ　114
取り消し　113
トリソミー　91
トリプロX症候群　91

な

内因　87
───うつ病像　270
───反応性気分変調　272
内観療法　382
内向型　68
ナイトケア　400
ナイフの刃状　147
内分泌精神症候群　172, 220
鉛中毒　222
ナルコレプシー　108, 202
難聴者の迫害妄想　250

に

2型糖尿病　362
21-トリソミー　348
新潟水俣病　222
荷おろしうつ病　271
二次性全般化発作　184
二次妄想　49
二重拘束説　230
二重身　58
二重人格　58, 284
二次利得　284
日周リズム　109
日本脳炎　158
入眠幻覚　44, 202
乳幼児痙屈発作　189

索引 **485**

ニューロン特異的エノラーゼ　158
尿毒症　176
　── 性脳症　176
二硫化炭素中毒　222
任意後見　403
任意入院　394, 397
妊娠と出産　197
認知症　42
　── 機能の日内変動　151
　── ・行動制御　104
　── 行動療法　116, 378, 380
　── 障害　238
　── 療法　116, 275, 378, 380

ね

根こぎうつ病　271
猫鳴き症候群　91
熱性けいれん　189
粘液水腫　172
粘着気質　66

の

脳外傷　169
脳脚幻覚症　86
脳局所性精神症候群　86
脳血管性認知症　144
脳硬膜移植例　158
脳死　62
脳腫瘍　168
脳波　20
　── トポグラフィー　195
　── の賦活法　24
脳梅毒　152
脳梁症候群　84
ノルアドレナリン　101
　── 欠乏仮説　227

は

8カ月不安　313
パーキンソニズム　362
バイオフィードバック法　380
徘徊　136
背景抑うつ　272
梅毒性神経衰弱　153
梅毒性精神障害　152
梅毒性認知症　153
梅毒反応　36
排尿時失神　200
バウムテスト　39

破瓜型統合失調症　240
破瓜病　224
迫害される迫害者　224
迫害妄想　50
白質希薄化　146
白質ジストロフィー　345
白日夢　46
箱庭療法　383
ハシッシュ　372
発生的了解　9, 110
発達心理学　116
発動性　54
　── 減退　82
発熱療法　375
抜毛癖　56, 312
パニック障害　280
パニック発作　278, 280
羽ばたき振戦　174, 175
場面緘黙　325
パラノイア　224, 249
パラフレニー　224, 249
ハルシオン®　373
バルビツール酸・アルコール型　205
バルビツール酸型依存　215
バルビツール酸系薬剤　372
バルプロ酸　368
パレイドリア　44
反響言語　56, 318
反響動作　56
反抗挑戦性障害　323
犯罪少年　323
反社会性人格障害　308
反射てんかん　192
汎性神経症　248
汎性不安　248
半側空間失認　81
半側空間無視　81
半側身体失認　81
パンダの顔　176
反跳現象　215
反動形成　113
反応性　261
　── うつ病　271
　── 精神病　253
　── 統合失調症　242
　── 抑うつ　304
反応的探索スコア　229
汎発性硬化症　168
反復・階段状悪化型　145
反復行動　149
反復性うつ病　268
汎ミオクロニー発作重積　192

ひ

被影響体験　58
被害妄想　50, 135
光けいれん反応　216
光ミオクローヌス反応　216
ピクノレプシー　188, 190
非現実化　285
非行　323, 390
鼻根部　23
微細脳機能障害　322
皮質下認知症　129, 161, 163, 179
皮質基底核変性症　163
皮質小脳萎縮症　167
皮質性認知症　129
微小妄想　50
ヒステリー　283
非精神病性精神障害　119
ビタミン B_6 欠乏症　176
ビタミン B_{12} 欠乏症　176
びっくりまなこ　164
引越しうつ病　271
非定型欠神　188, 196
非定型抗精神病薬　360
非定型自閉症　319
非定型精神病　250
非定型統合失調症　241
被毒妄想　50
人見知り　313
否認　113
皮膚寄生虫妄想　45
ヒプスアリスミア　26
ピペラジン化合物　359
ヒポコンドリー性基調　286
肥満　203, 331, 362
　── 型体型　66
　── 恐怖　330
病因診断　20
表型模写　89
表現型　89
表現性失語　77
表現促進現象　159, 164, 165
病識　14
　── 欠如　69
表出性言語障害　321
標準失語症検査　40
標準の感度　23
表象　43, 45
表情　57
　── 恐怖　332
　── 錯誤　57
病跡学　404
病前性格　18

486　索　引

病巣部位診断　20
病態失認　81
病的諧謔症　82
病的窃盗　312
病的賭博　312
病的不安　52
病的放火　312
病的酩酊　209
病変存在概念　118
病理的精神遅滞　335
病理, 病態（Alzheimer 型認知症）
　　130
病歴聴取　17
非流暢型失語　77
広場恐怖　48, 280
ヒロポン　217, 370
敏感関係妄想　250
貧困妄想　50

ふ

不安　52
── 障害　278
── 状態　70
── 神経症　278
── 性人格障害　309
── 発作　278, 280
夫婦の分裂とゆがみ　230
フェティシズム　302
── 性服装倒錯　302
フェニルケトン尿症　339
── 変異型　339
フェノチアジン系薬剤　357
フェンシクリジン　228
── 依存　219
── 乱用　219
不器用症候群　321
複形精神病　256
複合幻覚　44
副甲状腺機能亢進症　172
副甲状腺機能低下症　172
複雑欠神　188
複雑部分発作　184, 188, 196
複雑酩酊　209
復唱　77
副腎髄質腫瘍　173
副腎性器症候群　174
副腎白質ジストロフィー　346
副腎皮質機能不全症　173
副腎皮質ホルモン剤　220
複数の認知障害　134
服薬終了の問題　197
不潔恐怖　48, 281

藤縄　248
不注意　322
ブチロフェノン系薬剤　359
普通神経質　286
物体失認　80
物品呼称　77
不登校　327, 328, 390
舞踏病　160
部分健忘　284
部分的対象関係　115
部分てんかん　184
部分発作　186
── の二次性全般化　188
フラッシュバック　219, 291
フラッディング　379
プリオン　156
── 蛋白質　156
── 病　156
プレコクス感　18, 233, 245
プレセニリン 1 遺伝子　133
プレセニリン 2 遺伝子　133
プレパルス抑制　229
プロスタグランジン　108
プロソディー　76, 77
文化ショック　254
文章完成テスト　39
分別もうろう状態　62
分離　113
分利性睡眠　212
分裂　115
── 病　223

へ

米国精神医学会の分類　122
計算癖　281
ペプチド　106
ベメグライド賦活法　24
ペヨーテ　372
ペラグラ　176
変異型 CJD　158
辺縁系　83, 101
変化への抵抗　318
変形過多　150
変形視　185, 186
ベンザミド系薬剤　360
変質精神病　250
片頭痛　297
ベンゼドリン®　370
ベンゾジアゼピン系薬剤　368, 372
── の依存　215
ベンゾジアゼピン受容体　368

── BZ_1　373
── BZ_2　373
ペンタゾシンの依存　215

ほ

放火癖　312
紡錘波　106
縫線核　102
ホームヘルプ　387
保健所　389
保護の怠慢　325
保佐　403
母子相互作用　313
ポジトロンエミッション断層法
　　34
補助　403
ホスピス　304
ホスピタリズム　314
母性的養育の剥奪　314
保続　46
細長型体型　66
勃起障害　300
発作後型　193
発作後もうろう状態　189
発作性健忘　210
発作性神経症　286
発作放電　26
発疹チフス　177
発端者　93
ポリグラフィ　30
ポリサージェリー　283
ポリソムノグラフィ　200
ポリメラーゼ連鎖反応　36, 92
本態性てんかん　179, 181
奔馬性進行麻痺　154

ま

膜形成脂質異栄養症　346
マジックマッシュルーム　219
まだら認知症　145
松下の天秤法　136
的はずれ応答　65, 284
麻痺　291
── 性発作　154
マリファナ　217
万華鏡的幻視　219
慢性硬膜下血腫　170
慢性疼痛　305
慢性疲労症候群　285
満足しきった無関心　284

み

ミオクローヌス　144, 156, 159, 163, 165
ミオクロニー発作　182, 183, 184, 188
未視感　43, 61, 186
水中毒　363
満田久敏　94, 250
ミトコンドリア DNA 異常　90
ミトコンドリア脳筋症　346
水俣病　222
ミネソタ多面人格テスト　38
三宅式対語記銘力検査　37
民事事件　401

む

無為　55
向笠広次　374
無機水銀中毒　222
無月経　329
夢幻状態　63
夢幻精神病　237
無呼吸　202
ムコ多糖体沈着症　346
無言症　56
無条件な肯定的関心　14
無食欲　56
むちゃ食い　331
無動　161
無動無言症　55, 85, 156
無能力者　402
夢遊症　63, 327
無力型　66

め

明識困難状態　61
酩酊　209
目覚め現象　361
ジャメ・ビュー　61
メスカリン　219
メチル基転移仮説　228
メラトニン　109
メランコリー型　261

も

妄想　49
　── 型統合失調症　239
　── 気分　49
　── 構築　50
　── 症候群　129
　── 状態　73, 224
　── 体系　50
　── 知覚　49
　── 着想　49
　── 認知症　224
妄想症　249
妄想性障害　249
妄想性人格障害　307
もうろう状態　62
燃え尽き症候群　390
モザイク　91
モデリング　380
モノアミン酸化酵素 B 型の選択的阻害薬　162
モノマニー　224
モラトリアム　316
モリア　82, 148
森田正馬　11, 255
森田療法　381
守屋　229
モルヒネ型依存　205, 216
問題行動　144
門脈大循環短絡性脳症　175

や

夜間せん妄　63
夜驚症　327
薬物依存　204
　── の成立　206
薬物作用のもちこし効果　372
薬物中毒　220
安河内五郎　374
やせ願望　329
矢田部・ギルフォード性格検査　38
夜尿症　326

ゆ

誘因　87
有機水銀中毒　222
有機溶剤型依存　205, 219
遊戯療法　383
猶予期間　112
ユビキチン　132, 151, 160, 166

よ

四環系薬剤　364
4 リピートタウ　132, 163
養育の拒否　325
葉性萎縮　147
陽性症状　238
陽性の棘波　26
要素幻覚　44
予期不安　49, 280
抑圧　113, 381
抑うつ気分　52
抑うつ神経症　282
抑うつ性昏迷　55, 62, 266
抑制　113
欲動　54
　── 的脱抑制　148
欲望　54
欲求　53

ら

ラポール　14, 69
乱用　204

り

リエゾン　303
力動精神医学　110
力動的空虚化　233
離人感　53
離人症　58
離人症候群　285
離人状態　72
離人体験　47
リゼルギン酸ジエチルアミド　219, 372
離脱症状　215, 216, 366
リタリン®　370
離断症候群　82, 84
リチウム　367
リハビリテーション　391
罹病危険率　93
隆起漏斗系　102
流暢型失語　78
瘤波　106
了解心理学　109
両価性　53, 238
良性小児部分てんかん　196
履歴現象　218
リン酸化タウ　141
臨死患者　303

れ

レクリエーション療法　385
レセルピン系薬剤　360
恋愛妄想　50

連合弛緩　47, 238
連鎖解析　92

ろ

6 Hz あるいは 14Hz 陽性棘波と 6 Hz 棘・徐波　26

ロイシン過敏性低血糖症　342
蠟屈症　56
老人斑　131
ロールシャッハ・テスト　39
露出症　302

わ

わざとらしさ　56

検印省略

精神医学

定価（本体 7,200円＋税）

1978年10月16日	第1版	第1刷発行
1984年 1月14日	第2版	第1刷発行
1990年 6月11日	第3版	第1刷発行
1994年 4月13日	第4版	第1刷発行
2003年 9月24日	第5版	第1刷発行
2014年 2月28日	同	第7刷発行

著 者　大月 三郎・黒田 重利・青木 省三
発行者　浅井 宏祐
発行所　株式会社 文光堂
　　　　〒113-0033　東京都文京区本郷7-2-7
　　　　TEL（03）3813-5478（営業）
　　　　　　（03）3813-5411（編集）

©大月三郎・黒田重利・青木省三, 2003　　印刷：公和図書，製本：福島製本

乱丁，落丁の際はお取り替えいたします．
ISBN978-4-8306-3619-6　　　　　　　　　　　　　　　　Printed in Japan

・本書の複製権・上映権・譲渡権・翻訳権・翻案権・送信にかかわる権利・電子メディア等で利用する権利は，株式会社文光堂が保有します．
・本書を無断で複製する行為（コピー，スキャン，デジタルデータ化など）は，私的使用のための複製など著作権法上の限られた例外を除き禁じられています．大学，病院，企業などにおいて，業務上使用する目的で上記の行為を行うことは，使用範囲が内部に限られるものであっても私的使用には該当せず，違法です．また私的使用に該当する場合であっても，代行業者等の第三者に依頼して上記の行為を行うことは違法となります．
・JCOPY 〈(社)出版者著作権管理機構 委託出版物〉
本書を複写（コピー）される場合は，そのつど事前に（社）出版者著作権管理機構（電話 03-3513-6969，FAX 03-3513-6979，e-mail：info@jcopy.or.jp）の許諾を得てください．

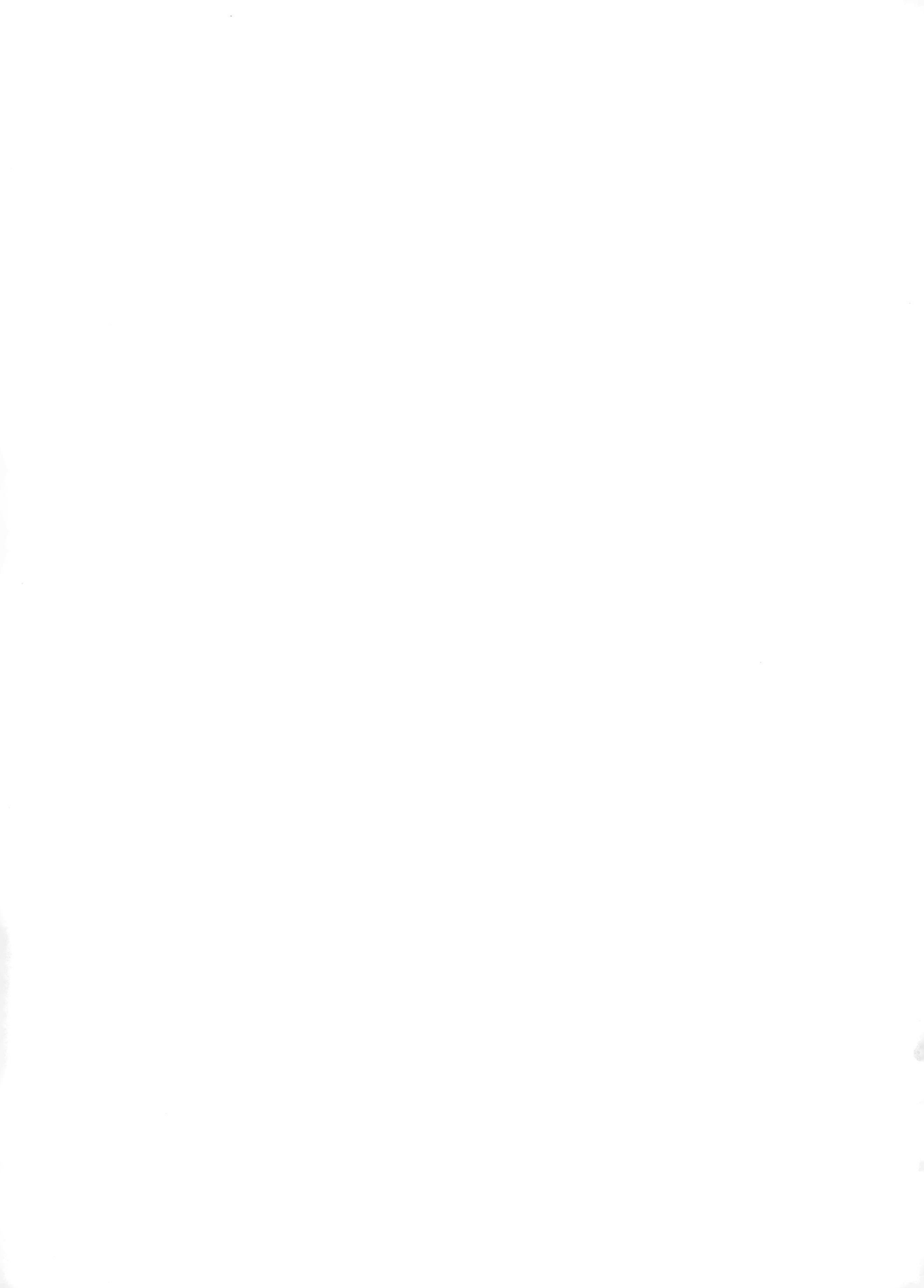